PSYCHOLOGIE DE LA DÉSADAPTATION

Les types psychopathologiques
et leurs incidences psychosociales chez l'adulte

JIMMY RATTÉ

PSYCHOLOGIE DE LA DÉSADAPTATION

Les types psychopathologiques
et leurs incidences psychosociales chez l'adulte

Préface d'Alain Delourme
Postface d'Emmanuel Habimana

Illustrations de Hélène Matte

Les Presses de l'Université Laval
Chronique Sociale

Les Presses de l'Université Laval reçoivent chaque année du Conseil des Arts du Canada et de la Société de développement des entreprises culturelles du Québec une aide financière pour l'ensemble de leur programme de publication.
Nous reconnaissons l'aide financière du gouvernement du Canada par l'entremise de son Programme d'aide au développement de l'industrie de l'édition (PADIÉ) pour nos activités d'édition.

Mise en pages : Francine Brisson
Maquette de couverture : Chantal Santerre
Illustrations de couverture : Hélène Matte

© Les Presses de l'Université Laval 2002
Tous droits réservés. Imprimé au Canada
Dépôt légal 2e trimestre 2002
ISBN 2-7637-7475-X

Distribution de livres Univers
845, rue Marie-Victorin
Saint-Nicolas (Québec)
Canada G7A 3S8
Tél. (418) 831-7474 ou 1 800 859-7474
Téléc. (418) 831-4021
http://www.ulaval.ca/pul

Chronique Sociale
7, rue du Plat
69288 Lyon cedex 02 – France
Tél. : 78 37 22 12
Fax : 78 42 03 18

TABLE DES MATIÈRES

Chapitre 4

Chapitre 5

Chapitre 6

Désadaptation et vie adulte: applications des connaissances en psychopathologie 323

LISTE DES TABLEAUX ET DES DESSINS

REMERCIEMENTS

Merci aux personnes que j'ai été appelé à aider. En partageant avec moi leur vécu, en me confiant leur souffrance et en faisant ainsi une place à un changement personnel profond, que j'ai pu observer, elles m'ont appris la justesse de plusieurs fondements cliniques. Ces mêmes personnes m'ont aussi obligé à remettre en question nombre d'affirmations dans le champ de la psychopathologie, lesquelles m'apparaissent maintenant beaucoup trop hâtives.

Merci à madame Margaret C. Kiely, professeure émérite au Département de psychologie de l'Université de Montréal, maintenant à la retraite, pour sa très grande générosité à mon égard ainsi qu'envers nombre d'étudiants qu'elle a comblés de son énergie, de son intelligence et de sa sensibilité éclairée. Madame Kiely m'a accompagné dans le difficile processus d'unification entre mon intuition de clinicien et le métier de chercheur.

Merci à Freud, *per mortem*, pour avoir ouvert cette porte sur l'inconscient humain et pour avoir eu le courage de remettre en question la compréhension scientifique de son époque.

Merci à ma femme Nathalie et à mes enfants d'être là, aussi présents et affectueux, spécialement durant le long et dur labeur de la rédaction de ce livre.

PRÉFACE

Alain Delourme*

L'ouvrage de Monsieur Jimmy Ratté est une tentative pour faire communiquer différents savoirs relatifs aux troubles psychosociaux qui affectent les êtres humains. Ce faisant, il favorise l'appréhension non défensive et par conséquent la compréhension subtile de ces troubles, ce qui en soit est déjà une réussite. Mais il ne se contente pas de cette dimension didactique. Il nous communique de plus, par le biais d'un vocabulaire clair, sans jargon inutile (le lexique terminal est une belle illustration de ce choix heureux), l'image agréable d'une discipline vivante, beaucoup plus soucieuse d'élucidation à des fins thérapeutiques que d'étiquetage dans une visée certes savante mais ô combien enfermante.

C'est aussi son expérience clinique qui transparaît dans les descriptions qui sont toujours sensibles, sans sècheresse inutile. Les nombreuses vignettes cliniques illustrent judicieusement ce souhaitable enrichissement mutuel entre le raisonnement conceptuel et la résonance empathique. On est loin ici d'une psychopathologie figée et déshumanisée. C'est bien sur les *processus de développement*, que ceux-ci mènent à la désadaptation ou à l'adaptation, que l'auteur met l'accent, processus qui restent fondamentalement dynamiques et évolutifs, comme les êtres humains qui les incarnent.

De ce point de vue, le sixième chapitre est particulièrement bienvenu puisque l'accent y est directement mis sur les interrogations que ne manquent pas de susciter les élaborations en psychopathologie. L'auteur ayant eu la gentillesse de reprendre une question que je lui avais adressée à ce propos, je voudrais l'expliciter: la psychologie de la désadaptation n'est-elle pas aussi une désadaptation de la psychologie? Pourquoi cette question? Parce que la psychologie, comme

---

* Alain Delourme est docteur en psychologie, psychothérapeute et formateur de praticiens. Il est l'auteur de *La distance intime* (Desclée de Brouwer, 1997), *Le bonheur possible* (Retz, 1999), *Pour une psychothérapie plurielle* (collectif sous sa direction, Retz, 2001).

toutes les sciences dites «humaines», s'est parfois égarée dans sa recherche obnubilée d'un rationalisme rigoureux que les spécialistes associaient un peu hâtivement à la seule méthode scientifiquement valable. Le prix de cette scientificité forcée, c'est généralement l'objet d'étude, ici le sujet humain, qui le paie. La psychologie pourrait ainsi se rapprocher de plus en plus des requisits scientifiques tout en s'éloignant de sa vocation «humaine». Elle se désadapterait si elle oubliait la pluridimensionalité de l'être dont le mystère fondamental reste heureusement réfractaire à toute tentative de réduction.

En fait, le monde de la psychologie est aujourd'hui parcellisé, ce qui d'ailleurs ne lui est pas spécifique. En effet, comme les disciplines ont à affronter les difficultés propres à leur champ d'étude, elles se spécialisent toujours plus, se focalisant sur des sujets de plus en plus pointus et partiels. Ce faisant, elles participent évidemment à l'accroissement de la connaissance. Mais, parallèlement, elles s'engouffrent dans un tourbillon isolant et aveuglant. Chacune s'enferme dans sa spécialité : la sociologie dans le sociologisme, la biologie dans le biologisme, la psychologie dans le psychologisme, etc. Et les sous-disciplines suivent ce modèle : la sociologie urbaine, la biologie moléculaire, la psychologie clinique, etc. Chacune a tendance à se replier sur elle-même, à utiliser un jargon qui l'identifie en la séparant résolument de ses consœurs et voisines et à ramener tout sujet de réflexion à son corpus théorique.

Les discussions entre les tendances sont représentatives de cette situation. Prises dans les turbulences des rivalités dogmatiques et des luttes de territoires, elles prennent trop souvent la forme de débats entre collègues également sourds plutôt qu'au dialogue évolutif et constructif.

Toutefois, si la fragmentation et les divorces ne servent pas les mondes de la psychologie et de la psychothérapie, ni pour les cliniciens ni pour les patients, une unification forcée ne serait pas plus satisfaisante. Elle mènerait à une métathéorie monolithique et exclusive plus nocive encore que l'actuel éparpillement. Nous devons donc apprendre à «considérer les différences de perspectives théoriques non comme de malheureuses déviations de la juste compréhension, mais comme des expressions heureuses des innombrables façons d'organiser l'expérience humaine» (Mitchell, cité par Messer, dans Norcross et collab., *Psychothérapie intégrative*, 1998, p. 149). Tous ont raison d'insister sur ce qu'ils ont identifié comme essentiel (l'inconscient, les cognitions, l'affectivité, la cuirasse musculaire, les comportements, ...), tous ont tort de réduire tout ce qui est observable à ce qu'ils ont observé.

Afin de profiter de la richesse que révèle l'hétérogénéité du champ psychologique, il est souhaitable de créer une rencontre entre les différents modèles possibles et de contribuer à une conceptualisation qui conserve la *passion de l'altérité* (Roustang). Il s'agit de respecter l'unité et la diversité de cette discipline en encourageant à la fois l'intégration et la pluriréférentialité. Que l'on soit d'orientation psychanalytique, rogérienne, reichienne, comportementaliste ou autre, le projet est de réfléchir sur les modalités éthiques et concrètes d'accompagnement de personnes en souffrance, selon une approche pluraliste et rationnellement critique.

Que l'on se focalise sur les symptômes, les cognitions inadaptées, les difficultés interpersonnelles, les communications familiales ou les conflits intrapsychiques, on est de toutes façons en présence d'êtres humains dont le fonctionnement échappe encore grandement à notre compréhension. En tentant de faire communiquer les différents savoirs, nous pourrions mieux saisir et davantage respecter la multidimensionnalité du sujet humain. Car celui-ci est un être multiple, à la fois biologique, corporel, affectif, cognitif et spirituel.

Non seulement nous avons à faire face au morcellement dans certaines pathologies individuelles (comme la schizoïdie) mais nous alimentons ce morcellement avec des pratiques médicales et thérapeutiques clivées : on fait soigner chaque partie de son corps dans des lieux différents et par des personnes différentes. Quand à la tête, du moins ce qui s'y déroule tragiquement, on s'en remet à des praticiens dont on ne sait en général pas grand chose et que l'on consulte plus ou moins en cachette.

La personne est devenue un puzzle. L'individu est pulvérisé en autant de pièces détachées qu'il y a de disciplines. Et il y en a de plus en plus ! De nombreux soignants sont à même de s'occuper d'une pièce de ce puzzle mais aucun ne saurait dire ce que le puzzle représente.

Tout ce qui affecte une des parties du puzzle, un élément du corps ou une caractéristique du psychisme, concerne la personne dans sa totalité. Le fonctionnement corporel, la vie émotionnelle, les cognitions et les comportements sont en interaction permanente. Les spécialisations des méthodes ne les rendent pas propriétaires exclusifs de leur spécialité. Par exemple la psychanalyse n'a pas le monopole du travail sur l'inconscient, comme le comportementalisme n'a pas celui du changement de comportement, ou les approches psycho-corporelles celui de l'expression des émotions. Ce « mythe de l'exclusivité » (Norcross) est bien sûr une illusion.

La réforme de pensée nécessaire est donc celle qui restaurera le dialogue entre les différentes savoirs partiels sur l'être humain, que ces savoirs soient scientifiques ou non. Car « C'est le malheur du psychologue : il n'est jamais sûr qu'il fait de la science. S'il en fait, il n'est jamais sûr que ce soit de la psychologie » (Gréco, « Épistémologie de la psychologie », dans J. Piaget, *Logique et connaissance scientifique*, Paris, Gallimard, 1967, p. 937), ou celui de Politzer « Les psychologues sont scientifiques comme les sauvages évangélisés sont chrétiens » (*Critique des fondements de la psychologie*). Que l'on soit plutôt du côté de la réflexion, ou plutôt du côté de l'expérience, la fécondation mutuelle entre les différents champs du savoir est souhaitable pour les uns comme pour les autres.

Car face à la diversité des approches cliniques, le risque est double : composer une « purée de théories » et une « salade de techniques » (selon les expressions de London, *The modes and morals of psychotherapy*, New York, Hemisphere, 1986) ou se réfugier derrière une approche unique et intégriste (par opposition à « intégrative »).

L'aspiration à une oxygénation professionnelle par le recours à une pluralité théorico-pratique n'est pas le renoncement à une logique directrice et à la cohésion des pensées et des actions. L'intégration reconnaît les divergences *et* les convergences. Elle valorise les points communs mais n'oublie pas que c'est de la différence et de la comparaison des différences que peuvent naître de nouvelles formes de connaissance. Le « rapprochement différentiel » (Nicolas Duruz) qui est son axe permet de trouver une articulation créative entre la valorisation des facteurs communs et la reconnaissance des richesses théorico-cliniques singulières.

Il ne s'agit pas du tout de rejeter les modèles mais au contraire de s'en imprégner en évitant les rigidifications qui sont rattachées à chacun d'entre eux. « Ils se sont faits dévots de peur de n'être rien » disait Voltaire. Les praticiens, notamment débutants, peuvent être tentés par l'investissement rigoureux et fidèle des principes soutenus par leur Maître ou leur école d'appartenance. Mais servilité rime avec stérilité. C'est pourquoi, au fur et à mesure qu'ils prennent confiance en eux, ils dérigidifient généralement leur pratique qui gagne alors en subtilité et en créativité. Elle devient véritablement *leur* pratique.

Le travail de Jimmy Ratté, en faisant communiquer la psychanalyse freudienne, le courant humaniste et existentiel mais aussi la psychopathologie développementale et, bien que plus partiellement, l'approche béhavioriste, participe à cette mise en rapport et en dialogue de disciplines voisines, et même sœurs, qui auraient tort de s'ignorer. C'est ainsi que tout en nous aidant à affiner notre rapport aux différents troubles psychopathologiques, tout en favorisant l'élaboration de diagnostics ajustés, il nous transmet une vision ouverte, non réductrice, de l'être humain et de ses misères affectives, et hisse le monde de la psychologie vers une attitude d'adaptation à la complexité, attitude qui lui a souvent manqué.

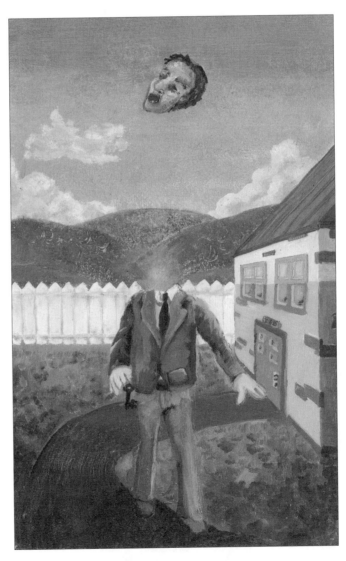

INTRODUCTION

> **Lorsque celui qui chemine dans l'obscurité chante, il nie son anxiété, mais il n'en voit pas pour autant plus clair.**
>
> Freud (1925-1926), Inhibition, symptôme et angoisse, p. 12

C e livre a pour but de présenter une perspective psychologique de la psychopathologie en tant que champ d'étude du comportement humain. Il s'adresse d'abord aux étudiants qui désirent s'initier aux notions fondamentales en psychologie de la **désadaptation**[1] et qui veulent comprendre, approfondir et trouver un sens à toute une gamme de symptômes, de comportements et d'attitudes qui sont communément considérés comme non adaptés. Il vise plus particulièrement à procurer aux étudiants en sciences de l'éducation, en sciences sociales et en sciences médicales, un schème de référence de nature à la fois descriptif et analytique qui leur permette de repérer chez d'autres personnes les symptômes associés à des troubles connus.

Dans un second temps, la grille qui est ici proposée a pour objectif de permettre de rattacher les aspects pathologiques observés à l'une des grandes lignées structurelles psychopathologiques connues. Enfin, la nomenclature que l'auteur soumet ici aux apprenants comme aux érudits dans le champ de la psychopathologie est *développementale* et se veut dans ce sens un outil de travail clinique qui permet d'être plus sensible aux indices environnementaux (contextuels) qui ont présidé à ces diverses entités désadaptatives et qui concourent à leur maintien.

---

1. Les concepts mis en gras représentent des fondements théoriques dont la compréhension est essentielle à la saisie en profondeur du texte. Le lecteur peut se référer au lexique, présenté à la fin du volume, pour obtenir une définition succincte qui cadre avec le sens auquel se réfère l'auteur. Le gras apparaît généralement la première fois où chaque concept est développé dans le texte.

Cet ouvrage utilise un langage parfois spécialisé, mais les termes employés sont constamment définis à partir de leurs sources épisté-mologiques et de leurs racines historiques. Ainsi, tout lecteur qui s'intéresse au champ fort populaire et fascinant de la psychopathologie peut s'initier à ce secteur de connaissances grâce au présent volume. En outre, cet écrit vise un but correctif ou rééducatif de la pensée populaire et le lecteur, quel qu'il soit, y sera confronté à des préjugés ainsi qu'à des idées généralisées mais trop vite admises quand il s'agit de saisir l'origine, le développement et les facteurs engendrant et pré-cipitant les comportements psychopathologiques.

Le présent volume est écrit de façon à mettre l'accent sur le *processus* désadaptatif qui s'instaure dans l'enfance et qui occasionne plus tard, vers le début de la vie adulte, une rigidification des processus adaptatifs ainsi que leur fixation à l'intérieur d'une structure psychopa-thologique stable. Le point de vue qui est développé ici s'oppose donc, dans son **paradigme** même, à une vision de la psychopathologie qui supposerait d'emblée un substrat biologique et souscrirait de façon péremptoire à une origine héréditaire des divers troubles mentaux connus. Toutefois, l'auteur n'exclut pas les déterminants biologiques, même s'il ne s'y attarde pas en tout premier lieu. Il les reprend à l'inté-rieur d'un modèle dans lequel la biologie est fortement imprégnée voire régie par la dynamique inconsciente de l'homme. Dans ce modèle de compréhension, biologie et psychisme s'interinfluencent. Cette position mène d'ailleurs l'auteur à remettre en question la trop usuelle explica-tion des troubles mentaux par des facteurs causals d'ordre essentielle-ment héréditaire et encore davantage à s'interroger sur ce que signifie l'hérédité lorsque l'on parle de psychopathologie. L'auteur se posi-tionne ainsi clairement dans une perspective théorique où tout type psychopathologique relèverait d'abord du développement de l'individu à l'intérieur d'un contexte sociohistorique.

Dans ce même ordre d'idées, le présent manuel vise à familiariser le lecteur avec une façon particulière d'aborder les divers phénomènes psychopathologiques, par rapport à d'autres écrits existants dans le domaine. La perspective de la «psychopathologie développementale» qui y est préconisée met l'accent sur des facteurs venant entraver ou bloquer la résolution d'enjeux développementaux inévitables chez les humains et présidant à une éventuelle émergence d'aspects psychopa-thologiques. Ainsi, selon cette perspective, nul n'est garant d'aspects désadaptés, qui ne sont pas fixés à l'avance et dont l'ampleur relève de chaque histoire développementale. Par contre, la perspective sou-mise au lecteur est très *déterministe* en ce que l'adaptation et la désadaptation y sont vues comme des phénomènes intrinsèquement interreliés et influencés par un inconscient collectif ainsi que par une lignée familiale présidant à des influences intergénérationnelles, ces dernières commençant extrêmement tôt dans l'existence d'un individu donné (Martineau, 1985).

Sans vouloir prétendre que le positionnement adopté par l'auteur est plus valable que d'autres, il faut dire à son avantage qu'il permet de proposer une grille de compréhension des problèmes d'ordre psychologique sortant des visions actuelles qui sont fortement et de plus en plus influencées par la science médicale et la génétique. Sans vouloir invalider non plus cette source, qui conçoit les psychopathologies comme étant des *maladies* et donc les personnes qui les éprouvent comme ayant des *maladies mentales*, le présent traité revient en quelque sorte aux sources de la psychologie des profondeurs, fondée par Freud, en l'enrichissant de conceptions provenant du courant humaniste-existentiel. En y ajoutant des connaissances issues de la psychopathologie développementale (Sroufe et Rutter, 1984) et, à un degré moindre mais non négligeable, quelque peu du béhaviorisme, l'auteur tente de montrer la valeur et la portée des sciences plus psychologiques qui offrent un ancrage différent : d'une part, pour comprendre les psychopathologies et, d'autre part, pour intervenir auprès de personnes qui éprouvent des difficultés d'adaptation. Le langage même avec lequel cet ouvrage est écrit reflète d'ailleurs cette position selon laquelle les psychopathologies sont intrinsèquement reliées à la *nature humaine*, que les personnes ne sont pas malades au sens médical du terme (Freud utilisait par exemple le terme « malade » beaucoup plus au sens de « patient », terme approprié à l'époque) et qu'il existe un espoir.

Tout au long de ce livre, il est beaucoup question de comprendre en profondeur dans le but d'adapter l'intervention à la personne plutôt que l'inverse. Le lecteur se trouvera ainsi davantage sensibilisé à des préalables aux interventions selon le degré psychopathologique présent chez une personne. De plus, il sera question d'adaptations des modèles usuels d'intervention en fonction des différents degrés pathologiques présents. Ceci reflète tout autant le but visé par le présent volume, qui est de décrire et de comprendre les psychopathologies, qu'une position de l'auteur vis-à-vis du changement et des modes d'intervention ayant pour objectif d'amoindrir la désadaptation et de faciliter l'émergence des aspects adaptatifs. Comprendre et vraiment développer un regard sur les psychopathologies donne en effet une prise sur ce qui paraît souvent insoluble, les chances de changement ne résidant pas tellement dans les techniques en elles-mêmes mais en ce que les divers modes d'intervention soient appliqués en comprenant le mieux possible les mécanismes par lesquels une personne s'adapte ou se désadapte tout en plaçant cette compréhension dans le contexte particulier d'une personne donnée.

Signalons que le processus de conscientisation qui fonde la présente approche d'écriture peut s'avérer éprouvant pour le lecteur. En effet, l'auteur propose de se sensibiliser aux divers troubles psychopathologiques par une voie *inductive* tout autant que *déductive* et de se regarder soi-même, en tant qu'humain, comme étant non exempt des divers troubles psychopathologiques étudiés. Ceci oblige le lecteur à se placer lui-même dans la ligne de mire de l'outil diagnostique. Le futur diagnosticien n'y fera pas qu'observer les autres et leurs pathologies mais intuitionnera, à partir de son expérience personnelle tout autant que professionnelle, les dynamismes psychiques sous-jacents et les souffrances humaines qui ont présidé à des modes de défense devenus rigides. Ce faisant, le lecteur est exposé à des prises de conscience vis-à-vis de ses propres souffrances ainsi que de ses propres modes de défense. Le processus d'exploration psychique qui peut s'ensuivre, bien que n'étant pas une psychothérapie, peut s'avérer confrontant pour l'apprenant qui peut alors faire siens certains des problèmes psychopathologiques qui sont discutés. Mais nous ne saurions faire l'économie de cette saisie en profondeur des racines de la souffrance humaine, qui est celle de tous, pour ensuite apprendre à écouter l'autre dans sa souffrance sans pour autant nous mélanger à lui ni le plaindre (Roustang, 2000). Ce passage doit tout particulièrement être réalisé par l'apprenant qui désire utiliser les présentes connaissances dans le cadre de la relation d'aide et de la psychothérapie. Cela lui permettra en effet de saisir l'autre de l'intérieur et donc pas seulement à distance et d'une façon trop intellectualisante.

Enfin, il est important de mentionner que ce volume ne se veut pas antipsychiatrique. Au contraire, il vise à proposer aux professionnels des sciences médicales une vision développementale des problèmes psychopathologiques sans pour autant prétendre avoir couvert toutes les dimensions. Le présent livre pourra ainsi leur être utile pour parfaire leurs connaissances et pourra servir d'outil de référence diagnostique aux médecins, en complément au *Manuel diagnostique et statistique des troubles mentaux*, par exemple. En l'occurrence, les aspects développementaux dont il sera question ici se conjuguent dans plusieurs cas à des désordres de nature biologique, sans qu'il soit possible de cerner avec certitude lequel des facteurs fut le premier élément à déclencher un processus désadaptatif.

Commençons donc ce tour d'horizon du champ de la psychopathologie adulte et intéressons-nous aux personnes qui souffrent. Sans faire table rase d'autres points de vue, tentons de déterminer les sources développementales de cette souffrance qui les fait se désadapter.

Chapitre 1

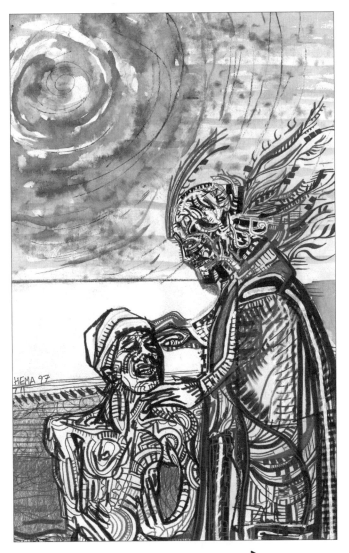

INTRODUCTION À LA PSYCHOLOGIE DE LA DÉSADAPTATION

La psychologie de la désadaptation fascine. Cet engouement pour les troubles de l'être se traduit de façon explicite par une préoccupation populaire pour des phénomènes psychopathologiques décrits et attribués à *certaines* personnes. Mais la cause implicite de cette fascination a plutôt rapport, de façon inconsciente, au fait que les phénomènes psychopathologiques font écho en tout humain. Il s'agit en effet de la partie *noire* de l'humanité, de ses aspects troubles et inquiétants à appréhender, surtout quand il s'agit de nous-mêmes.

La fascination côtoie ainsi la honte vis-à-vis des troubles mentaux. Honte d'avoir un frère ou une sœur schizophrène par exemple, honte d'éprouver soi-même des angoisses inexplicables d'un point de vue rationnel. Qui veut être décrit ou veut voir décrire un proche comme angoissé ou dépressif ou encore psychotique ? Il vaut beaucoup mieux s'intéresser à la pathologie quand il s'agit des autres !

Parmi les sciences de l'éducation, sociales et médicales, la psychopathologie en tant que champ d'étude et de pratique n'échappe pas à cette attitude paradoxale. La désadaptation y constitue en effet un sujet spécial, «magique». Mais le sujet est le plus souvent traité de façon intellectualiste et à distance si l'on peut dire. Ainsi il est rare que l'on entende parler des psychopathologies d'une manière touchante, qui nous rejoint dans notre expérience d'humain.

La fascination tout autant que l'inquiétude vis-à-vis des psychopathologies ne sont certes pas récentes dans l'histoire de l'humanité. En tant que champ de préoccupations humaines, le regard sur l'être souffrant ainsi que les tentatives pour comprendre les phénomènes de l'étrange noirceur humaine et agir sur eux remontent en effet à des temps très anciens.

Il y a de cela plusieurs dizaines de siècles, des sorciers ou chamans, selon les cultures, cherchaient déjà à comprendre des phénomènes inexplicables de la nature humaine, tentaient d'éclairer le sens de comportements non adaptés et d'agir pour les corriger. Ce que nous appellerons ici les paradigmes de la *superstition*, de l'*empirisme*, de l'*introspection analytique* et de la *philosophie de l'existence* jouaient déjà un très grand rôle dans les principales écoles de pensée et de soins qui émergèrent déjà dans des temps très reculés. Ces courants épistémologiques menèrent à des écoles de pensée concurrentes, qui s'opposèrent de façon continue à travers les époques, ce que nous verrons dans cette section. Mais en est-il autrement encore aujourd'hui?

1.1 APERÇU HISTORIQUE

Le sujet de la désadaptation fait remonter aux rites, à la magie et à l'ensorcellement, au magnétisme et à l'hypnotisme, qui furent les premières façons d'aborder les psychopathologies. Les premiers psychothérapeutes, en l'occurrence, étaient des chamans. L'intérêt du peuple pour les phénomènes d'anormalité et la présence de guérisseurs remontent ainsi aux temps les plus archaïques de l'humanité. On en retrouve les traces dans des papyrus égyptiens et dans des mythes transmis oralement, qui sont encore plus anciens. Ces vestiges, qui témoignent de théories primitives et de pratiques thérapeutiques s'adressant à l'âme, sont toutefois fragmentaires et ils sont disséminés à travers les siècles si bien qu'on n'en retrouve que des traces parcimonieuses pour les millénaires précédant l'ère chrétienne.

1.1.1 Interprétations primitives

En Égypte, vers l'an 2850 av. J.-C., soit au temps de la 3e dynastie des pharaons, vivait l'un des premiers guérisseurs, connu grâce à de vieux papyrus égyptiens. Son nom était Imhotep. Ce médecin-exorciste, aussi homme d'État et bâtisseur de pyramides, devint longtemps après sa mort un dieu égyptien de la médecine. On construisit beaucoup plus tard un temple en son nom, soit à Memphis vers 525 av. J.-C. Les gens y venaient se purifier grâce à des laxatifs et exorciser leurs démons intérieurs par la danse, les promenades en bateau, la musique, le dessin et la peinture, ainsi que l'avait enseigné Imhotep dans les temps plus anciens et ainsi que son enseignement avait été retransmis depuis lors.

Au 18ᵉ siècle av. J.-C. en Mésopotamie, des prêtres-médecins nommés *Assipu*, fonctionnaires de l'État babylonien, étaient assignés au traitement des troubles de l'âme et de l'esprit. Les maladies psychiques étaient attribuées par ces prêtres, à travers la pensée magique et mythique des Mésopotamiens, à la présence de démons et à des offenses faites aux dieux. Les prêtres babyloniens fondèrent une doctrine mythique, encore populaire de nos jours, qui explique la cause des difficultés des hommes à travers le prisme de la destinée : l'astrologie. On considérait ainsi comme formant une unité la destinée de l'homme et sa personnalité. Les Babyloniens développèrent aussi une méthode pour découvrir le destin des hommes par la lecture de leur structure corporelle, méthode que les Grecs reprirent par la suite : la physionomie. Elle sert encore de nos jours !

En Inde, l'une des huit doctrines médicales explicitées dans le Yajurveda dès 1500 av. J.-C., était fortement marquée de conceptions démonologiques. Les Vedas sont les livres sacrés des hindous, au nombre de quatre, qui sont censés contenir la sagesse divine. Le Yajurveda traite des médecines de l'âme. On y trouve des incantations pour exorciser les mauvais esprits. Par ailleurs le yoga, discipline plusieurs fois millénaire et qui a marqué le bouddhisme ainsi que plusieurs religions de l'Inde, du Tibet, de la Chine et du Japon, proposait une vision de l'homme où âme et corps sont étroitement reliés : la maîtrise de l'âme passe soit par la mortification ascétique du corps, soit par l'amour du corps. Spécialement dans cette dernière forme de yoga, appelée yoga tantrique, la matière est mise en valeur comme support à l'âme et sa maîtrise s'acquiert par une discipline exigeante et un haut degré de santé morale (Schmidbauer, 1973). Mais, sous les auspices d'un contrôle prétendu qui conduirait à un dépassement de la matière, cette vision mythique amena également à ne pas distinguer réalités intérieure et extérieure. Ainsi, plusieurs adeptes du yoga se sont mis à construire des légendes à propos de yogis qui léviteraient ou se trouveraient en plusieurs endroits à la fois. En second lieu, plusieurs gourous qui présentaient des dispositions pathologiques y ont trouvé ancrage à leur mégalomanie. Ceci arrive encore de nos jours.

Dans la Grèce antique, les contes et légendes primitifs traduisaient une vision du monde imprégnée de magie et de démonologie. Ces légendes anciennes exprimaient aussi un questionnement sur la nature humaine et notamment sur ses côtés les plus obscurs. De plus, ces contes et légendes inspirèrent nombre d'auteurs et théoriciens de la psychopathologie des dizaines de siècles plus tard, Freud par exemple. Enfin, mentionnons que ces récits ressemblaient étrangement, par leur aspect à la fois spectaculaire et inquiétant, aux drames passionnels qui sont fortement médiatisés de nos jours et qui mettent en évidence une certaine violence inhérente à la nature humaine. Par exemple, dans la légende d'Héraclès (Hercule), ce dernier capture Diomède, roi de Thrace, qui avait rendu ses chevaux sauvages en les nourrissant de chair humaine. Le héros saisit le roi voué au fantasme de dévoration de ses invités et le donne en pâture à ses propres juments. Dans la légende de la Toison d'or, la première femme de Jason, Médée, empoisonne la seconde femme de celui-ci puis tue, dans une crise de folie infanticide, ses trois jeunes enfants. Qui ne connaît pas également l'étonnante histoire mythique d'Œdipe, reprise et interprétée par Freud, dans laquelle Œdipe se creva les yeux par culpabilité, après avoir constaté qu'il avait tué de ses mains son propre père et causé le suicide de sa mère Jocaste qu'il avait prise par erreur pour femme? Et que dire de la légende de Narcisse, dont le symbolisme inspira aussi grandement le père de la **psychanalyse**, dont le héros se laissa mourir de désespoir de ne pouvoir enlacer cette si aimable silhouette dont l'image lui était renvoyée par l'eau d'une fontaine où il se penchait, lui qui avait jusque-là négligé d'aimer les hommes et les femmes qui furent épris de sa beauté? À travers ce récit légendaire de la Grèce antique, nous pouvons distinguer une conception primitive des troubles mentaux qui relèvent d'obscurs et inquiétants aspects de la nature humaine. Il y apparaît donc que les aspects psychopathologiques sont intimement reliés aux drames humains, notamment dans des actions qui prennent des allures autodestructrices et homicidaires.

Dès le 8e siècle av. J.-C., en Grèce et en Égypte, il existait des hospices où des prêtres-médecins interprétaient les rêves et suggéraient des solutions aux problèmes des gens. On prescrivait des herbes, des massages et des séances de relaxation en musique. Ces moyens furent les premières façons de faire baisser le niveau de tension nerveuse des personnes atteintes.

Dès le 6e siècle av. J.-C., en Perse, Zarathoustra (ou Zoroastre) prônait une religion dans laquelle s'opposent les esprits du bien et du mal. Ce dernier avait mille visages dont l'un était la possession. Cette religion perse antique semble avoir déterminé l'attitude envers les gens présentant des troubles mentaux (Schmidbauer, 1973). En effet, la conception de Zoroastre, selon laquelle divers troubles de l'âme peuvent être associés à la possession par des diables (un diable pour chaque type de trouble), est largement reprise dans les religions monothéistes qui se développèrent par la suite.

À Delphes, en 490 av. J.-C., tenaient résidence les oracles les plus anciens et les plus importants de la Grèce antique. L'oracle de Delphes en titre, la Pythie, était consulté pour des décisions importantes ou pour élucider des situations vécues comme étant mystérieuses, parmi lesquelles des états de perturbation émotive éprouvés pas des nobles. La Pythie accomplissait ses prophéties sous l'égide du dieu Apollon, qu'elle contactait en étant placée au-dessus d'un cratère profond d'où sortaient des vapeurs toxiques et excitantes (Hope Moncrieff, 1993).

Hippocrate, philosophe et médecin grec ayant vécu vers le début du 4e siècle av. J.-C., fut l'un des premiers à tenter de donner aux maladies du corps et de l'esprit une explication plus rationnelle. Reconnu comme le père de la médecine moderne, Hippocrate, avec son école de Cos, marqua le début d'une explication purement orga-nique des problèmes mentaux, dans laquelle l'élément magique mais aussi la dimension plus psychologique disparaissent. Même si ce point de vue a l'avantage de se démarquer des erreurs d'interprétation qui ont longtemps donné naissance aux pratiques d'exorcisme vis-à-vis des personnes perturbées, il a donc instauré une séparation entre médecine et psychologie de l'âme qui perdure encore maintenant (Millon et Millon, 1974). En fait, l'école d'Hippocrate n'a pas reconnu l'influence des phénomènes de «l'âme» sur ceux du corps, en l'occur-rence la mélancolie (déjà décrite à l'époque) mise au compte de la bile noire. Hippocrate conçoit ainsi la folie comme étant le résultat d'une atteinte cervicale causée par un excès d'humidité, de chaleur ou de froid. D'autres problèmes psychologiques que nous appelons aujourd'hui les phobies, l'hystérie, la manie, la paranoïa, attribuées à des faiblesses constitutionnelles, sont aussi décrits et classés par les médecins hippocratiques de l'école de Cos comme étant des maladies physiques. Des thérapies médicinales à base d'herbes étaient surtout recommandées, notamment l'ellébore, une plante vénéneuse qui fait vomir. Le repos et les relations sexuelles étaient aussi parmi les remèdes suggérés. Notons que les paralysies motrices inexplicables, nommées hystéries au début du 20e siècle, étaient vues par le grand maître et ses premiers disciples hippocratiques comme étant une maladie spécifiquement féminine, produite par une rupture de la matrice dans le bas-ventre qui se serait alors «traînée» dans tout le corps en y produisant des convulsions ainsi que des paralysies. Cette conception est demeurée chez les post-hippocratiques jusqu'à l'arrivée de Charcot, le premier maître à penser de Freud, soit deux mille ans plus tard!

Socrate, qui vécut un peu plus tard au cours du 4ᵉ siècle jusqu'au début du 3ᵉ siècle av. J.-C., adopta une position diamétralement opposée vis-à-vis des problèmes de l'Âme. Ce philosophe, décrit par son élève Platon comme étant patient à écouter pour saisir l'autre dans sa propre réalité, était préoccupé de ne pas transposer ses idées préétablies quand il s'agit de comprendre la souffrance d'une autre personne. Platon le montre comme étant porté à engager la personne troublée vers une recherche intérieure visant à percevoir les points sombres en elle et à devenir davantage « elle-même », vision étrangement phénoménologique pour l'époque. Le discours socratique laisse entendre que la médecine organique ne peut réellement guérir le corps sans prendre en compte l'ensemble de la personne, incluant sa psyché. Dans cette vision holistique de l'homme chez Socrate, l'âme est quelque chose qui influence le corps tout entier tout en tirant profit des expériences corporelles. Ainsi, d'après ce philosophe, l'homme peut profiter de ses maux pour développer sa connaissance de lui-même et sa sagesse.

De son côté, Platon, autre philosophe grec bien connu et qui vécut de 428 à 328 av. J.-C., approfondit la doctrine de l'âme humaine de Socrate et examine l'incidence de la souffrance psychique sur les phénomènes du corps et sur la conduite humaine en général. De façon poétique et philosophique à la fois, Platon soutient qu'il existe une dimension humaine inconsciente, notamment dans sa doctrine sur le rêve. Platon y compare l'âme humaine à un char que tirent deux chevaux, l'un docile et valeureux et l'autre rétif et sauvage : le conducteur tient les guides et doit empêcher le cheval sauvage de s'emballer. Cette conception ressemble étrangement à celle plus tardive de Freud sur les **pulsions** (cf. *Éros et Thanatos*) auxquelles l'humain oppose son Moi. Mais pour Platon, la dimension sociale existe dès le départ et n'a pas besoin d'être *sublimée* à partir des pulsions comme dans la thèse freudienne. Ainsi, l'idée de Platon se rapproche davantage des théoriciens néo-freudiens du Moi, s'inscrivant dans une position théorique où l'homme posséderait des dispositions sociales innées, un Moi embryonnaire et cela dès le stade fœtal (Hartmann, Erikson, dans Millon et Millon, 1974).

Aristote pour sa part (384-322 av. J.-C.), philosophe plus pragmatique, examine ce qu'il appelle les lois de la psyché dans son traité intitulé *De l'âme*. Il y analyse les lois de l'association d'idées ; il y considère le toucher comme un sens fondamental ; il y parle des passions et notamment des conditions qui conduisent un individu à l'agression et aux divers phénomènes de violence. Aussi, la frustration, la peur, le courage, le principe de plaisir sont décrits par Aristote comme des composantes du fonctionnement humain, la raison étant vue comme l'aspect divin en l'homme. Cette pensée, qui sépare âme et corps, va influencer toute la conception chrétienne de l'homme dans les siècles voire les deux millénaires qui vont suivre. Elle porte à distinguer âme et corps, faisant de ce dernier un réceptacle temporaire à l'âme immortelle. Les émotions et la souffrance humaines deviennent ainsi bien secondaires au salut de l'âme.

Quelques siècles avant Jésus-Christ, les hébreux furent influencés par la conception persienne de Zoroastre menant à voir la présence de démons dans des cas inexplicables de troubles psychiques. Mais en plus de croire aux diables, tout comme les Égyptiens, les Babyloniens et les Perses, les hébreux concevaient aussi les troubles mentaux comme étant des punitions pouvant provenir directement de Dieu. Pour les hébreux donc, Dieu détient le pouvoir d'infliger ces troubles tout autant que de soulager la personne atteinte. Le rabbi instruit trouvait des conceptions et des recettes psychothérapeutiques provenant de ses prédécesseurs dans le Talmud, lui permettant de déterminer les offenses faites à Dieu. Sur le plan thérapeutique, il était suggéré, outre la prière, d'inviter la personne tourmentée à parler de ses soucis et de détourner le cours de ses idées folles. Ceci ressemble étrangement à certaines formes de thérapie, pourtant dites «modernes», dites «émotivo-rationnelles».

Dès le 1er siècle, un aventurier grec rhétoricien et médecin nommé Asclépiade fit pénétrer la médecine grecque à Rome à la suite d'un habile coup de théâtre. S'apercevant au cours d'un enterrement, grâce à ses connaissances anatomiques, qu'un soi-disant défunt n'était mort que d'apparence, il le ranima. On lui permit ensuite de pratiquer à Rome, alors qu'auparavant toute pénétration de la culture grecque y était pratiquement interdite. Asclépiade préconisait une doctrine médicale s'inspirant de Démocrite, concevant le corps comme un amas d'atomes entre lesquels se trouvent des pores. Si les atomes ne bougent pas correctement ou si les pores viennent à être obstrués, c'est la maladie. Il préconisait des moyens de santé simples: bains, exercices, massages, etc. Asclépiade, en plus d'instaurer une discipline médicale dite *méthodiste*, condamna les méthodes thérapeutiques cruelles qui étaient alors d'usage à Rome envers les personnes ayant des troubles mentaux, les compressions mécaniques par exemple.

Cent ans après J.-C., un Romain, Soranus, suggérait d'exercer la pensée des personnes ayant des troubles de l'esprit en les invitant à participer à des sessions de discussion avec des philosophes, au lieu de les torturer. Il désigna le mal de l'âme dans sa forme extrême par le terme «phrénite», dérivé du mot grec *phren* signifiant le diaphragme, vu comme le siège de l'âme par Homère. La phrénite, terme à la base du mot moderne schizophrénie, était vue par Soranus comme étant causée par une «surchauffe» ou une inflammation de l'âme ayant produit une déchirure. Soranus et son collègue Cœlus Aurelianus proposèrent des méthodes psychologiques mettant l'accent sur le rapport humain et sur la confiance entre malade et médecin. Toutefois, ils expliquaient par une cause essentiellement physique les divers troubles mentaux graves.

Galien de Pergame (131-200) fut un autre médecin romain qui s'attarda à comprendre les troubles mentaux à partir d'une perspective rationnelle. Ce médecin et écrivain prolifique, qui réalisa plus de trois cents ouvrages et une série de commentaires sur les écrits d'Hippocrate, influencera plus tard les doctrines médicales de tout le Moyen Âge. Il prêchait d'abord la doctrine hippocratique des humeurs en y reliant des tempéraments humains. Galien estimait que si tous les fluides humains (sang, pituite ou crachat glaireux, bile noire, bile jaune) ont un rapport équilibré entre eux, l'homme est en santé. S'il tombe malade, le médecin doit chercher à ramener l'équilibre naturel en renforçant la puissance d'évacuation des fluides. En conséquence de son argumentation et aussi parce que les écrits de Galien étaient vus comme non hérétiques, beaucoup de médecins européens purgèrent, firent vomir et saignèrent des malades souvent affaiblis, et cela pendant des siècles! La doctrine de Galien instaura son emprise grâce au fait que son auteur passa pour un bon chrétien (il dédia plusieurs de ses ouvrages au Dieu créateur). C'est aussi parce qu'il proposait, pour l'époque, un système logique, cohérent et facile à enseigner.

Dans les siècles qui suivirent, les Romains continuèrent de s'initier à la médecine grecque et donc aux thèses d'Hippocrate et de Démocrite. Mais un mouvement superstitieux se développa à nouveau, influencé entre autres par Aulus Cornelius Celsus. Ce dernier, qui se disait médecin (mais se serait formé lui-même), écrivit un traité de médecine dans lequel il prônait que certaines maladies peuvent être causées par des démons. Dans cet écrit, Celsus conseillait d'enchaîner les malades mentaux, de les fouetter ou de les affamer, de les placer dans la complète obscurité ou de les traiter par des purges. Ce livre fut bien reçu semble-t-il par la classe aisée qui aimait, semble-t-il, détenir des moyens de coercition sur le peuple (Schmidbauer, 1973).

1.1.2 Période d'obscurantisme

Pendant le Moyen Âge la superstition prôna sur les autres conceptions des troubles mentaux, en tant que paradigme menant à des systèmes explicatifs et curatifs. Sous la tutelle d'une Église devenue religion d'État et qui ne tolérait pas de dissensions sur le plan des idées, il y eut une nette régression en ce qui concerne le traitement des problèmes mentaux. En particulier, les personnes ayant des troubles psychologiques graves furent victimes d'exorcismes, de tortures et de persécutions pouvant aller jusqu'à la mort.

Si nous envisageons les choses dans le contexte du Moyen Âge, il est possible de saisir qu'il était logique qu'une personne qui angoisse ou qui délire s'explique à elle-même son état en des termes qui sont associés au diable, au péché, à un envoûtement, etc. Beaucoup de cas de possessions au Moyen Âge traduisent dans ce sens un désordre certes mais interprété selon les superstitions de l'époque. Ce sont les personnes dites possédées elles-mêmes qui se condamnaient d'ailleurs, quand ce n'était

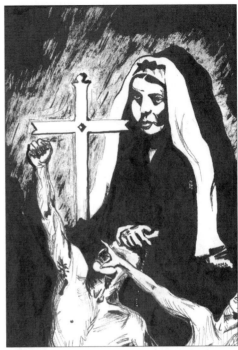

Ainsi, le « possédé » devint le réceptacle d'une conception chrétienne de l'existence de l'époque médiévale qui séparait le monde entre esprits purs et impurs.

pas leurs proches. Tout inconfort psychique comme les angoisses et encore davantage les idées ou les gestes saugrenus risquaient d'être interprétés comme une possession. Ainsi, le « possédé » devint le réceptacle d'une conception chrétienne de l'existence de l'époque médiévale qui séparait le monde entre esprits purs et impurs. Pendant des siècles, des prêtres obligés au célibat et des frères entrés en religion, pour qui la sexualité même était perçue comme un lieu de possession, présidèrent à des actes violents pour enrayer ce qu'ils voyaient comme le mal. À cette époque, les prostituées des villes d'Europe étaient par exemple envoyées dans des cloîtres pour la sûreté des bonnes mœurs des jeunes filles que l'on voulait garder pures. Les gens qui n'étaient pas capables de censurer leurs pulsions sexuelles, particulièrement les femmes, étaient ainsi vus comme étant possiblement possédés par le démon. L'hostilité du clergé et de la population envers toute personne qui n'était pas capable de maîtriser ses dimensions pulsionnelles alla ensuite en s'accentuant au cours du Moyen Âge. Une répression collective de toute expression trop directement reliée à la sexualité s'ensuivit, sauf pour une certaine classe dite « éduquée ». On ne cherchait tout d'abord pas tant à persécuter qu'à convaincre, à maltraiter qu'à exorciser, c'est-à-dire à ramener la personne dans le droit chemin des bonnes mœurs. Dans ce sens, les prêtres cherchant à conjurer la possession feraient aujourd'hui image de psychothérapeutes confrontants et durs. Mais les exorcismes du Moyen Âge devinrent progressivement une véritable chasse aux sorcières, entreprise pour purger la population de tout élément associé à Satan.

À la Renaissance, moment historique ayant pourtant réputation d'ouverture sur le plan des idées, on ne chercha plus à conjurer la possession ou à faire sortir le diable de la personne mais bien à l'exterminer. L'Inquisition y fit des ravages chez les personnes qui éprouvaient des troubles mentaux graves — qui ne se maîtrisaient pas beaucoup — ou pour d'autres qui étaient accusées ou s'accusaient elles-mêmes de possession soit par culpabilité morale ou lors de délires. Ainsi vers 1400 l'hostilité du clergé vis-à-vis des femmes était à son comble. Ces dernières, qui excitaient la passion des hommes les plus vertueux, devinrent les premières cibles des chasseurs de sorcières. Schmidbauer (1973) y voit une projection des persécuteurs, de leur sexualité refoulée et pervertie, sur la luxure démoniaque des supposées sorcières, justifiant par ailleurs la vengeance de Dieu sous forme d'extermination. Les signes pour détecter la présence du démon étaient parfois ténus : avoir l'air hagard par manque de nourriture ; être un voyageur dans une contrée où sévissait la peste ou un autre fléau pour lequel on cherchait à trouver un coupable ; être sans mari et ne pas en chercher un ; afficher trop ouvertement ses attributs physiques ou ses désirs sexuels. De tels motifs ou événements fortuits pouvaient justifier une accusation de possession et faire condamner au bûcher !

En 1484, le pape Innocent VIII émet, sous forme d'encyclique, un décret dirigé contre les hérétiques qui n'adhéraient pas encore à la foi chrétienne, et il envoya également l'Inquisition à la chasse aux sorcières. Il semblerait que ce soient les dominicains Sprenger et Kraener qui déclenchèrent un tel courroux papal contre les impurs. En effet, ces derniers venaient de publier un premier volume intitulé le *Marteau des sorcières*, qui fut suivi de deux autres. Dans ces écrits, Sprenger et Kraener prouvaient tout d'abord l'existence des démons et des sorcières. Celui qui ne se laissait pas convaincre s'y voyait avertir qu'il devait alors être lui-même possédé ! Dans le second tome, les Dominicains traitaient ensuite de la manière de reconnaître les gens possédés et les sorcières. Une marque assurée de sorcellerie était par exemple la « griffe du diable », une tache sur la peau que l'on pouvait piquer sans saignement ni douleur (il pouvait s'agir d'une anesthésie hystérique comme nous le verrons plus loin) ; à cet endroit, le diable avait touché sa partenaire. Une autre méthode consistait à attacher la main gauche de la personne suspecte au gros orteil du pied droit et la main droite au gros orteil gauche, puis de la jeter ainsi ligotée dans un bac d'eau : si elle surnageait c'est qu'elle était possédée, sinon... Le troisième volume de Sprenger et Kraener décrivait les façons de faire avouer les sorcières, en général sous la torture administrée autant de fois qu'il était nécessaire dans ce cas, puis de les punir ou de les exécuter, la meilleure méthode étant de brûler la personne. L'Inquisition détenait là un outil précieux pour conjurer le démon !

Le *Marteau des sorcières* rejoignit un large public jusqu'en 1700 et ensuite son influence diminua fortement, mais on brûlait encore des sorcières au Mexique au 19e siècle ! L'apogée de la chasse aux sorcières fut toutefois aux 16e et 17e siècles. Presque tous les papes de la Renaissance ratifièrent ainsi le *Marteau des sorcières* et l'acceptèrent comme un fondement dans le droit canonique (Schmidbauer, 1973). Obtenant ainsi sanction de l'Église, des tueurs de sorcières persécutèrent des milliers de gens ayant surtout des problèmes d'ordre psychologique ou encore des femmes qui suscitaient trop de passions.

1.1.3 Période prémoderne

Au 16e siècle, l'Allemand Johann Weyer (1515-1588), l'un des pères de la psychiatrie moderne, dénonça la démonologie. Son écrit majeur, publié en 1563, constitue une vigoureuse attaque contre la vision du *Marteau des sorcières*. Malgré une certaine ambiguïté chez Weyer quant à l'existence réelle des démons, il clamait haut et fort que les gens bizarres et ceux qui sont désignés comme étant des sorciers sont le plus souvent des personnes atteintes de déséquilibre psychologique et qui ont surtout besoin d'une aide médicale et humaine. Johann Weyer inspira les premières pratiques de ce qui sera appelé plus tard en psychiatrie le « traitement moral » s'adressant aux personnes ayant des troubles mentaux.

Après la Révolution française, Philippe Pinel (1745-1826), médecin à Bicêtre puis à la Salpêtrière, fut l'un parmi les autres pères de la psychiatrie à promouvoir une réforme dans les modes de traitement donnés aux personnes souffrant de troubles mentaux. Pinel était en effet choqué par les pratiques d'internement de son époque, qui consistaient à emprisonner les personnes atteintes de troubles graves et, souvent, avec les prisonniers de droit commun. Philippe Pinel voulait tout d'abord délivrer ces personnes de leurs chaînes et influer sur leur misérable destin. Tel Weyer, il réclamait pour les gens souffrant de troubles mentaux graves un traitement médical et surtout plus humain. Toutefois, quoiqu'il fût entendu par ses contemporains, les bouleversements sociaux associés à la Révolution française ne lui ont pas permis de réaliser ses vœux. Pinel réussit à faire sortir de prison les personnes éprouvant des problèmes mentaux graves, mais la France ne disposait pas alors d'asile et encore moins de connaissances scientifiques pour soigner ces personnes. Celles-ci se retrouvèrent le plus souvent dans la rue.

Pinel, conduit par un double motif d'ordre scientifique et clinique, écrivit en 1798 un traité à teneur médicale et philosophique à l'intention des médecins soignant les malades mentaux. Il y rejeta les systèmes précédents de classification et en instaura un nouveau ainsi qu'une méthode d'observation des maladies mentales. Ce système ne différenciait pas les troubles dus à une cause organique des autres problèmes non organiques mais avait l'avantage de les classer en quatre grandes catégories : la mélancolie, la manie, la démence et l'idiotisme. Sur le plan de l'intervention, Pinel préconisait le « traitement moral » qui consistait à procurer aux personnes atteintes de trouble mental un environnement à la fois strict, aidant et accueillant, dans lequel elles pourraient se mouvoir librement et en compagnie d'intervenants « moralement sains ».

Le traitement moral ne fut pas tout de suite appliqué comme système mais s'instaura progressivement dans le cadre des institutions psychiatriques qui furent mises en place au cours du 19e siècle et dans la première moitié du 20e siècle. Le personnel soignant des institutions psychiatriques cherchait alors à procurer aux personnes ayant des problèmes mentaux un lieu, soustrait du monde et des agents de stress, afin qu'elles retrouvent leur équilibre perdu. S'inspirant de Pinel, on tentait d'y traiter les problèmes mentaux autrement que par la force ou l'isolement. De plus, les premiers travaux de Freud et l'avènement de la psychanalyse influencèrent la psychiatrie et certains praticiens y firent les premières tentatives de soins psychologiques (Lambert, 1995). Toutefois, comme c'est le cas encore aujourd'hui, les milieux psychiatriques conservent une orientation hippocratique et les problèmes mentaux y furent surtout vus à travers le prisme de la pensée médicale : les troubles mentaux y sont conçus et traités comme des maladies ; ils sont vus comme ayant avant tout une cause physiologique.

Le traitement moral connut bien des interprétations. Certaines formes de thérapies s'en inspirant, vues comme modernes au début du 20ᵉ siècle, sont fort critiquées aujourd'hui : des électrochocs administrés à répétition et qui causaient des amnésies partielles, dans certains cas plus importantes ; des lobotomies parfois exercées sans une connaissance préalable suffisante des dommages cérébraux collatéraux ; les camisoles de force et les divers moyens de confinement utilisés de façon généralisée mais sans discernement quant au trouble mental éprouvé par la personne ni parfois d'empathie (surtout quand il s'agissait d'enfants). En l'occurrence, les moyens de «contention» (lanières de cuir, chaises emprisonnantes, etc.) étaient utilisés avec les enfants indisciplinés et récalcitrants. Mais ces derniers comprenaient surtout qu'ils étaient punis, ce qui se trouvait être en ligne avec les conditions dures qu'ils avaient souvent connues.

Au début des années 1950, l'ère des neuroleptiques commença et cela permit fort heureusement l'abolition progressive des mesures drastiques pour les personnes présentant des troubles mentaux.

1.1.4 Émergence de deux modèles psychologiques

Nous discuterons brièvement dans ce qui suit de l'émergence de deux modèles parmi les approches psychologiques des troubles mentaux : la psychanalyse freudienne et l'**humanisme-existentialisme**. Nous ne parlerons pas des autres approches, bien qu'elles soient aussi fort intéressantes. L'auteur se centrera plutôt sur les deux approches intrapersonnelles dont il s'inspire dans le présent livre, qui mettent toutes deux de l'avant une théorie sur le «centre» de la personnalité par rapport à ses aspects plus périphériques (cf. habitudes, valeurs, attitudes, etc.). Il s'agit bien sûr d'un choix de paradigme.

1.1.4.1 La psychanalyse freudienne

Revenons un peu en arrière dans le temps, soit au 19ᵉ siècle où Franz Anton Mesmer (1734-1815), un médecin allemand installé à Paris, avança l'idée du magnétisme et de son utilité pour aider les gens aux prises avec divers problèmes de santé, dont les problèmes mentaux. Mesmer croyait à l'existence de fluides magnétiques entourant et pénétrant le corps et prétendait qu'il pouvait les influencer avec des barres magnétisées pour guérir de leurs maux les personnes mentalement perturbées. Le «mesmérisme» fut ainsi le premier vocable pour désigner la technique de l'hypnose, mais Mesmer lui-même ne parla pas d'hypnose. Les succès et la réputation qu'il eut semblent ainsi être attribuables aux suggestions (de type hypnotique) qu'il faisait à ses patients quant au soulagement de leurs maux. Notons que parce qu'il recevait les gens dans son salon pour des séances répétées, Mesmer est considéré comme le précurseur de la pratique en cabinet privé.

Il se passa ensuite près d'un siècle avant que de réels progrès soient faits dans le domaine, pour que l'hypnose passe du statut de technique ésotérique fascinant la pensée populaire à un moyen d'investigation spécifique du psychisme humain.

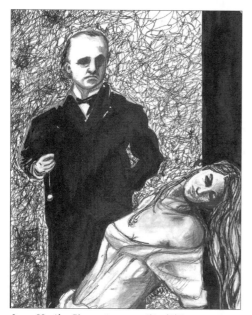

Jean Martin Charcot se rendit célèbre par ses recherches sur l'hystérie, grâce à l'hypnose. Il enseigna à Freud que les troubles hystériques sont dus à une autosuggestion et qu'ils sont déclenchés par un traumatisme de nature psychologique.

À la fin du 19e siècle, Jean Martin Charcot (1825-1893), médecin et professeur à la Salpêtrière, contribua indirectement au développement d'un premier modèle psychologique pour expliquer les troubles mentaux, bien qu'il fut lui-même neurologue. Charcot étudia des troubles neurologiques tels que la sclérose en plaques et la poliomyélite, puis se rendit célèbre par ses recherches sur l'hystérie, grâce à l'hypnose. Il enseigna à Freud que les troubles hystériques sont dus à une autosuggestion et qu'ils sont déclenchés par un traumatisme de nature psychologique. Néanmoins, il croyait à une prédisposition héréditaire dans la tendance des hystériques à traduire leurs troubles sous forme somatique et demeura ainsi hyppocratique.

Hippolyte Bernheim (1837-1919) est également un médecin français. Il enseigna à Strasbourg puis à Nancy. Bernheim développa une méthode de suggestions posthypnotiques dites impératives, ayant une visée thérapeutique. Cette technique, très différente de celle de Charcot par l'injonction d'idées correctrices, produisait des effets curatifs mais surtout à court terme. Freud conduisit en consultation auprès de lui l'une de ses patientes viennoises en 1889 et l'observa quand il utilisa sa technique consistant à suggérer, sous hypnose, la guérison de troubles moteurs chez la patiente. Bernheim joua un rôle important, mais indirect, dans la compréhension que Freud développa sur l'origine des troubles hystériques et sur leur traitement.

Quant à Josef Breuer (1842-1925), psychiatre autrichien et collègue de Freud, il fut un autre inspirateur de la psychanalyse bien qu'il n'endossa jamais les idées de Freud. Il développa une méthode cathartique qui a marqué le début de la méthode psychanalytique et qui consiste à faire recouvrer les souvenirs enfouis et oubliés grâce à l'hypnose. Cette méthode, assez spectaculaire, avait pour but de libérer la personne de ses troubles psychosomatiques (telle l'hystérie) par le processus de remémoration lui-même. Freud publia avec lui sur ce sujet (Freud et Breuer, 1895).

Ainsi, Charcot, Bernheim et Breuer mirent ainsi individuellement au point et expérimentèrent avec succès la technique de l'hypnose avec les personnes dites hystériques et leurs travaux influencèrent grandement le jeune neurologue Sigmund Freud. Précisons que les hystériques à cette époque étaient des personnes en général très perturbées, qui souffraient le plus souvent de troubles dissociatifs graves, parfois de nature psychotique. Le terme « hystérie » est réservé de nos jours à une catégorie diagnostique considérée comme beaucoup moins perturbée et classée parmi les névroses : l'hystérie de conversion.

Malgré certaines réussites attribuables à la technique de suggestion hypnotique, les trois précurseurs de Freud conservaient une vision médicale des problèmes observés, leur attribuant des causes soit héréditaires, soit situationnelles (par exemple le résultat d'une fatigue excessive ou d'un événement stressant). Ils conduisirent néanmoins Freud à la thèse selon laquelle beaucoup de problèmes mentaux sont d'origine psychologique.

Sigmund Freud (1856-1939) est un neurologue autrichien. Dans sa formation avec ses maîtres Charcot, Bernheim et Breuer, il découvrit, au tournant du 19e siècle, que les états de perturbation psychologique ainsi que de grandes pathologies sont le reflet de conflits **inconscients**. Alors qu'il croyait tout d'abord, sous l'influence de ses maîtres, que les troubles hystériques étaient dus à des traumatismes réels, il intuitionna que les causes de l'hystérie et d'autres psychopathologies sont plutôt liées à des problèmes survenus au cours du développement de la personnalité. Cette position l'amena à rechercher une méthode davantage susceptible de mettre en lumière non pas l'aspect factice des troubles hystériques, mais bien leur origine dans le développement de la

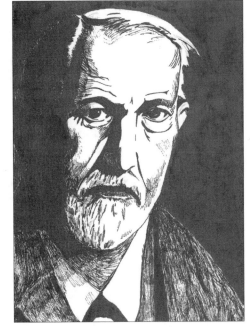

personne atteinte. Il relève d'abord des conflits d'origine infantile chez ses patients puis, il essaie d'appliquer une méthode susceptible de mettre en évidence ces aspects développementaux. La méthode d'association libre, dans laquelle le patient participe en pleine cons- cience, vient paradoxalement révéler les processus inconscients (Freud, 1903-1904). Freud utilisa par la suite de moins en moins la technique d'hypnose, dont il trouvait les effets non durables. Il pro- posa le premier modèle de compréhension non médical des troubles hystériques (Freud, 1896). La psychanalyse était née.

Freud joignit à la technique de libre association celle d'interpréta- tion des rêves (Freud, 1900, 1901a), puis d'autres techniques d'inter- prétation (1904-1905). La psychanalyse devint d'abord l'étude des psychopathologies, menée grâce à ces techniques de base. Elle cons- titua rapidement beaucoup plus qu'une technique d'investigation du psychisme humain et devint bientôt une théorie de la personnalité à part entière. Celle-ci s'ancre dans une position épistémologique dans laquelle l'homme est vu comme étant motivé dans ses actions par des dynamismes qui échappent à sa conscience. Ce positionnement, se situant dans le prolongement des idées de Platon et d'Aristote, con- duisit Freud et ses successeurs à une nouvelle façon de comprendre les troubles de la personnalité et de les traiter.

Le nouveau modèle théorique avancé par Freud (1915) est basé sur une vision de la personnalité à la fois **topique**, **psychodynamique** et économique. Le but de la thérapie psychanalytique est d'amener la personne à devenir consciente de ses conflits (notions de **clivage** de la conscience, de refoulé, etc.), en analysant le contenu de sa vie passée et en révélant comment ce vécu a tendance à déterminer, à partir de la dimension inconsciente, les agirs actuels de la personne (Freud, 1915-1917).

En psychanalyse, l'amoindrissement des aspects perturbés et le renforcement de l'adaptation sont ainsi vus comme les produits de prise de conscience de soi. L'étude des pathologies, à la lumière de la psychanalyse, dépasse toutefois l'étiquetage et la seule explication des symptômes par des causes antérieures. On cherche à cerner comment s'est structurée la personne, quel est le cœur rigide de sa personnalité, c'est-à-dire en quoi consiste son «**caractère**», en quoi donc elle est inflexible face à la vie en société et pourquoi elle ne change pas. C'est cette prise de conscience en profondeur de sa propre structure et de ses origines qui libérerait paradoxalement la personne de quel- ques-uns de ses déterminismes.

Le mouvement qu'est devenue la psychanalyse a connu des bouleversements, des dissidences et des révisions dont nous ne parlerons pas ici (voir Froté, 1998). Nous discuterons plutôt brièvement d'une autre approche, qui prit naissance concurremment et qui inspire de nos jours des modèles de traitement psychologiques des troubles mentaux.

1.1.4.2 L'humanisme-existentialisme

Le courant humaniste-existentiel en psychologie s'inspire d'un paradigme intrapersonnel qui prit quant à lui racine dans la philosophie existentialiste de la fin du 19e siècle. Le positionnement épistémologique et théorique dont il est question ici a un double tronc, humaniste et existentiel, mais ce sont en général les mêmes philosophes qui en inspirent les principes. L'embranchement plus existentiel regroupe également plusieurs psychanalystes qui furent profondément insatisfaits de certains aspects du modèle freudien, notamment la tendance de Freud à ramener tout au monde pulsionnel ainsi que le déterminisme psychanalytique réduisant l'homme à son passé. L'humanisme-existentialisme vise plutôt à souligner la nature transcendante de l'humain par rapport au règne animal et à ouvrir le plus possible la voie à son développement et à son épanouissement.

En 1836, le théologien et penseur danois Søren Aabye Kierkegaard (1813-1855) utilisa, et cela pour la première fois, le terme « existence » dans un sens existentialiste. Dans son opposition au système philosophique objectif de Hegel, Kierkegaard explora la subjectivité humaine. Il aborda l'existence humaine et souleva que l'homme est en proie aux contradictions. Entre autres, ce dernier éprouverait un conflit en rapport avec sa finitude : d'un côté l'homme possède la conscience, dit Kierkegaard, qui en fait un être à part, quasi divin ; d'un autre côté cette conscience lui cause tourments et souffrances, puisqu'il a aussi connaissance, à la différence des animaux, de sa finitude. L'homme est ainsi un être dont la conscience inégalée dans la nature en fait un être à part. Mais cette conscience justement le rend inquiet des dangers inhérents à la vie, des pertes et des séparations et de la mort qui l'attend ultimement. Selon Kierkegaard, l'homme essaie d'échapper à cette connaissance et cherche à nier sa finitude, car elle engendre trop d'angoisse. Mais en essayant de nier la mort, la mort ultime mais aussi celles qui sont inhérentes à sa vie (ex. : deuils, séparations, transitions, violences, etc.), l'homme serait pris d'un tourment profond qui le conduirait à une vie inauthentique et à la folie. L'alternative, selon Kierkegaard, est pour tout homme d'assumer cette donnée paradoxale de sa grandeur et de sa finitude, de façon authentique, dans la foi et la relation à Dieu.

Edmund Husserl (1859-1938) est un philosophe allemand qui est considéré comme le « père » de la **phénoménologie**. Après avoir fait des études scientifiques et s'être spécialisé en mathématiques, il rencontra Franz Brentano, un philosophe et psychologue allemand, qui l'initia à la psychologie descriptive. Husserl, en réaction au psychologisme qui assimile les lois de la pensée logique aux faits empiriques, élabora la phénoménologie qui constitue pour lui une manière de revenir des discours et opinions aux choses elles-mêmes. Husserl proposa d'explorer la conscience humaine à partir d'un positionnement qui consiste à décrire et non pas à expliquer les actes de pensée, d'en saisir les significations ou l'essence pure qui doit être intuitionnée. Cette méthode eidétique fait apparaître selon Husserl un courant de logique pure qui permet d'appréhender la nature ontologique de l'homme. La conscience se découvre alors comme une intentionnalité et elle est source de signification et de puissance du sujet lui-même. Husserl, loin de reconnaître qu'il fait beaucoup de place à la subjectivité, affirme que l'intersubjectivité est le fondement même de l'objectivité.

Martin Heidegger (1889-1976), philosophe allemand et disciple de Husserl, est un autre parmi les fondateurs importants de l'approche existentielle-phénoménologique en philosophie. Il proposa de décrire la relation de l'homme au monde et aux autres et d'appréhender la structure ontologique de l'homme en étudiant « l'être-au-monde » (le *Dasein*) dans sa globalité. Sur le plan de la santé mentale, il avance l'idée que l'homme peut se perdre dans une vie inauthentique et banale. Mais ce dernier peut aussi, selon Heidegger, accéder à une existence authentique, grâce à l'expérience privilégiée de l'angoisse. En effet, loin d'être une ennemie à combattre, l'angoisse permettrait à l'homme de dépasser une pseudo-sécurité qu'il essaie de se donner et d'accéder à lui-même : l'angoisse est une école.

Jean-Paul Sartre (1905-1980) est un philosophe et écrivain français bien connu pour ses vues critiques vis-à-vis de la bourgeoisie. Il s'initia au courant phénoménologique allemand peu avant la Seconde Guerre mondiale et contribua à faire connaître les pensées de Husserl et de Heidegger. En France, il développa une méthode de description réflexive de l'expérience humaine et un traité de l'intentionnalité (*L'Être et le Néant*) où il avance l'idée que l'existence humaine n'aurait pas de sens en soi, mais que l'homme possède des qualités indéniables et qu'il lui faut développer : sa capacité de choix, sa responsabilité vis-à-vis de sa vie, son interrelation constante avec les autres et avec son environnement. Sur le plan de la psychopathologie, l'analyse existentielle sartrienne propose autre chose que la psychologie dite objective, d'une part, et la psychanalyse basée sur l'idée de l'inconscient, d'autre part. L'analyse existentielle vise plutôt à amener la personne à cerner quels choix l'ont portée à vivre en dehors d'elle-même et à être inauthentique, à vivre de manière conformiste et à ne pas réaliser sa vraie vie individuelle ainsi que son potentiel d'humanité.

Le psychiatre et philosophe Karl Jaspers, fondateur de l'existentialisme chrétien, met de l'avant dès 1913 le concept d'empathie, qui sous-tend la nécessité de bien comprendre le vécu d'une personne pour établir un véritable rapport d'aide. L'empathie est, dans la perspective jaspérienne, une qualité de l'être humain. Ce dernier, au contraire des animaux, est capable de se transposer dans l'expérience de l'autre et d'imaginer ce que cet autre sujet voit à partir de son fond humain commun avec cet autre.

Dans les années 1940, le psychiatre suisse Ludwig Binswanger élabore «l'analyse existentielle», connue plus tard sous le vocable *dasein analyse*, en psychologie, avançant l'idée que l'équilibre psychologique et la croissance personnelle sont intimement reliés au développement des rapports significatifs avec les autres et donc à la richesse relationnelle dont l'humain est capable.

De Kierkegaard, Husserl, Heidegger, Sartre, Jaspers, Binswanger et bien d'autres moins connus, nous vient ainsi une nouvelle orientation de pensée en psychologie, dont le but est d'étudier la conscience, dans sa structure même et dans sa fonction (Giorgi, dans Misiak et Sexton, 1973). Cette méthode de recherche sur la vie psychique est l'observation de la vie manifestée dans l'être, dans son corps, ses sentis, ses pensées et ses comportements (Boss, 1975). Ces données sont acceptées comme elles sont expérienciées, sans présuppositions ni transformations (Misiak et Sexton, 1973).

Maurice Merleau-Ponty (1908-1961) fut l'un des principaux pionniers de l'intégration de la pensée phénoménologique-existentielle à la psychologie. Il était déjà considéré comme un grand philosophe en France alors qu'il n'avait que 30 ans. Ami du philosophe existentialiste Jean-Paul Sartre, il critiqua la psychologie moderne, la trouvant réductionniste et trop introspectionniste. Pour lui, la «perception» est *le* contact primordial de l'homme avec le monde et avec lui-même. Pour Merleau-Ponty, le «monde des expériences vécues» est la donnée de base pour toute compréhension de l'humain. C'est la réalité telle qu'elle est expérienciée et perçue subjectivement qui constitue le vécu humain (Merleau-Ponty, dans Misiak et Sexton, 1973).

Les professionnels de disciplines diverses (psychologues et conseillers d'orientation, travailleurs sociaux, psychiatres, etc.) ont adhéré aux conceptions à la fois phénoménologiques et existentielles, si bien qu'est née une nouvelle façon de voir la personnalité et les pathologies de la personnalité (Boss, 1975 ; May, 1975). L'approche humaniste a constitué par la suite une approche théorique particulière, tirant ses fondements d'un paradigme épistémologique ancré dans une philosophie de l'existence, dans le prolongement de Socrate et de Cicéron. L'approche est ainsi devenue en quelque sorte une nouvelle manière de concevoir la personne, notamment en termes de *processus* d'adaptation et de désadaptation.

L'approche humaniste-existentielle est aujourd'hui constituée de trois sous-embranchements théoriques fondamentaux dans lesquels il est possible de regrouper les diverses conceptions qui ont émergé dans les décennies précédentes. Tout d'abord il y a les « théories existentielles », où l'on retrouve certains analystes et psychiatres assez célèbres comme Viktor Frankl (recherche de sens et logothérapie), Ronald Laing (insécurité ontologique et antipsychiatrie), Rollo May (conscience de soi, volonté d'être et thérapie existentielle) et Médard Boss (recherche de signification et psychanalyse existentielle). En second lieu, peuvent être regroupées les « théories du Soi », mises de l'avant par Carl Rogers et Frédérick Perls. Enfin, les théories dites « humanistes » constituent le troisième regroupement, avec Carl Rogers et Abraham Maslow en tête. Le counseling psychologique en particulier s'inspire à la fois des trois embranchements prénommés, constituant une façon de voir et d'intervenir auprès des personnes qui met de l'avant une approche éducative, par rapport à curative. L'humanisme y est prépondérant, même si d'autres courants épistémologiques influencent les pratiques du counseling. Les professionnels d'orientation humaniste tout particulièrement essaient d'envisager leurs pratiques d'évaluation et d'aide dans une perspective nouvelle : considérer les psychopathologies comme des processus (de détérioration, de sclérose, de rigidification de l'être) ; se positionner vis-à-vis des défenses rigides et des psychopathologies de façon à ne pas chercher à les guérir mais bien à les recevoir (Hamann et collab., 1993) ; et guider la personne vers l'intégration de ses aspects sombres et le déploiement des potentiels d'actualisation sous-jacents.

1.1.5 Conclusion à l'aperçu historique

Des interprétations primitives jusqu'à celles qui prévalent de nos jours, nous pouvons dégager quatre courants principaux ou grands paradigmes qui menèrent aux différentes théories explicatives des troubles mentaux. Ces quatre courants épistémologiques ont donné à leur tour naissance aux principaux modes d'intervention avec les personnes ayant des troubles mentaux. Nous appelons ici ces paradigmes : la *superstition*, l'*empirisme*, l'*introspection analytique* et la *philosophie de l'existence*. Il s'agit de façons de les *surnommer*, précisons-le, puisque ces courants paradigmatiques ont pris des noms divers à différentes époques et que ces quatre façons d'appréhender les troubles mentaux possèdent chacune plusieurs visages ; on les nomme aujourd'hui « approches ».

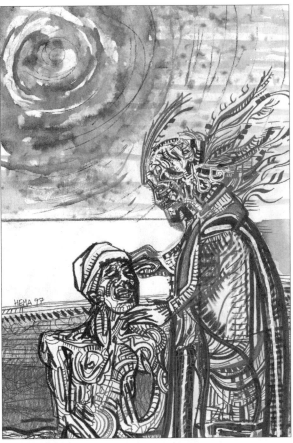

« La superstition, l'empirisme, l'introspection analytique et la philosophie de l'existence sont quatre grands paradigmes qui inspirent encore de nos jours les pratiques vis-à-vis les troubles mentaux »

La superstition tout d'abord survit encore de nos jours. En fait, elle n'a jamais déchanté. Certaines personnes ayant des problèmes psychologiques sont ainsi encore persécutées, ostracisées, marginalisées voire exterminées par leurs contemporains à partir d'idées superstitieuses. Il n'y a qu'à penser au sort atroce qui attend les enfants autistes et psychotiques dans certains pays. Certaines croyances religieuses conduisent également des personnes extrémistes à interpréter les troubles mentaux comme le résultat d'une possession démoniaque ou d'une punition divine. Le mouvement ésotérique pour sa part, bien qu'étant une façon de chercher un sens à l'existence de ces problèmes, porte à considérer les phénomènes psychiques perturbés comme l'expression d'un désordre énergétique. Cette conception, qui s'inscrit en prolongement de celle de Mesmer, est loin d'avoir été démontrée d'une façon scientifique et fait surtout appel à des croyances.

De plus, les personnes ayant de graves problèmes mentaux ont elles-mêmes tendance à interpréter leurs propres perturbations psychiques de façon superstitieuse. Pensons par exemple aux délires des psychotiques qui possèdent souvent une trame de fond imprégnée de croyances religieuses et de superstitions : « Dieu me demande d'être homosexuel ! » ai-je moi-même entendu de la bouche d'une personne diagnostiquée schizophrène paranoïde. Dans sa façon de réfléchir à son orientation sexuelle, délirante, cette personne était persuadée d'être « appelée » par Dieu lui-même. Prenons un autre exemple, celui d'une dame ayant de nombreux rituels obsessifs-compulsifs qui était persuadée « qu'il lui arriverait un malheur » si elle contrevenait aux impératifs obsessifs qui assaillaient sa conscience.

Encore davantage, il est rare que nous ne découvrions pas en nous-mêmes certaines croyances superstitieuses susceptibles d'influencer notre compréhension de divers phénomènes psychiques chez d'autres personnes ou chez nous-mêmes. Êtes-vous angoissé dans le noir ? Avez-vous peur de dire aux autres ce que vous pensez parce que cette idée à elle seule déclenche une crainte de « quelque chose » qui pourrait arriver ? Nous avons ainsi tous ce fond superstitieux en nous et il est particulièrement actif quand il s'agit de comprendre des éléments angoissants et irrationnels chez l'humain que nous sommes.

La *superstition* a mille visages. Nous pourrions ainsi juger superstitieuses certaines croyances actuelles en génétique. Il ne se passe pas une année sans qu'un chercheur en génétique n'annonce avoir découvert le gène de la schizophrénie ou de quelque autre « maladie mentale[1] ». Mais de telles affirmations nient un fait fondamental en psychopathologie : la personnalité n'est pas innée, elle est acquise ; il s'agit même d'un système cybernétique sans cesse remis en question dans son intégrité (Laborit, 1968, 1974). Ainsi, il peut y avoir des prédispositions héréditaires qui influencent l'émergence des traits de personnalité et, qui plus est, des aspects psychopathologiques. Mais la personnalité psychotique et en l'occurrence la structure schizophrénique ne sauraient être seulement le résultat du brassage génétique. Peut-être que la connaissance plus approfondie du génome humain viendra-t-elle éventuellement sabler les prétentions actuelles de certains généticiens à ce sujet et ramener leurs propos à des déclarations

---

1. Veuillez noter que l'auteur n'emploie pas le terme « maladie » pour parler des troubles mentaux sauf ceux qui sont induits par un désordre de nature neurologique préalable. Les termes « troubles mentaux » et « santé mentale perturbée » sont privilégiés dans la présente perspective.

plus circonspectes et mieux soutenues. De son côté, la pharmacologie devient aussi parfois, malgré les avancées scientifiques spectaculaires que cette discipline a connues et qui améliorent aujourd'hui le sort de l'humanité, un lieu de croyance superstitieuse.

Ainsi, la croyance dans l'effet curatif de certains psychotropes laisse songeur, surtout quand on voit qu'à moyen ou à long terme il devient évident que le corps résiste, que les symptômes ne sont qu'atténués et que la personne ne s'en sort que si elle reçoit d'autres types de soins. Mais certains intervenants ne croient qu'à la valeur du médicament ou ne s'interrogent pas sur ses effets réels et ses limites.

L'*empirisme* constitue, depuis Hippocrate, une manière de voir qui a l'avantage de sortir de la superstition et le désavantage d'enfermer les tentatives de compréhension des phénomènes humains dans une méthode mieux adaptée aux sciences naturelles. Depuis la fin du 19e siècle, le positivisme scientifique, qui se veut l'incarnation moderne de l'empirisme classique, conduit à une vision de l'humain ramené à ses dimensions essentiellement physiques (Atkinson et Hammersley, dans Denzin et Lincoln, 1994). Ainsi, cet empirisme positiviste mène de plus en plus à considérer les problèmes psychopathologiques en termes médicaux. Ils deviennent dans ce paradigme des «maladies» à soigner et les personnes des «malades mentaux» dont on doit s'occuper. Bien que les sciences médicales se soient considérablement humanisées pendant le 20e siècle, l'empirisme y domine comme point de vue explicatif des troubles mentaux, conduisant à des pratiques médicales de plus en plus efficaces à repérer et à amenuiser les symptômes psychiatriques mais négligeant souvent les dimensions développementales de ces troubles. Toutefois, nous devons le reconnaître, l'avancée pharmacologique des dernières décennies a permis une grande amélioration de la condition physique ainsi que mentale des personnes ayant des troubles mentaux, et encore davantage quand ceux-ci sont graves et récurrents. La médecine et la pharmacologie leur ouvrent ainsi des possibilités beaucoup plus grandes de composer avec les manifestations des troubles psychiatriques, la médication et le suivi médical devenant des soutiens essentiels pour ces personnes. Mais on leur explique et on informe le plus souvent un large public qu'il s'agit de maladies ayant avant tout une cause physique, ce qui laisse dans l'ombre d'autres grilles explicatives.

L'*introspection analytique* a pris diverses formes depuis Platon et Aristote mais elle représente toujours un point de vue stimulant par son ouverture sur les dimensions cachées et qui sont constitutives de l'humain. Bien sûr, c'est Freud qui a donné le plus d'essor à ce paradigme. Ce dernier est considéré aujourd'hui comme le principal penseur ayant révolutionné les sciences humaines, sociales et médicales au 20e siècle. C'est celui-là même qui fut répudié en son temps par le corps médical et même par son grand ami Breuer pour sa théorie jugée indigne sur la sexualité infantile. Le paradigme d'introspection, qui ne date pourtant pas de Freud et qui ne se résume sûrement pas à Freud malgré ses mérites, influence les compréhensions théoriques et les interventions disciplinaires non seulement dans le champ des troubles mentaux mais aussi dans tout lieu où se pose la question d'une dimension inconsciente en l'homme. Il s'agit d'une perspective hautement déterministe, qui place au-delà de la conscience et même du conscientisable, certaines des motivations humaines et nombre de nos comportements. Ainsi, selon cette grille explicative, nous ne disposerions pas consciemment de tous les éléments qui enracinent les problèmes psychopathologiques et qui les font perdurer. Qui plus est, nous devrions faire appel à notre intuition, nous placer tantôt sur un mode inductif et tantôt sur un mode «rationnel analytique» pour discerner ces motifs individuels et collectifs. Selon Freud, nous serions habités d'un instinct de vie animal, mais aussi d'une **pulsion de mort** qui serait quant à elle, essentiellement humaine (1909, dans Freud 1905-1915; Freud, 1920). Ces deux sources motivationnelles inconscientes, souvent en opposition, mèneraient l'humain à devoir ériger des institutions sociales qui constituent alors des possibilités pour aider l'homme à contenir ces forces puissantes qui guident son psychisme. Cette hypothèse a mené bien des philosophes, des psychologues, des éducateurs, des médecins et même des juges à remettre en question leur compréhension de différents phénomènes humains et à s'interroger sur les façons appropriées de traiter les problèmes psychiques entraînant des phénomènes de violence. L'entreprise est loin d'être terminée.

La *philosophie de l'existence*, en tant que paradigme, remonte à l'Égypte et à la Grèce antiques. Dans cette perspective, la soi-disant objectivité des humains est remise en question au profit d'un plongeon dans la conscience humaine et dans l'affectivité. Ce qui distingue ce point de vue du précédent n'est pas tant la notion d'inconscient, puisqu'on y admet que des choses «échappent» à la rationalité, des choses difficiles à nommer. C'est plutôt que les philosophes de l'existence, au sens d'un paradigme, postulent une nature humaine fondamentalement positive et constamment en mouvement, en processus. Cette position contribue à se questionner moins sur le pathologique lui-même que sur le devenir individuel et humain qui se trouve entravé. Faisant confiance à la personne, misant sur ses possibilités, ce regard très socratique conduit nécessairement, dans le champ de la santé mentale, à ne pas vouloir enfermer les personnes dans des étiquettes et à considérer leurs problèmes comme étant le reflet de leurs entraves à être. Aux yeux du philosophe de l'existence, qu'il soit médecin, psychologue ou simplement penseur, les personnes figées dans leur être ne doivent pas en effet être seulement considérées dans leurs limitations. Il faut au contraire, selon eux, ouvrir des perspectives libératrices pour ces personnes et miser sur leurs potentiels latents.

Les paradigmes explicités plus haut s'entremêlent, n'étant pas vraiment séparables car ils constituent en fait des positionnements qui éclairent différentes facettes de l'humanité. Il ne s'agit pas de savoir qui a raison car ceux-ci seront assurément présents dans les siècles à venir, chaque théorie de la personnalité humaine s'inscrivant davantage dans l'un de ces axiomes, ce qui détermine ses fondements mêmes ainsi que l'angle de regard qui y est préconisé. Dans le présent champ de connaissances, ces paradigmes constituent des prismes qui tantôt montrent leur valeur dans ce qu'ils éclairent et tantôt montrent leurs limites dans ce qu'ils ne permettent pas de comprendre. Nous n'avons toutefois pas le choix de passer par eux, même s'ils sont réductionnistes par rapport à la réalité humaine qu'ils servent à décrire.

1.2 IDÉES FAUSSES OU PRÉCONÇUES SUR LA PSYCHOPATHOLOGIE

De nos jours, les médias nous rapportent constamment des drames au sujet de suicides, de meurtres (en série !), de dépressions nerveuses, d'abus sexuels. Ce sont toujours des événements dramatiques, qui laissent une image distordue et exagérée de la pathologie. Ce phénomène est encore plus évident lorsque des profanes en la matière tentent de faire des liens entre, d'une part, certains événements psychosociaux spectaculairement violents et, d'autre part, des aspects psychopathologiques présents chez leurs protagonistes. Par exemple, la personnalité des gens qui entrent dans des sectes est souvent discutée mais les journalistes s'en tiennent à des notions vagues comme leur faible personnalité ou le manque de confiance en soi pour tenter d'éclairer les motifs conduisant ces personnes à sacrifier leur individualité au profit des règles de vie du groupe.

Bien sûr, il s'agit là d'un effort pour comprendre, mais certains journalistes se limitent toutefois à moraliser. D'autres endossent d'emblée la position de spécialistes, en général des médecins et psychiatres, et s'abreuvent de leurs points de vue parce qu'ils ne disposent pas de point de comparaison pour émettre une opinion critique sur leurs propos. D'autres encore font un réel effort pour confronter différents points de vue, mais il leur est alors difficile d'arriver à une synthèse qui traduise de façon à la fois réaliste et simple la complexité des phénomènes psychopathologiques et de leurs expressions comportementales. Ainsi, le «sens» des événements rapportés, souvent de façon séquencée, dramatisée et abrégée, échappe à la moyenne des gens même si certains termes sont retenus et employés par la suite à tort et à travers : dépression, épuisement professionnel, anxiété, stress, maladie mentale, autant de termes à la fois souvent utilisés et mal compris.

Une autre façon qu'ont les journalistes d'aborder les problèmes psychopathologiques est de discuter des problématiques psychosociales épineuses : la toxicomanie, la délinquance juvénile, la criminalité, la pédophilie en sont de bons exemples. Ici, la problématique est souvent prise à tort pour la pathologie elle-même. En effet, le toxicomane par exemple est souvent montré comme une victime de ses propres tendances, ou de la malchance ou de la pauvreté, et l'on oublie de considérer les prédispositions psychologiques pouvant mener à la problématique. En effet, toutes les personnes des quartiers défavorisés ne deviennent pas forcément junkies ; beaucoup de gens en vue et de statut social supérieur sont toxicomanes.

Par ailleurs, une façon de faire des journalistes et de nombreux vulgarisateurs, qui entretiennent une idée erronée sur les psychopathologies, consiste à réduire les phénomènes pathologiques à des statistiques, provenant le plus souvent d'études épidémiologiques. Bien que les données de cet ordre aient une valeur certaine, on s'en sert ici à outrance, comme si les chiffres disaient quelque chose en soi. Mais il est possible d'interpréter à loisir des données statistiques, surtout en les prenant hors contexte. Ainsi, chaque chercheur en épidémiologie est influencé par ses biais personnels et même dans une méthode dite «empirique», ce dernier choisit les dimensions qu'il mesure, la façon dont il les évalue et, finalement, c'est lui qui interprète le sens de ce qu'il obtient, ici à distance de l'objet de son étude. Par exemple, un certain chercheur américain, dont je tairai le nom pour ne pas lui faire plus de publicité, dit avoir mesuré la grosseur du cerveau des Noirs et des Blancs et avoir observé que les gens de race blanche et de sexe masculin ont les plus gros cerveaux. Il en conclut que les Aryens de sexe masculin sont plus intelligents ! Cette recherche fut largement rapportée par les médias lors du 26e Congrès international de psychologie tenu à Montréal en 1996. Mais on ne parla pas bien sûr des milliers d'autres recherches dont il fut question lors de ce congrès et qui avaient sûrement un devis moins raciste et misogyne !

Cet engouement pour les chiffres, lié sans doute au sensationnalisme dans lequel tendent les informations fortement médiatisées, pourrait être associé à la présence d'une censure sociale concernant les phénomènes psychopathologiques : il est moins menaçant d'en parler quand il s'agit des autres et de voir le « mal » ailleurs qu'en soi-même. En fait, on évite le plus souvent de mentionner que les difficultés psychologiques peuvent toucher tout le monde, bien qu'à divers degrés, et qu'en général chaque personne combine des aspects adaptés et désadaptés. Il est ainsi plus facile d'observer la paille dans l'œil du voisin que la poutre dans son propre orbite !

Un autre élément de censure collective, qui se trouve renforcé par les médias, concerne l'anxiété, l'angoisse et les états de panique, phénomènes de plus en plus répandus en ce début du 21e siècle. Loin d'y reconnaître un indice de malaise personnel et collectif ou préférant éviter de parler de ce que ces contenus recouvrent, la plupart des journalistes et des experts qu'ils interviewent voient l'angoisse et les phénomènes qui y sont associés comme un mal à vaincre. Dans la même veine que cette censure médiatique, il existe actuellement toute une panoplie de drogues, de médicaments et de thérapies qui visent à recouvrir et à contrôler l'angoisse humaine. Mais l'angoisse est, dans l'expérience émotionnelle humaine, comme un bouchon de liège dans l'eau : plus vous le pressez vers le fond et plus il revient en force dès que la pression se relâche. De plus, l'angoisse est inhérente à la nature humaine et n'est pas nécessairement signe de détérioration de l'état mental. Elle serait même la voie à suivre vers l'actualisation (Becker, 1973).

Il y a toute une panoplie de comportements moins tapageurs mais qui sont étroitement reliés à des traits psychopathologiques qui semblent beaucoup moins préoccuper les journalistes. Ce sont souvent les indices premiers d'un état mental qui se détériore et dont on attribue les causes à des facteurs externes à la personne (des agents de stress par exemple) ou à la fatigue. En voici trois exemples communément rencontrés :

- l'homme sans casier judiciaire qui fait des menaces de mort à sa conjointe qui veut le quitter ;

- le père autoritaire et intolérant, entrant dans des rages à la moindre contestation et tenant sous son joug toute sa famille ;

- la mère qui se plaint de maux de tête continuels auxquels on ne trouve aucune cause physiologique et qui demande à ses enfants même très jeunes de s'occuper d'elle.

De façon générale, nous ne sommes portés à considérer comme témoignant d'un substrat pathologique que les problèmes de comportements plus déréglés. Mais les exemples tels que ceux qui sont signalés plus haut constituent souvent les signes précurseurs de plus grands désordres. Il en est ainsi très souvent pour les actes désespérés : on ne perçoit suicidaires que les personnes qui posent l'acte, les menaces de suicide de certaines personnes étant parfois prises au sérieux quand il est trop tard.

Ainsi, il semble exister une censure inconsciente, individuelle et collective, qui filtre ce qui nous toucherait de trop près et qui est particulièrement efficace en ce qui concerne les comportements indiquant une perte d'équilibre. Lorsque ceux-ci sont spectaculaires, nous en parlons comme s'il ne s'agissait que des autres. Quand ce dont il est question nous ressemble trop, nous n'y voyons généralement pas de lien avec le pathologique.

Par ailleurs, ces difficultés personnelles refoulées dans l'inconscient individuel et censurées collectivement finissent par ressurgir un jour. Ainsi, le malaise grandit et les comportements qui le reflètent deviennent encore plus problématiques, par exemple :

- le camionneur qui se met à penser de façon obsédante à jeter son camion dans un ravin ou contre un autre véhicule ;

- le dentiste compétent qui se met à trembler pendant qu'il effectue son délicat travail quand des clients bien en vue socialement viennent le consulter ;

- l'enfant qui ne réussit plus à se développer à l'école et semble perdre ses acquisitions depuis quelque temps ;

- la personne prise de panique dans tout endroit fermé depuis qu'elle est restée coincée quelques minutes seulement dans un ascenseur.

C'est en général avec ce niveau de perturbation, pas très spectaculaire, que les personnes consultent ou cherchent de l'aide d'une façon ou d'une autre : par une visite chez le médecin ; en tombant malade ; en développant des symptômes qui augmentent en intensité et deviennent envahissants. La personne arrive d'ailleurs souvent en consultation avec le sentiment de n'avoir plus le choix, dans bien des cas après plusieurs années de souffrance psychologique.

Enfin, il y a des gens pour qui l'anormalité n'est pas douteuse. C'est le cas de la dame échevelée qui se promène dans la rue en marmonnant et en parlant à des personnes invisibles. Il y a encore le jeune homme qui a tenté de tuer ses parents avec un couteau car il entendait des voix lui dire qu'un complot était monté pour l'éliminer. C'est le cas également de l'enfant refermé sur lui-même et complètement détaché du monde à la suite d'une agression.

Ainsi, dans les phénomènes de désadaptation, il y a différents degrés, qui reflètent l'ampleur de l'état pathologique, d'une part. D'autre part, cette psychopathologie s'actualise dans les différentes sphères psychosociales qui composent la vie d'une personne donnée. Cette actualisation peut par ailleurs se trouver voilée, ce qui rend plus difficile le repérage des aspects perturbés en présence. C'est le cas par exemple des personnes passives-agressives dont nous parlerons à la section 4.3.

Ce qui complique encore davantage les choses, c'est que l'anormalité est aussi regardée à travers le prisme opaque d'idées préconçues qui portent cette fois à en exagérer certains aspects. La tendance à considérer l'hérédité comme le seul facteur prédisposant aux problèmes mentaux est à mettre dans cette catégorie de préjugés. Nous assistons parfois à une pensée étrangement circulaire lorsque nous examinons de près ce type d'idées toutes faites : « Si

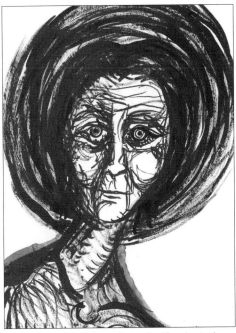

Ainsi, dans les phénomènes de désadaptation, il y a différents degrés, qui reflètent l'ampleur de l'état pathologique

vous avez une ou des personnes dans votre famille proche — ou élargie — qui souffrent ou ont souffert de difficultés mentales semblables aux vôtres, c'est qu'il s'agit de quelque chose de génétique ! D'autre part, si vous avez dans votre famille une ou des personnes qui souffrent de problèmes mentaux, eh bien, vous avez de grandes chances d'éprouver un jour des difficultés semblables » ! Ce type de raisonnement entraîne beaucoup d'inquiétudes inutiles chez bon nombre de personnes actuellement, alors que les difficultés qu'elles éprouvent ou qu'elles craignent ne seront pas forcément les mêmes que celles de leurs parents. Et même si c'est le cas, cela ne vise pas nécessairement l'hérédité au sens biologique. Qui n'a pas eu dans sa famille, proche ou éloignée, quelqu'un qui a souffert par exemple de dépression ? Qui n'a pas une personne psychotique dans ses proches ou parmi ses cousins et cousines ? On peut penser ne pas en avoir, mais si l'on fouille vraiment et qu'on lève les « secrets de famille » (Schützenberger, 1993), il est très rare que l'on ne découvre pas de problèmes mentaux. Cette thèse généalogique, basée sur une idée circulaire d'une cause et d'un effet héréditaires, a donc forcément des limites et ne s'applique sûrement pas dans tous les cas. Ainsi, bien qu'il soit certainement vrai que les problèmes mentaux recèlent des racines héréditaires, ces dernières sont beaucoup plus difficiles à cerner qu'on le pense et, qui plus est, à établir sur le plan causal. Bien malin celui qui pourrait discriminer avec certitude et aussi mesurer l'importance réciproque des facteurs héréditaires et développementaux dans l'apparition des troubles mentaux.

En sens inverse, tout ne peut pas être mis sur le compte du développement. Il y a beaucoup de problèmes psychologiques qui sont déterminés par des causes physiologiques, par des problèmes neuronaux notamment, ou qui font suite à l'absorption de substances toxiques pour le cerveau, ou qui résultent d'événements actuels. Ces problèmes mentaux *induits* ne seront pas traités ici et le lecteur peut avantageusement se référer aux nomenclatures psychiatriques à ce sujet. Mais il est à remarquer que les causes prénommées interagissent avec la personnalité existante. Ainsi, par exemple, une personne qui vit une amputation ou qui subit un accident grave entraînant des séquelles importantes sera forcément ébranlée dans sa structure de personnalité et il devient alors évident que les facteurs psychopathologiques préexistants vont être exacerbés par un événement traumatique ou par toute *induction* susceptible d'affecter son corps et particulièrement son cerveau. Ce sont ces aspects, qui peuvent être mis en branle, qui seront ici traités.

Il est par ailleurs très difficile de dire lequel des facteurs héréditaire, développemental ou environnemental induit le premier des aspects psychopathologiques. Souvent, on se doute que ce sont ces mêmes facteurs entremêlés qui contribuent à entraîner les phénomènes en question. Ainsi, défaire les préjugés quant aux causes des psychopathologies oblige forcément à s'ouvrir à plusieurs grilles explicatives.

La fameuse question des comportements *fixés* constitue un autre préjugé de taille qui porte à exagérer les dimensions psychopathologiques et leurs effets. Il s'agit de la tendance à voir les personnes qui ont des problèmes d'adaptation comme étant des éléments « condamnés » de notre société. Ce type de préjugé prend plusieurs formes et a la vie dure. On considère ainsi les individus qui ont démontré un certain degré d'anormalité sur le plan de leurs comportements comme s'ils étaient anormaux à tout jamais. Ils deviennent ainsi les « lépreux » de la société et on les traite collectivement en les écartant et en les marginalisant. Les adolescents sont passés maîtres dans ce type de comportements marginalisants par leur tendance à séparer et à discréditer ce qui est différent. Les individus ayant des comportements bizarres sont considérés et traités verbalement par les adolescents comme : twitt, con, weird, nono, fêlé, niaiseux, tarla, schizo, parano, parti, irrécupérable, etc. Ce faisant, les adolescents actualisent sans s'en rendre compte un type de préjugé largement répandu chez leurs aînés vis-à-vis des troubles mentaux, à savoir qu'ils sont nécessairement apparents et que les personnes qui les incarnent sont forcément bizarroïdes.

Le pathologique n'est toutefois pas un phénomène marginal. Il s'agit plutôt d'une réalité largement répandue : aucune personne n'est exempte d'un certain degré de problèmes psychologiques. De plus, les personnes bizarres sont peut-être parfois un peu « fêlées » comme on dit, mais elles sont aussi très souvent en marge d'une normalisation sociale qui appelle tout le monde à l'uniformité ; elles sont donc à tout le moins *originales*.

En relation avec ce qui précède, la croyance selon laquelle les comportements inadaptés sont non modifiables, la personne étant irrécupérable, est aussi une idée bien ancrée dans la pensée collective. Ce type de préjugé, que l'on pourrait surnommer la croyance dans la « pomme pourrie » mène à voir les personnes vivant une période de grand trouble comme étant dysfonctionnelles pour le reste de leurs jours. Une telle stigmatisation est particulièrement préjudiciable aux personnes qui ont des troubles mentaux importants car, chez elles, les problèmes sont récurrents et souvent chroniques. Mais justement, ce qui est confondu dans le préjugé de la pomme pourrie, c'est la gravité du trouble psychologique en lien avec ce que l'on peut ou non faire pour ces personnes. Ainsi, bien qu'elles aient des difficultés importantes, bien qu'elles présentent des troubles fonctionnels indéniables, elles peuvent changer et développer une meilleure adaptation. Encore faut-il leur ouvrir cette possibilité et croire en elles au lieu de seulement focaliser sur le problème qu'elles ont.

Mentionnons que beaucoup de personnes très perturbées travaillent et ont des activités professionnelles reconnues et que des gens célèbres ont accompli de grandes choses à la suite de périodes de dépression ou de désorganisation profonde : Tchaïkovski, Jefferson, Lincoln, Churchill et Einstein en sont de bons exemples. Il y a aussi nombre de personnes, parmi celles qui composent la communauté, qui accomplissent des actions très positives et d'une portée collective certaine justement parce qu'elles se sont fondées à partir de la compréhension en profondeur de la souffrance qu'elles portent.

1.3 CRITÈRES D'ANORMALITÉ

Déterminer le niveau et la nature de la pathologie d'une personne dépend des critères que l'on utilise. Ces derniers ont par ailleurs une grande variabilité dans le temps en fonction des époques et du contexte social et culturel où ils voient le jour, sans compter l'avancement des connaissances. De plus, les critères d'anormalité varient aussi selon la personne qui évalue, cette dernière déterminant de façon subjective ce qui est acceptable ou inacceptable, normal ou anormal, sain ou perturbé. Ce jugement de l'évaluateur est lui-même hautement influencé par le contexte socioculturel et historique dans lequel il baigne, ce qui va influer sur sa façon de délimiter la frontière entre ce qui est normal et ce qui est, pour lui, pathologique.

Il existe heureusement des critères menant à une catégorisation des troubles mentaux. Ceux-ci sont le reflet d'une expérience clinique accumulée. Ces critères, pris séparément, présentent des avantages ainsi que des limites pour aider le diagnosticien à objectiver son diagnostic. Prenons-les tout d'abord séparément et tentons d'en estimer les fondements ainsi que d'en mesurer les limites.

Le *critère statistique* tout d'abord a donné lieu à l'élaboration de nombreuses échelles de personnalité. Constituées d'aspects repérables et quantifiables, tolérant de faibles pourcentages d'erreurs, en principe, ces échelles permettent d'évaluer un grand nombre de personnes selon des dimensions psychopathologiques générales. Le Minnesota Multiphasic Personality Inventory (MMPI) est un bon exemple de tels instruments qui permettent de décortiquer en traits mesurables des aspects pathologiques. Il permet d'évaluer d'une part le profil d'une personne donnée, en fonction de sous-échelles indépendantes évaluant des dimensions psychopathologiques connues et bien documentées. D'autre part, le MMPI nous amène à pouvoir estimer jusqu'à quel point cette même personne s'éloigne de la moyenne générale pour chacun de ces traits, ce qui fournit un indice d'intensité des troubles décelés, le cas échéant. Des instruments tels que le MMPI permettent de générer des études portant sur de grands groupes et donc d'estimer des pourcentages de la population qui seraient « atteints » par les mêmes troubles.

Mais le critère statistique a une faille énorme. En effet, il est basé sur la « norme » et fait ainsi de la désadaptation une réalité qui serait l'antithèse du conformisme. Par ailleurs, il est peu aisé de cerner, avec des échelles comme le MMPI et d'autres semblables, si ce que l'on mesure constitue une originalité par rapport à la norme ou un véritable état d'anormalité. Par contre, lorsque la passation d'une telle échelle s'inscrit dans un processus plus global d'évaluation, basé sur plusieurs instruments et sur plusieurs stratégies, à la fois quantitatives et qualitatives, cette limite est en partie levée. L'habileté de l'évaluateur, son ouverture et sa capacité à garder à l'esprit les limites de son instrument — alors que certains y prêtent une foi aveugle — viennent amenuiser le risque de catégorisation des personnes à partir de grilles qui sont en définitive schématiques et qui réduisent les contenus humains à quelques traits individuels et à des catégories limitées.

Le *critère légal* est par ailleurs plus obscur, fort contradictoire sur le plan de son interprétation et de son application, et le reflet d'une position le plus souvent conservatrice vis-à-vis des problèmes mentaux. Ce type de critère est si flou que l'on doit en général demander à des spécialistes de se prononcer pour établir ce que l'on appelle «la compétence à s'obliger», «l'aliénation mentale» et «l'irresponsabilité» vis-à-vis des actes délictueux. Il s'agit, comme on peut le voir dans les termes qui précèdent, d'individus qui doivent être hors de contrôle d'eux-mêmes à un point tel que l'on doive en tenir compte dans la responsabilité civile qui leur incombe. Ainsi, les **troubles mentaux induits** par les psychotropes, la débilité intellectuelle et certaines maladies neurologiques (ex.: l'Alzheimer) peuvent être pris en compte par les tribunaux. Le délire psychotique entraînant une perte de contact avec la réalité est aussi généralement accepté comme facteur déterminant une non-responsabilité vis-à-vis de ses propres actes. Le sort que subira la personne (ex.: mise en accusation, incarcération, hospitalisation, tutelle) sera alors déterminé par un juge.

Le *critère médical* de psychopathologie quant à lui peut se subdiviser en cinq grandes catégories, comme c'est d'ailleurs le cas dans la nomenclature multiaxiale du *Manuel diagnostique et statistique des troubles mentaux* (APA, 1985, 1989, 1994). S'inspirant d'une position hippocratique, les schèmes médicaux, tel celui de l'APA, donnent une place prépondérante au physiologique. Le modèle de l'APA s'inscrit dans la lignée de celui qu'Émile Kraepelin proposa comme première nomenclature des troubles mentaux graves et qu'il publia en 1883. Le manuel diagnostique des troubles mentaux actuel (DSM-IV ; APA, 1994) s'inspire d'une même position hippocratique, quoique la nomenclature de l'APA soit nettement plus exhaustive. La description multiaxiale de l'American Psychiatric Association fait aussi état de nombreuses études des plus récentes pour chacun des troubles présentés et s'enrichit de données épidémiologiques. Mais le DSM constitue un outil surtout descriptif. Il a l'avantage d'offrir une base symptomatologique pour établir un diagnostic psychiatrique, soit un ensemble d'indices cliniques que l'on peut reconnaître chez d'autres personnes. Il a le désavantage d'en rester le plus souvent au descriptif. Nous reparlerons du « Diagnostic and Statistical Manual of Mental Disorders » de l'APA à la section 2.6.

Le *critère culturel*, omniprésent dans la façon de comprendre les problèmes d'ordre psychologique et d'interagir avec ceux-ci, s'avère extrêmement mouvant. Dans ce sens, les modifications socioculturelles ont entraîné dans le passé des bouleversements dans la façon de définir ce qui sépare le pathologique de la normalité. Ainsi, dans la Grèce antique des 4e et 5e siècles av. J.-C., pour Platon en l'occurrence mais aussi dans l'ensemble des écoles philosophiques de l'époque, l'homosexualité était un signe de profondeur d'âme, de courage et de masculinité. Si nous faisons un bond en avant dans l'histoire, dans les années 1950 et 1960, l'homosexualité était considérée en psychiatrie comme étant une perversion. De nos jours, l'homosexualité est vue comme une orientation sexuelle qui, certes, n'est pas valorisée mais n'est plus considérée comme une orientation perverse de la personnalité. Ainsi, l'homosexualité ne fait plus partie des psychopathologies, sauf pour quelques formes liées à la pédophilie et au masochisme pervers.

Le *critère personnel/interpersonnel* influence grandement la perception qu'un individu a de lui-même et des autres sur le plan pathologique. Basé sur la subjectivité et l'intersubjectivité, ce type de critère a des avantages et des inconvénients. Tout d'abord, on peut faire confiance, jusqu'à un certain point, aux personnes qui reconnaissent chez elles ou chez leurs proches, un état pathologique quelconque. Dans le cas où la personne en souffre ou quand son entourage en subit les conséquences, la tendance au **déni** est souvent peu marquée ; certaines personnes exagèrent même certains de leurs aspects psychopathologiques, ce que l'on peut souvent relier à une mésestime de soi ou encore à la dépression. À l'opposé, toute personne tente de conserver, vis-à-vis d'elle-même ou pour ses proches, une image positive. Il peut s'ensuivre une réticence à reconnaître pour soi ou pour d'autres personnes, surtout des proches, des dimensions pathologiques. Ainsi le pathologique, quand il s'agit de nous-mêmes ou d'autres qui nous côtoient, constitue souvent un « point aveugle », c'est-à-dire un endroit où notre sensibilité est tout à coup atteinte de cécité ou imprégnée de censure. Ceci peut être vrai même dans la grande pathologie. Ainsi, le critère personnel/interpersonnel a de grandes limites sur le plan de sa justesse si l'on évalue la nature et le degré pathologique d'un problème chez un proche ou pour soi-même.

Le *critère de type psychologique* de la pathologie possède pour sa part des racines épistémologiques diverses, dont certaines s'inscrivent dans les positionnements critériés expliqués précédemment (cf. critère statistique et critère médical tout particulièrement). Toutefois, ce type de critère a ceci de particulier qu'on y trouve moins d'opposition entre les notions d'adaptation et de désadaptation, les deux phénomènes pouvant être vus comme étant à la fois parallèles et intimement reliés, s'interinfluençant constamment. Dans une vision psychologique, la pathologie est perçue comme le reflet d'une souffrance qui a obligé l'individu à se défendre. Cette défense, bien qu'adaptative à l'origine, est devenue une limitation pour son fonctionnement psychique et social, et elle entraîne un amenuisement de ses capacités affectives, relationnelles, professionnelles et même intellectuelles. Son épanouissement est ainsi entravé, la personne ne pouvant se libérer de ce carcan défensif.

> It may be useful, in conclusion, to note two criteria other than those presented which may help in characterizing psychological abnormality. First, the psychologically abnormal person displays an adaptative inflexibility, that is, he lacks or is incapable of using alternative means for relating to others, for achieving his goals and for coping with difficulties. Second, the primary ways in which he deals with his world foster vicious circles that is, his behaviors, rather than helping him achieve gratification, not only perpetuate and intensify his old problems, but tend to create new ones.
>
> En conclusion, il peut être utile de considérer deux autres critères que ceux présentés dans ce qui précède, lesquels pourront aider à caractériser l'anormalité d'un point de vue psychologique. Tout d'abord, la personne psychologiquement perturbée démontre une rigidité adaptative qui se traduit par une incapacité à utiliser des alternatives dans son rapport aux autres pour arriver à ses buts propres et pour résoudre ses problèmes. En second lieu, les façons structurées avec lesquelles elle interagit avec son environnement — ses comportements — créent des cercles vicieux qui, plutôt que de l'aider à obtenir satisfaction, non seulement perpétuent et intensifient ses problèmes mais tendent à en créer de nouveaux. (Traduction libre de l'auteur)
>
> Millon et Millon (1974), *Abnormal Behavior and Personality*, p. 6-7

Ainsi, d'un point de vue psychologique, nous pouvons déduire des propos de Millon et Millon que le pathologique comporte deux aspects principaux: il s'agit de rigidités dans la personnalité constituées d'actions-réponses défensives qui sont structurées, ce qui laisse peu de souplesse en vue de l'adaptation optimale de la personne à son environnement social; en second lieu, le pathologique sous-entend des difficultés adaptatives récurrentes présidant, en lien avec d'autres facteurs, à l'instauration de problématiques psychosociales. C'est ce type de critères que nous développerons dans ce livre, comme en témoigne son titre d'ailleurs.

1.4 L'EXERCICE DIAGNOSTIQUE : BIAIS, PRÉALABLES ET POSTULATS

L'évaluation de la nature et de l'ampleur des dimensions psychopatho-logiques chez une personne se fait nécessairement à travers une série de biais méthodologiques. Tout d'abord, reconnaître où se situe le noyau pathologique et être capable de cerner la nature à la fois secon-daire et complémentaire des autres traits constitue un défi de taille avec certaines personnes. D'autres individus, pour la plupart perturbés à un point tel que le noyau pathologique est évident, posent le pro-blème inverse : évaluer les potentiels latents devient en effet une tâche ardue, relevant de Sherlock Holmes, tellement les comportements et les processus de pensée sont inadéquats.

De plus, la personne en évaluation présente un flot d'informations parmi lesquelles le diagnosticien doit reconnaître les éléments qui sont pertinents, tout en gardant les autres en mémoire car ils peuvent aussi être précieux. Les symptômes en général sont abondants, mais cerner des pistes sur leur origine et leur sens demande beaucoup de qualités d'observation et d'objectivation ainsi qu'une bonne dose de flair cli-nique relevant de l'intuition. Le diagnosticien doit ensuite se posi-tionner vis-à-vis des éléments dont il dispose : faire le tri, c'est-à-dire retenir les indices qui semblent pertinents et authentiques ; relever et tolérer les contradictions qui sont le plus souvent très révélatrices ; être capable d'arrêter son idée tout en demeurant en questionnement puisqu'un diagnostic est toujours révisable et que les éléments qui y concourent restent à préciser et à étoffer au cours du processus d'aide subséquent. Les symptômes en l'occurrence fournissent de nombreux indices qui peuvent être à la fois révélateurs et trompeurs. Par exemple, une personne psychotique peut présenter des symptômes qui sont habituellement présents dans la névrose obsessionnelle ou dans l'hystérie, ce qui peut porter à sous-estimer le degré pathologique de son état. Inversement, un individu peut sembler extrêmement per-turbé et même coupé de la réalité sans nécessairement être psycho-tique. Il en est de même des mécanismes de défense, de la façon qu'a la personne d'entrer en rapport avec l'évaluateur, de l'apparence géné-rale, etc.

Dans le processus qui va conduire à poser son opinion clinique, le diagnosticien doit être tout d'abord patient dans la collecte des informations qui vont étayer le diagnostic. Il doit amasser les données d'abord disparates de façon à ne négliger aucun aspect important, un peu comme on fait pour commencer un casse-tête (l'analogie n'est pas exagérée). Puis, les données cliniques doivent être organisées en un tout cohérent et c'est principalement là que la connaissance approfondie d'une nomenclature va permettre de trouver un sens, de dégager une image. Encore faut-il que le diagnosticien sache reconnaître les indices propres aux catégories cliniques de la nomenclature en question.

Dans ce processus, le diagnosticien doit faire preuve de certaines autres qualités personnelles et professionnelles pour effectuer une évaluation valide. Il doit d'abord être capable d'opérer un tri à partir du mode déductif de réflexion quand il s'agit de repérer les indices psychopathologiques dans la foule d'informations dont il dispose. Mais aussi, il doit être capable d'intuitionner la structure caractérielle sous-jacente et donc le degré psychopathologique en présence (psychose, structure ou aménagement limite, névrose). À partir d'impressions cliniques qu'il a amassées d'une part et, d'autre part, en superposant ces impressions aux critères diagnostiques de la grille, il pourra alors établir s'il y a correspondance. À ce stade, la personne qui cherche à poser un diagnostic doit faire preuve de jugement afin de tenir compte notamment des éléments discordants par rapport au diagnostic principal afin de ne pas sauter trop vite aux conclusions.

Certains points aveugles peuvent constituer une limite chez certains diagnosticiens. Ainsi, la capacité d'empathie, louable quand il s'agit de créer l'alliance nécessaire avec la personne et cruciale quand il s'agit de cueillir les informations nécessaires pour comprendre le vécu de la personne, peut s'avérer ici un obstacle. Quand il agit comme diagnosticien, le professionnel doit en effet occuper, même si c'est momentanément, une position d'expert. Il ne doit pas être obnubilé à ce moment par une compréhension trop empathique de l'autre, bien qu'il puisse rester sensible à ce que vit la personne. Cela va lui permettre d'opérer un rapprochement entre les informations qu'il a obtenues et sa grille. Une autre possibilité d'aveuglement réside dans la parenté inconsciente entre la structure du client et celle du diagnosticien: on ne voit pas bien pour les autres ce que l'on a de la difficulté à tolérer en soi-même. Ici encore, la grille vient aider en présentant des critères précis qui sont difficilement travestissables. Toutefois, c'est la connaissance de soi du professionnel qui peut lui rendre, pour utiliser l'analogie du point aveugle, la vision.

D'autres qualités sont nécessaires pour faire un bon diagnosticien, que nous nommerons sommairement : avoir un sens éthique développé pour être capable de rassurer l'autre vis-à-vis de l'éventuelle utilisation du diagnostic et tenir parole ; savoir lire entre les lignes quand la personne raconte son vécu de façon à repérer les distorsions possibles dans son discours ; savoir utiliser simultanément plusieurs sources d'information (observations, contenu verbal, non-verbal, données du dossier, etc.) de façon à discerner des « configurations » (« Data Displays » ; voir Huberman et Miles, 1994).

L'exercice du diagnostic poursuit le but d'obtenir un portrait global et longitudinal de la personne, qui éclaire ses difficultés passées et actuelles, et donne ainsi des pistes en vue de l'intervention. Le diagnostic est par ailleurs basé sur des prémisses.

Le diagnostic est basé sur une première idée fondamentale, selon laquelle la personne va révéler des dimensions d'elle-même qui lui échappent. Il est ainsi possible que la personne évaluée cherche tantôt à se présenter sous un jour enjolivé, tantôt à empirer son portrait clinique, selon les gains qu'elle peut en escompter. Mais ce qu'elle va montrer sera analysé par le diagnosticien de différentes manières et à un point tel que les falsifications, conscientes ou inconscientes, transparaîtront quelque part. Ainsi, l'exercice diagnostique prétend s'appuyer sur un point de vue objectif. À condition de bien maîtriser une grille psychopathologique et d'en connaître les portées comme les limites, le diagnosticien sera écouté et pris au sérieux. Une grille diagnostique dont le professionnel maîtrise les éléments lui donne donc une crédibilité.

Une seconde prémisse concerne le postulat selon lequel la personnalité est une entité suffisamment stable dans le temps pour qu'un diagnostic posé à un moment donné soit utile à long terme, et ce, même si la personne devient plus saine : par exemple, une personne délirante sera considérée comme psychotique même si elle ne délire plus. Le « pathologique » en effet, selon Freud (1894-1924), peut être compensé par un renforcement du Moi, mais la structure demeure à jamais. Ainsi, la seconde prémisse indique que le fait de saisir la structure psychopathologique d'une personne va permettre une certaine prédictibilité vis-à-vis de ses comportements dans l'avenir, et cela même si son état mental se stabilise ou s'améliore. Freud (*ibid.*) comparait cette structuration de la personnalité, dans ses dimensions pathologiques, à des lignes de cassure dans une pierre. Quand la personnalité se fragilise, elle laisserait voir ses failles, tout comme la pierre cassée expose ses lignes de faiblesse qui, jusqu'alors, étaient demeurées invisibles. Ainsi, connaître le diagnostic d'une personne, s'il est exact, fournit des indices certains pour l'aider — ou pour lui nuire si les intentions du diagnosticien sont hostiles. Le diagnostic est un instrument puissant et possiblement une source de pouvoir d'une personne sur une autre ou sur d'autres. Il importe donc d'utiliser l'instrument d'une façon éthique.

La troisième prémisse sur laquelle la psychopathologie descriptive se base concerne le fait que l'on peut utiliser le savoir clinique accumulé avec un certain type de personnalité, sur le plan pathologique, pour comprendre d'autres personnes de même type et intervenir auprès d'elles. Ceci signifie que si l'on considère une personne schizophrène par exemple, on lui attribue les caractéristiques générales propres aux schizophrènes. Ceci permet d'une part de se donner des balises pour la comprendre davantage et, d'autre part, pour guider ses interventions. Bien sûr, il y a bien des façons de vivre la schizophrénie mais on va considérer à partir du diagnostic que la personne ainsi diagnostiquée se comportera, pensera, se reliera aux autres et notamment à l'intervenant comme un schizophrène. Ainsi, cette troisième prémisse indique que les connaissances psychopathologiques sont généralisables.

La présente nomenclature s'appuie sur ces trois prémisses. L'apprenant de la science du diagnostic y puisera des repères essentiels pour saisir le portrait psychopathologique d'autres personnes. Un peu comme une radiographie de la personnalité, pour recourir à nouveau à une allégorie, une telle nomenclature sert à donner des repères aux professionnels afin de leur permettre de développer une compréhension en profondeur des personnes qu'ils rencontrent et désirent aider. La présente nomenclature peut s'avérer particulièrement utile pour saisir les dynamismes qui font agir une personne donnée et notamment les aspects psychopathologiques qui concourent à sa désadaptation psychosociale.

Chapitre 2

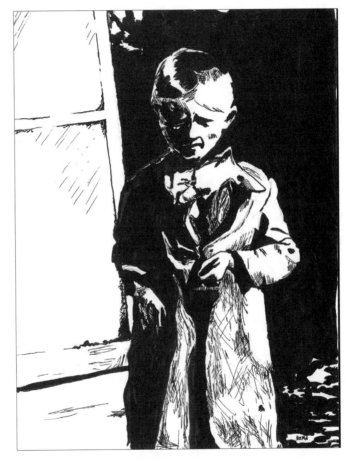

NOTIONS FONDAMENTALES
DANS L'ÉTUDE
DE LA DÉSADAPTATION

> **Qui connaît les hommes est avisé.**
>
> **Mais qui se connaît soi-même est éclairé.**
>
> Lao Tseu

P lusieurs classifications ont été réalisées afin d'ordonner et discriminer les différents troubles mentaux depuis le traité médico-philosophique sur l'aliénation mentale de Philippe Pinel publié en 1801 et la première nomenclature psychiatrique des troubles mentaux graves d'Émile Kraepelin parue en 1883. Ces façons de schématiser l'ensemble des entités psychopathologiques connues furent fortement influencées par les conceptions de leurs auteurs quant aux origines, aux facteurs d'entretien ainsi qu'aux aspects précipitants des désordres mentaux.

Encore aujourd'hui, il existe un débat concernant la classification des troubles entre des visions disciplinaires à tendance soit psychiatrique soit psychologique. Loin de mettre au rancart la nomenclature psychiatrique actuelle, qui met d'ailleurs à profit les travaux de nombreux psychologues sur le sujet, la grille qui est proposée ici, et qui s'en inspire, revient cependant à des conceptions plus psychanalytiques et existentielles que psychiatriques.

La nomenclature présentée ici a ceci de particulier qu'elle schématise des *types caractériels* et des *personnalités psychopathologiques*. Les grilles psychiatriques quant à elles sélectionnent et organisent les connaissances psychopathologiques d'une manière utile d'abord aux médecins puis à tous les cliniciens qui s'inscrivent ou non dans une vision médicale des problèmes mentaux. Nous verrons d'ailleurs plus en détail les liens et les divergences entre le présent modèle et celui du DSM-IV (APA, 1994) à la section 2.6 du présent chapitre. Mentionnons par ailleurs que beaucoup de praticiens, qu'ils soient médecins, psychiatres, ou qu'ils proviennent d'autres disciplines, ne se limitent pas à la classification de l'APA quand il s'agit pour eux de comprendre les divers troubles mentaux. En l'occurrence, plusieurs parmi les médecins et psychiatres se sont donné une formation complémentaire en psychologie ou en psychanalyse et d'autres encore plus nombreux s'inspirent des principes de la psychologie développementale dans leur pratique avec les personnes ayant besoin de soins psychiques. Nous ne nous enfermerons donc pas ici dans une ségrégation entre vision médicale et vision psychologique, considérant les deux regards comme étant complémentaires.

Par ailleurs, la nomenclature préconisée ici s'appuie sur un ensemble de conceptions qui n'ont pas été élaborées dans le cadre de la médecine mais bien à partir d'observations répétées faites en psychanalyse et en psychologie humaniste principalement. Ce sont ces notions que nous étudierons tout d'abord. Puis, une grille servant à une classification, s'en inspirant, sera présentée.

Il est également important de rappeler la portée ainsi que les limites de la création d'une classification psychopathologique. Il s'agit en effet d'une opération toujours quelque peu arbitraire, comme nous l'avons vu précédemment, parce qu'influencée d'une part par l'état des connaissances toujours mouvant en psychopathologie et d'autre part par des dimensions culturelles, sociales et historiques qui sont aussi très changeantes. Ainsi, le but visé par l'actuelle schématisation des troubles mentaux, ce dont nous reparlerons d'ailleurs plus loin dans ce chapitre, consiste à jeter des bases, bien que toujours imparfaites mais qui peuvent être révisées, pour permettre une compréhension approfondie des divers troubles mentaux.

Dans les chapitres subséquents, ces troubles seront détaillés et les raisons d'être de la présente classification, rendues plus explicites. Les troubles psychopathologiques y seront étudiés et regroupés dans un schéma théorique qui se veut cohérent et utile aux diagnosticiens, et cela de trois façons : 1) des traits symptomatiques, développés et schématisés en psychiatrie mais aussi dans les approches psychodynamique et humaniste-existentielle seront décrits ; 2) les dimensions psychodynamiques sous-jacentes aux divers troubles mentaux, explorées surtout en psychanalyse, mais dont il est fait état dans les classifications médicales, seront aussi développées ; 3) des aspects étiologiques, surtout élaborés dans l'ensemble des travaux psychologiques et notamment dans les approches psychodynamique, humaniste-existentielle et cognitive-développementale seront également avancés, à partir de l'expérience clinique accumulée avec les types de personnalité décrits.

Notons que les aspects épidémiologiques des problèmes psychopathologiques seront négligés dans le présent livre au profit d'un approfondissement des différents syndromes ; mais ces données sont présentes dans les nomenclatures psychiatriques usuelles (APA, 1985, 1989, 1994 ; OMS, 1993). De plus, le présent ouvrage, rappelons-le, ne décrit pas des problématiques psychosociales telles que la toxicomanie, la délinquance, etc. Ce sont plutôt les personnalités pathologiques et les traits de personnalité qui sont abordés, ces derniers pouvant prédisposer à différentes problématiques psychosociales. Ainsi, par exemple, il n'y a pas un type de personnalité pathologique spécifiquement relié à la toxicomanie mais on a réussi à repérer un ensemble de traits psychopathologiques interreliés et organisés de façon individuelle qui prédisposeraient à devenir toxicomane (Ratté, 1999).

Nous ne traiterons pas des syndromes psychopathologiques qui sont soit induits par des substances, soit causés par des désordres d'ordre neurologique. L'accent sera mis ici sur les formes de psychopathologie qui relèvent de l'affectivité, bien que, pour certaines personnes, les facteurs causals d'ordre neurologique et psychologique s'entremêlent. L'accent sera donc placé sur le psychisme humain non altéré mais constitué à partir de l'influence de l'environnement social.

Les facteurs héréditaires ne seront pas abordés non plus. La position de l'auteur à ce sujet veut qu'il n'existe pas de personnalité pathologique qui soit la résultante de l'hérédité puisque la personnalité se développe et se structure au cours de l'ontogenèse d'un individu donné. Les dimensions pathologiques s'élaborent à travers la maturation psychologique de l'individu et seules existent des tendances héréditaires de base à la naissance. Mais ces facteurs héréditaires peuvent bien sûr influencer la formation de la personnalité. Il est par ailleurs très difficile d'établir quelle est la part de l'hérédité et celle des facteurs environnementaux précoces dans l'élaboration de la personnalité et en l'occurrence dans l'instauration d'aspects qui vont s'avérer désadaptatifs. On peut penser toutefois que certains aspects très ancrés, liés au genre, aux stades d'évolution de la personne (cf. stades oral, anal, phallique, etc.) et qui portent des vécus anthropologiques très anciens et maintes fois répétés, vont constituer des prédispositions collectives que l'on peut conceptualiser comme étant un inconscient collectif humain.

Nous sommes constamment confrontés avec le fait que certaines pathologies sont plus typiquement observées chez les femmes (ex. : l'hystérie et la schizoïdie) alors que d'autres sont fortement prévalentes chez les hommes (ex. : la personnalité phallique-narcissique et les perversions). On peut penser d'emblée qu'il doit s'agir de dispositions génétiques liées au genre. Mais si l'on devient quelque peu anthropologue et psychanalyste à la fois, le regard que l'on pose sur le même phénomène laisse apparaître qu'il s'agit peut-être d'un fond humain : les femmes ont de tout temps exprimé leurs désordres psychiques davantage par un retournement pulsionnel sur le corps. Les hommes, en général, traduisent naturellement, et cela très tôt dans l'histoire humaine collective tout comme individuellement dans l'enfance, leurs déséquilibres psychiques par un désordre des conduites. Est-ce génétique ou s'agit-il plutôt de façons anthropologiquement structurées de réagir aux angoisses ? Ernest Becker (1973), anthropologue et psychanalyste existentialiste américain, pense ainsi qu'une angoisse de mort se situe au cœur de ce que signifie être un humain et que cette angoisse fondamentale a façonné le psychisme de l'homme au cours des âges. Becker voit les psychopathologies comme étant des formes structurées d'inauthenticité vis-à-vis de l'angoisse fondamentale qu'occasionne chez l'humain la connaissance de sa finitude. Pour reprendre l'exemple précédent, nous pourrions appliquer cette conception et avancer que les femmes traduisent, par une tendance plus marquée à la somatisation et à l'introversion vis-à-vis de leurs angoisses, une position longtemps adoptée dans les temps préhistoriques et qui fut d'ailleurs bénéfique pour la survie des humains : le féminin qui a peur se terre au fond de la caverne (avec les enfants) ; ce faisant, c'est son corps qui reçoit le trop-plein pulsionnel. Le masculin quant à lui traduit sa terreur depuis des temps très reculés de l'histoire humaine en devenant généralement agité et violent ; mais il fait face, voire cherche à affronter ce qui le terrorise. Encore aujourd'hui, une tendance masculine à s'agiter pour ne pas sentir puis à devenir vindicatif reste vive au cœur de la personnalité de nombreux garçons, jeunes comme plus âgés, présentant des difficultés d'adaptation.

Enfin, nous traiterons dans ce volume, par souci de rester concis et accessible, de psychopathologies présentes chez les adultes. Nous les verrons séparément, pour rester clair, mais nous rappellerons aussi à plusieurs endroits que des types mixtes de personnalités psychopathologiques existent. Dans certains cas en effet, les aspects pathologiques graves se combinent, le plus souvent de façon complexe, et la lourdeur du portrait pathologique ainsi que les manifestations comportementales pathologiques en sont fortement augmentées. Ainsi, certaines personnes peuvent être à la fois schizophrènes et psychopathes : on les appelle des psychopathes fous. D'autres combinent des traits psychopathiques et paranoïdes : ce sont des durs de durs extrêmement dangereux. Ces types mixtes sont heureusement peu fréquents.

De façon plus bénigne, la plupart des gens possèdent un *noyau* psychopathologique, que l'on appelle type caractériel (voir *Caractère* dans le lexique) auquel se combinent des traits psychopathologiques qui appartiennent à un autre type défini. Par exemple, un schizophrène peut démontrer des rituels obsessionnels. Dans ce cas, un **diagnostic différentiel** s'impose. Il faut en effet que le diagnosticien puisse distinguer le noyau pathologique des aspects pathologiques secondaires, afin de poser un diagnostic précis et utile. Il en va de l'orientation de tout le processus d'aide ou de référence qui va suivre. On ne travaille pas par exemple avec un schizophrène qui a des rituels de la même façon qu'avec une personne obsessionnelle qui présente un désordre obsessif-compulsif. Le premier a une structuration psychotique de la personnalité alors que le second est névrotique, ce qui implique la mise en place de balises d'intervention différentes et généralement un pronostic différent.

2.1 CONCEPTS DE BASE EN PSYCHOPATHOLOGIE

Avant d'aborder les notions de structure de personnalité et de personnalité pathologique, il est important de définir certains concepts centraux selon l'angle de regard propre à la psychologie des profondeurs. Nous jetterons ainsi les bases théoriques fondamentales pour mieux comprendre les conceptions plus complexes qui suivront.

2.1.1 Les notions d'anxiété et d'angoisse névrotique

L'anxiété constitue l'un des symptômes principaux des psychonévroses (Freud, 1894-1924) et se retrouve, bien que de manière différente, chez les états-limites et les psychotiques. L'anxiété est aussi présente dans le fonctionnement normal de la personnalité en tant que signal interne d'inconfort vis-à-vis d'un souvenir, d'une émotion ou d'une pulsion que le Moi trouve irrecevable (seconde topique freudienne). Le concept réfère à une expérience interne inévitable : nous ne pouvons en effet fuir véritablement nos angoisses car nous en portons les motifs à l'intérieur de nous-mêmes. Il s'agit d'une expérience profondément humaine, présente dès les tout débuts de la vie et tout au long de notre existence, jusqu'à la mort.

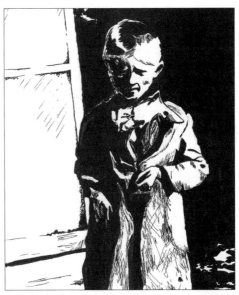

L'anxiété névrotique constitue une constante anticipation du pire dont la cause est attribuée à un élément extérieur sur le plan conscient, mais qui concerne une dimension antérieurement refoulée par l'individu et qui est devenue inconsciente.

L'anxiété névrotique, pour sa part, constitue une constante anticipation du pire dont la cause est attribuée à un élément extérieur sur le plan conscient, mais qui concerne une dimension antérieurement refoulée par l'individu et qui est devenue inconsciente. L'anxiété névrotique participe de toutes les névroses mais constitue l'aspect symptomatique central dans l'hystérophobie, aussi nommée pour cette raison «névrose d'angoisse». À noter que la distinction entre les vocables anxiété et angoisse se rapporte surtout à une question de degré et d'intensité, le terme angoisse étant utilisé davantage quand il s'agit de décrire un état plus exacerbé d'anxiété.

Le concept d'anxiété doit par ailleurs être distingué de deux autres qui lui sont apparentés : la peur et le stress. La peur, tout d'abord, se rapporte à une réaction affective qui à la fois ressemble à l'anxiété ou à l'angoisse et s'y entrecroise, mais qui est stimulée par un élément réel et repérable dans l'environnement de la personne. L'anxiété, par contre, constitue un état d'anticipation que la personne peut attribuer sur le plan conscient à un élément de l'environnement que l'on appelle alors un «déclencheur», mais elle origine en fait de la personne même et d'expériences antérieures qui, souvent, ont été oubliées à la suite d'un **refoulement**. C'est pourquoi la réaction anxieuse est souvent disproportionnée par rapport à l'importance objective de l'élément de réalité qui la déclenche (ex. : avoir une peur maladive des araignées).

Le second concept contigu de l'anxiété, le stress, tire son origine épistémologique de l'approche comportementale et il correspond à un état d'éveil psychophysiologique sous l'effet de stimulations concrètes de l'environnement et notamment d'agents dits stresseurs. Ainsi, bien qu'il s'agisse d'un état interne et qu'il déclenche des mécanismes qui ne sont pas toujours conscients et ne peuvent l'être directement (cf. relevant du système nerveux autonome), le stress origine de l'environnement actuel de la personne.

Le stress peut aussi s'associer à une anticipation névrotique en ce que les agents qui sont fortement stressants pour une personne donnée peuvent occasionner un état d'anticipation névrotique même quand ils ne sont pas présents. Par exemple, c'est le cas pour le bruit qui est un agent stressant certes mais qui constitue un stimulus déclenchant un état de perturbation mentale et d'anticipation anxieuse pour certaines personnes obsessionnelles par exemple.

2.1.2 La dépression, la dépression majeure et la décompensation

Ces trois concepts réfèrent à un effondrement des aspects sains de la personnalité au profit des dimensions psychopathologiques. Ils sont souvent regroupés et confondus sous le vocable « dépression ». L'analogie freudienne de la pierre qui se casse selon des lignes de faiblesse préalablement existantes, mais invisibles avant la fracture, illustre allégoriquement les phénomènes de dépression, de dépression majeure et de décompensation sur le plan de la personnalité. En effet, toute personne entre en dépression ou décompense selon ses propres lignes de faiblesse sur le plan de sa personnalité. Il y a ainsi davantage de chances de voir les personnes psychotiques, dont l'état mental se détériore, entrer en psychose et décompenser avec délire qu'il y a de probabilités de les voir déprimer. Les personnes névrotiques quant à elles ne délirent généralement pas quand leurs aspects psychopathologiques sont exacerbés ; elles font plutôt une dépression ou une dépression majeure, phénomènes de rupture qui n'impliquent pas une perte de contact avec la réalité.

La « dépression nerveuse » est accompagnée d'un état de perturbation du fonctionnement normal de la personnalité, et cela à l'intérieur de plusieurs sphères adaptatives : vie de couple et vie familiale, rapports au corps et à la sexualité, relations sociales, rapport au travail, etc. On peut observer, chez la personne qui en souffre, de nombreuses perturbations psychosomatiques qui en sont de bons indicateurs comme :

- la perte d'appétit ou, à l'opposé, des besoins boulimiques ;
- une perturbation du sommeil caractérisée par des cauchemars répétés ;
- l'insomnie ou l'hypersomnie ;
- une fatigue continuelle et disproportionnée vis-à-vis de l'effort fourni ;
- un manque flagrant d'énergie qui est présent au réveil ;
- des difficultés d'attention et de concentration ;
- une baisse de capacité des fonctions immunitaires ;
- des pleurs continuels ;
- une lourdeur de l'humeur enlevant le goût de vaquer à ses occupations ;
- une perception de la réalité et de soi-même teintée de pessimisme.

Dans la dépression, nous assistons à un effondrement des fonctions normales et plus positives du Moi. La personne n'arrive plus à agir comme elle le faisait auparavant et surtout à réagir de façon adéquate aux stresseurs inhérents à la vie. La dépression s'accompagne aussi, généralement, d'une dépréciation de la personne envers elle-même et cet élément, à lui seul, distingue la réaction dépressive du **deuil** (Freud, 1915-1917). Notons que la dépression constitue une cassure de la personnalité qui révèle selon Freud tout d'abord la structure de personnalité pathologique et aussi le noyau caractériel (Freud, 1894-1924). Ainsi, lorsque la personne *déprime*, comme on dit de façon populaire, elle le fait selon ses faiblesses structurelles qui étaient, jusque-là, moins apparentes. Ainsi, une personne de structure névrotique qui entre en dépression s'effondre, si l'on veut, dans sa névrose, alors qu'une personne de structure psychotique va plus généralement «décompenser», c'est-à-dire que l'effondrement psychique pour lequel elle était prédisposée est d'un tout autre ordre, soit psychotique, et elle va alors entrer en psychose, état qui est accompagné de phénomènes de perte de contact avec la réalité et de délire. Notons toutefois qu'une personne psychotique peut aussi avoir des moments dépressifs sans pour autant décompenser, ce qui, en soi, constitue une amélioration.

La «dépression majeure» constitue par ailleurs un phénomène d'effondrement psychologique encore plus important, amenant la personne à être dysfonctionnelle sur les plans social et professionnel de façon plus marquée et comportant un niveau de risque suicidaire élevé. La dépréciation de soi s'accompagne ici d'idéation suicidaire ou de conduites suicidaires plus ou moins intentionnelles et même parfois d'intention homicidaire, ce qui montre que le lien avec la vie s'effrite. Le diagnostic de dépression majeure est justifié quand la personne présente un tel état dépressif, profond et perdurant. Il exclut toutefois le diagnostic de crise psychotique qui implique quant à lui une rupture prolongée du contact avec la réalité s'accompagnant de délire, mais une personne psychotique peut aussi faire une dépression majeure. Ainsi, la personne en dépression majeure est considérée comme étant extrêmement perturbée sans être décompensée. Son contact avec la réalité demeure intact bien que distorsionné par ses angoisses et il est teinté d'une humeur dépressive. La dépression majeure peut être observée chez des personnes névrotiques dont la névrose est grave. Toutefois, on la rencontre le plus souvent chez des personnes dont la structure psychopathologique est limite.

Par ailleurs, chez l'état-limite, la dimension dépressive comme telle est toujours présente en arrière-plan de l'humeur; c'est ce que l'on appelle le «fond dépressif» latent, qui est typique des astructurations. On pourrait dire, allégoriquement, que la personne état-limite vit sous un ciel gris et qu'elle y est habituée, bien que l'orage ne soit pas toujours là mais proche. Quand elle s'effondre, c'est-à-dire quand le noyau pathologique est libéré au détriment des aspects qui entretiennent l'espoir et le goût de vivre, l'effondrement dépressif est souvent majeur. Pour certains cas d'état-limite, il peut y avoir, dans ces circonstances, une entrée dans la psychose qui est alors caractérisée par le délire.

La «décompensation», quant à elle, indique que l'effondrement psychologique que vit l'individu est de nature psychotique, et que cette psychose devient prépondérante (Bergeret, 1974). En général, les psychotiques qui ne sont pas décompensés ou qui ne sont pas ou plus dans un processus de chronicisation des conduites morbides, ont un fonctionnement limite (ou compensé) bien que leur structure de personnalité soit toujours considérée comme psychotique.

Sur le plan dynamique, la décompensation correspond à un éclatement du Moi qui s'exprime par la perte de contact avec la réalité et le manque de différenciation entre soi et l'autre entraînant un mode de fonctionnement à teinte fusionnelle ou symbiotique. La **fonction de synthèse du Moi** est aussi altérée (fonction intégrative) si bien que l'individu n'arrive plus à intégrer les différents aspects de lui-même et à tenir compte de la situation réelle dans son adaptation à l'environnement. De plus, le terme décompensation est préférable à dépression quand il s'agit d'une personne psychotique lorsque l'on observe une irruption dans la sphère du conscient de pensées et contenus inconscients, provoquant le délire.

2.1.3 Les vocables désadaptation, adaptation, psychopathologie et leur dialectique

Le mot *désadaptation*, selon le *Petit Robert*, réfère à des difficultés adaptatives récurrentes qui surviennent à la suite d'une évolution psychologique. Il est préférable aux termes «**mésadaptation**» et «inadaptation» dans la présente perspective développementale car ceux-ci suggèrent plutôt un état psychosocial chronique et statique alors que nous considérons le développement comme étant inhérent aux possibilités humaines, même si des difficultés importantes sont présentes dans le fonctionnement actuel d'une personne.

Le mot désadaptation est également le véritable antonyme de *adaptation*, selon le *Petit Robert*, terme qui réfère aussi à un processus. Mais bien qu'étant étymologiquement en opposition de sens, les termes adaptation et désadaptation réfèrent, selon un positionnement freudien, à des processus à la fois parallèles — et donc d'une certaine manière indépendants — et intimement en interrelation. Les aspects adaptatifs et désadaptatifs s'influencent mutuellement et de façon continue d'une part à l'intérieur de la personnalité et d'autre part dans l'interaction de l'individu avec son environnement. Ainsi, nous avons tous à la fois des aspects de notre être qui sont sains ou propices à notre bien-être psychosocial et d'autres qui concourent à des difficultés récurrentes.

Le vocable *psychopathologie* pour sa part met l'accent sur une structuration de la personnalité qui prédispose aux différentes formes de désadaptation psychosociale. La psychopathologie, en tant que champ de connaissances, a donc trait à l'étude des rigidités de la personnalité qui entravent les chances d'adaptation de la personne. Ces rigidités, que l'on appelle « types psychopathologiques » se sont élaborées au cours du développement de la personnalité tout comme les aspects sains. À la vie adulte, les aspects psychopathologiques interagissent avec les dimensions plus saines de l'être et les deux amalgames sont donc en constante interrelation.

La psychologie de l'adaptation touche principalement au développement des aspects sains de la personnalité alors que celle de la désadaptation s'intéresse particulièrement aux points d'ombre, aux blocages développementaux et aux dimensions défensives qui ont acquis un statut autonome à l'intérieur du psychisme. L'auteur tente ici d'articuler des différences qui peuvent paraître d'ordre sémantique mais qui sont fondamentales dans le présent champ de connaissances. Ainsi, nous emploierons dorénavant le vocable *désadaptation* pour parler d'un processus d'adaptation affecté par les dimensions *psychopathologiques* présentes dans la personnalité.

2.1.4 Étiologie des psychopathologies

La mise en évidence des aspects étiologiques qui concourent à l'instauration des psychopathologies constitue l'apport primordial de la psychanalyse dans ce champ de connaissances. La psychanalyse, en tant qu'approche en psychologie et méthode d'exploration du psychisme humain, est née de cette exploration en profondeur des racines étiologiques de la souffrance humaine (Freud, 1903-1904, 1909-1910). De plus, l'étude de l'étiologie des troubles mentaux, au sens de la psychologie des profondeurs, établit un positionnement théorique particulier vis-à-vis de l'origine des troubles psychologiques. En effet, étudier l'étiologie des troubles mentaux dans un sens développemental oblige l'observateur à s'ouvrir d'une part à une dimension intuitive de soi, partant de sa propre expérience, pour comprendre d'autres personnes. D'autre part, ce raisonnement inductif et ce qu'il fait découvrir obligent à revoir les prétentions de la science médicale concernant les origines héréditaires des troubles psychopathologiques. L'étude de l'étiologie des problèmes mentaux conduit à d'autres pistes et permet ainsi de comprendre, d'une autre façon, les racines étiologiques des psychopathologies.

L'étiologie remonte tout d'abord à une dimension ontogénétique, dans laquelle sont très présentes, en tant qu'agents constitutifs de la personnalité, les figures de la mère et du père d'abord, puis des autres personnes qui furent investies affectivement par le petit humain : la fratrie, les grands-parents, les oncles et tantes, les cousins et cousines, les amis, les professeurs et éducateurs, les figures sociales représentant l'autorité, etc. Ces personnes significatives constituent le contexte relationnel et affectif qui a présidé à la construction de la personnalité. Dans cet ensemble de relations, l'individu intériorise les aspects qui constitueront par la suite ses potentialités et ses déficits ; il s'identifiera par exemple à son père et deviendra « comme lui ». La première découverte de Freud, soit la première topique (cf. conscient, préconscient et inconscient), montra que ces aspects étiologiques sont en grande partie inaccessibles, à moins que la personne ne se prête à un patient et laborieux travail d'exploration de son préconscient (Freud, 1900, 1901a). Même dans ces conditions, les souvenirs qui remontent semblent avoir été transformés du fait de leur passage dans l'inconscient, ce dernier imposant aux contenus psychiques antérieurement conscients ses propres lois (cf. **condensation** des éléments, **déplacement d'affect** et séparation des contenus auxquels ils sont rattachés). Lorsque la personne pense se remémorer, elle s'aperçoit tôt ou tard que les contenus émergeant du préconscient ne sont pas tout à fait authentiques. Qui plus est, la maturation cognitive de l'individu l'empêche de saisir les contenus qui remontent à son passé, et la saveur primaire de ses sentis d'enfant lui manque. Il faut donc, selon Freud, analyser ces réminiscences et leur redonner leur sens original (« Sur les souvenirs écran », dans Freud, 1915-1917a). Seulement alors, le souvenir deviendra libérateur.

Arrivant à la conscience, certains vécus à saveur pulsionnelle se trouvent censurés par le Moi (Freud, 1920-1923), tout comme c'est le cas pour le rêve lorsque l'on se réveille. D'autres contenus, plus actuels, en dissonance par rapport à l'image que la personne a d'elle-même, subissent le même sort. Enfin, dans le processus même de l'analyse, la personne qui se remémore ne peut à certains moments distinguer l'objet antérieur de l'objet transférentiel — l'analyste — si bien qu'elle résiste à révéler certains contenus qui lui traversent l'esprit, enfreignant alors la règle d'association libre de l'analyse (Bellet, 1996). Tous ces éléments permettent de comprendre que les aspects étiologiques réels sont longs à réémerger du préconscient, ce qui fait nécessairement de l'analyse un processus long et complexe.

Mais les aspects ontogénétiques dont nous parlions plus haut se superposent en plus à des dimensions plus archaïques représentant un inconscient humain impossible à sonder, sinon par la réflexion philosophique et par l'intuition. Il s'agit du fond « phylogénétique » de l'expérience humaine (Freud, 1912-1913, 1929-1930) qui ne peut jamais devenir pleinement consciente par le seul processus de remémoration. Ce vécu étiologique constituant la phylogenèse de l'humanité demeure, même s'il n'est pas directement accessible à la conscience, extrêmement présent et déterminant pour les conduites humaines (ex. : sadisme primitif, oralité, etc.).

Quand on explore les origines des troubles mentaux d'une personne, on est ainsi confronté à des contenus qui dépassent l'individu lui-même. Des thèmes comme sa propre place dans le monde, le rapport à son corps et à la sexualité, la liberté de parole, les formes que prennent les désirs, l'omniprésence de la pensée versus le monde pulsionnel, le sens de sa vie, le droit à la vie, l'absence à soi, etc., constituent des dimensions de fond qui s'organisent dans une lignée familiale et ancestrale à laquelle nous participons sans le savoir. Qui plus est, certains thèmes comme l'Œdipe, le masochisme et le sadisme font remonter encore plus loin, soit aux temps premiers d'une humanité qui construisit ses premières règles sociales de façon à pouvoir canaliser d'une part l'instinct sexuel et, d'autre part, la pulsion de mort (Freud, 1909, dans Freud, 1905-1915). Ces dimensions, structurées dans notre psychisme, nous demeurent inaccessibles directement : il faut les comprendre intellectuellement et au mieux les intuitionner quand il s'agit de nous-mêmes (Freud, 1938). C'est ainsi que l'étude de l'étiologie des troubles mentaux obligea Freud à recourir à la mythologie pour parler de façon symbolique des aspects qui président à l'élaboration du psychisme humain et plus spécifiquement des dimensions inconscientes : mythe d'Œdipe, légende de Narcisse, etc.

2.1.5 Première et seconde topiques

La description des instances constitue une façon pour Freud d'illustrer le psychisme humain. Tout d'abord sur le plan structural, il propose sa première topique (théorie des catégories générales) vers 1900, théorie qui s'inspire de ses précédents travaux et qui systématise ses découvertes sur l'inconscient (Freud, 1915). Il y subdivise le psychisme en trois grandes zones.

1) L'inconscient, inaccessible autrement que par les méthodes d'observation et d'induction, contient tout d'abord l'instinct fondamental de vie ainsi que les «engrammes» des étapes déterminantes de l'évolution de l'*homo sapiens* qui sont utiles à la survie de l'espèce. Par contre, cet inconscient conserverait aussi, en tant qu'«engramme» et force pulsionnelle, la nostalgie de l'inanimé, de la non-vie: la pulsion de mort. Cette dernière pousse inévitablement l'homme à sa propre destruction et à la violence si elle n'est pas endiguée et canalisée par la socialisation. Cette pulsion de mort serait particulière aux humains et leur aurait assuré, grâce à la violence qu'elle engendre, la suprématie sur le règne des vivants (Apollon, 2000).

   L'inconscient détermine aussi la *phylogenèse*, c'est-à-dire une mémoire de l'espèce transmise par l'hérédité et qui contient selon Freud les principales étapes du développement de l'humanité. L'enfant serait appelé à revivre et solutionner les conflits qui furent déterminants pour nos ancêtres à travers les étapes préprogrammées de sa maturation individuelle: stades oral, anal et phallique. Des fantasmes archaïques ne manqueront pas d'assaillir l'enfant de l'intérieur, reflets de vécus pulsionnels sans cesse répétés qui ont habité nos ancêtres.

2) Le préconscient représente quant à lui le matériel psychique *ontogénétique* enregistré au cours du développement de l'individu et, notamment, les contenus pulsionnels ayant été préalablement conscients mais qui durent être refoulés. Les contenus en question auraient généralement rapport avec le processus de socialisation lui-même puisque l'enfant doit nécessairement renoncer à la satisfaction directe de ses pulsions brutes au profit de la vie en communauté. Dans le cas des névroses par exemple, les pulsions modulées selon le stade (oral, anal, phallique) n'ont pas pu être canalisées vers des voies substitutives leur donnant une issue et furent refoulées.

La notion de préconscient est maintenant sous-entendue lorsque nous utilisons le terme inconscient; mais la distinction première de Freud entre les deux niveaux préalablement discutés demeure valide.

3) Le conscient, que Freud compare à la pointe d'un iceberg, est hautement déterminé par les niveaux précédents de conscience. Freud parle du conscient comme d'un moment transitoire entre l'avenir, dans lequel l'individu projette ses craintes et ses désirs, et le passé, d'où il tire certains souvenirs vagues et qui sont bien en deçà de ce qui a été réellement vécu. Mais le conscient est aussi la dimension du psychisme qui permet l'interaction de l'individu avec la réalité. Cette dimension consciente, loin d'être essentiellement objective, est teintée d'angoisses anticipatrices et de désirs reflétant des manques passés qui orientent les perceptions de l'individu et déterminent ses motifs d'action.

La seconde topique (Freud, 1920-1923) constitue une vision plus élaborée du psychisme humain, les dimensions d'inconscient et de conscient étant intégrées dans une structure descriptive à trois dimensions. Le Ça, le Moi et le Surmoi sont, dans ce modèle, les instances psychiques qui constituent les pôles de fonctionnement de l'appareil mental. Ces instances possèdent elles-mêmes des sous-structures (cf. l'**Idéal du Moi** et le **Moi idéal** qui seront définis dans la prochaine sous-section). En fait, le Moi et le Surmoi, en tant qu'instances psychiques, seraient préalablement des parties du Ça qui se sont différenciées au cours du développement précoce, au contact de l'environnement social et de la réalité (Dolto, 1985).

Les instances psychiques sont les aspects structurés du psychisme, à partir desquels l'homme ressent, appréhende le réel et interagit avec ses semblables. Elles se développent à partir du Ça qui seul existerait au départ selon Freud. Cette dernière thèse est contestée par plusieurs psychanalystes comme Mélanie Klein (1959) par exemple; celle-ci postule l'existence d'un Moi embryonnaire avant la naissance. Freud décrit le Ça comme étant le réservoir de l'inconscient et le lieu d'élaboration des aspects moïques et surmoïques, qui se réalise au cours des stades psychosexuels philogénétiquement prédéterminés.

Selon Freud, nous possédons tous sur le plan structural les trois instances psychiques, bien qu'elles soient de qualité différente selon le développement psychologique de chacun. Les instances que sont le Ça, le Moi et le Surmoi interagissent constamment dans le psychisme, s'appropriant l'énergie psychique disponible. Le Moi peut posséder des caractéristiques qui ne sont pas arrivées à maturité. Le Surmoi peut être incomplet ou encore complet mais trop rigide (et gonflé). Le Ça se trouve alors à jouer un rôle prépondérant ou effacé dans les conduites de l'individu, selon la force et la maturité des autres instances.

Certaines pulsions humaines sont approuvées par les instances psychiques. Le Ça mobilise ainsi l'instinct de vie qui représente dans le psychisme la tendance à vouloir assurer sa propre survie. Le Moi s'approprie cette force vitale et la transforme en **narcissisme primaire**, engendrant un besoin constant de confirmation de son existence dans le mouvement libidinal vers l'autre. Le narcissisme constitue toutefois un aspect archaïque et il devra être subsumé par un Moi plus mature : le narcissisme primaire insuffle au Moi de l'enfant une vision animiste et magique du monde ainsi qu'un égocentrisme et un géocentrisme relationnels marqués.

Au cours des expériences relationnelles premières, une partie de ce narcissisme primaire va être déplacée du Moi propre vers l'objet. Si ce dernier est suffisamment satisfaisant, il y a alors renforcement du narcissisme sain : si je suis quelqu'un pour toi alors je suis bon ; si tu es un bon objet alors je suis bon. C'est ainsi que le narcissisme primaire n'est pas en soi un obstacle aux **relations d'objet** mais constitue plutôt la base énergétique à partir de laquelle l'enfant investit les objets relationnels premiers et s'y attache de façon sécurisée. Le narcissisme perdurera dans la personnalité, constituant le pont nécessaire avec soi-même dans le rapport aux autres.

Mais il peut aussi arriver que cette dialectique entre le narcissisme primaire et l'investissement d'objet s'établisse mal : l'objet est décevant, non disponible, non sécurisant, inconsistant sur le plan de sa présence ou du type de présence, etc. Ici, la confirmation narcissique ne succède pas à l'investissement d'objet ou n'est pas suffisante pour confirmer l'existence. Il s'ensuit un repli narcissique subséquent à l'investissement, ou **narcissisme secondaire**. Ici, le narcissisme dit « rétracté » va causer problème pour les éventuelles relations d'attachement : il les marquera d'ambivalence, d'évitement, d'angoisse, etc. Par exemple, dans certaines structurations de la personnalité dites « narcissiques », un narcissisme mal établi conduit à des difficultés dans la construction et le maintien de relations d'objet saines (Green, 1983). De plus, le Moi de l'enfant, dans ces conditions, aura de la difficulté à maturer. Devenu adulte, l'individu conservera une tendance infantile à définir ses liens à partir de sa sphère narcissique propre et les autres demeureront des objets peu ou mal investis. Nous en reparlerons plus loin, plus spécifiquement à propos des états-limites.

Le Surmoi se constitue à partir du Moi au cours des stades infantiles. Il s'approprie également le désir de vie. L'Idéal du Moi, qui en constitue une sous-structure, représente de façon intériorisée les désirs narcissiques des parents, adressés inconsciemment à l'enfant. Ces désirs deviennent alors partie intégrante de sa personnalité et constitueront son idéal d'être. Les attentes narcissiques des parents pèsent ainsi sur le devenir de l'enfant, présidant à la constitution d'un Idéal du Moi chez ce dernier, lequel pourra avoir tendance à devenir démesuré : l'enfant intériorise les désirs inassouvis, les dimensions refoulées et le narcissisme grandiose des parents et cherche à les accomplir.

Le Ça mobilise aussi la pulsion de mort, qui tirerait son origine, selon Freud, d'une nostalgie du vivant envers l'état inanimé (négentropie). Cette pulsion morbide de l'homme n'aurait pas d'égal dans le règne des vivants, ce qui d'ailleurs a permis à l'humain de devenir le roi de cette planète. Mais cette force peut aussi l'amener à détruire ou à se détruire. Ainsi, au cœur de l'inconscient de l'homme, à travers le biologique mais aussi le psychologique, existerait une tendance violente qui pousse l'homme à aller trop loin. À cette pulsion de mort heureusement, s'oppose l'instinct de vie dérivé du besoin de survie de l'espèce (Guillaumin et collab., 2000). Le Moi s'approprie ce besoin pulsionnel de destruction et le détourne vers des fins narcissiques : l'agressivité, la violence, la destruction sont mises au service du besoin de confirmer son existence et de la recherche fondamentale de valorisation narcissique. L'angoisse qu'éveille l'instinct de mort, conjugué au désir de vie, engendre ainsi le besoin de l'homme de dépasser son état d'infériorité vis-à-vis de la nature et devant les autres humains (Otto Rank, dans Becker, 1973).

Le Surmoi, dans sa dimension représentant les autorités sociales intériorisées, occasionne au contraire un retournement de la violence humaine sur la personne propre. Se développe ainsi, de façon très précoce, un Surmoi archaïque qui se montre sadique pour la personne même. Ce n'est que grâce à la maturation psychologique et à l'élaboration des aspects plus positifs du Moi et du Surmoi, que ce Surmoi archaïque et morbide deviendra une instance morale plus positive (Klein, 1959). Quand cette maturation n'a pas lieu, l'individu se trouve privé d'une modulation de son agressivité et de sa violence envers lui-même et envers les autres. S'ensuivent des actes d'automutilations et de tendances à la violence. Nous verrons plus loin que c'est le cas dans certains types pathologiques comme la psychopathie (violence surtout tournée vers les autres) ou la schizophrénie (violence surtout tournée vers soi).

Freud développe ainsi une conception à la fois topique (instances psychiques), dynamique (forces et contre-forces à l'intérieur du psychisme : pulsions et mécanismes de défense) et économique (distribution de l'énergie psychique à l'intérieur des instances psychiques) du psychisme humain (Freud, 1915-1917b, 1920, 1920-1923, 1931).

2.1.6 Les mécanismes de défense

Les mécanismes psychiques dits de défense sont appelés ainsi parce qu'ils concourent en premier lieu à assurer au Moi une certaine protection contre les stimuli internes et externes qui pourraient menacer son équilibre. Ce sont en quelque sorte des filtres psychiques qui assurent à l'individu, et cela dès les premiers stades de la petite enfance, un certain contrôle sur les envies pulsionnelles, tant celles qui sont éveillées biologiquement (ex. : la faim) que celles qui sont exacerbées par l'environnement.

Les mécanismes de défense servent ainsi d'une part à conserver à l'individu une certaine intégrité vis-à-vis de contenus qui ont été préalablement conscients mais qui menacent de rompre l'équilibre qu'il a trouvé. Toute personne ayant besoin de garder une image positive et cohérente d'elle-même, les mécanismes défensifs viennent ainsi filtrer en quelque sorte des contenus d'expérience non assimilables. De ce fait, les mécanismes de défense servent aussi à canaliser ou à diminuer l'angoisse liée aux contenus refoulés. Utilisant l'angoisse comme signal, le Moi se mobilise et pousse l'individu vers la fuite, l'action ou diverses formes de déni psychique (Freud, 1915-1917a).

Même si les défenses sont par définition réfractaires à la conscience de soi, ils constituent plutôt un filtre qui permet à l'individu de s'adapter progressivement à des prises de conscience vis-à-vis de lui-même. L'humain semble avoir besoin de lutter et de nier les aspects inacceptables de son soi, de les mettre hors de soi pour pouvoir ensuite, de façon progressive, se les réapproprier (Becker, 1973).

Les mécanismes de défense sont donc ainsi adaptatifs, au sens où ils permettent de conserver une certaine cohésion. Toutefois, lorsqu'ils se rigidifient et deviennent chroniques, ils sont beaucoup moins, pour ne pas dire du tout, adaptatifs. En particulier, les défenses dites « caractérielles » se retrouvent au cœur des problèmes psychopathologiques et étouffent le Moi, réduisant les possibilités de réponses nuancées dans les différentes situations de la vie. Ces défenses caractérielles occasionnent aussi un rétrécissement de la conscience : certains aspects de soi ne seront plus perçus et échapperont donc au contrôle conscient.

Freud (1915-1917a) attribue au Moi à la fois l'instauration et le déploiement des défenses psychiques. Il considère le refoulement comme le mécanisme de défense fondamental en ce sens qu'il sert de modèle voire de gabarit à la plupart des autres défenses. Sur le plan psychopathologique, certaines défenses sont davantage associées à la névrose, par exemple le refoulement, le déplacement, la rationalisation, l'**annulation rétroactive**. D'autres sont plus typiques des psychoses, par exemple la **projection**, le **clivage du Moi**, l'**identification projective**. D'autres encore se retrouvent davantage chez les états-limites : le **clivage des imagos**, le déni, la forclusion. Mais, en principe, toutes les défenses psychiques sont possibles chez un adulte ; certaines ne sont pas disponibles pour l'enfant en raison de sa maturation psychique encore incomplète. Ainsi, un adulte névrotique peut utiliser la projection, qui consiste à attribuer aux autres et à des facteurs de réalité la cause de ses tourments internes. Inversement, une personne psychotique peut utiliser des défenses associées généralement aux névroses et aux états-limites. Ainsi, sur le plan diagnostique, les mécanismes de défense qu'utilise une personne fournissent un indice de son état pathologique sans toutefois constituer une indication certaine sur la nature de cette psychopathologie.

2.1.7 Psychologie psychodynamique

Aussi appelée « psychologie des profondeurs », la psychologie psychodynamique s'intéresse, en tant qu'approche, aux sources inconscientes des conduites humaines (Freud, 1938). Elle est d'abord née de la psychanalyse même et des principes mis de l'avant par Freud et ses collaborateurs. Puis les néo-freudiens apportèrent une révision de la théorie freudienne, qui s'inspire beaucoup de principes biopsychologiques, en y ajoutant des connaissances issues des sciences sociales (prétendirent Karen Horney, Erich Fromm, Henri S. Sullivan) certains à propos de pulsions, qu'elles ne seraient pas seulement animales, certaines comportant des dimensions sociales innées (David Rapaport, Heinz Hartmann, Erik H. Erikson). L'approche psychodynamique est aussi venue de dissidences plus nettes vis-à-vis de la théorie freudienne des pulsions (Carl Gustav Jung, Alfred Adler).

Dans leurs différentes interprétations des conduites humaines, les psychodynamiciens conservent une accentuation vers l'inconscient dans leurs façons de se positionner théoriquement, de travailler cliniquement et dans leur manière d'interpréter le sens des conduites individuelles tout autant que collectives.

2.1.8 Symptômes psychopathologiques

Qu'est-ce qu'un symptôme? Au sens strict, il s'agit d'un indice, d'un aspect évident, mais dont l'organisation et la raison d'être ne sont pas conscientes. Le symptôme, c'est ce dont souffre la personne. C'est ce quelque chose qui revient constamment, sur lequel elle n'a pas de prise et encore moins d'explication convaincante.

Le symptôme, c'est aussi ce dont la personne parle en premier, sortant en quelque sorte sa carte de visite au plan pathologique : « J'ai mal là et l'on ne trouve pas de cause » ; « Je ne peux m'empêcher de vérifier continuellement dans mon rétroviseur » ; « Je pense toujours à des choses apeurantes et je recherche même les stimuli qui me rendent angoissé ». C'est ce qui échappe au contrôle conscient de la personne, qui se manifeste de façon non volontaire et que les gens qui l'entourent ont tendance à trouver bizarre. Il s'agit, par exemple, de tics nerveux, d'engourdissements inexplicables, d'impulsivité dysfonctionnelle, d'**hyperactivité** chronique, d'une tendance à somatiser. Le symptôme révèle donc, sous forme symbolique, quelque chose que la personne ignore d'elle-même.

Le symptôme se manifeste dans des lieux d'expérience, que l'on peut regrouper en trois grandes zones : 1) sur le plan physique, entendons par là le psychosomatique ; 2) sur le plan psychique car des façons de penser, des idées récurrentes, des manières d'être rigidifiées peuvent constituer des symptômes ; 3) sur le plan comportemental et plus spécifiquement dans les agirs qui paraissent inexplicables, auto-destructeurs, nuisibles à l'adaptation sociale ou carrément dysfonctionnels (ex. : une agressivité incontrôlée).

Le symptôme est dit « asyntone » quand la personne en réalise l'existence et souffre de ses conséquences (par exemple, un individu qui dit éprouver d'éternels doutes qui l'assaillent quand il doit marquer une préférence, ne serait-ce que pour des choses sans importance, comme choisir un plat au restaurant). Mais il peut arriver que le symptôme soit « syntone » au Moi, c'est-à-dire que le principal intéressé ait développé une véritable manière d'être symptomatique, dont il ne voit ni l'importance ni l'incidence dans sa vie. La souffrance causée par le symptôme est ici plutôt ressentie par l'entourage que par la personne elle-même.

Bien qu'éloquent en tant qu'indice psychopathologique, le symptôme à lui seul ne nous permet pas de préjuger d'un diagnostic. Ainsi, un symptôme et même toute une symptomatologie d'ordre névrotique peut recouvrir une structuration psychotique. Une personne, en apparence désorganisée, peut par ailleurs ne pas être psychotique même si, momentanément et en général à cause d'un événement, elle a perdu le contrôle d'elle-même (Bergeret, 1974).

L'atténuation des symptômes indique généralement une amélioration sur le plan de la santé mentale d'une personne. Mais il peut s'agir d'un leurre, surtout quand l'atténuation arrive en début d'un processus d'aide et particulièrement en psychothérapie où, habituellement, les symptômes augmentent en intensité au début de l'exploration. Si un symptôme est important, ancien, bien installé sur le plan du fonctionnement de la personne et notamment dans sa façon d'éviter des situations qui le déclenchent, il est habituellement long à faire disparaître, ce qui n'arrive que progressivement. Ainsi, les guérisons rapides sont toujours douteuses de même que les méthodes de guérison magiques que proposent certaines personnes de façon pompeuse.

Tout symptôme, même s'il constitue en soi une souffrance, oblige la personne à reconnaître, tôt ou tard, qu'elle a besoin d'aide. Ce sont les symptômes psychopathologiques qui poussent à se remettre en question, qui motivent par exemple à entreprendre une psychothérapie et à la défrayer. Cette source de motivation, à la base de toute démarche de croissance, est progressivement remplacée chez la personne qui poursuit le processus au-delà d'un soulagement symptomatique, par le désir d'en savoir plus sur elle-même, par le sentiment de récupérer des parties de soi perdues et par un sentiment de mieux-être général.

2.1.9 Syndromes cliniques

Par ailleurs, il est rare qu'une personne souffre d'un symptôme isolé. Le plus souvent, nous sommes devant tout un ensemble organisé de symptômes, quoique la personne n'en perçoive pas elle-même l'organisation. Nous appelons cet ensemble structuré de symptômes psychopathologiques un « syndrome clinique ».

Le syndrome clinique doit être vu comme une extension du style caractéristique de la personnalité pathologique. Il est en effet ancré dans l'histoire antérieure et actuelle de la personne et prend son sens seulement dans ce contexte. Mais de cela la personne n'est pas consciente, attribuant plutôt ses troubles à des circonstances déclenchantes.

Il est vrai que les symptômes interreliés et envahissants apparaissent surtout à l'occasion d'événements stressants et qu'ils diminuent lorsque ces facteurs de stress sont évités ou écartés. Mais ils restent alors toujours en arrière-plan, pouvant réapparaître dans des circonstances similaires, que la personne apprend à éviter également : elle se retrouve ainsi tôt ou tard cernée par ses symptômes, ne pouvant plus bouger sans les déclencher.

À la suite d'une phase exploratoire des symptômes et du syndrome clinique qu'ils constituent, la personne elle-même est souvent impressionnée de constater que ce qu'elle croyait récent a en fait une histoire, qui remonte souvent très loin dans l'enfance. Ce qui a changé, et qui occasionne le besoin de consulter, c'est que le syndrome est devenu envahissant et qu'il constitue de plus en plus un handicap social et professionnel. De façon théorique, on pourrait dire que l'ensemble de symptômes devient syndrome clinique quand la personne en perd le contrôle, quand le Moi étouffe sous l'emprise de ce retour du refoulé (Freud, 1925-1926).

Selon Bergeret (1982), les syndromes désadaptatifs ont un noyau principal, lié à la structure psychopathologique de la personnalité, auquel se greffent des symptômes secondaires qui, quant à eux, peuvent diverger en termes de degré pathologique. Par exemple, une personne psychotique peut présenter une symptomatologie dans laquelle son manque de contact avec elle-même et avec le réel est très marqué. Mais elle peut aussi présenter, de façon plus périphérique, certains symptômes de nature hystérique ou obsessifs qui reflètent une constante préoccupation concernant des aspects peu importants de la réalité.

Par ailleurs, les syndromes cliniques ne sont pas toujours accentués ou évidents pour l'entourage d'une personne. Ils peuvent en effet être masqués, soit par des aspects adaptés chez la personne, soit par son intelligence et sa capacité à dissimuler. À ce dernier niveau, il n'est pas rare que la protection que fournit un cadre familial ou marital ou encore un rôle dans une structure organisationnelle permette à une personne perturbée de passer inaperçue, du moins pendant un certain temps. Mais tôt ou tard, les situations inhérentes à la vie viennent soulever cette couverture et le syndrome clinique échappe alors au contrôle de la personne. Le départ de la maison ou la mort des parents, une rupture amoureuse ou un divorce, une démotion ou encore une promotion sont par exemple des occasions qui viennent ébranler certaines personnes et révéler chez elles des dimensions de personnalité fragiles. Particulièrement chez les adultes, les transitions personnelles et professionnelles constituent souvent des facteurs précipitants ou déclenchants des syndromes psychopathologiques.

Pour le professionnel qui approfondit ses connaissances en psychopathologie et qui s'affine sur le plan de sa sensibilité diagnostique, le syndrome clinique constitue un élément primordial pour évaluer l'amélioration ou l'involution de l'état mental d'une personne. Il s'agit de l'aspect visible de sa problématique psychopathologique et la personne est la plupart du temps prête à en parler parce qu'elle en souffre. Il s'agit ainsi à la fois d'une porte d'entrée vers les problèmes de l'être et d'un baromètre du malaise interne.

Quand il devient plus accentué de façon prolongée voire chronique, le syndrome clinique indique un étouffement du Moi dans ses fonctions les plus positives. S'il est « asyntone » au Moi, la personne constate qu'elle devient de plus en plus prisonnière de ses symptômes. Quand il est « syntone » au Moi, la personne ne s'aperçoit pas que ses symptômes constituent pour elle un handicap de fonctionnement social ou professionnel, parce que le syndrome est devenu une façon de vivre. Le syndrome clinique affecte alors surtout l'entourage ; ce sont les proches qui constatent que rien ne va plus.

Lorsqu'il touche aux processus de pensée de la personne et devient ainsi une manière non seulement de se protéger mais aussi une façon d'être, le syndrome, par son importance, nous oblige à mettre en place une sous-catégorie diagnostique. Par exemple, chez l'obsessionnel, la présence d'idées fixes et de rituels dont la personne n'arrive pas à se débarrasser mène à diagnostiquer un trouble obsessif-compulsif. Dans le cas des caractériels qui ont développé une façon voilée de vivre leur asocialité, faisant souffrir les autres de façon sadique mais subtile, on parle de caractère sociopathique voilé ou de personnalité passive-agressive.

La résistance d'une personne à mettre en lumière l'organisation de ses symptômes en un tout structuré et sa difficulté à reconnaître que le syndrome échappe à son contrôle et qu'elle doit chercher de l'aide, indiquent souvent que certains de ses symptômes lui procurent des bénéfices secondaires. Par exemple, une personne phobique peut refuser d'entrer dans un processus qui la conduirait à toucher le sens de ce qui l'angoisse. Elle peut conserver ainsi cette tendance qui la conduit à contrôler les autres et à ne pas se développer de façon autonome. De manière plus générale, il est malaisé pour plusieurs personnes de parler de la signification de leurs comportements symptomatiques. Cela voudrait dire qu'elles ont à révéler des dimensions qui, jusque-là, étaient cachées aux autres et dont elles souffraient en silence car elles en ont honte. Par exemple, il est fréquent qu'une personne de structure masochiste morale devienne résistante dans le processus d'aide lorsque des désirs authentiques, des colères légitimes, des sentiments liés à des humiliations et à des peines, longuement refoulés, réémergent. Chez ces individus, une angoisse d'éclatement et une peur de laisser s'exprimer des émotions intenses s'accompagnent souvent d'une honte d'eux-mêmes ou d'une humiliation anticipée.

2.2 NOTION DE STRUCTURE DE PERSONNALITÉ

Selon Bergeret (1974), la structure de personnalité, préalablement décrite par Freud, correspond à une façon d'être au monde ou dans le monde qui est cristallisée au terme de l'adolescence.

> En psychopathologie, la notion de structure correspond à ce qui, dans un état psychique morbide ou non, se trouve constitué par les éléments métapsychologiques profonds et fondamentaux de la personnalité fixés en un assemblage stable et définitif.
>
> Bergeret, *La personnalité normale et pathologique*, p. 49

Cette personnalité, d'un point de vue freudien, est en fait constituée de microcristallisations invisibles reliées entre elles mais conservant des lignes de clivage qui en constituent les points de fragilité. Ces vulnérabilités de la personnalité demeurent habituellement invisibles jusqu'à ce que la vie se charge de confronter l'individu à ces limites, directions pathologiques latentes ou points d'effondrement.

La structure de personnalité est le résultat d'un processus de maturation et en constitue l'aboutissement, mais elle détermine également tout le fonctionnement psychique et les comportements de la personne, autant dans les sphères du normal que du pathologique.

« Les points de fixation libidinale à l'un ou l'autre stade de développement (ici anal) contribuent à l'élaboration de traits de personnalité ».

Cette structure est dépeinte par Freud comme étant formée à partir de trois grandes sous-structures interreliées. Il les décrit dans sa seconde théorie sur l'appareil psychique (seconde topique, Freud, 1920-1923), alors que sa théorie préalable faisait état des niveaux qu'il avait constatés dans les processus psychiques : dimensions consciente, préconsciente et inconsciente (première topique, 1915-1917a). Ainsi le Ça, le Moi et le Surmoi constituent les trois instances psychiques de base (voir tableau I), qui sont pour la plus grande partie inconscientes. La qualité de ces instances, l'interrelation dynamique qui existe entre elles ainsi que la quantité d'énergie psychique que chacune s'approprie déterminent les tendances psychiques fondamentales de l'individu — conscientes et latentes — et particulièrement ses penchants pathologiques.

La structure de personnalité est bien sûr vue, dans une perspective psychanalytique de l'être humain, comme étant hautement déterminée par le vécu infantile de l'individu. Les instances psychiques que sont le Moi et le Surmoi (le Ça étant inné) sont vues comme maturant à l'intérieur des **stades psychosexuels** décrits par Freud.

De plus, les expériences développementales précoces concourent à constituer des **traits de la personnalité**, lesquels se cristallisent à l'intérieur de la personnalité sous forme de «caractère». Il s'agit principalement des éléments suivants :

- les points de **fixation libidinale** à l'un ou l'autre stade de développement (stades oral, anal, phallique) contribuent à l'élaboration de traits de la personnalité (ex. : dépendance passive-orale, sadisme, angoisse phallique). Ces derniers participent de la constitution du *caractère psychopathologique*. Par exemple, la personnalité d'un individu donné peut s'élaborer de façon névrotique et les expériences libidinales précoces concourir à la constitution d'un caractère obsessionnel ;

- les défenses psychiques que la personne a dû développer dans l'enfance pour contrer des expériences difficiles et pour répondre à des contextes relationnels problématiques persistent à l'âge adulte ; elles ont tendance à se rigidifier, devenant caractérielles : par exemple, le déni, typique du caractère psychopathique ; l'identification projective présidant à la fois à une constitution fragile du Moi dans l'enfance et demeurant, avec la projection, un mécanisme à la base des caractères schizophrénique et paranoïaque.

2.3 STRUCTURES DE PERSONNALITÉS PSYCHOPATHOLOGIQUES

Toujours d'après la thèse structurale de Freud, la personnalité dans ses dimensions à la fois lacunaires et potentielles se cristalliserait au terme de l'adolescence. Cette solidification serait alors irréversible. Les dimensions pathologiques présentes instaureront plus généralement une personnalité névrotique. La névrose peut devenir «grave» si les mécanismes de défense mis en place durant l'enfance s'avèrent rigides et causent des problèmes vis-à-vis de l'adaptabilité ultérieure de l'individu. Mais pis encore, il peut arriver que la personne n'ait pas pu développer suffisamment sa structure psychique et arriver à une certaine maturité du Moi et du Surmoi. Dans plusieurs cas, les déficits importants de ces instances psychiques vont présider à une structuration limite de la personnalité, dans laquelle le sujet n'est jamais vraiment à l'abri de la psychose : il peut décompenser même à un âge avancé. Dans d'autres cas, la fragilité moïque et surmoïque conduit à une plus

Tableau I
STRUCTURE DE PERSONNALITÉ

Stade d'évolution libidinale : génitale
Niveau de maturation du Moi : adulte et intégré

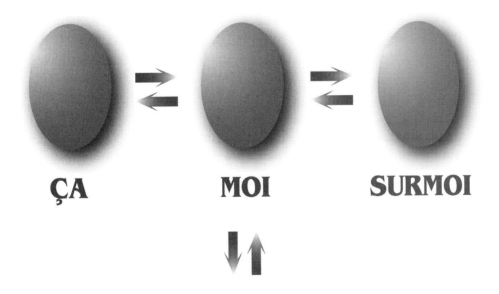

ÇA   MOI   SURMOI

**Monde social et réel : contact bien établi,
capacité à tenir compte des autres
et du réel**

grande probabilité d'effondrement psychique : la personne révèle en l'occurrence une structuration psychotique de sa personnalité par la présence de délires récurrents et d'altérations caractéristiques des processus de pensée, lesquels ont tendance à devenir permanents chez certains. Cela se passe en général vers le début de la vie adulte. Dans des cas plus rares, la psychose est infantile.

Pour Freud et ses collaborateurs, selon que le Moi et le Surmoi s'élaborent de façon mature ou incomplète, il existe deux grands types particuliers ou lignées structurelles (Freud, 1924). Mais depuis Freud, un bon nombre d'auteurs psychanalytiques (cf. Kernberg, Green, Lebovici, Diatkine, Racamier, Nacht, pour ne nommer que ceux-là) considèrent une lignée structurelle intermédiaire entre la névrose et la psychose : les états-limites.

Tant que l'individu ne vit pas des événements qui mettent à l'épreuve l'équilibre qu'il a trouvé à l'intérieur de sa lignée structurelle, il paraît normal. C'est lorsqu'un événement précipite cet équilibre que la structure de base, névrotique, psychotique ou état-limite, peut devenir plus visible pour l'entourage et plus douloureuse pour la personne elle-même. À l'opposé, lorsqu'il y a amélioration de l'état de santé mentale, la personne présente moins d'aspects désadaptés et son potentiel adaptatif devient plus évident. Mais dans un sens comme dans l'autre, dans une perspective freudienne, toute personne demeure assujettie à sa lignée structurelle de base, considérée comme immuable au terme de l'adolescence (Bergeret, 1974).

La structure psychopathologique est ainsi considérée par la majeure partie des théoriciens de la psychopathologie comme étant cristallisée de façon définitive au début de la vie adulte, la désadaptation ou l'adaptation pouvant se faire selon les cristallisations et les grandes lignes de la personnalité acquises au cours de la vie préadulte. Toutefois, les situations de la vie, et particulièrement les événements marquants comme un traumatisme ou un contexte de travail difficile, vont mettre à l'épreuve l'équilibre psychologique que la personne avait trouvé. Les aspects environnementaux viennent ainsi exacerber les dimensions psychopathologiques latentes, par leurs effets stressants. Le contexte de vie peut aussi, par ailleurs, venir renforcer les aspects sains d'une personne et ne pas la confronter à ses dimensions psychopathologiques latentes.

À chaque structuration de la personnalité correspond un fonctionnement particulier. Cette façon « d'être au monde » se répercute dans toutes les sphères de vie de la personne : sur le plan intime, en famille, avec les amis, dans la vie publique et particulièrement dans les rapports de travail. Les façons de percevoir les situations, de voir les autres et de se définir soi-même sont également influencées par la structure psychique. Les motivations profondes prennent aussi racine dans cette structure de base, marquant le lien à la vie, le rapport avec la mort, la capacité à assumer les responsabilités sociales, le désir et la capacité d'apprendre, le désir ou le refus de participer à des buts collectifs, la créativité de la personne, etc.

De plus, les mécanismes de protection psychique comme les défenses et le noyau dit « caractériel » sont fortement reliés à la structuration de base de la personnalité, si bien que par exemple le refoulement ou le clivage indiquent déjà en quelque sorte le niveau de perturbation pathologique d'une personne. Ainsi, dans la névrose, la notion de refoulement est utilisée pour décrire un phénomène largement répandu dans ce type de structuration : des contenus instinctuels liés à l'image de soi, au rapport sexualisé et à l'**Œdipe** vécu dans l'enfance et réactualisé dans les rapports sociaux adultes sont fortement réprimés sur le plan de la conscience ; des comportements d'évitement sont aussi mis de l'avant. Chez les états-limites, on parle davantage de clivage des imagos, de déni de la conscience et de **forclusion** (voir *Déni* dans le lexique) pour décrire des mécanismes plus archaïques de défense qui se sont inscrits sur le plan caractériel et qui donnent lieu à des comportements défensifs multiples. Dans la psychose, les notions de projection, d'identification projective et de clivage du Moi servent à décrire des protections servant à moduler des affects liés à des souffrances précoces, lesquelles ont occasionné un arrêt dans la maturation du Moi et du Surmoi et des altérations permanentes de la structure psychique.

Mais rappelons-le, en principe tous les mécanismes de défense peuvent être utilisés par des individus participant de toutes les structures de personnalité. Une personne névrotique peut par exemple utiliser le « clivage des imagos ». Une personne psychotique peut « refouler » sa colère. Mais en général, du fait justement d'un niveau de perturbation différent, les névrosés utilisent peu le clivage et les psychotiques sont souvent incapables de refouler suffisamment leurs pulsions. Ainsi, les mécanismes dits « de défense » sont un bon indice du niveau psychopathologique d'une personne, mais il faut alors chercher à savoir si ladite défense est utilisée à l'occasion ou si elle est partie intégrante de la structure caractérielle. Nous reviendrons tout au long de ce livre sur ces subtilités qui permettent de poser un diagnostic différentiel à partir de l'organisation des mécanismes défensifs décelés chez une personne donnée. Nous décrirons maintenant les trois structurations de personnalité connues à ce jour, qui impliquent des niveaux d'organisation psychopathologique différents.

2.3.1 Structure névrotique

Le psychosé fait ce que le névrosé rêve de faire.

Freud, *Névrose,*
psychose et perversion, 1894-1924

La théorie structurale de la personnalité, appliquée à la névrose, permet de relever certaines constantes que l'on peut observer d'un individu à l'autre. Il s'agit d'indices que l'on déduit toutefois, car la structure elle-même est bien sûr non apparente.

Le Ça (voir tableau II) exerce naturellement son influence sur le psychisme. Il constitue le réservoir ou pôle pulsionnel, inné, qui insuffle à la personnalité des tendances instinctuelles que Freud regroupa en deux types : l'**instinct de vie** (voir *Pulsions* dans le lexique), associé à la sexualité (Éros), mise au service de la survie de l'individu par le Moi (pulsion de conservation du Moi) ; la pulsion de mort qui suscite, à partir de l'inconscient, des tendances violentes se retournant contre la personne ou se défoulant sur l'environnement physique et social (Freud, 1915, 1920). Les forces de vie peuvent aussi s'allier à celles de mort et, notamment, infiltrer la sexualité, ce qui produit le « sadisme ». Les conduites qui en résultent prennent en otage les autres : par exemple l'envie de voler, de blesser, de faire souffrir, d'anéantir. Le « masochisme » résulte d'une tendance inverse dans le défoulement de l'agressivité morbide : le Moi s'y trouve coincé entre les exigences du Surmoi et les pulsions destructrices provenant du Ça (Freud, 1920). On voit particulièrement ce phénomène psychique de retournement de l'agressivité sur le Moi propre dans le phénomène de la dépression (Freud, 1915-1917a).

Le Moi du névrotique est le plus évolué parmi les structures de personnalité, mais il présente quelque immaturité dans certaines de ses fonctions dont notamment sur le plan économique : dans la régulation et l'intégration de processus psychiques contradictoires (ex. : désir et défenses). Ce Moi est ainsi vulnérable à la fois aux pulsions qui viennent du Ça, auxquelles il trouve parfois difficilement des voies d'accomplissement sublimées, et aux interdits qui proviennent du Surmoi vis-à-vis desquels il s'avère être trop perméable. Les névrosés sont ainsi des personnes qui manquent généralement d'authenticité ainsi que d'autonomie dans leur jugement et dans leurs actions.

Le Surmoi du névrotique est surdéveloppé de façon compensatoire aux faiblesses du Moi prénommées. Sous l'influence d'un environnement relationnel souvent répressif vis-à-vis de l'expression des contenus pulsionnels dans l'enfance, ce Surmoi se « gonfle » en s'accaparant l'énergie

Tableau II
STRUCTURE DE PERSONNALITÉ NÉVROTIQUE

**Fixation œdipienne,
traits phalliques-œdipiens,
maturation du Moi inachevée,
Surmoi gonflé**

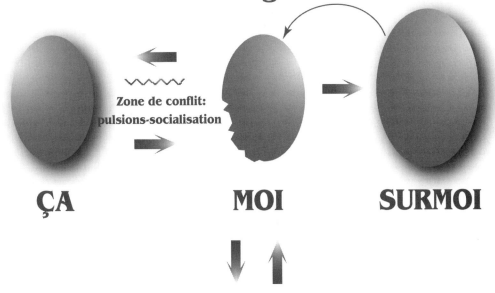

Zone de conflit:
pulsions-socialisation

ÇA　　　　**MOI**　　　　**SURMOI**

**Monde social et réel:
intérêt pour les autres et
contact avec la réalité mais
aspects non-matures**

psychique et écrase le Moi en quelque sorte par son importance. Il suscite aussi dans le Moi de nombreux procédés de défense dont principalement le refoulement et ses dérivés (ex.: **formation réactionnelle**, évitement, retournement dans le contraire).

La personne névrotique est ainsi constamment en conflit interne, déchirée entre ses désirs pulsionnels — agressifs, libidinaux, sadiques, masochistes — et une trop grande sévérité pour elle-même dans les motifs qui la poussent à agir. Elle en vient à avoir peur de ce qu'elle porte et devient ainsi souvent paralysée dans son fonctionnement social et professionnel. Son adaptation est donc marquée par ce refoulement psychique de son monde pulsionnel, qui lui fait peur et l'angoisse, ce qui occasionne des restrictions dans sa liberté d'agir, de s'exprimer et de créer. De plus, des « introjects » (voir *Introjection* dans le lexique) qui proviennent d'une trop grande castration des désirs pulsionnels dans l'enfance, donnent lieu à une forte angoisse morale. Nous y reviendrons plus en détail dans le prochain chapitre.

2.3.2 Structure psychotique

> Car si l'un des aspects de la psychose est constitué par l'irruption des pulsions inconscientes dans le champ de la conscience, la désagrégation du Moi semble bien être une des causes principales de cet envahissement de l'inconscient.
>
> Sechehaye, *Journal d'une schizophrène*, p. 132

Le Ça demeure le même, mais l'ampleur de ses manifestations est plus grande sur le plan du fonctionnement global de l'individu (voir tableau III). C'est ce qui fit dire à Freud d'ailleurs que le psychotique nous montre, à l'état brut, ce que le névrotique refoule intensément (Freud, 1894-1924).

Le Moi est peu intégré ou éclaté, disposant ainsi de peu de consistance pour assurer son intégrité. Il s'ensuit que les conduites de l'individu sont souvent incohérentes, la personne fonctionnant à partir d'un Moi clivé et divisé en îlots, dont certains sont sains et d'autres extrêmement pathologiques.

Le Surmoi est incomplet, primitif, constituant une sous-structure inachevée dans la structure psychique globale. C'est l'absence de passage à l'intérieur du processus œdipien qui lui conserve cet état d'inachèvement. Il s'agit d'un Surmoi aux teintes sadiques, dont les aspects acérés (représenté par la coquille d'œuf avec les aspérités tournées

Tableau III
STRUCTURE DE PERSONNALITÉ PSYCHOTIQUE

**Fixations précoces, traits oraux archaïques
Moi incomplet et morcelé,
Surmoi sadique et primitif**

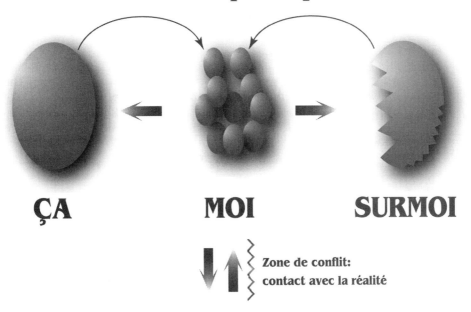

ÇA   **MOI**   **SURMOI**

Zone de conflit:
contact avec la réalité

**Monde social et réel:
difficultés à intégrer la réalité et animisme,
forts traits narcissiques primaires**

vers le Moi) tombent littéralement sur le Moi, au lieu d'une culpabilité normalement inspirée par cette instance psychique (Klein, 1932, dans Petot, 1979).

Dans la psychose, il y a alliance pathologique des forces indomptées du Ça et des aspects sadiques provenant du Surmoi incomplet contre le Moi propre, si bien que l'instance moïque, déjà fragile, éclate et c'est la psychose. La zone principale de rupture d'équilibre se situe entre le Moi et la réalité ou plutôt entre îlots du Moi déjà clivés qui deviennent envahis par des pulsions non maîtrisées ainsi que des forces répressives mal intégrées. Ce Moi peut ainsi se comparer à un humain affrontant à mains nues un *Dinosaurus Rex* : il n'a pratiquement aucune chance s'il est livré trop brutalement à ses opposants internes ! De plus, pendant un épisode de psychose, les contenus inconscients sont projetés sur les éléments de réalité et ainsi le rapport au réel est rendu problématique.

2.3.3 Structures et aménagements-limites

Je pense qu'il est peu contestable que certaines structures méritent une individualisation au nom de narcissisme, mais il serait à mon avis erroné d'exagérer les différences entre structures narcissiques et cas-limites. Si, comme je le crois, il faut penser la limite comme un concept et non pas seulement de manière empirique en situant les BORDERLINES aux frontières de la psychose, comment le narcissisme pourrait-il en être tenu à l'écart ?

André Green (1983), *Narcissisme de vie narcissisme de mort*, p. 16

Il y a un **paradoxe** à parler des types de personnalités pathologiques qui ne se situent pas dans les deux catégories structurales classiques que sont la névrose et la psychose. Nous reparlerons de ce paradoxe de façon plus explicite au chapitre 4. Pour l'instant, nous schématiserons cette structure labile comme si elle était fixe et cela dans le dessin de comprendre les composantes intermédiaires entre la névrose et la psychose sur le plan structural.

Le Ça demeure ici le même bien que, en raison de l'incomplétude des aspects surmoïques et de certaines zones et fonctions du Moi qui manquent de maturation et de consistance, les forces pulsionnelles échappent au contrôle de la personne (voir tableau 4).

Le Moi est ainsi immature, autant dans sa fonction défensive vis-à-vis des pulsions que dans les sphères plus évoluées comme le jugement, la capacité à retarder les satisfactions (principe de réalité)

Tableau IV
STRUCTURE DE PERSONNALITÉ ÉTAT-LIMITE

**Fixations précoces, nombreux traits sado-oraux et sado-anaux
Moi très immature avec zone psychotique,
Surmoi incomplet et sadique**

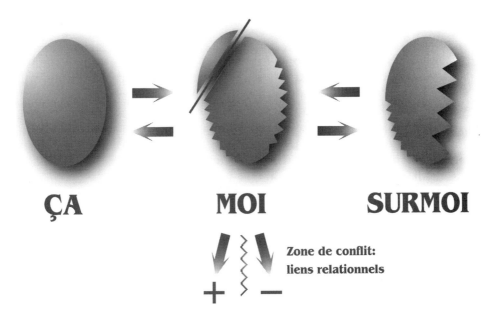

ÇA   MOI   SURMOI

Zone de conflit:
liens relationnels

+ −

**Monde social et réel:
clivage des imagos, rapports idéalisés et
narcissiques, sens émoussé du réel**

que dans les activités de synthèse des expériences internes et externes à l'individu. De plus, certains fonctions primitives du Moi, normalement dépassées au terme de l'enfance, demeurent actives. Il s'agit d'aspects imprégnés de narcissisme primaire dont notamment : la **pensée magique**, la tendance au géocentrisme, l'égocentrisme et l'animisme. Ces éléments archaïques du Moi demeurant vivaces du fait d'un manque de maturation moïque, l'individu présente un fonctionnement marqué par une grande immaturité des conduites.

Pour compliquer les choses, une zone du Moi ou îlot se trouve être de fonctionnement psychotique. La plupart du temps toutefois, cet aspect reste isolé dans le psychisme, si bien que la conduite de l'individu n'en est pas entachée. Mais à certains moments, notamment à la suite d'une accumulation de tension psychique et de frustrations, cet aspect clivé refait surface et désorganise les conduites de la personne : c'est le cas par exemple du pervers qui ne présente pas généralement de désordre psychotique mais dont la perversion est fondamentalement très archaïque dans son contenu comme dans ce qu'elle représente en tant que vestige développemental.

Chez l'état-limite, le Surmoi est incomplet du fait que l'individu n'a pas eu la possibilité de traverser l'Œdipe de manière complète et positive. Il en résulte un manque d'intégration de la personnalité et notamment de l'intériorisation des règles sociales nécessaires à une vie harmonieuse en collectivité. Le sadisme infantile de la période anale n'est pas dépassé et la personne cherche à contrôler les objets relationnels, qu'elle investit de façon ambivalente : elle les fait souvent souffrir sur le plan moral ou pis encore de façon physique ; elle les aime aussi, quoique d'un amour teinté de narcissisme. Le sadisme est aussi mal contrôlé et donne lieu à des moments de décharge impulsive sur les autres, sur les animaux ou sur des objets.

Dans une autre de ses dimensions, constituée d'**introjections** des attentes inconscientes des parents, le Surmoi de l'état-limite se caractérise par un fort « narcissisme secondaire » (voir lexique). L'idéal de soi qui en résulte est puéril, menant tantôt l'individu vers des désirs ainsi que des sentiments de grandeur et de supériorité vis-à-vis des autres ; tantôt, l'Idéal du Moi, trop imposant, entraîne un sentiment de futilité et d'incapacité à atteindre les buts, trop élevés, que l'individu se fixe. La personne état-limite se balance ainsi, d'une part, entre des moments de grandiosité activement recherchés à travers des performances et, d'autre part, une condamnation extrême d'elle-même quand elle ne peut accomplir la destinée grandiose qu'elle s'est projetée.

La zone de conflit, qui marque le point de vulnérabilité le plus grand chez l'état-limite, se situe entre le Moi immature et narcissique et « l'autre », c'est-à-dire les objets relationnels. Tant que l'autre se laisse contrôler, idéaliser, manipuler et renvoie une image positive et grandiose de soi, il s'avère être en ligne avec les désirs narcissiques propres : il est un bon objet. Mais s'il se permet d'être différent, d'agir indépendamment, de se montrer décevant, de ne pas reconnaître l'individu dans toute sa « splendeur » ou se permet de le critiquer, il devient alors une menace à son intégrité, fondée sur les apparences et la survalorisation : l'autre est alors un mauvais objet. C'est ainsi que l'état-limite a tendance à reproduire dans ses relations un mode de rapport premier à la mère dans lequel les perceptions de la bonne mère et de la mauvaise mère ne sont pas intégrées (Klein, 1932, dans Petot, 1979). Ainsi, dans ce clivage psychique des imagos de l'objet, l'astructuré ne réussit pas à assimiler la présence de l'autre en tant qu'autre et à en intégrer les différents aspects dans un lien qui se maintiendrait au-delà de la fluctuation des sentiments à son égard. Il s'agit d'un point de vulnérabilité majeur chez tous les cas-limites dont nous reparlerons plus loin.

2.4 TYPES CARACTÉRIELS

Le « caractère » ou type caractériel correspond à la sous-structure que la personne a développée, laquelle se situe à l'intérieur d'une structure plus générale la faisant se classer parmi les névroses, les états-limites ou les psychoses. Ce type caractériel psychopathologique est donc fonction du niveau de perturbation de la personne, d'une part. D'autre part, le noyau caractériel représente, sur le plan psychopathologique, une organisation particulière des principales anxiétés de la personne et de ce qu'elle a érigé comme défenses pour se protéger et assurer son intégrité.

La structure caractérielle « coiffe » en quelque sorte le Moi et le rend plus rigide. Elle bloque aussi sa maturation. Elle se constitue à l'occasion de conflits développementaux qui ne sont pas solutionnés et dépassés dans l'enfance, laissant la personne aux prises avec des **angoisses primaires** qui risquent alors de faire éclater son psychisme. Il s'agit fondamentalement d'une cuirasse psychique que l'enfant érige parce qu'il ne peut comprendre ce qui lui arrive dans ces moments d'angoisse intenses, du fait de l'incomplétude de son développement cognitif. Il ne peut non plus échapper à la situation, car il est entièrement dépendant de ses objets relationnels premiers, et il essaie alors de se protéger selon les possibilités dont il dispose en fonction de son stade de maturation. Ainsi, le caractère est-il à la fois une structure de défenses essentielles et une sorte de gaine qui coiffe la personnalité et la rigidifie tout en emprisonnant les angoisses primaires qui menacèrent l'intégrité psychique à l'un ou l'autre stade de l'enfance.

Le caractère se rigidifie au cours du développement et les défenses qui le composent échappent au contrôle du Moi. Il devient «automatique». Ce faisant, la personne développe une manière d'être et de se comporter qui lui devient caractéristique sur le plan psychopathologique et qui la rend prévisible. Lorsque l'individu constate lui-même que ses conduites sont en quelque sorte réglées à l'insu de sa volonté, il est trop tard : le contrôle de son expérience lui échappe et une partie de celle-ci, qui est à l'origine des défenses principales qui constituent son caractère, n'est plus du tout disponible à son conscient.

Le type caractériel qu'une personne donnée aura développé s'organise autour d'angoisses, lesquelles peuvent être induites à partir d'une connaissance approfondie des anxiétés primaires propres aux enfants. Ces dernières sont différentes d'un stade de l'enfance à l'autre et ainsi, lorsque certains enjeux développementaux semblent ne pas avoir été complètement solutionnés (cf. oralité, analité, phallicité, œdipe, latence, stade génital), nous disposons d'un premier indice sur l'angoisse primaire qui est au cœur de la structure pathologique. L'organisation caractérielle construite autour de ces angoisses sera ainsi longue à s'assouplir et à s'ajuster car elle est le fruit d'une attitude défensive longuement développée (Bergeret, 1974).

On ne peut pas parler de caractère (ex. : hystérique, pervers, schizophrénique) sans préciser un concept qui lui est associé : les traits de caractère. Tout comme le concept précédent, ce dernier réfère à des défenses qui furent érigées pour circonscrire des angoisses à l'un ou l'autre stade de développement de la personnalité. Ce sont aussi des vestiges de conflits non solutionnés. Mais les traits de caractère ne constituent pas le noyau défensif premier et automatique, au cœur de la structure psychopathologique. Ils peuvent même être très divergents du noyau caractériel. Une personne peut avoir une structure caractérielle (ou noyau caractériel) la situant parmi les névroses (ex. : l'hystérie) et à la fois posséder des traits de caractère qu'on rencontre normalement dans les psychoses (cf. tendances dissociatives, traits oraux prononcés). Inversement, une personne donnée peut avoir un noyau caractériel la situant dans les psychoses (ex. : schizophrénie) et des traits de caractère secondaires normalement associés aux névroses (ex. : tendances obsessionnelles, traits anaux prononcés). Ainsi, le type ou noyau caractériel est-il lié nécessairement à une structure psycho-pathologique de base (névrose, état-limite, psychose) mais les traits de caractère quant à eux sont plus fluctuants, pouvant ou non relever de la même lignée structurelle. Mais revenons aux types caractériels.

La première défense à la base des structures caractérielles névro-tiques est le «refoulement». D'autres mécanismes défensifs, priviligiés dans les névroses, en dérivent et ils seront décrits au prochain chapitre. Les défenses qui fondent les différents états-limites sur le plan caractériel sont beaucoup moins efficaces que le refoulement, si bien que les diffé-rents états-limites vont se livrer à des comportements défensifs, aussi appelés «contre-investissements». Ce sont des actions servant principale-ment à fuir des contenus émotionnels associés à des angoisses pro-fondes. Dans les psychoses, les défenses caractérielles sont souvent moins efficaces à endiguer l'angoisse et peu diversifiées, si bien que le psychisme est constamment menacé d'éclatement (Freud, 1920).

Les défenses dites «caractérielles» sont ainsi à la base des types caractériels adultes. Il s'agit de procédés inconscients, qui consistent à bloquer des processus émotionnels ou une charge pulsionnelle (par refoulement, clivage des imagos, clivage du Moi) en dérivant l'énergie instinctuelle et en mobilisant une anxiété anticipatrice. Il en résulte une suppression de contenus expérientiels chargés (clivage de la cons-cience) et un manque de sensibilité teinté d'angoisse. Cette dernière se trouve être sans objet qui lui est proportionnée et clairement reliée. Le caractère, même s'il occasionne de puissantes perturbations de la personnalité, a une fonction de survie psychique : il empêche que nous soyons assaillis par des affects et des souvenirs que nous ne pourrions intégrer et qui éveilleraient une angoisse si importante que le Moi vole-rait en éclats — du moins c'est ce qui est émotivement craint. Le refou-lement, les autres défenses et leurs extensions «caractérielles» sont donc des «mensonges nécessaires» sur soi, jusqu'à ce que nous soyons en mesure d'intégrer certaines parties de nous-mêmes (Becker, 1973). Ainsi, personne n'est exempt d'une telle structure caractérielle et, par là, de dimension psychopathologique.

Le type caractériel se constitue donc à partir des défenses privilé-giées que la personne a déployées tout d'abord à un stade précis de son développement puis à maintes et maintes reprises. Il acquiert éven-tuellement un statut autonome à l'intérieur de la personnalité et con-trôle le Moi. Le caractère psychopathologique devient en quelque sorte une cuirasse (Reich, 1933) qui protège, de l'intérieur, de souvenirs et d'impressions pénibles. Il peut être visualisé comme un château fort, à l'intérieur duquel la personne est à l'abri tout en étant extrêmement limitée dans ses possibilités d'action, de laisser-aller et de croissance.

Il est difficile de dire précisément quels événements ont présidé à tel type caractériel plutôt qu'à tel autre. Freud par exemple dit ne pas savoir ce qui, spécifiquement, contribue au développement d'un caractère hystérique plutôt qu'hystérophobique (Freud, 1925-1926). Mais certaines constantes développementales reviennent d'un individu à l'autre, ce qui permet, rétrospectivement, de reconnaître les événements qui ont mené à utiliser certaines défenses en particulier. De plus, précisons que ce n'est pas tellement un événement comme tel qui contribue à cristalliser certaines défenses en un noyau caractériel. Ce sont plutôt, de façon plus générale, des circonstances développementales constituées par des expériences relationnelles s'échelonnant sur une très longue période de temps. Ce sont aussi des liens relationnels significatifs et prolongés qui peuvent contribuer à libérer le sujet de ce qui l'empêche de croître (Lesage, 2000).

Vignette clinique[1] : Alexandra

> Alexandra souffre de claustrophobie : elle étouffe lorsqu'elle se retrouve dans des lieux où l'espace est restreint. Elle ne sait pas consciemment pourquoi mais de plus en plus d'endroits qui, auparavant, ne lui causaient pas problème, sont devenus les sources d'une angoisse insupportable : quand elle se retrouve coincée de quelque manière ou a peur de l'être, elle est alors prise d'étourdissements et d'une envie pressante de vomir, sans qu'elle puisse pourtant y arriver. Elle évite de plus de sortir de chez elle pour ne pas avoir à éprouver ces moments d'angoisse extrême où elle étouffe. Tout a commencé, pour elle, quelques mois auparavant, lorsqu'elle est restée coincée quelques minutes dans un ascenseur à son travail.

---

1. Les vignettes cliniques présentées tout au long du volume sont tirées de cas véridiques. Il s'agit de personnes rencontrées par l'auteur dans le cadre d'évaluations psychologiques et de psychothérapies. Toutefois, les prénoms sont inexacts et certains éléments sont omis afin de préserver l'anonymat. Ces vignettes servent surtout à illustrer les propos de l'auteur et à donner chair aux concepts présentés ; aussi la longueur des histoires de cas varie-t-elle en fonction de l'atteinte de ces buts. Certaines vignettes sont par ailleurs développées davantage dans des sections ultérieures du texte.

Mais en décrivant ses symptômes phobiques, disproportionnés dans leur ampleur par rapport à l'événement qui l'a traumatisée, Alexandra se rend compte qu'ils ne sont pas récents. Ses angoisses anticipatrices sont seulement plus accentuées depuis l'événement de l'ascenseur qu'elle relate. Le sentiment de compression à la gorge, l'étouffement et l'envie de vomir sont des sensations familières en fait.

Les angoisses inexplicables d'Alexandra prirent progressivement un sens au cours du processus de remémoration propre à la psychothérapie introspective. Elle se souvint ainsi, après quelques mois de rêves intenses qui furent analysés, que son frère de dix ans son aîné venait dans sa chambre le soir et lui faisait des attouchements sexuels. Cela avait commencé vers l'âge de quatre ans. Elle se remémora aussi les sensations qu'elle éprouvait alors, qui s'avérèrent identiques à celles ressenties au cours de ses poussées phobiques : compressions à la gorge et étouffement (son frère lui serrait la gorge et lui mettait la main sur la bouche), maux de cœur qu'elle avait à la suite des attouchements. Ces gestes d'abus dont elle fut la victime angoissée durèrent plusieurs années mais elle n'en parla jamais par peur des représailles de son frère. Elle les avait d'ailleurs complètement oubliés avant nos rencontres.

À la suite de cette remémoration, ses symptômes diminuèrent considérablement et Alexandra put à nouveau sortir de chez elle et reprendre progressivement ses activités. Mais sa sexualité était toujours un lieu de perturbation, qui fut beaucoup plus difficile à aborder sans qu'elle se sente menacée à nouveau. En outre, elle avait une sexualité très pauvre et les rares contacts sexuels avec son mari étaient entachés d'un sentiment de blessure qu'elle n'arrivait pas jusque-là à s'expliquer. Lorsqu'il lui fut possible de reconnaître qu'elle avait des besoins d'ordre sexuel, Alexandra eut alors une poussée dépressive. Dans la peine qu'elle exprima alors, elle dit avoir la conviction que son frère lui avait, à tout jamais, volé une partie de son être.

Alexandra avait développé un type caractériel dit hystérophobique, dans lequel l'angoisse phobique sert d'écran et de défense vis-à-vis de pulsions libidinales vécues comme étant menaçantes, et pouvant ramener le souvenir d'événements traumatiques. Comme beaucoup d'hystérophobiques, elle a vécu des expériences précoces au cours desquelles il lui a fallu protéger son intégrité le plus possible. Concurremment, son développement psychosexuel s'est en quelque sorte figé à un œdipe à peine entamé et trop menaçant, ce qui est souvent le cas chez les hystérophobiques même s'ils n'ont pas tous vécu des abus sexuels comme ce fut le cas pour Alexandra.

2.5 TYPOLOGIE PRÉCONISÉE

La nomenclature psychopathologique proposée ici (voir tableau V ci-contre) comprend trois lignées structurelles de base, lesquelles se subdivisent en sous-types caractériels. Cette typologie s'inspire premièrement des travaux de Bergeret (1974, 1982). Mais cette nomenclature tient aussi compte des recherches et des constatations cliniques de Kernberg (1975), de Green (1983) ainsi que de Kohut (1971) concernant la notion de narcissisme pathologique et son application dans la compréhension psychodynamique et structurale des personnalités dites narcissiques.

La présente nomenclature, proposée au tableau V, constitue une classification possible des entités désadaptatives. Elle est largement d'inspiration psychanalytique et en conserve d'ailleurs le vocabulaire. Les types caractériels les plus connus y sont répertoriés et classifiés selon trois lignées structurales, les états-limites constituant une classe intermédiaire. Cette classification sera par la suite justifiée aux chapitres 3, 4 et 5 et on y montrera comment cette nomenclature permet d'éclairer ce qui rallie les types caractériels à chacune des grandes lignées structurelles.

Notons que la nomenclature préconisée par l'auteur ne traite pas des psychopathologies dont l'origine est clairement neurologique, c'est-à-dire secondaires à des altérations des fonctions cérébrales supérieures liées à des facteurs traumatiques ou à des maladies dégénératives (ex. : atteintes du cerveau à la suite de traumatismes crâniens, Alzheimer). La présente grille ne comprend pas non plus les psychopathologies induites par des substances psychoactives, lesquelles altèrent le fonctionnement normal du cerveau (ex. : «flash-back», psychose induite, syndrome de Korsakov). Toutefois, la classification regroupe les principaux syndromes cliniques qui sont susceptibles d'être exacerbés par des traumatismes, par des maladies dégénératives et par l'absorption de substances psychoactives ou d'alcool.

2.6 LIENS ET DIVERGENCES PAR RAPPORT À LA NOMENCLATURE PSYCHIATRIQUE DE L'APA

Le *Manuel diagnostique et statistique des troubles mentaux* (APA, 1994) utilise une description multiaxiale des troubles mentaux. Il sert ainsi à poser un diagnostic *psychiatrique* selon cinq niveaux interreliés de perturbation dans le fonctionnement général d'un individu.

Tableau V
TYPOLOGIE PRÉCONISÉE

Grandes structures psychopathologiques

	Névroses	États et aménagements-limites	Psychoses
Types caractériels simples	Névroses actuelles + traumatique + réactions de deuil	Les personnalités narcissiques + phallique-narcissique (◀◀) + schizoïde (▶▶) + cyclothymique (▶▶) + paranoïde (▶▶)	Schizophrénie + hébéphrénie + catatonie passive + catatonie rigide + catatonie excitée
	Névroses d'organes + hypochondrie + neurasthénie + névrose dépressive	Les caractériels + psychopathe + passif-agressif	Paranoïa + schizophrénie paranoïde
	Hystérie + de conversion + dissociative ▶▶▶	Perversions du caractère + fétichisme + exhibitionnisme + voyeurisme + sadomasochisme + pédophilie + zoophilie + nécrophilie + transvesticisme et transsexualisme	Maniaco-dépression + unipolaire + PMD
	Hystérie d'angoisse + hystérophobie		
	Névrose obsessionnelle + obsession-compulsion + masochisme moral		

(◀◀): plus près structuellement des névroses
(▶▶): plus près structurellement des psychoses, psychoses mineures

L'axe I concerne les syndromes cliniques ainsi que différentes problématiques. Par exemple, la dépression majeure, la toxicomanie, l'anorexie-boulimie, la schizophrénie chronique et un état de délire induit par des drogues sont autant d'états de perturbation dont les causes sont complexes qui peuvent s'inscrire dans l'axe I. Dans la présente nomenclature, qui traite essentiellement des troubles psychopathologiques de la personnalité et de ses répercussions, les problématiques psychosociales telles la toxicomanie ou l'anorexie ou encore la délinquance seront vues comme étant les représentants manifestes d'un désordre psychopathologique sous-jacent, auquel s'associent d'autres facteurs plus contextuels (ex. : contexte socio-économique, milieu socio-culturel). Nous ne développerons pas ces problématiques comme telles mais nous nous attarderons aux types psychopathologiques qui y sont associés.

L'axe II du DSM-IV traite des troubles psychopathologiques de la personnalité et des troubles du développement dans l'enfance et à l'adolescence. En ce qui concerne tout d'abord les troubles de la personnalité, la présente nomenclature couvre sensiblement les mêmes types de troubles que ceux traités dans l'axe II du DSM quoiqu'ils sont organisés et classifiés ici de façon différente. De plus, les divers troubles, nommés ici types caractériels, sont désignés de façon légèrement différente dans les deux classifications (ex. : hystrionique dans le DSM et hystérique dans la présente nomenclature). Lorsque l'on prend connaissance des aspects symptomatologiques servant à reconnaître les divers troubles — de personnalité ou caractériels —, la description qui en est faite dans les deux nomenclatures est sensiblement la même, ce qui permet de constater une correspondance sur le plan descriptif. Toutefois, lorsqu'il s'agit de déterminer les facteurs étiologiques pouvant prédisposer aux divers troubles, la façon de définir l'étiologie s'avère très différente : dans l'axe II du DSM, ce sont des aspects psychosociaux et économiques qui sont mis en lumière et l'on utilise à cette fin des données d'ordre épidémiologique ; dans la présente description des types caractériels, les facteurs étiologiques sont établis à partir du vécu rapporté par des personnes en entrevue clinique. Toutefois, ainsi que l'auteur a pu souvent le constater, ces données de récits de vie concordent le plus souvent avec les indices épidémiologiques, mais ces données ont l'avantage, à l'encontre d'indices généraux, d'étayer d'une manière très individuelle et très riche ce qui peut prédisposer au développement d'un type psychopathologique en particulier. Notons en second lieu que le présent volume traite des psychopathologies chez l'adulte essentiellement. Pour ce qui est des troubles de l'enfance et de l'adolescence, le lecteur devra se référer à d'autres documents qui les décrivent. Un livre récent dans le champ de la psychopathologie infantile, auquel l'auteur a participé, pourrait par exemple être consulté (voir Ratté, dans Habimana, Éthier, Petot et Tousignant, 1999, chapitre 33). Toutefois, des histoires de cas d'enfants et des récits d'enfance de personnes adultes seront ici mis à profit, afin d'illustrer qu'une structuration psychopathologique commence très tôt dans l'existence.

L'axe III du DSM concerne des affections physiques variées et des troubles de nature neurologique qui influent sur l'état mental de la personne : le diabète, les troubles neurologiques mineurs et les altérations du système nerveux dues à des traumas en font partie. Ces dimensions ne seront pas traitées comme telles ici, quoiqu'il sera question des troubles psychosomatiques et des troubles post-traumatiques dans le prochain chapitre. Dans la présente perspective, ce sont les événements relevant du développement qui seront surtout mis en lumière en tant qu'aspects causaux. Mais il sera aussi question d'altérations physiques et de problèmes psychopathologiques pouvant se développer de façon concomitante puis se renforcer mutuellement.

L'axe IV du *Manuel diagnostique et statistique des troubles mentaux* touche à la sévérité des facteurs environnementaux qui exacerbent les prédispositions psychopathologiques de la personne. En général, moins grand est le facteur venant précipiter un effondrement de l'état mental de la personne, plus grande est alors considérée la disposition pathologique latente. Dans la présente nomenclature, ces aspects sont aussi vus comme des facteurs précipitants et le même principe de déduction de l'état pathologique latent est appliqué. Ces facteurs situationnels exacerbants sont, par exemple : le divorce, les difficultés interpersonnelles, l'immigration, les maladies, les deuils, les difficultés financières, les problèmes professionnels, les conditions de vie, les problèmes légaux, etc.

L'axe V sert à inclure dans le diagnostic multiaxial psychiatrique le niveau de fonctionnement le plus élevé de la personne dans l'année écoulée, en termes de qualité des relations sociales, de fonctionnement professionnel et d'utilisation du temps de loisir. Dans la présente nomenclature, ces aspects sont considérés, tout comme dans le DSM, en tant qu'indicateurs de détérioration ou d'amélioration de l'état mental de la personne.

2.7 ASPECTS À PRENDRE EN COMPTE DANS L'UTILISATION DE LA PRÉSENTE NOMENCLATURE

Selon la classification présentée ici, il y a trois grandes structures de personnalités psychopathologiques et un nombre restreint de sous-structures caractérielles (ex. : dans les vraies névroses il y a substantiellement les caractères hystérique, hystérophobique et obsessionnel). Ces structurations sont vues comme reflétant le vécu de personnes et notamment de la façon dont elles ont trouvé des solutions — parfois emprisonnantes — à certains conflits vécus dans l'enfance et à l'adolescence. La présente nomenclature vise à classer un individu donné selon une série d'indices regroupés en trois dimensions : ses symptômes, les facteurs psychodynamiques et les aspects étiologiques. Un peu comme pour le DSM, le diagnosticien apprend à repérer ces différents aspects chez la personne qu'il évalue et, par là, la classe sur le plan psychopathologique. À son tour, le diagnostic clinique qui est posé permet de comprendre plus en profondeur la personne évaluée car il existe un ensemble de connaissances et d'expertises à propos de chacun des sous-types psychopathologiques qui permettent d'identifier leurs symptômes typiques. Leurs principales caractéristiques psychiques et des vécus généralement relevés.

Nous ne prétendons pas ici que les dimensions pathologiques de l'humain puissent se résumer à quelques catégories diagnostiques. Ce sont des regroupements généraux et il faut aussi considérer que chaque personne possède une manière bien particulière de vivre ses dimensions désadaptatives : il n'y a pas deux obsessionnels identiques par exemple, mais de tels individus ont quelque chose en commun, sur le plan structural. Il faut ainsi prendre les catégories diagnostiques pour ce qu'elles sont : une grille qui permet de comprendre les phénomènes psychopathologiques généraux, que l'on doit appliquer à des personnes réelles ayant chacune une individualité.

Par ailleurs, poser un diagnostic s'avère une tâche complexe et il est nécessaire, pour y arriver, de se donner certaines balises qui permettent de regrouper des éléments, d'en mettre d'autres entre parenthèses et enfin de se faire une idée générale sur les problèmes d'adaptation de la personne évaluée. C'est ici qu'une grille diagnostique des troubles psychopathologiques entre en jeu. Le diagnostic, s'il est bien posé, donne en effet des repères.

Par ailleurs, décrivant séparément les entités psychopathologiques, les nomenclatures telles que celle-ci réduisent les possibilités humaines à de petites cases séparables. Or, et cela est spécialement vrai dans certaines problématiques, le noyau pathologique d'un individu peut parfois, mais rarement, être double. Il est ainsi possible qu'une même personne présente deux noyaux psychopathologiques (la perversion et la schizophrénie par exemple). Dans ces cas plus rares, le diagnosticien doit tenir compte à la fois des aspects symptomatiques, psychodynamiques et étiologiques propres à chaque noyau et également de la conjugaison pathologique particulière qui résulte de la présence de cette double structure : en général, le portrait pathologique s'en trouve fortement alourdi (le schizophrène pervers est hautement dangereux).

Un autre fait doit être pris en considération dans la façon d'utiliser la grille diagnostique proposée. Un diagnostic différentiel vise à cerner le noyau pathologique d'une personne, mais il y a toujours des aspects caractériels secondaires. Ces derniers peuvent s'inscrire dans la même lignée structurelle (névrotique, limite ou psychotique) mais il peut aussi advenir que ces traits secondaires soient d'une autre lignée par rapport au noyau (une personne psychotique peut présenter des traits obsessionnels ; une personne névrotique peut avoir un fort narcissisme). Il faut alors que le diagnosticien sache discriminer où se situe le noyau par rapport à ces aspects secondaires et qu'il puisse ensuite comprendre leur interrelation (Bergeret, 1974).

L'objet de cet écrit est de permettre un diagnostic précis et utile. Tout comme dans une nomenclature psychiatrique, des critères observables y sont utilisés pour établir le diagnostic différentiel. Toutefois ici, ces repères sont regroupés en trois dimensions interreliées : les aspects symptomatiques, psychodynamiques et étiologiques. Ce regroupement tridimensionnel des éléments cliniques permet tout d'abord de déterminer et de discriminer les éléments qui concourent à une structuration psychopathologique (aspects étiologiques), ceux qui se rapportent aux éléments structuraux et au fonctionnement psychique (aspects psychodynamiques) et ceux qui relèvent de l'expression comportementale des troubles pathologiques (aspects symptomatiques). Ce faisant, nous essayons d'établir des repères applicables à un grand nombre de personnes.

Les fins ultimes du diagnostic seront précisées dans la conclusion de ce livre. Nous verrons en l'occurrence qu'une nomenclature psychopathologique précise et claire constitue un instrument puissant qui permet de jeter les bases pour une compréhension en profondeur des mécanismes qui immobilisent une personne. Une fois « cartographiés » si l'on peut dire ces aspects de la personnalité, il devient plus facile d'en saisir les points de vulnérabilité. Le diagnosticien pourra alors, selon le niveau de fragilité constaté, adapter son approche et notamment établir des objectifs ainsi que des balises d'intervention réalistes et appropriées. Si l'on veut travailler dans un but rééducatif ou curatif avec une personne en particulier, le diagnostic psychopathologique permet de se donner des points de repère : Est-elle capable d'être confrontée ? Son équilibre est-il si précaire qu'il faille prendre certaines précautions pour ne pas empirer son état ? Le déséquilibre observable est-il passager ou permanent ? Dois-je la croire ? Que dire des contradictions dans son discours ? Toutes ces questions et bien d'autres doivent en effet trouver réponse avant que toute forme d'intervention soit mise en place.

Dans les trois prochains chapitres, les structures de personnalité névrotique, état-limite et psychotique seront présentées et décrites selon les dimensions symptomatiques, psychodynamiques et étiologiques qui leur sont propres. Chacune des sous-structures caractérielles sera aussi décrite selon les mêmes dimensions. Ces descriptions sont basées d'une part sur le savoir accumulé en psychologie clinique et, d'autre part, sur l'expérience prolongée de l'auteur en évaluation et en psychothérapie. D'ailleurs, des exemples cliniques réels viendront illustrer les propos et donner chair aux concepts avancés. À la fin des trois chapitres, il sera question d'une adaptation nécessaire des approches d'aide en fonction du diagnostic psychopathologique posé. Nous verrons par exemple comment toute intervention avec des personnes névrotiques s'appuie d'emblée sur certains éléments positifs à l'intérieur de leur personnalité. Mais les personnes névrotiques ont aussi de fortes défenses, qu'il faut savoir comprendre et accueillir. Il en va de même pour les différents états-limites pour lesquels il faut constamment garder en mémoire certaines lacunes particulières, dont notamment leur difficulté à se déposer, et à poser leur arsenal de défenses. Toute intervention avec ces personnes dites « narcissiques » doit prendre en compte leur énorme difficulté relationnelle et notamment leur façon évitante et ambivalente d'être dans un rapport réellement intime. Chez les psychotiques, les interventions classiques (éducatives, rééducatives ou curatives) rencontrent des écueils importants. Engager ces personnes dans le processus d'introspection est en soi un défi de taille ; les y maintenir au gré de leur état mental fluctuant et de leurs nombreuses rechutes est aussi très difficile ; les aider vis-à-vis des aspects plus concrets de leur vie et notamment en ce qui concerne leur tendance à se retrouver marginalisées s'avère également crucial. Ainsi, il faut adapter l'approche en fonction des lacunes structurelles importantes des psychotiques et il est nécessaire de se donner des moyens plus diversifiés, de travailler à plusieurs et en multidisciplinarité par exemple, afin de maximiser les chances de rétablissement et de réadaptation.

Les forces et les fragilités repérables dans chaque lignée structurelle, ainsi que pour chacune des structures caractérielles, impliquent des contraintes et des points d'appui différents. Ne pas tenir compte de ces écueils ou de ces pierres angulaires correspond à travailler à l'aveugle avec la personnalité des gens que l'on rencontre et que l'on cherche pourtant à aider d'une quelconque façon. En connaissant les repères psychopathologiques au contraire, le diagnosticien se donne une expertise qui lui permet d'établir son approche sur une base scientifique. Nous reparlerons de ces nécessaires modulations des approches d'aide en fonction du degré pathologique à la fin de chacun des chapitres portant sur les névroses, les états-limites et les psychoses.

Le champ de la psychopathologie soulève nécessairement des questions concernant le changement de la personnalité. Comment change-t-on une structure psychopathologique? Y a-t-il moyen d'assouplir ou même de faire disparaître la structure caractérielle? La position de l'auteur sur ce point veut que l'on ne puisse changer la structure de base d'un adulte, mais que l'on soit capable, nécessairement avec l'accord et l'implication de la personne, de l'aider à amenuiser des dimensions pathologiques et développer des mécanismes d'adaptation plus sains. Dans une perspective plutôt psychanalytique et également humaniste-existentielle par certains aspects, l'auteur croit qu'il est possible, à l'occasion d'une psychothérapie, d'amenuiser et de rendre plus souples en l'occurrence les mécanismes de défense et le noyau caractériel. Mais il s'agit d'un travail qui s'avère fort long et ardu, en fonction du degré pathologique présent et de l'implication de la personne dans le processus. Mais d'autres approches que la psychothérapie existent. C'est le cas par exemple des approches dites «psychosociales» qui mettent l'accent sur les conditions de vie, le réseau social et la réinsertion des personnes sans qu'il y ait nécessairement une psychothérapie. Des approches plus médicales visent à donner un soutien médicamenteux à la personne, qui ne change en rien sa structuration mais qui lui permet de fonctionner en société et au travail. Différentes approches éducatives, visant à développer des habiletés déficientes, tirent leur origine d'un positionnement davantage béhavioral sur le changement de la personnalité.

Peu importe notre positionnement théorique au regard de l'intervention, il existe des fondements à l'intervention qui constituent des incontournables. Parmi ceux-ci, la capacité de l'aidant à «recevoir» l'autre (Hamann et collab., 1993) dans des dimensions où il ne peut se recevoir d'emblée lui-même, constitue un préalable essentiel pour appréhender les dimensions psychopathologiques. De plus, la capacité de l'aidant à « contenir » (Winnicott, 1969) l'aidé dans son angoisse et dans ce qu'il découvre progressivement en lui en termes de souffrance constitue une assise fondamentale pour que ce dernier puisse s'approprier ses dimensions obscures et cheminer par rapport à son adaptation. Nous reparlerons de ces préalables aux interventions et de d'autres, à la fin de chacun des chapitres portant sur les névroses, les états-limites et les psychoses.

Lorsque cela est possible, le changement visant la croissance ne devient plus un but intentionnellement visé. L'intervenant ne s'acharne plus — ni la personne qui met son espoir en lui — à vouloir changer la personnalité de l'individu. Change-t-on de stature corporelle ? Une fois saisie en profondeur et reçue la raison d'être des défenses caractérielles, on observe plutôt paradoxalement que la personne s'en dégage du fait même d'avoir pu trouver un lieu, un lien, pour déposer sa cuirasse et confier sa souffrance.

Forts de ce but, attardons-nous maintenant à comprendre en profondeur les personnes et leurs troubles, puis à jeter ainsi les bases pour leur venir en aide.

Chapitre 3

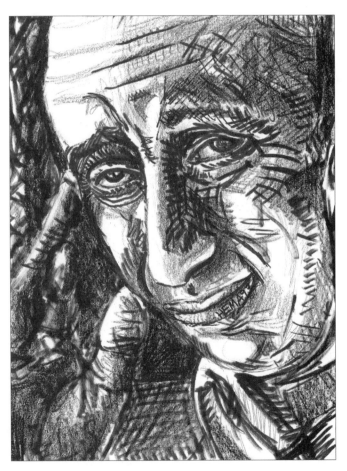

LES NÉVROSES

L'une des premières découvertes psychanalytiques importantes concerne le fait qu'il existe un clivage dans la conscience et que des contenus psychiques peuvent être refoulés hors du conscient. Selon Freud (1915-1917a), c'est par le mécanisme de refoulement que s'opère une répression, hors du conscient, de certains vécus conflictuels ou de fantasmes qui ont éveillé trop d'angoisse.

Dans le refoulement, le contenu psychique subit d'abord une scission, ce qu'observe très tôt Freud à propos du **contenu manifeste des rêves** (Freud, 1900, 1901a) : la représentation psychique ou l'idée (consciente ou inconsciente) est séparée de son affect par l'effet d'une première censure. Le contenu ainsi rendu plus neutre peut ensuite être oublié, puis l'oubli devient lui-même inconscient.

Par ailleurs, l'affect délesté de sa représentation psychique n'est pas perdu. En fait, selon Freud, il est beaucoup plus difficile à réprimer et il sera déplacé vers une représentation qui n'éveille pas le conflit ou l'angoisse. Le but de cette censure psychique étant de rétablir un certain équilibre vis-à-vis de contenus trop chargés, la charge justement « vagabondera » dans l'inconscient et s'associera à des représentations qui ont peu de rapport avec le contenu réprimé. Donc, dans le refoulement, l'affect s'accole à des idées et à des fantasmes inconscients qui ne créent pas de conflit ou d'angoisse. Mais l'individu reste alors aux prises avec des émotions qui n'ont plus de cause apparente et qui peuvent s'imposer de façon soudaine dans certaines circonstances sans qu'il en saisisse le sens réel (ex. : les phobies).

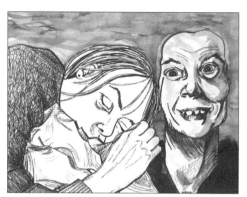

L'analyse des rêves a ainsi permis à Freud de découvrir que les contenus refoulés subissent les lois de l'inconscient.

L'analyse des rêves a ainsi permis à Freud de découvrir que les contenus refoulés subissent les lois de l'inconscient. En plus de voir leurs affects déplacés, les contenus psychiques opèrent dans cet inconscient une sorte de condensation, c'est-à-dire qu'ils se fusionnent en un tout nouveau, que le conscient ne pourra plus reconnaître (Freud, 1901b). Ainsi, chaque élément du rêve est *surdéterminé*, c'est-à-dire que dans sa retraduction il y a plusieurs **contenus latents** à retracer pour chaque élément du contenu manifeste du rêve. De plus, l'inconscient transforme les contenus conscients, qui sont presque essentiellement des éléments verbaux et rationnels, en images et en mots symboliques propres aux processus psychiques primaires. Ce dont le rêveur se souvient alors au réveil est davantage constitué d'images ou de mots, qui ont une valeur essentiellement symbolique et qui traduisent une pensée inconsciente (Freud, 1915). Ce sont donc des contenus condensés et symbolisés qui sont conservés dans la mémoire du rêveur qui s'éveille, lesquels peuvent tromper le Moi et revenir ainsi à la surface, mais tronqués. Il en est de même des souvenirs d'enfance qu'il nous faut analyser afin de découvrir ce qu'ils sont vraiment sur le plan étiologique (Freud, 1899, dans Freud, 1894-1924).

Se souvenir de ce qui crée une angoisse particulière devient ainsi un défi de taille, le contenu attaché à l'émotion ne s'y rapportant pas souvent. Comprendre pourquoi certaines situations de la vie journalière éveillent la crainte et l'envie de s'enfuir devient aussi malaisé. De plus, des émotions sans cause apparente se font une place en nous sans que l'on sache à quoi les relier. Ces phénomènes, étudiés d'abord dans le rêve, révèlent à Freud certains des mécanismes psychiques inconscients à la base des névroses (Freud, 1920-1923, 1925-1926) : déplacements d'affects, condensation des contenus, transformation des contenus psychiques dont la trame est auditive en contenus symboliques dont la trame est plus visuelle, censure, plasticité du temps, etc. Tous ces procédés, que Freud établit progressivement comme étant des règles de fonctionnement de l'inconscient, transforment les contenus chargés émotionnellement.

Par ailleurs, il n'y a pas que dans le rêve que l'on puisse observer les mécanismes de répression psychiques. Dans la façon dont les humains justifient généralement leurs actions il y a souvent, sous une apparente rationalité, des raisons hautement irrationnelles et qui relèvent de motifs inconscients. En l'occurrence, des actions qui peuvent paraître accidentelles sont parfois le fruit de désirs qui échappent au volontaire : *lapsus linguæ*, accidents répétés, bris d'objets ayant une signification affective, oublis, etc. (Freud, 1901b). Le sens des conduites humaines et principalement les motivations à la base de nos comportements sont souvent établis sur des contenus inconscients qui remontent à la surface sous forme de pensées saugrenues ou obsédantes, d'émotions diffuses ou envahissantes que l'on ne comprend pas et de comportements qui paraissent accidentels mais qui traduisent des motifs inconscients (Freud, 1901b ; 1915-1917a).

Certaines défenses psychiques viennent s'adjoindre au refoulement, rendant encore plus difficile l'établissement des vrais motivations à la base des conduites humaines : le déni, la rationalisation, l'évitement, le clivage, etc. Toutefois, les situations de la vie font généralement en sorte que les mécanismes défensifs se fissurent tôt ou tard et que l'énergie nécessaire au refoulement se dissipe. Les contenus, même s'ils sont scindés, condensés et transformés, cherchent alors à revenir à la surface. Trompant la conscience, ils créent des symptômes qui passent trop souvent pour des maladies liées soit à un désordre essentiellement physiologique ou à la fatigue. C'est le cas par exemple des malades « hystériques » que Freud a étudiés avec ses premiers maîtres à penser que sont Charcot, Breuer et Bernheim. Mais, à la différence de ces derniers, qui voyaient l'origine des troubles hystériques dans une prédisposition héréditaire, Freud leur attribue une cause essentiellement psychologique ou du moins psychosomatique (Freud, 1896).

La sensibilité de Freud au symbolisme du rêve et au sens caché des conduites humaines le fit s'intéresser à plusieurs désordres physiques sans cause physiologique décelable. Il en vint à intuitionner que quelque élément échappe dans ces phénomènes au contrôle conscient, alors que les neurologues de l'époque attribuaient à ces malades imaginaires des désirs infantiles d'obtenir de l'attention (Freud, 1903-1904).

De nombreux cas cliniques ont ensuite mené Freud (ex. : Dora) à comprendre qu'en ce qui concerne les contenus psychiques un principe de base peut s'appliquer, tout comme dans les sciences naturelles : rien ne se perd, rien ne se crée, tout se transforme. Les vécus refoulés et les émotions retenues cherchent à revenir à la surface. Des rejetons de pulsions inacceptables pour la conscience et des vestiges de vécus difficiles sont en fait à l'origine des symptômes physiques sans cause réelle ou d'angoisses et de comportements en apparence injustifiables d'un point de vue rationnel : angoisses et phobies, obsessions-compulsions, conversions et dissociations hystériques, etc. (Freud, 1909-1910).

Le « retour du refoulé » (terme employé par Freud, 1915-1917a), sous forme de symptômes, est habituellement ignoré ou mal compris par les non-initiés : on prend souvent le symptôme pour la cause. De nombreux intervenants se centrent ainsi essentiellement sur la symptomatologie. Ce n'est en fait que le résultat de surface, un rappel indirect d'un matériel inconscient, qui causerait énormément d'anxiété chez la personne s'il était révélé trop abruptement.

Vignette clinique : Liette

Liette est une femme au début de la cinquantaine, qui vit difficilement un divorce. Elle commence la première entrevue en affirmant avec une certaine fierté que jusqu'à l'événement récent de sa séparation, elle a vécu « positivement ». Elle entend par là que dans l'adversité, quand elle se sentait malheureuse au cours de sa vie, particulièrement lorsque son mari la délaissait pour s'investir principalement dans sa vie professionnelle au cours des dernières années, elle avait toujours réussi à ne penser qu'aux bons aspects de sa vie et à oublier ce qui la tracassait. Rejetant derrière elle tous les sentiments liés de près ou de loin à la souffrance, elle avait même réussi à traverser l'épreuve de la perte d'un enfant, il y avait de cela quinze ans, sans se perdre dans son chagrin. Les divers deuils qui jalonnaient sa vie avaient aussi été traversés sans qu'elle se laisse trop ébranler : la mort de son père alors qu'elle n'avait que 8 ans ; le sacrifice de sa propre vie professionnelle lorsqu'elle s'était mariée ; l'entrée de son mari dans un processus de détérioration psychologique à la suite de la mort de leur fille ; la fuite de ce dernier à divers moments difficiles dans leur couple et depuis un an sa liaison avec une jeune femme. Mais voilà que ces deuils non vécus, traversés sous l'égide de la devise positiviste, lui tombent littéralement dessus à la suite du déménagement récent de son mari avec sa nouvelle compagne. Et elle pleure maintenant sans arrêt, pour tous les moments où, lui semble-t-il, elle n'a pas senti sa détresse.

Une fois cela reconnu, ce qui fut un long processus, marqué de nombreux moments de retour de la devise positiviste, Liette commença à se souvenir d'éléments de son enfance qui sont éclairants sur ce choix de ne pas vouloir sentir sa souffrance. Elle découvre au cours du processus de remémoration qu'elle a d'abord coupé ce qu'elle ressentait envers son père, homme impressionnant qui la fascinait par sa force de caractère. Au moment de l'œdipe, soit quand elle avait 5 ou 6 ans, son père exerçait sur elle une attirance quasi incestueuse. Ce charme se rompit toutefois abruptement lorsque ce dernier mourut subitement d'une crise cardiaque alors qu'elle avait 7 ans, laissant derrière lui une famille de douze enfants. Liette était la huitième.

Le deuil de son père s'est fait dans la «dignité» ordonnée par la mère. Cette dernière leur enseigna à ne pas regarder en arrière et se montra en exemple quand il s'agissait de ne pas pleurer — ce qu'elle s'interdit même sur la dépouille de son mari — et de ne pas se laisser abattre par le destin. Liette idéalisa alors sa mère et la prit pour exemple, voulant en quelque sorte annuler sa propre tristesse. C'est ainsi qu'elle s'efforça de ne plus pleurer, de ne plus demander pour elle-même, de ne plus sentir ses souffrances. Elle le fit si bien que même ses douleurs physiques ne furent par la suite que senties confusément, anesthésiées. Ainsi, ayant elle-même cinq enfants, Liette dit ne jamais avoir senti les douleurs de l'enfantement.

Les expériences de la mort d'un proche et de la perte jalonnèrent encore la vie de Liette, et cela jusqu'à récemment. L'une de ses sœurs se meurt d'un cancer. Cette dernière l'appelle à son chevet et lui demande de la soutenir. Mais Liette n'en peut plus de s'occuper des autres puis de les perdre ; elle pleure à n'en plus finir. Elle ne réussit pas non plus à laisser partir son mari, à accepter le divorce et le remariage précipité de son ex-conjoint.

Liette commence, ensuite, comme elle dit, à ouvrir les yeux sur sa vie. Elle en développe une nouvelle vision et beaucoup de choses lui deviennent alors évidentes. D'abord, elle se rend compte qu'elle a mené une vie de sacrifices. Sous ses apparences de femme épanouie, elle s'est cantonnée dans un rôle de soutien pour les autres. Elle a sacrifié sa carrière à son mari, sa beauté et sa jeunesse à éduquer seule les enfants alors que son conjoint vaquait à d'autres occupations, dont certaines n'étaient certes pas toujours professionnelles. La peine qu'elle éprouve alors est comme un creuset, dans lequel se jettent toutes les autres peines anesthésiées, niées, mises au rancart, amenuisées par la raison et son pseudo-positivisme hérité de sa mère. Cette dernière se plaint d'ailleurs de ne plus la reconnaître, lui reprochant de n'avoir plus de ressort, de se laisser aller sans réagir.

Le processus de thérapie est ici marqué par un **transfert** particulier sur le thérapeute. Elle vient aux rencontres et se reproche constamment d'avoir encore besoin. Venir consulter pour elle-même l'amène d'abord à se sentir coupable, puis, voyant déferler encore en elle tant de peine, elle en vient à avoir peur de devenir dépendante, ce qu'elle formule par exemple ainsi : «Je ne peux pas venir encore ici dans deux ans» ; «Il n'est pas normal que j'aie encore besoin de toi». Ainsi exprime-t-elle une préoccupation constante quant à la durée du processus alors qu'elle n'est qu'au début de sa démarche. Elle sera d'ailleurs en thérapie pendant deux ans, bien qu'il en aurait fallu le double. Et toujours, elle restera ambivalente à «aimer» son thérapeute, à s'attacher, à faire confiance, à dire sa colère, à ne pas s'en vouloir d'avoir encore de la peine à déverser.

Mais Liette progresse sur la voie de l'authenticité. Elle apprend à dire non, à refuser ce qu'elle ne veut pas pour elle-même, pas encore à indiquer ce qu'elle veut vraiment. Le positivisme n'est certes plus possible et Liette se détache quelque peu de sa mère, et de son ombre : son modèle a tant pesé sur sa vie, sur ses choix. Elle rencontre aussi des hommes qui la valorisent et qui l'apprécient sur divers plans, dont sexuel, mais elle ne se sent pas prête à tant d'égards. Sa mère mourra quelque temps après.

3.1 LES STRUCTURES CARACTÉRIELLES NÉVROTIQUES

Ce qui est caractéristique de la névrose peut aussi être dit de tout humain socialisé : d'une part, l'homme est tiraillé dans son inconscient par une énergie pulsionnelle innée de double nature — érotique et agressive — qui cherche à se libérer et à trouver satisfaction ; d'autre part, le processus de socialisation implique une répression, nécessaire, du monde pulsionnel que l'homme apprend, au mieux, à canaliser dans des voies socialement valorisées et, au pire, à refouler en lui-même. L'humain socialisé trouve en général un compromis entre ses besoins internes et les pressions externes qui proviennent de son milieu relationnel et culturel. Pour cela, il doit filtrer certaines pulsions et notamment celles qui, au cours de son développement, ont été l'objet de représailles, de traumatismes, de répressions de l'entourage, de peurs internes importantes (Fenichel, 1953).

3.1.1 Aspects symptomatiques

Lorsque l'énergie pulsionnelle qui habite l'humain ne peut pas trouver d'issue pour s'exprimer, elle peut se somatiser. Le refoulement, qui est la défense privilégiée du névrotique, entraîne ainsi beaucoup de somatisations. Mais il faut bien comprendre que le corps et les processus corporels en général ne sont que le réceptacle, la scène sur laquelle se jouent les dynamismes inconscients. Ainsi, ce qui paraît relever du physiologique est en fait causé par des dimensions affectives réprimées.

Un autre type de retour du refoulé a lieu dans les comportements de l'individu, qui deviennent problématiques. Malgré une volonté ferme du névrosé de garder le contrôle de lui-même, des actes manqués, des tics nerveux, des oublis, des nervosités soudaines, un besoin compulsif de répéter certaines actions, une force qui entraîne constamment dans l'action sont autant de lieux où quelque chose cherche à se dire. La personne a alors l'impression de perdre le contrôle d'elle-même ; elle anticipe même la folie. Mais son Moi est pourtant suffisamment fort pour qu'elle en soit protégée.

Le retour du refoulé a aussi lieu dans les processus de pensée consciente du névrosé. Des choses font en effet irruption dans sa conscience, par exemple des idées qui l'inquiètent et qu'il ne s'explique pas : la peur des couteaux ; l'idée saugrenue de plonger son véhicule dans un ravin ou de l'écraser sur un pilier ; l'envie subite d'être prise sexuellement de façon violente. On

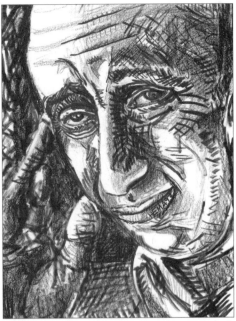

Le corps et les processus corporels en général ne sont que le réceptacle, la scène sur laquelle se jouent les dynamismes inconscients.

peut deviner des exemples qui précèdent qu'il existe un érotisme difficilement approchable du côté de la conscience, dans lequel la sexualité et la pulsion de mort sont liées. Mais de cela la personne n'est pas consciente, si bien que ses idées lui paraissent bizarres, et qu'elle les interprète comme un signe de folie.

Les symptômes névrotiques sont nombreux. Les lieux qu'empruntent les pulsions pour se manifester à l'insu du névrotique témoignent d'une nécessité pour l'humain d'avoir accès à lui-même, ne serait-ce que par ce qui lui échappe.

3.1.2 Aspects psychodynamiques

Si l'on se situe sur un plan intrapersonnel et que l'on décrit le psychisme de façon structurale, le conflit névrotique semble se situer entre le Ça, réservoir des pulsions, et le Moi encadré et circonscrit par un Surmoi trop imposant. Cette dernière instance psychique, le Surmoi, est constituée par les introjections des interdits sociaux d'une part et par les attentes inconscientes des parents (Idéal du Moi) d'autre part (Freud, 1920-1923 ; Fenichel, 1953 ; Bergeret, 1974). Dans sa vie courante, la personne névrotique apprend à éviter les situations et les rapports interpersonnels qui pourraient éveiller les pulsions refoulées : elle devient progressivement phobique, obsessive, ou vidée de ses émotions et coupée psychiquement. Dans tous les cas, elle souffre d'un évitement chronique de sa vraie nature, de ses vrais désirs.

L'angoisse, chez les névrotiques, a le plus souvent rapport aux pulsions. Le Moi se défend surtout contre des envies instinctuelles à saveur soit libidinale soit agressive, et souvent en relation avec des contenus œdipiens refoulés. En même temps, le développement personnel et l'adaptation de la personne sont marqués par un malaise constant vis-à-vis des contenus pulsionnels. L'angoisse des névrotiques exprime ce malaise et elle est dite **angoisse de castration**, pour bien montrer que la personne craint consciemment ou inconsciemment d'exprimer des contenus qui pourraient être répréhensibles et lui attirer les foudres de son entourage. Une telle angoisse s'ancre habituellement dans des expériences précoces qui furent effectivement castrantes ou éteignantes pour la personnalité : des vécus liés à des humiliations lorsque, enfant, la personne exprimait son agressivité et affirmait son individualité (Bergeret, 1974) ; une honte sexuelle transmise par les aînés (Fenichel, 1953) ; un manque de confirmation de son **identité sexuelle** ou une culpabilisation des contenus instinctuels par le parent rival dans la triangulation œdipienne (voir à ce sujet *L'organisation génitale infantile*, dans Freud 1907-1931).

Dans la névrose par ailleurs, l'angoisse est souvent recouverte par une « culpabilité névrotique », se rapportant habituellement aux désirs inavouables (Fenichel, 1953). Le névrosé se sent incapable ou n'ose pas exprimer ou même sentir certaines émotions qui ont pour lui une teinte négative : colères, désirs, besoins de dépendance, etc. Tout est rationalisé, expliqué, retardé ou sublimé dans une vie bien organisée, mais vide d'expression des vrais désirs et par bien des égards inauthentique. Voici des paroles souvent dites par des personnes névrotiques qui expriment les effets internes de cette culpabilité excessive :

« Je n'arrive pas à respirer librement. »

« J'ai quelque chose sur le cœur. »

« Ça me serre toujours dans la gorge. »

« Je ne sais pas ce que je sens. »

« Qui suis-je vraiment ? »

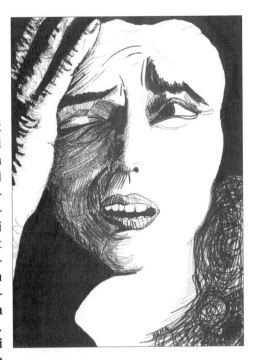

Selon Fenichel (1953), le névrosé n'est pas seulement coupé de ses vrais sentis. Il réussit aussi à se punir, à se mortifier, à s'humilier lui-même devant les autres et il projette sur son entourage — particulièrement quand il s'agit de figures d'autorité — une fin de non-recevoir vis-à-vis de ce qui l'habite. Il est ainsi extrêmement sensible et vite meurtri par les commentaires, les jugements, les reproches qu'il entend à son égard. Dans des liens relationnels insatisfaisants, il a plutôt tendance à s'en prendre à lui-même, à se punir (Freud, 1915-1917a). Dans les mêmes circonstances, il peut aussi s'effondrer et déprimer, ce qui implique aussi une autoflagellation psychique. Ce type de retournement sur soi d'une hostilité peut aussi le mener à la dépression et au suicide (*ibid.*).

Le névrosé a aussi honte de ses désirs, de son agressivité, de ce qui émerge, surtout quand ce qui l'éveille a rapport à des désirs œdipiens dans lesquels il s'est senti castré. L'exhibitionnisme, le besoin de plaire et de conquérir, la rivalité parricide ou fratricide, l'envie d'être grand et d'accéder au monde des gens qui exercent l'autorité, le besoin d'être à l'avant-scène sur le plan social ou professionnel, voilà des exemples de désirs qui sont source de honte, de culpabilité, de retenue.

Le dégoût de soi est aussi souvent présent dans les préoccupations des personnes névrotiques. Ce dégoût a généralement rapport à des contenus préœdipiens à saveur orale ou anale. Par exemple, l'envie d'être gavé, le besoin d'un contact étroit et fusionnel, un désir de contact corporel et de chaleur avec des personnes des deux sexes sont des exemples d'envies « orales » qui éveillent chez les névrosés un grand malaise. Le désir soudain de se salir, l'envie de laisser éclater son ressentiment, le besoin impérieux de contrôler les autres ainsi que des désirs sexuels un peu particuliers sont des exemples d'envies «anales» fortement réprimées, ou vécues dans la honte et le dégoût, chez les personnes névrotiques.

3.1.3 Aspects étiologiques

Le point de départ de la névrose se situerait dans une castration, nécessaire pour tout humain qui veut vivre en communauté, castration que nous portons tous et toutes, quoique certains plus que d'autres. Un conflit entre monde pulsionnel et milieu éducationnel est intériorisé à différents moments du développement psychosexuel, notamment lors du passage dans l'Œdipe (Bergeret, 1974). Mais des fixations partielles préœdipiennes peuvent aussi concourir à ce que l'Œdipe ne soit pas suffisamment vécu, puis complété et intégré.

Vignette clinique : Judith

Judith est au début de la trentaine. Elle consulte parce qu'elle dit ressentir des désirs coupables : elle parle tout d'abord de fantaisies de s'exhiber et d'être vue se masturbant. Ses propos portent un peu plus tard sur des contenus sexuels avec lesquels elle se sent encore plus mal à l'aise : elle se voit parfois, quand elle fait l'amour avec son mari, caressant une autre femme ou se faisant caresser par elle.

Judith ne parle pas que de sexualité. Après s'être étonnée d'avoir abordé si facilement ses fantaisies coupables, elle se met soudain à pleurer. Elle exprime alors qu'au fond elle ressent un manque de tendresse, qui remonte à sa relation avec sa mère. De plus, avec les différents amoureux qu'elle a connus, elle n'a jamais pu trouver, dit-elle, la proximité qu'elle souhaitait. Judith se laisse peu connaître, se livre peu et, elle est frigide sexuellement.

Pouvant toucher un fond «oral» inassouvi en elle, vécu comme un manque de proximité et de tendresse, Judith se sentit quelque peu rassurée mais me questionna tout de suite sur son orientation sexuelle. Peut-être sexualisait-elle trop ses besoins lui répondis-je. Sa sexualité portait alors une attente impossible à satisfaire et s'en trouvait-elle bloquée à trouver satisfaction à tous ses désirs par la seule voie du coït. Ces interprétations la choquèrent tout d'abord, surtout l'idée qu'elle voulait se nourrir oralement par son vagin, puis elle fut soulagée.

Judith en vint à répondre elle-même à sa question sur son orientation sexuelle quelque temps après. Elle m'adressa une requête : «Pourriez-vous me prendre dans vos bras, mais sans vouloir davantage?» Elle se rendit compte que c'était chose possible. La peur de l'homosexualité ne la hanta plus par la suite et les fantasmes qu'elle avait encore lui parurent plutôt «libertins» (nous reviendrons sur ce cas à la section 3.5.3).

Le névrosé est un être socialisé, mais qui est devenu trop « propre ». Il a perdu quelque élément de son essence en chemin, de son être authentique qui est à la fois fait de grandeur et d'animalité (Becker, 1973). Il traîne une culpabilité encombrante et une honte vis-à-vis de ses vrais désirs qui sont le résultat d'un processus de socialisation dans lequel on lui a demandé de taire ses sentiments authentiques et de se comporter de la façon « attendue ».

Le conflit névrotique résulte donc d'un antagonisme interne entre monde pulsionnel et exigences de la vie sociale. La solution de compromis trouvée dans l'enfance n'est souvent plus appropriée à l'âge adulte et le névrosé vit un grand trouble quand les dimensions de soi, auxquelles il avait renoncé, se réimposent, éveillant une forte et inexplicable angoisse. La dépression est souvent pour le névrosé une occasion, afin que les contenus refoulés, dont il a honte, puissent refaire surface. Il s'agit donc d'une crise de croissance dans laquelle les masques qu'il a longtemps portés ne tiennent plus. Mais cette occasion peut aussi être manquée, surtout quand on voit la dépression essentiellement comme une maladie ; nous en reparlerons à la fin de ce chapitre.

Vignette clinique : Lise

Lise consulte parce qu'elle veut quitter son mari mais n'ose pas. Ce dernier est tombé malade et n'a jamais eu autant besoin d'elle. Cette dame de 40 ans se dit trop coupable pour faire le saut, mais y songe de façon obsédante. On voit très vite qu'elle rationalise constamment une grande colère envers son mari. En fait, explique-t-elle, toute sa vie de couple avec lui a été un fiasco : il était toujours absent et elle prenait tout en charge à la maison. Longtemps délaissée donc, elle a maintenant envie de vengeance, ce qu'elle ne peut réprimer davantage. Elle a envie de l'abandonner, ce mari, de le laisser seul à son tour, pour « qu'il déprime lui aussi ». Lise avoue un peu plus tard s'être mariée avec cet homme par dépit : elle avait l'impression, lorsqu'elle l'a connu, de ne pas « mériter mieux » et c'est pourquoi, dit-elle, elle l'a épousé.

L'enfance de Lise est caractérisée par une haine couverte et contenue envers un père très absent, alcoolique de surcroît et parfois violent quand il avait bu. Ce père n'a jamais pu être investi d'un amour œdipien chez Lise. Il contrôlait et terrorisait toute la maisonnée et quand il était longtemps absent pour son travail de marin, elle s'en trouvait soulagée, comme toute la maisonnée d'ailleurs. Lise put ici faire un lien avec sa difficulté à aimer, et à haïr ouvertement. Commença ensuite un long périple vers la séparation d'avec son mari.

3.2 PARMI LES NÉVROSES ACTUELLES : LA NÉVROSE TRAUMATIQUE

Les névroses dites actuelles sont celles qui ne proviennent pas spécifiquement de l'enfance et des refoulements qui ont eu lieu pendant le processus de socialisation. Mais elles ne sont pas non plus indépendantes de certaines prédispositions névrotiques. Ce qui explique le vocable de névroses actuelles, c'est qu'elles sont déclenchées par un événement récent, lequel est nettement reconnaissable par les personnes qui en souffrent. Les névroses actuelles sont de deux types, déterminés par la nature de l'événement lui-même : s'il s'agit d'une perte que la personne a vécue et qui a pour elle un impact important, nous parlons de réactions de deuil ; s'il s'agit d'un événement traumatisant qui est venu ébranler l'équilibre psychologique de la personne par sa soudaineté, son intensité et un certain degré de dangerosité, nous parlons alors de névrose traumatique. Dans cette section, nous discuterons du second type de névrose actuelle. Le deuil sera abordé à la fin du présent chapitre, en lien avec la dépression.

La névrose traumatique donc se rattache clairement à un événement concret, qui a eu pour effet de désorganiser la personne. Dans certains cas, le trouble désadaptatif n'est que temporaire et consécutif au trauma. Pour d'autres personnes toutefois, les difficultés se prolongent d'une manière qui laisse entrevoir que l'événement traumatique fut le déclencheur d'une prédisposition psychopathologique (Freud, 1915-1917a).

3.2.1 Aspects symptomatiques

La symptomatologie de la névrose traumatique implique une rupture dans le fonctionnement général de la personne à la suite de l'événement perturbateur. Mais cette cassure n'apparaît pas nécessairement tout de suite. Quand survient le trauma, la personne « cope » (de l'anglais « coping »), c'est-à-dire fait face ou fuit ou encore se sent dépassée et fige, restant impuissante devant l'événement. Cette dernière façon semble prédisposer les victimes d'un événement traumatique à se trouver davantage perturbées de façon subséquente. La névrose traumatique n'apparaît que plus tard, lorsque la réaction de stress nerveux circonstancielle fait place à une anxiété anticipatrice : la personne revit l'événement et commence à éprouver de l'angoisse à l'occasion d'événements anodins qui rappellent indirectement les circonstances qui furent traumatisantes. Elle sursaute au moindre bruit par exemple, ou ne peut se rendre dans certains lieux qui lui rappellent ce qu'elle a vécu. Elle a des retours en arrière (« flash-backs ») où

elle revoit sans cesse la scène traumatisante puis en modifie des éléments, ce qui va tantôt faire baisser l'angoisse ou à d'autres moments
l'augmenter si ce qu'elle imagine en amplifie l'intensité morbide. Les
cauchemars sont aussi fréquents et là aussi la trame de l'événement
est rééditée sans cesse, mais ici d'une façon débridée et non censurée
ce qui est typique de l'inconscient : la personne qui fut menacée
devient par exemple tuée ou écartelée ou violée ; un tremblement de
terre devient un cauchemar de destruction totale.

Le stress qui se transforme en une attente anxieuse du pire constitue l'essentiel de la névrose traumatique. Cela aura des conséquences adaptatives importantes. La personne en vient à diminuer ses
activités du fait que certaines circonstances risquent de lui rappeler
l'événement ou encore parce qu'elle anticipe qu'il pourrait réellement
survenir à nouveau (ex. : vivre un vol à main armée peut entraîner une
incapacité de retourner travailler s'il y a une possibilité qu'il en survienne un autre). Une **régression** peut alors s'opérer, ce qui constitue
fréquemment une conséquence de l'angoisse d'origine traumatique.
En effet la personne demandant réassurance aux autres peut en venir à
ne plus se sentir capable de circonscrire son anxiété par ses propres
moyens ; elle redevient ainsi dépendante de son entourage pour
moduler son angoisse, comme un enfant. Ce phénomène est aussi
observé chez les enfants traumatisés, qui régressent quant à eux à un
stade antérieur de leur développement. C'est le cas par exemple
d'André, 7 ans, présenté plus loin. Le phénomène de la régression se
rencontre chez les adultes traumatisés, tant que leur Moi n'a pas
reconstruit son réseau de défenses psychiques ; il se prolonge chez
ceux qui avaient dans leur personnalité une disposition pathologique
latente.

Le retour de l'événement traumatique sous forme de fantasmes anti-
cipatoires a une fonction adaptative, bien que l'expérience d'angoisse
alors éprouvée par la personne soit pénible. En effet, le Moi, qui s'est
trouvé en partie ou pis complètement impuissant lors de l'événement,
n'a pas exercé sa fonction de régulateur des excitations corporelles et,
donc, les mécanismes d'adaptation du Moi se sont révélés inefficaces.
Ceci engendre une angoisse structurelle : dans son anticipation anxieuse,
la personne revit l'état d'impuissance dans lequel elle se trouvait et
elle a alors le souvenir d'avoir été ensevelie et dépassée par l'excitation corporelle ; ceci équivaut à mourir sur le plan psychique. C'est
cette « petite mort » qu'elle anticipe à nouveau. Mais en se remémorant
l'événement, et en le modifiant légèrement à chaque fois, le Moi essaie
de développer de nouveaux mécanismes adaptatifs (Fenichel, 1953). Il

en résultera que le traumatisé pourra éventuellement recouvrer un fonctionnement normal, quand son Moi aura mis au point une façon de se défendre si l'événement se reproduit. Une prudence est ainsi généralement un résultat heureux vis-à-vis d'un événement traumatique ; le développement d'une adresse particulière peut aussi s'ensuivre. Une connaissance approfondie de l'événement traumatique lui-même (ex. : des tremblements de terre et leurs causes) peut par ailleurs servir de mur défensif en permettant des rationalisations rassurantes. Peu importe si le moyen déployé est réellement efficace car si la personne se l'imagine tel, elle peut alors se sentir quelque peu libérée de l'emprise de l'anxiété et recouvrer ses moyens.

Comme nous en avons fait mention plus haut, certaines personnes se remettent plus difficilement que d'autres d'un événement traumatique. Ainsi, des complications peuvent survenir, qui relèvent de facteurs intrapersonnels présents de façon prétraumatique (Fenichel, 1953).

3.2.2 Aspects psychodynamiques

L'événement traumatique peut activer une névrose qui était déjà là, à l'état latent, avant l'événement. C'est le cas lorsque la personne ne semble pas pouvoir dépasser les angoisses d'anticipation après un temps relativement long depuis l'événement traumatique même s'il n'y a pas ou s'il y a peu de risque qu'il survienne à nouveau concrètement. C'est aussi le lot de bien des personnes qui, traumatisées en même temps que d'autres, n'arrivent pas à se libérer des effets perturbateurs des circonstances traumatiques et continuent à vivre dans un état régressif malgré l'aide et le soutien qui leur ont été fournis. C'est également ce que l'on soupçonne chez certaines personnes ayant vécu un stress traumatique somme toute assez moyen (ex. : une femme est assaillie par un étranger mais réussit à s'échapper de son étreinte et à s'enfuir), mais qui développent une névrose traumatique importante et perdurante.

Pour ces personnes chez qui la situation traumatique semble avoir déclenché un état latent, le trauma actuel représente généralement la mise en scène d'angoisses primaires ou bien il réactualise un trauma réellement vécu antérieurement (ex. : être traumatisé de voir quelqu'un se faire agresser et l'avoir été soi-même antérieurement). S'il s'agit d'un enfant, le trauma peut aviver des angoisses typiques de la période développementale qu'il traverse ou vient juste de dépasser. Ainsi, des situations de cataclysme comme la guerre ou des tremblements de terre éveillent de fortes angoisses d'annihilation pour tout le monde, mais davantage pour certaines personnes. Les angoisses d'annihilation sont fortes chez les traumatisés de tels événements, mais les gens psychotiques et les enfants d'âge préscolaire sont plus vulnérables à de telles angoisses pouvant entraîner une désorganisation.

Quand il y a des prédispositions névrotiques latentes, des bénéfices secondaires peuvent aussi jouer un rôle dans le rétablissement difficile de la personne. On remarque par exemple chez de grands dépressifs une tendance à s'enfoncer dans une symptomatologie post-traumatique et à ne pas s'en sortir. Chez eux, l'événement traumatique et ses suites semblent procurer une occasion pour demander qu'on les prenne en charge. Ce sont souvent des personnes qui présentent une problématique connue et déjà lourde avant que ne se rajoute un stress post-traumatique.

Par ailleurs, certains traumas sont accompagnés de pertes, lesquelles vont s'avérer déterminantes dans le recouvrement de toute personne, prédisposée de façon latente ou non. Par exemple, une amputation peut signifier pour un individu donné qu'il ne pourra jamais refaire le travail qui lui permettait de donner sens à sa vie. Pour un autre, un traumatisme crânien peut s'accompagner de séquelles telles qu'il ne pourra plus prétendre à la même qualité de vie. Certains secteurs d'activité humaine peuvent aussi devenir sources d'aversion à la suite d'un traumatisme alors qu'auparavant la personne y puisait une joie de vivre (ex. : perdre un être cher en mer et ne plus pouvoir concevoir la navigation comme une activité de loisirs). Ainsi, le traumatisé doit aussi pouvoir reconnaître et exprimer une souffrance interne vis-à-vis des pertes qui accompagnent généralement son trauma. Il est essentiel que l'on puisse rester ouverts et qu'on l'aide à ce niveau également.

3.2.3 Aspects étiologiques

Selon Fenichel (1953), le « trauma » ou la valeur traumatique d'un événement pour une personne donnée, dépend de trois facteurs principaux :

1) la valeur traumatisante de l'événement lui-même, en termes de dangerosité pour la vie de la personne et pour son intégrité : plus un événement comprend un risque de létalité pour la victime, plus il est soudain et donc imprévisible, plus il dure longtemps ou se répète ou risque de se répéter, et plus il est susceptible d'ébranler l'équilibre psychologique de la personne de façon importante ;

2) la constitution psychique prétraumatique de l'individu et sa vulnérabilité en termes de structure, de force du Moi, de stade de développement (cf. les enfants) : plus la personnalité est fragile ou peu développée, plus le trauma sera vécu comme désorganisant ; mais

il est aussi à noter que certaines personnes se découvrent des forces insoupçonnées au moment d'un événement traumatique ;

3) l'impossibilité d'agir lors de l'événement, qui se traduit par un état d'impuissance : plus la personne est impuissante à agir ou à fuir, plus l'événement aura de chances d'engendrer une angoisse post-traumatique.

Nous pouvons ainsi comprendre, à partir des éléments cruciaux signalés par Fenichel, que certaines personnes sont prédestinées à réagir plus que d'autres à certains traumas, selon des dimensions psychopathologiques latentes. Par ailleurs, la valeur traumatique de l'événement lui-même est déterminante dans l'éclosion d'une névrose traumatique, qu'il y ait des prédispositions ou non.

Enfin, mentionnons que la névrose traumatique ne garantit pas du diagnostic psychopathologique d'une personne. Elle se classe parmi les névroses situationnelles du fait de l'importance des événements traumatiques récents, mais une personne peut s'effondrer à l'occasion d'un traumatisme et alors révéler, sur le plan structural, un caractère psychopathologique état-limite ou psychotique. Ce sont les complications et le prolongement anormal du stress post-traumatique qui permettent généralement de soupçonner la présence de prédispositions névrotiques, états-limites ou psychotiques. À la suite du trauma, la personne entrera alors dans une profonde dépression, de laquelle elle n'arrive que difficilement à se relever. Nous reparlerons de ces cas à la fin du présent chapitre, dans la section sur l'effondrement dépressif.

Nous allons maintenant illustrer ces propos à partir d'un cas clinique. Il s'agit d'un jeune garçon de 7 ans, reçu en évaluation à la suite d'un traumatisme physique.

Vignette clinique : André et sa famille

André est âgé de 7 ans au moment de la demande d'évaluation en psychologie. Ce garçon d'origine mexicaine a vu son équilibre basculer quelques mois auparavant. Il a subi une fracture du crâne à l'occasion d'une chute à la piscine municipale, du tremplin de 3 mètres, en glissant de la planche et en heurtant le bord en béton. Sa sœur cadette, âgée de 3 ans, fut témoin de sa chute et en conserve un souvenir anxiogène.

André perd conscience au moment de l'impact et se réveille alors qu'il est dans l'ambulance le conduisant à l'hôpital ; son père et sa sœur suivent dans la voiture. Il ne peut pas bouger car un caillot au cerveau, découvre-t-on plus tard, bloque le contrôle de ses fonctions motrices.

L'hématome repéré sera traité par médication et André ne recouvrera son contrôle moteur que progressivement au cours des jours suivants. Il aura entre temps des mouvements automatiques désordonnés des bras et des jambes, qui diminueront en intensité alors que le caillot se résorbe puis disparaît sans laisser de séquelles.

Alors qu'il se développait normalement avant l'événement traumatique, au dire des parents, André est devenu un enfant craintif et notamment dans les sports. Particulièrement au soccer, où il était pratiquement le leader de son équipe, il est devenu anxieux depuis qu'il a reçu le ballon sur la tête il y a de cela deux semaines ; il ne veut plus en jouer. Depuis quelques semaines également, André dit voir embrouillé mais les examens médicaux n'ont pas permis d'établir une cause physique à son trouble de vision.

André semble être un enfant fort intelligent et particulièrement expressif sur le plan verbal. Il a un vocabulaire riche et une façon enjouée de collaborer à l'évaluation. Il devient toutefois plus morose et semble angoissé quand il est question de l'événement traumatique. Il exprime aussi une peur qui semble devenir envahissante : il dit craindre que sa « maladie revienne ». À ce propos, les parents rapportent que sa petite sœur présente aussi des angoisses incompréhensibles depuis qu'elle fut témoin de la chute de son frère. Outre des verbalisations sur l'événement lui-même, qui laissent voir qu'elle a été très impressionnée et qu'elle a eu très peur pour son frère, elle a commencé à craindre que sa mère meure. Depuis quelques semaines, elle reste collée à sa mère et ne peut plus jouer de façon insouciante comme avant, sans se préoccuper de sa mère. La fillette colle d'ailleurs sa mère en entrevue et verbalise très peu ; elle ne se déplace pas dans la pièce et n'utilise pas le matériel créatif mis à sa disposition.

En famille puis en entrevue individuelle d'évaluation, André verbalise facilement ; on sent qu'il a besoin de parler de ce qu'il a vécu et de ce que cela a engendré en lui. Utilisant le matériel créatif, André réalise un premier dessin tout en parlant de l'événement traumatique.

Il s'agit à un premier niveau, selon ses dires, d'une flaque de boue sur de l'herbe. « Un nuage donne un coup de poing au soleil » ajoute-t-il sans faire de lien avec son choc à la tête (voir le dessin 1 ci-contre). Questionné sur ce que ce dessin pourrait signifier par rapport à lui, André établit lui-même un premier lien symbolique entre le coup porté au soleil et son trauma. J'attire son attention sur la boue et sur le fait que l'herbe semble être dessinée d'une façon particulière, rappelant la forme d'une tête. André commence alors à pleurer. Il me parle de sa « maladie ». « Tu sais, dit-il, quand je me suis réveillé dans l'ambulance et que mon père et ma sœur

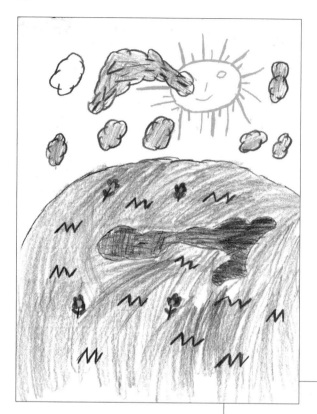

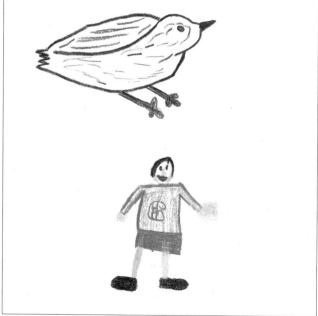

étaient plus là, je pensais que j'étais mort. » De ses autres propos, je comprends également qu'il a interprété ce qui lui arrivait à partir du concept de maladie, tel que vu par un enfant à un âge très concret : « J'étais pas mort mais je pouvais plus bouger car j'avais une maladie dans ma tête ». J'interprète alors que peut-être quand il dit voir embrouillé, il essaie de dire que sa maladie est peut-être toujours là. André semble alors tout à coup très heureux et animé. Sortant de sa morosité, il décide de son propre chef de réaliser un autre dessin.

Le second dessin du jeune garçon (voir le dessin 2, ci-contre), réalisé silencieusement, illustre « un enfant infirme, avec un pied plus grand que l'autre ». Il lui arrivera un accident, ajoute-t-il quand je lui demande de me parler de ce garçon. Il se fera couper la jambe par une scie mécanique. Mais ce n'est pas tout, ajoute André : « Il aura un autre accident et sera tué, écrasé par un train ». Je le questionne ensuite sur l'oiseau qui semble n'avoir qu'une aile. Il est aussi infirme, dit-il. Il mourra également.

À propos de ce que pourrait dire ce dessin de lui-même, André est sans mot tout d'abord. Je lui rappelle alors les mouvements désordonnés qu'il avait eus dans les jours suivant l'accident et j'interprète que peut-être, ce garçon, c'est lui rendu infirme comme il dit. André parle alors, de façon très émotive, de sa peur de mourir : « Peut-être que ma maladie va revenir. Elle a bien bougé de ma tête à mes bras puis elle est allée dans mes jambes. Elle pourrait bien revenir ». Tu as eu peur qu'elle revienne quand tu as reçu un ballon sur la tête au soccer, lui dis-je alors. André acquiesce et verbalise l'impression d'avoir été endommagé.

Me basant sur la connaissance des enjeux développementaux propres à son âge (cf. stade phallique-œdipien ; voir « stades psychosexuels » dans le lexique), j'interprète à André qu'il semble avoir l'impression d'être puni pour quelque chose. Il parle alors de son audace dans les sports et de sa façon habituelle de foncer sans avoir peur. J'interprète alors qu'il y a un lien avec l'accident. Il avoue qu'il voulait impressionner son père, il voulait qu'on le regarde. La culpabilité, symbolisée dans les accidents répétés du personnage dans son dessin, pourrait bien être le résultat d'un désir coupable d'être meilleur que son père, lui dis-je. Il se met alors, contre toute attente, à reparler de la mort et de sa peur de mourir, qui semble prendre une connotation œdipienne, quoique cela ne soit pas conscient chez lui. Je précise alors que l'oiseau pourrait bien, lui aussi avoir été endommagé par punition et qu'il serait ainsi voué à une mort inévitable. Le garçon ajoute alors : « Ben quand tu voles pas et que t'es un oiseau, tu te fais manger ».

Dans la suite de l'évaluation, André put revenir sur ses craintes de mourir et sur l'impression que sa « maladie » pouvait bouger dans son corps et peut-être revenir. Il s'enquit aussi de faits de réalité : cela est-il possible ?

En compte rendu d'évaluation, qui se passe à nouveau en famille, André verbalise ainsi très clairement sa peur que la « maladie » revienne et « se répande dans son corps ». Les parents font allusion à une « contagion » en essayant de comprendre ce que leur garçon verbalise. Ces derniers sont alors naturellement portés à rassurer leur enfant en expliquant « que ce n'est pas comme ça que ça se passe ». Un caillot au cerveau, explique le père, n'est pas comme une maladie contagieuse. Il explique aussi, à ma demande, que ses jambes et ses bras sont connectés à son cerveau et que c'est l'hématome, qui faisait alors pression sur celui-ci, qui causait des problèmes ailleurs dans son corps, dont la paralysie. La mère précise que son cerveau est guéri et qu'il n'a pas à s'inquiéter. André s'assure alors auprès des trois adultes présents que la « maladie » ne peut pas revenir, puis il semble être passablement rassuré, ce qui n'est pas le cas pour sa sœur.

La sœur cadette d'André reste collée à sa mère et semble au contraire très anxieuse, restant silencieuse et regardant par terre. Il est alors question des angoisses de cette dernière qui vont en augmentant : elle dort mal, fait des cauchemars et la laisser chez sa gardienne est devenu un moment pénible : elle s'accroche et refuse de laisser partir sa mère. Je reprends alors l'idée de contagion et interprète que puisqu'André croyait que la « maladie » pouvait se répandre dans son corps, peut-être que sa jeune sœur pensait que sa mère pouvait l'attraper. L'enfant pleure d'abord timidement et dit oui, collant sa mère. Elle répète qu'« une maladie, ça peut s'attraper ». Je fais alors un lien avec sa peur que son frère soit mort puisqu'il était inconscient. Elle pleure davantage, à gros sanglots, comme si elle échappait une peine longtemps réprimée.

Les enfants se mettent alors de concert à poser des questions sur ce qui s'attrape et ne s'attrape pas. Ils verbalisent ainsi sur leurs angoisses, se rassurent eux-mêmes puis valident leurs dires auprès des parents et de moi. Ils parlent ainsi, de façon très concrète, de catastrophes susceptibles d'entraîner la mort et cela sans équivoque : crises cardiaques, navette Challenger qui a explosé deux semaines auparavant, accidents d'auto graves. Ils les comparent ensuite à des maladies dont on peut guérir : hématome à la tête, cassure, chute dans l'escalier. Les enfants sont enjoués à l'idée de faire ces différences et en se rassurant ainsi sur les conséquences de ce qui est arrivé à André. Je précise que pour la jeune fille, mourir signifie surtout être séparée, ne plus voir quelqu'un qu'on aime. La mère rapporte alors qu'ils ont vécu un décès l'année précédente, le grand-père, soit son père à elle, est décédé subitement.

Il apparaît aussi dans cette dernière rencontre d'évaluation, que l'expression des peurs et de la peine est peu permise dans cette famille. Les enfants ont ainsi peu souvent l'occasion, comme c'est le cas dans la présente entrevue, de parler de ce qui les préoccupe. Pourtant, tout le monde se sent alors libéré d'un poids et de l'isolement dans lequel chacun avait vécu, la mort du grand-père et l'événement du tremplin n'étant que deux exemples où cette censure familiale a opéré. André exprime beaucoup de gratitude en quittant et également les parents, alors que la cadette reste encore collée à sa mère.

3.3 LES NÉVROSES D'ORGANES OU MALADIES PSYCHOSOMATIQUES

Le terme «névrose d'organe» réfère à une perturbation corporelle causée par un usage non approprié d'une fonction normale du corps. Ce dysfonctionnement est créé par une déviation de l'énergie psychique qui bloque les processus physiologiques normaux au lieu d'en gérer adéquatement le flux. La névrose d'organe survient généralement quand quelque événement n'a pas été pleinement ressenti par la personne, principalement sur le plan d'émotions non pleinement vécues, lesquelles se rattachent ou non à des contenus psychiques préalablement refoulés: il ne s'agit pas d'une *conversion* (voir à ce sujet la section 3.5.2) mais bien d'une perturbation due à une attitude de retenue et de crispation corporelle. L'émotion qui n'a pu être pleinement ressentie ou qui fut refoulée sur une longue période de temps, équivaut à une énergie corporelle qui ne peut trouver d'issue autre que dans un retour sur le corps. Elle est canalisée, déviée dans des zones du corps qui s'avèrent vulnérables et, à la fois, qui procurent une possibilité d'expression, ne serait-ce que dans une crispation tissulaire. La partie ou fonction atteinte est alors considérée comme un «équivalent» corporel de l'émotion retenue (Fenichel, 1953). Les perturbations corporelles qui se développent et deviennent des lieux de déviation d'émotions refoulées peuvent être de différents ordres. Mais des constantes permettent à des cliniciens comme Fenichel (*ibid.*) ou Reich (1933, 1952) ou le présent auteur de repérer l'équivalence entre des perturbations d'ordre psychosomatique particulières et des émotions typiquement retenues et déviées, venant créer une sorte de cuirasse psychosomatique qui engendre des perturbations dans les processus corporels et dans la régulation de ces derniers par l'énergie psychique (Ratté, 1981).

3.3.1 Aspects symptomatiques

Fenichel (1953) dresse une liste de troubles psychosomatiques, dans lesquels une attitude corporelle négative ou réfractaire à certaines émotions est à l'origine d'une énergie instinctuelle déviée dans le corps. Il s'agit avant tout de liens qu'il remarque dans sa pratique journalière de la psychanalyse avec des patients somatisants. Ici, Fenichel nous fait partager son très grand flair clinique quand il s'agit de relier des faits psychiques et des symptômes comportementaux ou corporels (voir tableau VI ci-contre).

Dans cette liste, construite à partir des observations de Fenichel mais aussi de Reich et du présent auteur, certaines correspondances entre des symptômes considérés comme psychosomatiques et des affects refoulés sont établies. Ces liens ne constituent toutefois pas une référence empirique et ils ne s'appliquent pas à tout le monde de la même façon. Il s'agit plutôt de constantes, que l'on remarque souvent lorsque l'on réussit, à l'intérieur d'un processus thérapeutique, à toucher aux racines inconscientes de certains troubles physiques récurrents et à créer ainsi un allègement de ces problèmes. Les «affects équivalents» sont aussi ceux qui se libèrent généralement lorsque l'attitude de retenue instinctuelle se relâche.

La présente grille est donc à utiliser dans un but diagnostic en tant que référence générale que l'on doit appliquer avec discernement et surtout elle ne doit pas se substituer à une investigation médicale des troubles en question. Par exemple, si l'on considère les affections cardiaques et respiratoires, il serait erroné de prétendre que tous les troubles de cet ordre représentent de façon équivalente des angoisses primaires vécues dans l'enfance et en particulier des *craintes du talion* (cf. peur d'être agressé ou tué par le parent). Toutefois, dans beaucoup de cas où des perturbations cardiaques semblant être d'ordre psychosomatique, il est souvent possible d'établir la présence de certaines angoisses primaires non atténuées par la présence réelle des parents, ce qui a occasionné une peine immense et un manque de confiance dans les figures parentales. Lorsqu'il est possible de rendre conscientes ces angoisses primitives et de donner un support au Moi, le problème cardiaque s'atténue alors fortement. Il en va de même pour les autres affections corporelles et en particulier les allergies, phénomène très répandu actuellement: elles deviennent chroniques en relation avec des vulnérabilités physiques soit, mais on remarque aussi des constantes chez certains allergiques (polyallergiques en particulier) sur le plan des difficultés à canaliser leur agressivité de façon adéquate dans leurs rapports sociaux. Mais, à tout le moins, ces observations demandent à être validées d'une manière plus empirique bien sûr.

Tableau VI
Maladies psychosomatiques et leurs affects équivalents
(inspiré de O. Fenichel, 1953)

Symptôme ➡	Affect équivalent
ulcère peptique	rage d'amour, colère, oralité frustrée
hypersexualité et hyposexualité	frigidité, difficultés orgastiques*
constipation	agressivité refoulée, fixation anale
diarrhée	angoisse de castration
hypotonie et raideurs musculaires (y compris les muscles lisses)	retenue d'impulsions: rage, tristesse intense, libido exacerbée
fatigue continuelle	dépression, agressivité inhibée
rhumatismes, arthrite	retenue, passivité, limitation du comportement dans l'enfance
problèmes respiratoires, asthme	signal d'angoisse, asthme: appel à la mère
cœur et fonction circulatoire	angoisses primaires, peine, excitation et crainte du talion
maux de tête nerveux, céphalées	inhibition, hostilité retenue, attachement excessif aux parents
hypertension artérielle	tendance à l'agressivité refoulée, passivité de surface
problèmes de peau, psoriasis, dermatose	libido retenue, tendances sadomasochistes, exhibitionnisme (rougeurs)
myopie, problèmes oculaires	peine, déceptions précoces, besoins sadiques-oraux
rhume, toux forte	hostilité
allergies	agressivité bloquée, difficultés à obtenir ce qui est désiré**

* Ajout provenant de W. Reich, 1933.
** Suggéré par le présent auteur.

Fenichel souligne par ailleurs que certains problèmes psychosomatiques remontent à une cause première qui est avant tout médicale. Il leur attribue le vocable de «pathonévroses». Dans ces cas, c'est la maladie qui vient modifier l'équilibre psychologique de la personne. En effet, tout déséquilibre physiologique majeur constitue un trauma susceptible de générer une forte angoisse et de réactiver des conflits psychologiques anciens. Par exemple, la ménopause ou l'andropause peuvent être vécues comme une menace à l'intégrité physique (se rapportant à l'angoisse de castration), comme une occasion masochiste ou encore comme une angoisse d'abandon pour des personnes ayant des conflits non résolus, refoulés et donc latents (Fenichel, 1953).

Dans d'autres cas, les causes des névroses d'organes sont plus spécifiquement d'origine psychologique. Prenant racine dans un environnement relationnel premier qui porte à réprimer des affects, et où de fortes angoisses furent ressenties en lien avec des émotions non permises (ex.: la peine pour un garçon ou la colère pour une fille). Une attitude corporelle s'élabore avec le temps pour endiguer l'expression «instinctuelle», comme le dit Fenichel, et il en résulte tôt ou tard une somatisation dans une zone ou une fonction corporelle «complaisante», c'est-à-dire un lieu physique susceptible à une perturbation, soit par vulnérabilité constitutive ou soit pour sa valeur inconsciente d'équivalent symbolique (dans les cas de *conversions*). Ici donc, la complaisance somatique permet inconsciemment la transposition de conflits en symptômes psychosomatiques. Dans ces cas, on remarque une exagération des douleurs et tensions physiques ressenties à la suite de la somatisation, par rapport au substrat physique que l'on peut identifier comme étant la cause à ces problèmes (ex.: les maux de dos).

Pour Fenichel, le *psychosomatique* est avant tout relatif à l'intrication de la psyché et du corps: aucune maladie physique n'est complètement exempte de substrats psychiques; inversement, aucune perturbation corporelle ne passe inaperçue sur le plan de la personnalité et donc de l'équilibre psychique qu'avait acquis la personne. Le *psychosomatique* est un concept qui implique donc une interpénétration des processus physiologiques et psychologiques.

Mentionnons que les névroses d'organes ne sont pas toujours des entités névrotiques proprement dites. Ce sont des syndromes qui participent du portrait clinique des personnes névrotiques en général (cf. névrose actuelle, névrose dépressive, hystérie de conversion, névrose obsessionnelle) mais qui peuvent aussi constituer une symptomatologie accompagnant une structuration de la personnalité état-limite ou même psychotique. Ainsi, les névroses d'organes peuvent venir masquer dans certains cas une structuration très perturbée de la personnalité et lui donner une apparence névrotique.

Les névroses d'organes ne constituent donc pas à proprement parler une structure caractérielle ou même n'indiquent pas nécessairement que les personnes qui en sont atteintes soient névrotiques. Elles s'associent ordinairement aux structures caractérielles psychopathologiques connues, de façon importante dans certains cas. Nous les classons parmi les névroses parce qu'elles sont conceptualisables, comme tous les syndromes névrotiques, à partir de la notion de refoulement.

En fait, les psychosomatisations constituent une réalité psychopathologique incontournable. Les maladies psychosomatiques accompagnent la plupart des sous-structures caractérielles névrotiques, états-limites et psychotiques, bien qu'à des degrés divers.

3.3.2 Aspects psychodynamiques

Pour bien comprendre la notion de névrose d'organe selon l'angle de regard de Fenichel, il faut conceptualiser le corps et l'esprit comme étant interpénétrés : ce qui aura des influences sur le plan somatique touchera la psyché ; ce qui marquera la psyché aura des conséquences somatiques. Il faut constamment se rappeler cette union et savoir que les phénomènes psychosomatiques sont en grande partie inconscients (Fenichel, 1953).

En général, il est très difficile d'établir laquelle des deux entités corps-esprit est responsable de l'instauration d'un problème psychosomatique. D'une part, des attitudes inconscientes envers certaines pulsions peuvent faire en sorte que l'énergie psychique est mise de l'avant pour refouler les contenus et surtout les émotions qui sont associées à un interdit. Le corps ici devient le réceptacle d'une énergie refusée ou déviée vers un but autre que l'objectif pulsionnel. Les tissus du corps en sont affectés, les réseaux musculaires, et notamment les muscles lisses — qui opèrent sans contrôle conscient — vont recevoir une certaine quantité d'énergie physiologique déviée. Il se crée alors une stase (Reich, 1952), c'est-à-dire que l'énergie refoulée se canalise dans le corps et perturbe son fonctionnement normal. Cette « surcharge » si l'on veut (Reich, 1933) amène le corps à se défendre en se crispant et en installant des tensions chroniques dans certaines régions corporelles. Par exemple, la rigidité faciale de plusieurs obsessionnels et leurs tics nerveux sont à relier à l'anesthésie généralisée de leur agressivité.

D'autre part, on peut aussi concevoir que des altérations des fonctions importantes du corps vont à leur tour avoir des conséquences sur le psychisme. Par exemple, une personne qui vient d'être victime d'un accident et qui s'en tire avec des séquelles graves et irréversibles va nécessairement vivre une remise en question profonde de son image corporelle et de son identité psychosociale. Sur le plan inconscient, les séquelles physiques auront aussi des répercussions, notamment sur le plan d'une reviviscence de certaines angoisses humaines fondamentales et de la façon dont la personne avait structuré son réseau de défenses psychiques vis-à-vis de ces angoisses. Ainsi, une amputation peut par exemple exacerber une angoisse primitive orale de démembrement et de destruction qui, jusque-là, avait été subsumée dans une organisation moïque de type schizoïde. Autre exemple, une douleur intense, récurrente et chronique qui se développe à la suite d'un accident peut produire un état de perturbation psychique tel que l'équilibre psychologique de la personne se détériorant, il y ait exacerbation de dimensions paranoïdes latentes.

Ainsi, psyché et soma s'interinfluencent mais aussi pathologies et maladies. Le corps et l'esprit s'interpénétrant, une organisation psychique particulière aura des répercussions sur la façon même dont se structure le corps et cela très tôt dans l'existence. Inversement, tout changement d'ordre physiologique ou toute altération physique viendra nécessairement mettre à l'épreuve la structure psychique. À son tour, l'attitude psychique peut modeler le corps et ainsi de suite. Ainsi, notre corps est véritablement ce que nous sommes. Par exemple, une **identification** masculine chez une femme peut entraîner des perturbations hormonales importantes au cours de son développement physique. À leur tour, les hormones déréglées peuvent occasionner un façonnement particulier du corps. La posture aidant, les habitudes de vie s'instaurant, l'identification masculine peut graduellement se traduire par un corps qui développe davantage des traits secondaires masculins (ex. : voix grave, pilosité, carrure, etc.). À leur tour, ces traits physiques peuvent participer du façonnement identitaire de la personne ainsi que de son orientation sexuelle.

Selon Fenichel (1953), tout organe physique ou toute fonction (yeux, circulation, sang, peau, organes sexuels, cœur, etc.) est susceptible d'être affecté par des énergies inconscientes. Parfois, c'est le corps qui est atteint d'abord, entraînant des conséquences psychologiques. À d'autres moments, des modifications dans le psychisme ont des conséquences physiques. Mais le plus souvent, on observe un phénomène de concomitance : la poule *et* l'œuf de Christophe Colomb.

3.3.3 Aspects étiologiques

Chez les personnes atteintes de maladies dites psychosomatiques on constate un intense refoulement des pulsions préœdipiennes (orales, anales ou phalliques). L'expression de ces contenus et des émotions qui y sont généralement liées (ex. : peur d'abandon, possessivité et besoin de contrôle, besoin de se sentir puissant pour le garçon ou séduisante pour la petite fille) fut irrecevable dans l'environnement social premier et dut être refoulée, instaurant des manques. Dès l'enfance, les sentis émotionnels liés à ces contenus préœdipiens furent donc censurés. Par ailleurs, les contenus conflictuels auxquels ces sentis sont reliés (pensées, fantasmes conscients et inconscients), sont refoulés et la nature des manques qu'ils représentent déterminera si la personnalité s'élaborera vers la névrose, l'état-limite ou la psychose.

Les émotions interdites, moins faciles à contenir, vont créer des perturbations corporelles. Parfois, ces émotions n'ont jamais été pleinement ressenties ; elles n'ont pas pu se lier à des contenus spécifiques, étant en soi inacceptables. Par exemple, certains contextes relationnels ne permettent pas aux garçons de ressentir et surtout d'exprimer des sentiments associés à la vulnérabilité. Autre exemple, l'agressivité chez les fillettes est souvent découragée précocement. De plus, certaines dispositions anthropologiques concourent à détourner les garçons de leur peine et de leurs peurs et les filles de leur colère et de leur insoumission, ce qui détermine encore davantage ce qui peut être irrecevable pour l'un et l'autre sexe.

Des tensions chroniques s'installent très tôt, en relation avec les sentis retenus, qui occasionnent encore plus de détournement des énergies physiologiques. Un peu comme un barrage, l'énergie psychique devient ici un obstacle à l'énergie physiologique plus importante et en bloque le flot (Ratté, 1981). Sous l'effet de conditions environnementales particulières, qui créent du stress par exemple, un dérèglement organique se développe et devient maladie. Ce phénomène n'est pas indépendant non plus de prédispositions héréditaires, qui peuvent être à la base d'une vulnérabilité de certains organes et de certaines fonctions à recevoir les énergies déviées (Fenichel, 1953).

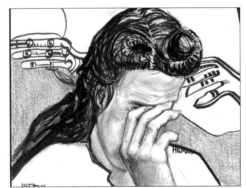

Les émotions interdites, moins faciles à contenir, vont créer des perturbations corporelles. Parfois, ces émotions n'ont jamais été pleinement ressenties.

Les tendances somatisantes commencent généralement très tôt dans l'existence et, comme nous le disions plus haut, elles façonnent la constitution du corps. De plus, un phénomène de concomitance est souvent observé entre le développement de troubles psychosomatiques particuliers et l'émergence de certains types caractériels psychopathologiques. Par exemple, la constipation légendaire des obsessionnels ainsi que leurs divers problèmes gastriques et leurs fréquentes allergies relèvent d'une agressivité retenue et déviée de façon caractérielle, souvent somatisée. Dans certains cas toutefois, la partie du corps atteinte n'est pas seulement le résultat d'une complaisance somatique (ou vulnérabilité) mais représente de façon symbolique un objet relationnel premier avec lequel il y a eu conflit. Dans de tels cas, les phénomènes de *psychosomatisation* et de *conversion somatique* cohabitent et concourent à l'établissement d'une névrose, ayant des conséquences importantes sur le plan de la santé physique et psychologique de la personne.

Vignette clinique : Rosaire

Rosaire est un mécanicien affecté au matériel roulant dans une grande entreprise ; il a 37 ans. Actuellement, il est en arrêt de travail avec un diagnostic médical d'« épuisement professionnel ». Il est envoyé en bureau privé par le programme d'aide aux employés (PAE), avec mandat de lui venir en aide concernant ses difficultés somme toute récentes au travail. Rosaire est un employé modèle et il est apprécié par son entourage de travail, à la fois pour ses compétences et pour sa bonhomie : on le décrit comme un « maudit bon gars ». Ses difficultés ont commencé il y a trois mois. Rosaire fut d'abord obsédé par de menus détails puis se sentit anxieux à un point tel qu'il a dû, à plusieurs reprises, cesser de travailler pendant quelques jours.

Les propos de Rosaire concernent d'emblée non pas son environnement de travail, mais bien une préoccupation constante, allant jusqu'à l'obsession, concernant la mort de son père il y a de cela un peu plus de trois mois. Ce dernier est décédé après de longues souffrances dues à un cancer de l'estomac. Sa mère est également décédée, moins d'un an auparavant, d'une crise cardiaque ; Rosaire dit n'avoir eu aucun problème à la suite de son décès : il avait à peine pleuré, dit-il.

Rosaire pense constamment à un incident qui est survenu avec son père juste avant sa mort. Celui-ci était tombé par terre en essayant d'aller aux toilettes sans aide et n'avait pas pu se relever. Il aurait demandé à son fils de l'aider à se remettre debout mais Rosaire, craignant que son père ne soit blessé, avait refusé et demandé l'assistance des infirmiers. Son père ne lui aurait pas pardonné cette désobéissance, ne lui parlant plus par la suite, puis est décédé.

La femme de Rosaire, qui l'accompagne au premier entretien et qui veut témoigner des difficultés de son mari, dit ne plus le reconnaître. Elle le voit obsédé par la mort de son père et dit en pleurant qu'il n'est plus l'homme enjoué qu'elle a connu ; il se déprécie continuellement.

Une fois seul avec Rosaire, ce dernier raconte qu'il se sentait très proche de ses parents et qu'il faisait tout pour eux, surtout pour son père. Cela signifie qu'il s'occupait de l'entretien extérieur de leur maison, qu'il venait périodiquement nettoyer et, deux fois l'an, faire le grand ménage ; c'est également lui qui accompagnait constamment son père pour ses diverses courses et davantage depuis la mort de sa mère.

D'après le dossier médical, dont un résumé fut transmis par l'intermédiaire du PAE, le frère et les sœurs de Rosaire présentent des problèmes particuliers. Il est question d'un fort aspect fusionnel dans cette famille, au dire du médecin, se reflétant dans des malaises corporels que les enfants développent en commun avec leurs parents. Ainsi, les sœurs de Rosaire ont des points au cœur sans cause physique détectée. Il est noté que leur mère est morte d'une crise cardiaque à l'âge de 70 ans. Quant à Rosaire, et aussi quelque peu chez son frère, il est mentionné qu'il a des problèmes d'estomac récurrents ; son père est mort d'un cancer de l'estomac. Rosaire s'est dit d'ailleurs très anxieux au moment de la première entrevue, à l'idée qu'il pourrait un jour mourir d'un cancer comme son père et que ses malaises d'estomac pourraient en être un signe précurseur.

Rosaire quitte le bureau quelque peu soulagé, du fait d'avoir parlé de ses craintes et des circonstances entourant la mort de son père. Mais il arrive à la seconde rencontre avec « le feu au cul » comme il dit. Il avait appelé pour annuler la rencontre la journée même, et la secrétaire lui a rappelé que s'il n'avertissait pas 24 heures à l'avance il aurait quand même à acquitter des honoraires, ce dont il était déjà prévenu. Interrogé et invité à exprimer sa colère, Rosaire arrive au fait qu'il retient habituellement son agressivité et qu'il a tendance à sacrifier ses intérêts pour ceux des autres. Il avoue qu'à ces moments il a souvent mal à l'estomac. De plus, Rosaire bégaie quand il parle de lui et il parle peu. Il n'aime pas se laisser connaître, dit-il. Il est ainsi possible de constater, puis de lui dire, qu'il semble en colère et qu'il l'exprime indirectement, notamment dans une ambivalence à venir aux rencontres.

Rosaire se sent rejoint et il est alors possible d'établir un lien avec son père, notamment avec des sentiments de haine-amour qu'il a entretenus toute sa vie envers ce dernier et dont il témoigne par ailleurs sans trop s'en rendre compte. D'abord très réticent à reconnaître ses sentiments doubles, il en vient à exprimer quelque peu sa peine et aussi comment il en veut à son père de l'avoir laissé ainsi. Il refuse par ailleurs de s'ouvrir sur son enfance avec son père. Il quitte la démarche après huit rencontres (en avertissant dans les règles), car il dit se sentir mieux et parce que, affirme-t-il, il est redevenu fonctionnel et que sa femme trouve qu'il va bien. Il se sent prêt à retourner au travail. Il dit s'en remettre à son médecin pour ses maux d'estomac et pour son anxiété qui demeurent.

3.4 LA NÉVROSE DÉPRESSIVE : HYPOCONDRIE ET NEURASTHÉNIE

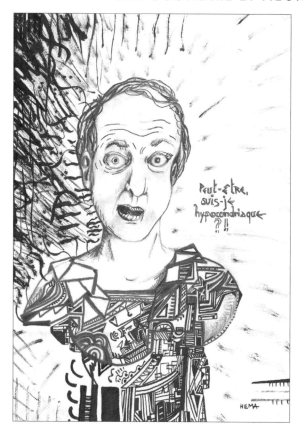

L'hypocondrie et la neurasthénie se présentent la plupart du temps comme deux facettes de la même médaille. Ce sont deux névroses qui se complètent. Lorsqu'elles sont présentes chez un même individu, on diagnostique une « névrose dépressive » ou « dysthymique » ; ce sont des synonymes. Nous aurions pu les classer parmi les névroses d'organes, mais ici, les plaintes psychosomatiques sont tellement organisées qu'elles constituent en soi une sous-structure psychopathologique, d'autant plus que les substrats physiologiques que l'on s'attend à trouver au niveau du corps ne sont pas toujours évidents. Même si des altérations physiques sont établies sur une base empirique, elles sont souvent sans correspondance réaliste avec l'ampleur des craintes et des complaintes de la personne. L'hypocondrie et la neurasthénie sont donc deux troubles psychosomatiques bien particuliers, qui peuvent se combiner, et les causes psychologiques y sont prépondérantes.

3.4.1 Aspects symptomatiques

Dans « l'hypocondrie » tout d'abord, la personne est constamment préoccupée par son corps et entretient des peurs à propos de maladies qu'elle aurait ou qu'elle pourrait développer. Même si les craintes ne sont pas à proprement parler des hallucinations, elles persistent et deviennent envahissantes au point que la personne en est constamment habitée. Des examens médicaux dont les résultats s'avèrent négatifs, la réassurance de plusieurs médecins et spécialistes, la guérison de malaises pour lesquels la personne s'était inquiétée de façon exagérée, rien n'arrive à lui faire trouver la paix.

La personne se plaint constamment de maux prolongés, de courbatures, de douleurs et de difficultés fonctionnelles de certaines parties de son corps, bien qu'on ne trouve que peu ou pas de cause physique. Lorsqu'il y a un problème réel, les complaintes de la personne et l'énorme besoin de soutien qu'elle manifeste sont exagérés. De plus, certaines douleurs et difficultés ressenties semblent se déplacer dans le corps, ce qui est pour le moins atypique d'une maladie physique généralement (sauf pour certaines maladies comme la sclérose en plaques). Si la personne est âgée ou atteinte d'un problème physique réel ou si un proche est décédé, la peur que les difficultés physiques ne causent sa mort devient souvent envahissante pour la personne hypocondriaque. Bien sûr, avec une telle symptomatologie, on peut s'attendre à ce que la personne consulte de nombreux spécialistes et se montre obstinée jusqu'à ce qu'on lui trouve un problème.

La personne « hypocondriaque » peut mener une vie productive dans les périodes où elle ne se sent pas déprimée (Bergeret, 1974 ; Organisation mondiale de la santé, 1993). Toutefois, elle est souvent en congé de maladie et elle retire ainsi des bénéfices secondaires de son problème, qui mène soit à des fabulations, soit à une forte exagération quant à ses difficultés physiques. De plus, ses plaintes récurrentes et ses demandes d'aide de toutes sortes entraînent une lourdeur pour les proches et conduisent éventuellement divers intervenants à mettre en doute l'authenticité de ses maladies : l'employeur, l'organisme payeur d'indemnités, le personnel soignant fortement et longtemps sollicité.

Dans la « neurasthénie », la personne se plaint également beaucoup, quoique d'une manière plus subtile, à propos de l'état général de son corps. Elle ressent en particulier une faiblesse et une fatigue, lesquelles ont tendance à devenir incapacitantes. Vite épuisée, le moral au plus bas, la personne neurasthénique ne se sent plus la force de vaquer à ses activités régulières et sa présence ainsi que son rendement au travail en sont notamment affectés. Les problèmes physiques à la source de ces symptômes sont difficilement décelables : on ne trouve rien, ou on suppose une hypoglycémie, ou une légère anémie ou encore une infection virale rare.

La personne qui est seulement neurasthénique n'est généralement pas obsédée par des maladies toutefois. Ce qui l'inquiète, c'est qu'elle ne ressent pas de gaieté et qu'elle a constamment l'impression d'avoir épuisé ses minces réserves énergétiques.

La personne à la fois hypocondriaque et neurasthénique combine les symptomatologies précédentes, ce qui donne l'impression qu'elle porte un poids énorme dans l'existence, l'empêchant de se sentir libre et autonome. Le diagnostic de «névrose dépressive» ou dysthymie est alors posé, ce qui indique bien qu'une humeur dépressive est constamment présente. Léthargique, le dysthymique est tourné vers toutes les facettes de sa physiologie et s'attarde à tout changement corporel même mineur, ce qui l'amène à s'angoisser à propos de l'état de son corps et de sa mort éventuelle. Il présente aussi d'autres symptômes dépressifs comme l'insomnie persistante, la perte d'appétit et l'irritabilité. Dans certains cas, des états d'irréalité et des douleurs lancinantes sans cause apparente sont aussi observés. Le névrosé dépressif se montre de plus en plus reclus sur le plan social, car ses malaises envahissants l'amènent à craindre de se trouver mal.

3.4.2 Aspects psychodynamiques

Les rapports avec les autres sont empreints d'un fort égocentrisme et d'un narcissisme relationnel laissant parfois soupçonner une structure caractérielle état-limite à laquelle se greffe en quelque sorte la névrose dépressive.

Tout comme pour les névroses d'organes en général, l'hypocondrie, la neurasthénie et la névrose dysthymique constituent des structures caractérielles secondaires, accompagnant les névroses mais pouvant aussi constituer un paravent recouvrant des troubles psychopathologiques plus importants : il n'est pas rare par exemple que certains hypocondriaques finissent par décompenser tardivement dans une psychose, laissant alors voir la vraie nature de leurs troubles. Ainsi, tout comme pour les névroses d'organes, l'hypocondrie et la neurasthénie ainsi que leur combinaison ne sont pas à proprement parler des noyaux caractériels mais bien des structures secondaires pouvant accompagner une névrose, une structuration de la personnalité état-limite ou encore psychotique.

La névrose dysthymique comporte d'énormes bénéfices secondaires dont les états-limites en particulier vont tirer profit : elle implique une forte dépendance vis-à-vis de l'entourage. Lorsqu'un dysthymique par exemple trouve des personnes qui acceptent son « état » sans le mettre en doute — et l'on est en général mal à l'aise ou mal venu de le faire —, cette acceptation tacite renforce la personne dans les bénéfices attentionnels qu'elle retire de ses complaintes somatiques et elle devient souvent alors de plus en plus dysfonctionnelle (Organisation mondiale de la santé, 1993). On retrouve ici nombre de malheureux du dos et de divers symptômes qui limitent ou empêchent de vaquer à des occupations normales et de travailler. Chez eux, le problème physique, s'il en est, recouvre une désorganisation de la personnalité et des besoins oraux et anaux inassouvis et non sublimés.

3.4.3 Aspects étiologiques

Alors que dans les névroses d'organes les troubles psychosomatiques tirent leur origine à la fois d'un refoulement émotionnel prolongé et d'une prédisposition rendant certaines fonctions ou certains organes enclins à un dérèglement, l'origine de la neurasthénie et de l'hypocondrie se situe plus clairement dans le développement personnel (Organisation mondiale de la santé, 1993).

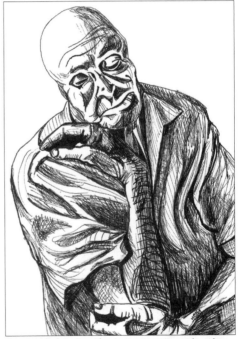

Il n'est pas rare de constater que des bénéfices secondaires à des maladies furent obtenus dans l'enfance, en termes d'attention par exemple, alors que l'affection parentale était déficiente lorsque l'enfant n'avait pas de problèmes de santé. Il semble donc qu'une telle situation soit susceptible d'avoir créé un effet de renforcement positif à être malade.

Mais la maladie ne semble pas avoir été la seule façon d'attirer l'attention et de mobiliser l'entourage. Des conduites hystériques, une mise au service de l'adulte, des tendances à l'obsession-compulsion et d'autres traits psychopathologiques furent déployés souvent très tôt afin d'obtenir

Les antécédents développementaux des dysthymiques sont marqués par de graves distorsions dans les relations premières et par une difficulté dans l'établissement de relations d'objet saines.

«ce qui ne venait pas». Tous ces moyens furent de peu d'utilité pour combler un grand besoin de chaleur, de réconfort et de reconnaissance de son existence. La colère orale inconsciente qui en a résulté, insupportable, fut le plus souvent tue, travestie en docilité ou somatisée.

Les antécédents développementaux des dysthymiques sont marqués par de graves distorsions dans les relations premières et par une difficulté dans l'établissement de relations d'objet saines. Ces problèmes occasionnent une structuration de la personnalité névrotique, état-limite ou psychotique, et la personne développe un noyau caractériel dans l'un de ces types de personnalités pathologiques ; dans tous les cas, le narcissisme secondaire sera marqué.

Ainsi, la maladie constitue pour le névrosé dépressif, et cela dès l'enfance, une occasion privilégiée de solliciter l'entourage et de le contrôler, à défaut de se sentir considéré dans ses relations premières. Ce type de structuration secondaire, qui s'accole à un type caractériel psychopathologique, a ainsi une fonction inconsciente d'appel, de demande sado-orale voulant que l'objet relationnel soit toujours disponible et égocentré. Un tel besoin inconscient d'être pris en charge est irrecevable chez un adulte mais, travesti en maladie (pour la personne même), il obtient la première place dans les actions quotidiennes du dysthymique.

Vignette clinique : Paul

Paul m'est envoyé alors que je travaille, en début de carrière, dans une clinique médicale en région éloignée. Plusieurs médecins me demandent de le voir, ce qui est déjà particulier, parce qu'il ne cesse de les solliciter tour à tour pour des problèmes physiques dont on ne trouve jamais la cause. De plus, ses maux physiques se déplacent : un mal à l'épaule change bizarrement de côté ; des ganglions remarqués à la gorge se seraient propagés dans la bouche selon Paul, mais ce n'est pas le cas ; il a mal au ventre mais tous les examens n'ont rien révélé et des laxatifs n'ont pas l'air d'avoir d'effet ; parfois il voit embrouillé d'un œil. Le directeur de la clinique ne sait plus quoi faire car il devient harcelant : il accuse maintenant les médecins de ne pas vouloir lui dire ce qu'il a. Sa femme, que le médecin et directeur a rencontrée à plus d'une occasion puisque Paul se fait souvent accompagner pour ses rendez-vous, se plaint que son mari soit de plus en plus irritable à l'approche de la retraite. Elle ajoute aussi à la série de complaintes de Paul en affirmant qu'il se dit toujours fatigué et que, pourtant, il n'est pas très actif.

J'accepte de voir Paul en évaluation en vue de déterminer la meilleure façon de l'aider, soit médicalement soit psychologiquement ou par les deux voies conjuguées.

Paul n'est pas entré depuis une minute que je me sens déjà mal à l'aise. Cet homme plutôt bourru et renfermé ne me regarde pas quand il parle, mais fixe le mur devant lui. Il discute surtout de ses malaises, se plaint des médecins et également de sa femme qui se montre de plus en plus impatiente, semble-t-il, quand il revient sans cesse sur ses malaises. Lorsque je lui reflète ce que j'ai compris, il semble ne pas m'entendre ou bien me contredit, laissant ainsi peu de place à d'autres pistes qu'à la thèse de ses problèmes physiques récurrents dont ses médecins lui cacheraient l'origine : « Avec tous les tests que j'ai passés, ils doivent bien savoir ce que j'ai ». Sa supposition n'est pas complètement fausse, mais il semble loin de pouvoir entendre qu'il pourrait s'agir d'une cause autre que physique.

Paul est commis aux pièces dans une usine et son travail ne requiert que peu d'énergie. Pourtant, il se sent épuisé alors que sa journée ne fait que commencer. L'approche de la retraite ne semble pas être liée pour lui à cette fatigue continuelle et il ne veut plus parler « de ces choses ». Devant sa fermeture et aussi sa difficulté à tout simplement discuter de lui, je lui propose de le rencontrer à nouveau après avoir consulté son dossier médical, avec sa permission. Il est d'accord et il me demande d'être honnête avec lui si j'y trouve la cause de ses problèmes.

Le dossier ne fait qu'établir ce que les médecins m'ont déjà appris bien sûr. Mais mes observations dès la première entrevue, notamment sa tendance à la fermeture, sa grande absence et sa rigidité cognitive, me mettent sur la piste d'un trouble schizo-paranoïde. Une discussion avec le directeur de la clinique à cet effet laisse entrevoir deux solutions : le diriger en psychiatrie, du fait de la dangerosité potentielle de sa structure mentale (nous en discuterons au chapitre 5) ; l'aider à concevoir, par une manière stratégique et en nous mettant à son niveau de raisonnement qui paraît extrêmement concret et rigide, que son problème pourrait bien être d'ordre mental.

Paul dit avoir hâte de m'entendre au début de la seconde rencontre. Et il attend. Je lui demande comment il va mais il ne fait que répéter ses plaintes. Je lui dis alors que je sais ce qu'il a : il devient tout à coup très attentif. Sa « maladie », lui dis-je, change constamment de place dans son corps. C'est rare et incurable ; mais même s'il en souffre beaucoup, il n'en mourra pas ! Paul semble quelque peu abasourdi et me demande quoi faire. En fait, ajoutai-je, pour obtenir un soulagement il lui faudrait voir un psychiatre, le seul spécialiste pouvant alléger ses symptômes avec une médication. Paul accepta alors la référence en psychiatrie.

Je n'ai plus revu Paul par la suite. Le directeur de la clinique sembla soulagé de constater qu'il avait accepté la consultation en psychiatrie. Il joignit mon court rapport au sien ; j'y faisais état d'un possible trouble paranoïaque avec un trouble dysthymique associé.

J'entendis parler à nouveau de Paul quelques années plus tard, en même temps que les médecins de la clinique, par les journaux. Il était dans une grande ville. Il venait d'assassiner sa femme. Cette dernière fut retrouvée attachée à un fauteuil de leur appartement par du fil de fer barbelé. Dans une crise de folie délirante, Paul l'avait ainsi emprisonnée puis martyrisée jusqu'à ce qu'elle meure. Paul était bien sûr interné. Nous étions tous sous le choc, tous coupables aussi de ne pas avoir pu l'aider davantage.

3.5 LA NÉVROSE HYSTÉRIQUE : HYSTÉRIE DE CONVERSION

Ici, le noyau caractériel s'inscrit parmi les névroses, ce qui indique par conséquent que la structure de personnalité est névrotique. La structure hystérique dite de conversion est donc une façon particulière, rigidifiée, d'être névrosé. Nous examinerons ce type caractériel en séparant, bien qu'ils soient intimement reliés, les aspects symptomatiques, psychodynamiques et étiologiques qui le constituent.

Mais avant d'aborder l'hystérie, précisons la notion de « conversion » et regardons en quoi elle se distingue du concept de « psychosomatique » puis en quoi elle lui ressemble.

La conversion implique des perturbations dans les fonctions corporelles normales ou encore un dysfonctionnement dans un ou plusieurs organes, tout comme pour les névroses d'organes. Une conversion est donc également un phénomène psychosomatique. Toutefois, ici, c'est un *contenu* psychique précis qui est à la source du symptôme. Ce contenu, associé à une pulsion, a été refoulé. Grâce à une analyse appropriée, le contenu qui est à la base d'un symptôme de conversion peut ainsi être retracé et rendu conscient. En attendant, il trouve une voie d'expression détournée et symbolisée dans le symptôme. Une conversion est donc historiquement déterminée par l'histoire développementale de l'individu et notamment par des conflits psychiques non résolus (Fenichel, 1953).

Par ailleurs, tout comme pour les névroses d'organes, les conversions somatiques ont lieu à des endroits du corps et dans des fonctions corporelles présentant une certaine « complaisance somatique ». Ici aussi, certaines prédispositions ou vulnérabilités jouent un rôle dans l'instauration du dysfonctionnement corporel. À la différence toutefois des psychosomatisations, les conversions psychiques empruntent davantage des lieux corporels qui sont propices à symboliser, à représenter indirectement, des contenus qui furent refoulés. Par exemple, les anesthésies chez les hystériques tiennent résidence dans des zones fortement érogènes, lesquelles rappellent symboliquement un conflit sur le plan psychosexuel dans l'enfance.

3.5.1 Aspects symptomatiques

Les symptômes de conversion sont très importants chez les hystériques et ils sont partie intégrante de leur structure caractérielle, justifiant le vocable «hystérie de conversion». Les hystériques sont aussi vus comme des personnes très extroverties, pouvant attirer l'attention par leurs manières très sexualisées et excentriques de se comporter. On leur connaît aussi la tendance à perdre le contrôle dans des situations où la tension relationnelle est grande et à se livrer à des crises aux allures théâtrales dans des moments de colère intenses. Dans certains cas, une quasi-perte de conscience s'accompagne de convulsions physiques, de cris, de mouvements calquant les rapports sexuels ou parfois l'enfantement, ainsi que d'hyperventilation (Freud, 1925-1926).

On est loin ici des premiers hystériques décrits par Bernheim, Charcot et Breuer, les premiers maîtres de Freud en psychiatrie. Le diagnostic d'hystérie était alors posé pour des cas de structures pathologiques très diverses, ayant en commun des paralysies motrices et des anesthésies pour lesquelles on ne trouvait pas de cause apparente. L'hystérie est une catégorie diagnostique bien différente de nos jours, parmi les névroses, bien qu'elle ait conservé cette connotation de troubles somatiques engendrés par des dimensions psychologiques.

Selon Fenichel (1953), les symptômes des névrosés hystériques prennent typiquement la voie de conversions somatiques ou de comportements ayant une connotation psychosexuelle, pour ne pas dire érotique. Les hystériques sont plus souvent des femmes, les hommes hystériques ayant généralement un problème d'identité sexuelle et démontrant dans leurs conduites «hystériques» une identification plutôt féminine. Nous parlerons donc de l'hystérie au féminin. Nous verrons par contre, avec le caractère phallique-narcissique dans le prochain chapitre, qu'il y a un pendant masculin à l'hystérie et qu'il est considéré comme étant plus perturbé.

Sur le plan symptomatique donc, on observe fréquemment chez les hystériques la diminution abrupte ou encore à l'opposé l'augmentation anormale de besoins physiques normaux : manger, boire (particuliè-rement l'alcool), fumer quand la dépendance au tabac est présente, uriner ou déféquer, avoir des rapports sexuels. Ce sont des lieux où les hystériques passent tantôt par des moments de grands besoins et tantôt par un hypodésir. Plusieurs anorexiques-boulimiques ont ainsi une structure caractérielle hystérique. Rappelons que l'anorexie est une problématique complexe, à laquelle plusieurs types caractériels peuvent contribuer en tant que causes : il peut ainsi y avoir des ano-rexiques obsessives ou même schizophrènes. Toutefois, dans l'ano-rexie-boulimie, le corps entier semble être le réceptacle de quelque élément refoulé, ce qui peut être vu comme un syndrome de conver-sion chez l'hystérique.

Sur le plan physiologique à nouveau, les hystériques présentent souvent une respiration superficielle — à mettre en lien avec leurs diffi-cultés orgastiques. Elles font aussi à certains moments, paradoxale-ment, de l'hyperventilation accompagnée d'une tendance à perdre le contrôle de leurs émotions.

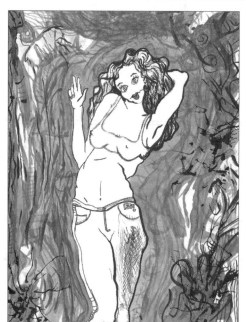

Les hystériques ont intégré des représenta-tions sociales selon lesquelles être une belle femme consiste à épouser le modèle de la jeune fille sexy.

Sur le plan des comportements en société, les hystériques se font remarquer par leur tendance à tout sexualiser. Elles s'habillent et se maquillent de façon à éveiller d'une part le désir des hommes — et parfois des femmes — et également la jalousie de leurs rivales. Le regard sexy, la voix de petite fille ingénue, la posture provocante, la coiffure stylisée, l'habillement suggestif, le maquil-lage sensuel dont notamment le rouge à lèvres accrocheur sont autant d'exemples de lieux où elles vont utiliser tout ce qui rap-pelle la sexualité pour plaire. Elles ne sont pas toujours belles, mais elles savent éveiller le désir sexuel génital. Sur le plan sociologique, on peut dire que les hystéri-ques ont intégré des représentations sociales selon lesquelles être une belle femme con-siste à épouser le modèle de la jeune fille sexy. Mais elles sont sensibles à de tels sté-réotypes parce qu'ils font écho et permet-tent d'exprimer inconsciemment un conflit qu'elles portent, en lien avec la sexualité, et qui a entraîné l'établissement d'une identité peu définie.

De façon plus large, les hystériques semblent aimer s'entourer de ce qui brille et est associé au luxe : autos rutilantes, bijoux exagérément coûteux, fourrures, vêtements ou meubles en cuir, tissus satinés, lits à baldaquin, vêtements et dessous chics, soutiens-gorges et bikinis qui les dévêtent plutôt que de les habiller, vernis à ongles difficiles à ignorer, talons hauts qui feraient fantasmer n'importe lequel fétichiste du pied, bas filetés, etc. Ce qui est encore plus remarquable est leur façon de vouloir plaire grâce à ces artifices sexy sans pour autant éprouver nécessairement de plaisir sensuel.

La sexualité des hystériques, pourtant si affichée dans ses dimensions observables mais tout aussi superficielles, demeure un lieu où elles ont souvent de grandes difficultés. Il est fréquent toutefois qu'elles ne le reconnaissent pas tout de suite ou mentent à ce sujet, car un échec profond à se sentir intimes avec elles-mêmes et avec leurs partenaires y est sous-jacent. L'orgasme en particulier est dans plusieurs cas peu satisfaisant voire difficile à obtenir ou hors d'atteinte. Les anesthésies des zones érogènes du corps ne sont pas rares non plus : insensibilité des mamelons, anesthésie de la zone pelvienne et des grandes lèvres, clitoris insensible, vagin peu sensitif. À l'opposé, certaines anxiétés propres aux femmes en général portent les hystériques à démontrer une hypersensibilité des zones érogènes, une irritation et de la douleur se substituant au plaisir sexuel : irritabilité des lèvres, des mamelons et de la vulve, vaginisme.

Plusieurs hystériques rapportent qu'elles ont beaucoup de difficulté à se laisser aller aux sensations corporelles agréables ou qu'elles anticipent un inconfort. À ce sujet, et nous y reviendrons plus loin, elles se sentent bloquées dans leur capacité à accueillir l'organe mâle, qui est alors vu sur le plan fantasmatique comme un objet à la fois fascinant et menaçant. En arrière-plan, elles sentent une profonde culpabilité qui les empêche à la fois de jouir de leur sexualité et d'aimer profondément être pénétrée. Ici, le terme « hystérie », tiré du grec « hustera » ou utérus, prend peut-être tout son sens symbolique : profondément, il y a empêchement à être dans ce lieu intime qu'est la sexualité génitale d'une femme (Fenichel, 1953).

Dans la même veine, les relations privilégiées des hystériques sont souvent superficielles et quelque peu tordues. Elles s'investissent en général peu auprès des personnes qu'elles conquièrent et cèdent souvent à des gens qui les méprisent, veulent les dominer et les exploitent. Elles incarnent bien le rôle stéréotypé de la petite amie du macho, si valorisé et répandu dans les sociétés occidentales. L'amour est ainsi pour elles un lieu de drame où elles aiment sans être aimées ou n'aiment pas et méprisent ceux qui les aiment. Le sexe et l'amour demeurent souvent des dimensions qu'elles vivent mieux quand elles sont séparées, comme s'il y avait un risque pour elles, ce qui est le revécu du drame de leur enfance, d'aimer profondément et avec tout leur être.

Les hystériques ont parfois des hallucinations. Il ne s'agit toutefois pas, à proprement parler, de projections hallucinatoires s'accompagnant d'une altération du sens de la réalité comme dans la psychose. Les visions qu'elles peuvent avoir à l'occasion, les sons étranges qu'elles entendent, les goûts et odeurs bizarres qui leur viennent tout à coup proviennent le plus souvent, découvre-t-on après analyse, d'anciennes perceptions oubliées et d'expériences refoulées. La plupart du temps, on peut établir un lien avec leur sexualité et notamment avec des sensations qu'elles ont eues au moment de l'œdipe (Freud, 1925-1926). De la même manière, les hystériques rapportent parfois qu'elles voient comme si elles étaient dans un étroit tunnel lorsqu'elles se sentent anxieuses ou menacées par quelque événement concret. Freud (*ibid.*) reliait un tel phénomène à une censure sexuelle, symbolisée par le rétrécissement du champ visuel.

L'étrangeté du corps que ressentent plusieurs névrosés hystériques est un phénomène symptomatique qui est aussi déroutant, du fait de son apparent lien avec la psychose. Les hystériques rapportent ainsi fréquemment avoir le sentiment de ne pas habiter pleinement leur corps — et particulièrement dans les rapports sexuels — et d'être capables de s'imposer des privations sans en souffrir. Toutefois, chez les névrosés hystériques, cette discontinuité identificatoire passagère avec leur corps relève du refoulement. Par contre, chez d'autres personnes dites «hystériques dissociatifs», la coupure entre le corps et l'esprit est beaucoup plus profonde et la rupture de continuité corps-esprit correspond plutôt à un schisme dans la personnalité, qui ne touche pas seulement la sexualité. Il s'agit de schizophrènes, se vivant occasionnellement soit comme s'ils étaient en dehors de leur corps (dissociation mineure), soit comme s'ils étaient plusieurs personnes distinctes dans un même corps (personnalité multiple). Nous reparlerons de cette forme de dissociation majeure, qui peut parfois prendre les apparences de l'hystérie névrotique sur le plan symptomatique, au chapitre 5 qui traite des psychoses.

3.5.2 Aspects psychodynamiques

De ce qui précède, retenons que la conversion consiste dans le retour d'un contenu refoulé sur le corps et le dérèglement symptomatique de zones érogènes. On rencontre les symptômes de conversion principalement dans les névroses mais également dans les pathologie plus graves. Toutefois, la conversion est si intimement reliée à la dynamique de l'hystérie, qu'elle accompagne toujours à divers degrés d'intensité, que Freud (1915-1917a) en vint à nommer l'hystérie névrotique « hystérie de conversion ».

Tentons de comprendre davantage ce concept et les processus psychiques et somatiques qu'il suppose. Il y aurait deux conditions préalables à la conversion :

- une de nature physique, reliée à la disposition érogène du corps, rendant chaque organe apte à exprimer une excitation sexuelle ou une agressivité dont le contenu est inacceptable pour le Moi ;

- une de nature psychologique qui consiste à remplacer un objet réel par des fantasmes internes représentant cet objet ; c'est le fantasme qui est refoulé et symbolisé dans la partie du corps atteinte.

Fenichel (1953) appelle « introversion » le processus menant à la représentation interne d'une pulsion puis à son refoulement. Cela signifie, à la différence de la retenue psychosomatique, qu'il y a ici constitution de fantaisies élaborées et très présentes dans l'enfance à propos des objets relationnels premiers. Le contenu, lorsqu'il est retrouvé, témoigne d'un vécu ayant éveillé des envies pulsionnelles puissantes mais qui durent être refoulées parce qu'elles étaient ressenties comme inacceptables ou irrecevables pour l'entourage relationnel ou parce qu'il n'y avait pas de réponse adéquate de l'entourage vis-à-vis de ces contenus. Par exemple, comme on le voit parfois dans l'hystérie masculine, un garçon peut sentir qu'il ne doit pas exprimer des sentiments de rivalité envers son père ; en même temps, si ce dernier le prive de rapport sensuel et rassurant, la menace fantasmée du père vécue sous la poussée œdipienne va devenir trop grande. L'enfant peut alors transformer sa position masculine, vécue comme étant trop menaçante, en position féminine et développer des fantaisies homosexuelles envers le père, qu'il refoulera ensuite intensément. Autre exemple, une petite fille peut ressentir un amour intense pour son père mais l'attitude castrante de la mère, associée aussi parfois à une difficulté du père à recevoir les expressions œdipiennes de sa fille sur un mode psychoaffectif et non pas génital, peut constituer une situation qui éveille indûment des fantaisies incestueuses chez elle. Elle les refoulera, mais ces fantasmes puissants s'inscriront quelque part en elle, corporellement. Dans de tels cas de conversion, le contact avec les objets relationnels premiers est maintenu mais au prix d'une introversion qui se substituera aux rapports réels. L'œdipe demeurera ainsi une trame fantasmatique, ni pleinement vécue de façon psycho-sexuelle, ni dépassée en tant que complexe triangulé permettant de savoir de quel sexe l'on est et quel sexe on désire intensément.

> Les hystériques, par leur grande tendance à l'introversion, ont ainsi souvent régressé d'une réalité qui les désappointait (père ou mère décevants au plan des expressions œdipiennes) à la pensée magique des rêveries.
>
> Otto Fenichel (1953),
> *La théorie psychanalytique des
> névroses*, tome 1, p. 268

Ces fantasmes (conscients et inconscients) subissent un refoulement infantile du fait de leur grande intensité et des fantaisies incestueuses qu'ils éveillent ; ils trouvent ensuite une expression, chez les hystériques, dans l'altération des fonctions physiques de certaines parties du corps reconnues pour être des zones érogènes.

Les crises d'hystérie, plus rares de nos jours, sont ainsi semblables à l'éclatement des impulsions retenues dans le rêve. Bien qu'en apparence insensées, elles sont chargées de tout un contenu qui a un sens caché. À l'analyse, elles semblent constituées par un mélange d'événements oubliés, dérivés de la recherche de l'identité sexuelle et de pulsions œdipiennes. De plus, les crises d'hystérie et les comportements extrêmes des hystériques tels les hurlements, les rires exhibitionnistes, les pleurs exagérés, seraient comparables à un triomphe fantasmatique sur les angoisses de castration (Fenichel, 1953).

Moins en superficie, l'**identité** de l'hystérique semble hautement problématique. Selon Fenichel (1953), les identifications de l'enfance des futurs hystériques ne les préparent pas bien d'une part à définir leur identité de façon indépendante des parents à l'adolescence ni, d'autre part, à définir clairement une orientation sexuelle dans beaucoup de cas. À la suite du refoulement, des aspects irrecevables demeurent cachés puis font irruption dans les fantaisies d'adolescents qui n'arrivent pas à s'établir dans une position claire vis-à-vis de leur propre sexe. Leurs premiers rapports sexuels génitaux sont ainsi vécus sous le signe de l'ambiguïté. Les identifications infantiles difficilement assimilables, auxquelles fait référence Fenichel, sont principalement :

- l'identification inversée quant au genre (ex. : une fille s'identifiant fortement à son père) ;
- l'identification à l'objet désiré mais manquant (ex. : une fille dont la présence maternelle fut manquante devient une « mère universelle » pour les autres) ;

    – l'imitation ou fausse identification, conduisant à la tendance hystérique de type «caméléon» qui consiste à changer son identité en fonction des divers objets relationnels ;

    – les identifications multiples ne conduisant pas à un sentiment d'identité clair ;

    – les identifications clivées ou «dissociatives», qui mènent de façon mineure à ne pas s'identifier à son propre corps ; de façon plus majeure la dissociation peut aller jusqu'à s'identifier à l'autre sexe ; dans ce dernier cas il ne s'agit pas bien sûr de névrose hystérique sur le plan structural (voir la section 5.3.2).

Sur le plan relationnel, l'hystérique, et encore davantage s'il s'agit d'un homme, a souvent de la difficulté à éprouver un amour réel pour son partenaire, qui inclurait la sexualité. L'hystérique se sent souvent incapable d'une union sexuelle et émotive qui le toucherait profondément et pourrait éveiller les manques qu'il porte. Même s'il n'est pas une personne narcissique à proprement parler, l'hystérique témoigne ainsi d'un fort narcissisme secondaire, en lien avec ses déceptions relationnelles précoces. Le déploiement d'attitudes féminines caricaturales chez certains hystériques est ainsi relié, sur le plan symbolique, à un conflit psychosexuel d'ordre œdipien qui est loin d'être résolu.

L'hystérique, ce qui est vrai aussi pour l'homme, est aussi connue comme étant une amoureuse «fatale». Elle cherche beaucoup à séduire mais il ne faut pas lui succomber, sous peine de malheur. L'hystérique peut en effet se montrer très castrante pour les personnes qui l'entourent, spécialement quand elle obtient du pouvoir sur les autres. Il n'est pas rare de voir les hystériques déprécier leur conjoint, leurs enfants (spécialement ceux du même sexe, mais il peut aussi s'agir d'enfants du sexe opposé), ou encore de les entendre se valoriser à partir d'un point de vue égocentrique sur leur progéniture : l'autre se trouve alors dépossédé de sa valeur et il n'est reconnu que par ce qu'il permet de refléter de la grandeur du Soi. Les hystériques reproduisent ainsi une trame œdipienne qui fut la leur : s'investir amoureusement constitue un danger, car aimer veut aussi dire dépendre de l'autre ; ce dernier peut alors t'utiliser puis te rejeter. Les caractères hystériques ont ainsi un fort lien de parenté avec les personnes phalliques-narcissiques, dont nous discuterons au chapitre 4, mais leurs rapports relationnels sont malgré tout plus stables que pour ces dernières.

3.5.3 Aspects étiologiques

Les troubles des fonctions motrices et de la sensibilité comme les paralysies, les anesthésies physiques et la cécité partielle ou totale furent les premiers symptômes hystériques avec lesquels Freud fut confronté dans son premier travail de psychiatre (Freud, 1893). On attribuait alors ces problèmes, pour lesquels on ne trouvait pas de cause physique, à une simulation visant consciemment à attirer l'attention ; des dysfonctionnements dus à la fatigue étaient aussi envisagés. Dans son travail avec Breuer, Freud comprit tout d'abord que de tels dysfonctionnements pouvaient symboliser des expériences traumatiques que la personne avait oubliées (Freud et Breuer, 1895). Puis, dans un changement de paradigme qui l'éloigna de ses maîtres Breuer et Charcot, Freud en vint à concevoir que les symptômes hystériques sont reliés à des dimensions inconscientes, lesquelles résultent d'expériences et surtout de fantasmes psychosexuels que la personne a refoulés (Freud, 1905). Ainsi, divers troubles de la sensibilité et des fonctions corporelles, particulièrement des engourdissements et des dysfonctions sexuelles, sont depuis ce temps investigués chez les hystériques à partir de la conception psychanalytique de Freud.

Vignette clinique : à nouveau Judith

Judith est une femme d'une trentaine d'années dont nous avons déjà parlé à la section 3.1.3 ; elle est mariée et a deux enfants. Elle travaille depuis peu dans un organisme communautaire œuvrant à la réinsertion socioprofessionnelle de femmes qui n'ont pas intégré le marché du travail pendant une longue période, étant restées à la maison. Elle-même avait quitté son travail pour élever ses enfants jusqu'à ce qu'ils soient en âge d'aller à l'école.

Judith consulte tout d'abord pour une difficulté, explicitement élaborée dès la première rencontre, à ressentir du désir sexuel pour son mari. Elle dit ne pas arriver à avoir d'orgasme avec lui, sauf quand elle se livre à des fantasmes sexuels concernant d'autres partenaires. Après quelque temps de consultation, ce sont justement ces fantaisies qu'elle abordera, mais cette fois avec beaucoup de prudence, de résistance, et en vérifiant constamment comment je la juge.

Ce qui me frappe d'emblée chez Judith, c'est sa façon ambiguë d'annoncer sa sexualité. D'une part, elle a des attitudes provocantes sur le plan sexuel et, en particulier, elle a tendance à ouvrir les jambes en parlant si bien que je peux voir sa petite culotte. D'autre part, elle est habillée de façon féminine certes, mais sa pilosité fortement prononcée (et nulle-ment atténuée ou dissimulée) et sa façon «garçonne» de parler en agitant les bras et en frappant le fauteuil avec ses poings laissent pour le moins perplexe : il m'est difficile d'être indifférent à l'un ou l'autre aspect car ils sont fortement proposés.

Après m'avoir parlé longuement de son union et de sa vie de famille, Judith aborde un sujet qui la préoccupe beaucoup. Quand elle fait l'amour, et aussi tout dernièrement pendant la journée à l'occasion de rencontres qu'elle a faites, Judith a des fantaisies homosexuelles. Elle raconte cela à la suite d'un rêve, dans lequel elle se voyait faisant l'amour avec une femme ; elle a joui à l'occasion de ce rêve. De telles fantaisies ne sont pas nouvelles et elles surviennent par exemple lorsqu'elle n'éprouve pas de plaisir à ce que son mari la touche.

Judith me montre plus tard une autre facette de sa personnalité. Alors qu'elle est généralement provocante dans ses comportements mais demeure facile de rapport, voilà qu'elle arrive de mauvaise humeur. Après quelques minutes pendant lesquelles, franchement, je ne dis pas grand-chose, elle commence à m'engueuler. Elle se dit alors contrariée parce que «la thérapie ne règle pas ses problèmes, ça ne fait que les lui faire sentir davantage». Elle a bien sûr raison, mais c'est l'exagération de sa réaction que je m'attarde à lui signaler.

J'apprends que Judith a tendance à faire des «crises de nerfs» lorsqu'elle n'obtient pas ce qu'elle veut ou encore quand on la contrarie, notamment avec son mari et avec les hommes qu'elle côtoie. Son jeune garçon aurait aussi le don de lui mettre les nerfs en boule. Judith décrit en fait son rapport avec les hommes comme étant fortement empreint de méfiance et de colère de sa part. Elle accuse les hommes «comme moi» de vouloir dominer les femmes et de les traiter comme des objets.

Une fois «l'hystérie» quelque peu calmée et l'alliance rétablie, Judith parle de l'impression qu'elle a, parfois, d'être «comme un homme». Elle dépeint ainsi l'impression d'aimer dominer, de se sentir puissante quand elle y parvient concrètement et y associe même ses fantaisies sexuelles vis-à-vis des femmes.

Sur le plan étiologique, Judith décrit un vécu particulier d'ordre identifica-toire. Elle n'aimait pas son père, aussi loin qu'elle se souvienne. Ce der-nier, souvent absent, lui paraissait austère. C'était un homme bourru, dominateur et peu enclin à l'affection. À partir de rêves récurrents et aussi d'impressions fortes concernant ses parents, Judith se souvient avoir trouvé sa mère désirable lorsqu'elle était enfant. Vers l'âge de 6 ans, elle éprouvait une forte jalousie quand son père s'en approchait et se montrait ouvertement agressive à son égard quand il manifestait, par des gestes assez grossiers, qu'il désirait sa mère.

Judith s'est par ailleurs efforcée de ressembler à ce père, ce qui transparaît selon elle dans sa façon de se vêtir, dans son attitude corporelle générale et notamment dans sa posture lorsqu'elle s'assoit: «Les jambes écartées, les mains sur les genoux, je tape du poing parfois». Je lui fais alors remarquer qu'il y a en effet quelque équivoque dans sa posture ainsi que dans l'exposition de sa pilosité. Judith est maintenant prête à une telle remarque et n'y voit pas quelque offense. Elle se remémore plutôt d'autres événements de son enfance qui ont contribué à ce qu'elle se sente confuse quant à son orientation sexuelle.

Un peu plus tard, Judith remet à nouveau en question la légitimité de sa démarche. Prendre conscience de son identité trouble et de son orientation sexuelle non établie l'amène à se sentir menacée: «Je suis entourée de lesbiennes dans mon travail. Je ne veux pas remettre mon mariage en question». Elle quitte la démarche en se proposant de lire sur la sexualité afin de «débloquer», comme elle dit, avec son conjoint.

Le cas de Judith n'est pas unique en son genre. Prendre conscience de ce qui crée un trouble profond en soi n'est pas le désir de tous. En thérapie, plusieurs personnes comme Judith portent un désir de se voir guéries de leurs problèmes sans avoir à changer quoi que ce soit dans leur existence.

Par ailleurs, les hystériques présentent des traits de personnalité qui reflètent des fixations préœdipiennes partielles; ces aspects témoignent de difficultés précoces, qui ont inscrit des traits de personnalité. Ainsi, il n'est pas rare de constater chez l'hystérique la présence des traits sado-oraux à peine sublimés: volubilité envahissante, besoin d'être le centre des activités sociales, intrusion dans l'espace des autres. Des traits sadiques-anaux partiels sont aussi fréquents: besoin de contrôler ou de tout savoir, tendance à s'arroger les pouvoirs, égocentrisme, tendance aux crises affectives pour obtenir quelque chose, intelligence tournée vers la manipulation, impulsivité. Des traits phalliques primaires sont aussi observés: besoins exhibitionnistes, voyeurisme, compétitivité farouche, érotomanie.

Les personnes hystériques n'ont pas surmonté leur choix d'amour œdipien et sont restées fixées à la trame œdipienne et aux désirs incestueux (Fenichel, 1953; Bergeret, 1974). Pour les filles hystériques, les envies œdipiennes furent puissantes et dans certains cas se sont réalisées symboliquement par un mouvement du père qui les a préférées ouvertement à la mère comme objet d'amour privilégié (sans qu'il y ait relations sexuelles). Mais ce même père est en général très absent à leurs véritables besoins et les utilise. La plupart des hystériques portent ainsi un «manque du père». Pour les garçons, qui sont généralement homosexuels de façon consciente ou latente, le manque d'implication du père pendant la période œdipienne conjugué à une grande difficulté à se distancer suffisamment de la mère, source orale de sécurité, entraîne au moment de l'œdipe une identification à la mère et le passage dans un œdipe inversé : le père manquant subit un processus d'introversion et les désirs œdipiens sont projetés sur lui. Il s'ensuit une identité mixte, masculine et féminine, qui transparaît dans les agirs quotidiens. Ceci peut également être vrai pour des filles, comme c'est le cas pour Judith mentionnée plus haut.

La mère joue un rôle important dans l'instauration d'une structure caractérielle hystérique. Il s'agit d'une femme qui peut être castrante et spécialement à l'égard des expressions libidinales et agressives de l'enfant. Entendons par là qu'elle ne permet que peu ou pas à ses enfants d'exprimer des contenus pulsionnels intenses sans les culpabiliser, les punir et parfois même les mépriser. De plus, elle a tendance à poser des interdits très forts vis-à-vis de la sexualité, dont elle ne tolère pas les expressions trop directes : l'exhibitionnisme des débuts de la période phallique chez l'enfant est malvenu ; l'expression d'une curiosité et d'un questionnement sur la différenciation sexuelle est empreinte de malaise pour cette mère et les sujets sont vite découragés ; la rivalité œdipienne avec ses filles est vécue de façon exagérément menaçante ; l'expression virile du petit garçon est source de courroux ou de rejet ; le rapport sensuel et la préférence des enfants pour leur père sont vécus comme une trahison ; les besoins de sécurité chez les enfants sont souvent interprétés comme des demandes exagérées et reçoivent un refus ou encore leur acceptation est l'occasion d'un chantage émotif.

Les mères des hystériques donnent aussi parfois à leurs enfants un exemple de superficialité, que les filles vont intégrer au cours de leur processus identificatoire. Ainsi, ces futures femmes auront du mal à trouver dans un tel legs un fondement sûr à leur féminité, ce qui les prédispose à devenir elles-mêmes hystériques : il s'agit donc d'une structure caractérielle pouvant traverser les générations.

3.6 L'HYSTÉRIE D'ANGOISSE ET L'HYSTÉROPHOBIE

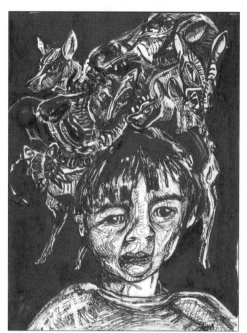

La personne dite hystérophobique éprouve des poussées d'angoisse pouvant aller jusqu'à la panique dans des situations qui, somme toute, sont anodines pour la plupart des gens.

L'hystérie d'angoisse — ou la névrose d'angoisse — possède plusieurs liens de parenté avec l'hystérie de conversion. Tout d'abord, l'hystérie d'angoisse réfère, sur le plan étiologique, à d'importantes fixations au stade phallique-œdipien ainsi qu'à des fixations orales et anales partielles ; c'est le cas également dans l'autre forme d'hystérie. Ces fixations, dont nous parlerons plus loin, sont à la base de plusieurs traits de personnalité à l'âge adulte. Des sentiments intenses à teinte incestueuse envers l'un des parents ainsi qu'une forte ambivalence haine-amour pour le parent rival sont aussi très présents dans l'enfance et une fixation à la trame œdipienne teinte les relations adultes. Sur le plan psychodynamique par ailleurs, l'hystérie d'angoisse résulte de défenses devenues rigides et d'un fort retour du refoulé sous forme de symptômes physiques nombreux et parfois apparentés à ceux observés dans l'hystérie de conversion (Freud, 1925-1926 ; Bergeret, 1974). Mais là s'arrêtent les ressemblances.

Le vécu des personnes aux prises avec l'hystérie d'angoisse est généralement plus chargé et notamment d'événements traumatiques dans l'enfance. Leur angoisse, ressentie de façon très importante et envahissante, laisse d'ailleurs entrevoir ce vécu plus dense et aussi plus difficile à laisser émerger.

L'hystérie d'angoisse est une forme de névrose qui implique également une régression plus importante sur le plan de la **libido** d'objet ainsi que des fixations partielles précœdipiennes, particulièrement aux stades sadique-oral et sadique-anal (Bergeret, 1974). De plus, à la tendance marquée à fantasmer typique des hystériques en général, s'ajoute ici une menace provenant de l'objet de désir incestueux dans l'enfance. Des expériences d'envahissement de l'espace individuel viennent aussi rendre confuses les notions d'intimité relationnelle, de frontières, d'espace rien qu'à soi, de sa propre différence.

Sur le plan symptomatique, l'hystérie d'angoisse, comme son nom l'indique, se caractérise par une angoisse omniprésente et qui devient envahissante dans des situations particulières, anodines en soi mais symboliques pour la personne sur le plan inconscient. Cette angoisse est également somatisée et produit toutes sortes de dérèglements des fonctions normales du corps dont notamment de la respiration, du rythme cardiaque, de la fonction d'équilibre ; on note aussi souvent chez ces personnes des pertes soudaines de conscience et des nausées.

D'autre part, l'hystérie d'angoisse s'accompagne généralement d'un syndrome hystérophobique organisé. Toutefois, l'hystérophobie, en tant que syndrome clinique, peut voiler une structuration de la personnalité limite ou psychotique, ne l'oublions pas (revoir à ce sujet la section 2.1.9). Dans le cas des névroses d'angoisse, la personne dite hystérophobique éprouve des poussées d'angoisse pouvant aller jusqu'à la panique dans des situations qui, somme toute, sont anodines pour la plupart des gens. Mais pour les personnes hystérophobiques ces mêmes situations sont intolérables et elles apprennent à les éviter, d'où le mot phobie accolé à l'hystérie.

3.6.1 Aspects symptomatiques

Selon Freud (1925-1926), les symptômes d'angoisse et ceux qui constituent les syndromes hystérophobiques sont des peurs injustifiées ou des anticipations du pire, de la mort par exemple, pour lesquelles le vrai sens échappe à la personne. Pour en dégager la face cachée, il faut constamment penser aux objets de peur comme étant des symboles qui rappellent inconsciemment une situation conflictuelle. Toutefois, ce qui frappe au premier abord avec une personne hystérique d'angoisse *et* hystérophobique, c'est qu'elle s'épanche en paroles interminables sur les situations qui déclenchent ses peurs au lieu d'essayer d'en deviner les soubassements en elle-même.

Les différentes phobies peuvent être tout d'abord présentées par catégories ou types de peurs générales :

- l'acrophobie ou peur des hauteurs ;

- l'agoraphobie ou peur des grands espaces, des foules ;

- la claustrophobie ou peur des endroits restreints, d'être coincé ;

- la mysophobie ou peur de la saleté et des germes ;

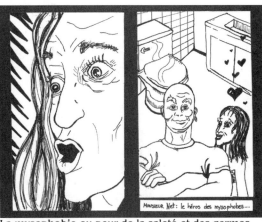

La mysophobie ou peur de la saleté et des germes.

- la xénophobie ou peur des étrangers ou des personnes inconnues ;

- la zoophobie ou peur des animaux ;

- l'entomophobie ou peur des insectes, incluant les araignées et les serpents.

Bien que ce soit des « peurs types », les phobies précédemment nommées ne sont jamais vécues de façon identique d'une personne à l'autre. De plus, les hystérophobiques ont des peurs spécifiques à l'intérieur de ces catégories (ex. : peur des ours pour une personne, de tous les animaux poilus pour une autre, des araignées mais pas des insectes pour d'autres encore). Enfin, beaucoup de situations qui effraient les hystérophobiques sont encore plus spécifiques et n'entrent pas nécessairement dans des catégories de peurs généralement relevées, comme : la peur maladive des hôpitaux, du sang, des accidents, des hauteurs, etc. Ces lieux de peur intense, parfois de panique, ont une valeur particulièrement symbolique, bien que la réelle signification de l'angoisse vécue demeure généralement inconsciente (Freud, 1925-1926). Notons que les symptômes d'angoisse somatoformes peuvent engendrer de véritables maladies psychosomatiques (des problèmes cardiaques par exemple). De plus, les phobies des hystériques d'angoisse ne sont pas des peurs apprises seulement par un effet de renforcement ou qui surviennent abruptement à la suite d'un traumatisme. Bien que la personne en attribue la cause à un événement relativement récent et la plupart du temps extérieur à elle-même, la phobie a généralement une histoire beaucoup plus longue que ce que les névrosés hystériques décèlent tout d'abord ; ceci les distingue des traumatisés. Enfin, les hystérophobiques éprouvent en général plusieurs types d'angoisses et d'anticipations phobiques qui constituent une trame limitant fortement leurs agirs et leurs possibilités de développement personnel, social et professionnel.

Vignette clinique : Denis

Denis est un jeune homme au milieu de la vingtaine. Il dit avoir développé une phobie des hôpitaux et du sang depuis environ un an à la suite d'un accident avec blessés graves dont il fut témoin. Quelques semaines après l'incident, il se mit à anticiper de voir à nouveau du sang et il devint très aux aguets vis-à-vis d'un éventuel accident, l'impliquant ou dont il aurait pu être à nouveau témoin. Vers la même période, sa femme s'était fait opérer dans une oreille. Il avait perdu conscience quand il l'avait vue à l'hôpital parce qu'une goutte de sang coulait de sa plaie. Il ne sait plus si c'est avant ou après l'accident dont il fut témoin. Fait également mélangé chronologiquement aux événements précédents, Denis se rappelle que sa femme parlait à cette époque d'avoir un enfant, ce qui éveillait en lui une forte angoisse.

En parlant, Denis est surpris de se rappeler qu'il avait aussi perdu conscience à l'occasion d'une prise de sang quelques années auparavant. L'angoisse qu'il avait alors ressentie ressemble pour lui à celle qu'a éveillée la scène de l'accident avec des blessés qu'il a vus gisant dans leur sang. Mais parler de sang, d'hôpitaux, d'accidents ne le soulage pas ; son angoisse augmente au contraire.

Très vite, Denis se montre mécontent des rencontres et se plaint que je ne lui donne pas de trucs pour qu'il se sente soulagé. Il dit détester en particulier le fait que je ne dise pratiquement rien sur les situations prénommées qui déclenchent chez lui des attaques de panique et sur la façon dont il pourrait apprendre à se calmer. En même temps, dans la non-structure même des entrevues, Denis se met à parler par association d'autres angoisses qu'il a, notamment l'agoraphobie. La semaine précédant notre dernier entretien, il s'était rendu dans un restaurant avec sa femme et un couple d'amis et avait dû attendre en file. Il fut soudain pris de panique et dut rentrer chez lui ; il prétexta un malaise auprès de ses amis.

Puis, progressivement, c'est toute sa vie et ses diverses peurs qui commencent à défiler dans les entretiens. Denis a abandonné l'école sans avoir complété son secondaire (le lycée en France). Il travaille actuellement dans une banque, la nuit, et sa tâche principale consiste à encaisser les chèques de la journée précédente pour l'institution bancaire. Il ne voit pratiquement personne et parle peu à son travail, puis il rentre chez lui et sort peu. Collé sur sa femme, il lui confie ses nombreuses angoisses et celle-ci constitue le seul refuge qu'il a, le seul lien solide, bien qu'il y ait aussi bien des choses qu'il ne lui ait jamais dites...

Après quatre mois de thérapie, Denis amène un rêve comme sujet de séance. Jusque-là, affirme-t-il, les rêves ne lui disaient pas grand-chose bien qu'il en fasse souvent et qu'il se réveille fréquemment en panique. Cette fois, il a rêvé à une seringue qui le transperçait. Invité à faire des associations à partir de cette image et des sentiments qu'elle éveille, Denis se remémore des impressions puis des souvenirs de son enfance, ce qui permet de dépasser enfin la dimension symptomatique.

Denis fut élevé dans un quartier défavorisé de Montréal. Il dit savoir de sa mère qu'il a été hospitalisé à l'âge d'un an, souffrant d'une déshydratation et de vomissements ; il aurait failli mourir. La mort le confronte à nouveau d'ailleurs quand, alors qu'il a 5 ans, il se souvient vaguement avoir été témoin de la mort de son père et des émois de sa mère : son père est alors décédé d'une crise cardiaque pendant un coït avec sa mère ; Denis dormait dans leur chambre depuis sa naissance.

La seringue de son rêve le hante dans les semaines qui suivent et elle revient d'ailleurs dans un autre rêve. Denis hésite cette fois à aborder un autre sujet, de sang, de peurs, de quelque chose dont il a honte. Puis il ose. Vers l'âge de 6 ans, il fut soigné à l'hôpital pour une blessure au pénis ; on avait conclu qu'il s'était blessé en sortant du bain. Mais Denis se souvient bien de ce qui s'était passé : il avait tenté de pénétrer son petit frère de 3 ans dans l'anus et son gland s'était « fendu » !

À cette époque, sa mère s'était fait un nouvel ami. C'est un homme assez violent, affirme Denis, et il venait tout juste de sortir de prison après une peine prolongée ; c'est aussi un obsédé du sexe. Il se souvient que cet homme, qui est devenu par la suite son beau-père, projetait avec l'un de ses copains des films pornos pendant la soirée. Les enfants, soit ses deux sœurs, un frère plus âgé, lui-même et son frère cadet, étaient témoins de ces projections. À la suite de ces films, sa mère les envoyait se coucher tôt ! Denis dormait dans la même chambre que ses frères et se souvint alors, ce qu'il avait depuis longtemps oublié, qu'ils avaient eu des attouchements sexuels les uns avec les autres, « comme dans le film ».

À la suite de cet aveu et des souvenirs qui y sont accolés, Denis fut littéralement assailli par d'autres souvenirs, toujours aussi chargés. Il participa entre autres à des attouchements avec ses frères sur de petits voisins. Il eut des attouchements avec son frère cadet jusqu'à la puberté. Il fut témoin du viol d'un enfant dont sa mère avait la garde, par un adulte dont il ne se rappelle plus l'identité mais se souvint qu'il s'agissait d'un ami de son beau-père.

Paradoxalement, ces aveux occasionnèrent chez Denis un grand soulagement. Son angoisse et ses phobies diminuèrent considérablement, en nombre comme en intensité, pour faire place à la colère et au dégoût. Bien d'autres souvenirs émergèrent par la suite, sexualisés et violents, impliquant son beau-père mais aussi sa mère. Cette dernière toléra par exemple que son jeune frère se masturbe en se frottant sur elle. Personne phobique, sa mère demandait parfois à ses enfants de ne pas aller à l'école pour rester avec elle. Elle était craintive et il fallait que quelqu'un la réconforte ; Denis joua souvent le rôle de gardien de sa mère.

La seringue-pénis, le sang-abus sexuel et violence, deviennent progressivement des symboles qui éveillent la révolte et non l'angoisse. Denis se rappelle ainsi tout ce qu'il avait oublié depuis le début de l'adolescence et il comprend : ses années d'études manquées malgré son potentiel, ses peurs multiples, son angoisse envahissante, sa mésestime de lui-même, son manque carabiné d'assurance qui le conduit à travailler dans l'ombre, sa forte tendance à la réclusion. Puis, il devient possible pour lui de voir sous un autre angle les motifs qui l'ont poussé à consulter : sa peur du sang, son tourment quand sa femme lui parla de son désir d'avoir un enfant.

Dans les mois qui ont suivi, Denis s'est remis à étudier. Il a entrepris un cours de décorateur d'intérieur ; il n'en avait pas été question précédemment. Allégoriquement, on peut y voir l'expression de son vécu éducationnel : il « entre » chez les gens, maintenant avec leur assentiment, et s'occupe de leur intérieur, à présent sans violence, et il s'en sent valorisé. Mais il n'arrive pas à désirer d'enfant ni à envisager de parler de son vécu chargé avec sa femme.

3.6.2 Aspects psychodynamiques

Sur le plan dynamique, l'objet de phobie résulte d'un refoulement et d'un déplacement d'affect. L'angoisse, liée à une terreur vécue dans l'enfance au moment de la poussée œdipienne, a rapport à la peur de désirer l'objet d'amour et d'être mis à mort par les rivaux. Des craintes archaïques sont en effet ravivées par la présence d'événements perturbateurs de la psychosexualité d'une part (Fenichel, 1953 ; Bergeret, 1974) et, d'autre part, par un manque flagrant de soutien à la maturation du Moi par les figures d'attachement principales. Les hystérophobiques sont ainsi des personnes qui n'arrivent pas à se sortir de trames dérangeantes, à moins de vivre superficiellement et d'avoir peur pour des raisons qu'ils ont oubliées.

Les phobies ont tendance à augmenter en force avec le temps, ce qui inhibe de plus en plus le fonctionnement de la personne. Mais il y a toute une panacée pharmaceutique pour calmer tout cela et pour éviter d'affronter la véritable signification du problème : les gens phobiques fuient de prime abord les démarches d'aide ! Pourquoi ? Parce qu'il s'agit d'un processus qui, en lui-même, va à l'encontre des mécanismes de défense qu'ils ont mis au point : refoulement et déplacement d'affect. La thérapie risque de remettre les pièces du puzzle en place et de venir ainsi confronter le phobique avec ce qu'il porte.

Un autre trait fréquent chez les gens hystériques d'angoisse est leur tendance à obtenir la sympathie des autres du fait de leurs nombreuses peurs. Ils cherchent et trouvent une ou des personnes qui, sans comprendre la véritable nature de leurs problèmes, s'impliquent et les rassurent. Ils se font protéger ainsi par un « objet contraphobique » et se sentent véritablement soulagés en leur présence et angoissés à nouveau en leur absence ; il va sans dire que les objets contraphobiques, qu'il s'agisse d'une personne ou de lieux associés à des personnes rassurantes, vont devenir indispensables. Ceci constitue pour la personne phobique un réel bénéfice secondaire à ses symptômes, qui risquent ainsi de se voir renforcés : la personne phobique satisfait ainsi un fort besoin oral de fusion ; en se collant à l'objet contraphobique, elle satisfait aussi un besoin anal archaïque de contrôle de l'objet.

Ainsi, les peurs incompréhensibles et l'angoisse envahissante des névrosés d'angoisse font qu'ils se trouvent un ou des « objets contraphobiques » auxquels ils vont constamment demander réassurance et desquels ils vont dépendre (Bergeret, 1974). Il s'agit bien sûr d'une dépendance à deux (cela parle aussi de l'autre). Mais, ultimement, les difficultés deviennent telles que l'entourage est de plus en plus contrôlé. À un certain moment, la situation devient étouffante pour les personnes qui servent à rassurer — conjoint, ami, parent, médecin, thérapeute, etc. — et la personne phobique perd sa protection. Il va sans dire que la médication pour calmer l'anxiété peut occasionner une réelle dépendance chez eux, ainsi que le médecin qui la prescrit.

3.6.3 Aspects étiologiques

Le conflit sous-jacent à l'hystérophobie n'a pas toujours rapport à un vécu incestueux, bien que des événements de cette nature soient très souvent présents quoique très refoulés. De façon plus générale, la névrose d'angoisse relèverait d'après Freud (1925-1926) d'une importante angoisse de castration. Le petit Hans, vu par Freud pour une phobie du cheval, avait ainsi fortement refoulé sa haine profonde pour son père ainsi que son amour œdipien envers sa mère. Ici, la crainte des représailles fut trop forte et a entraîné chez l'enfant un refoulement et un déplacement d'affect sur une figure symbolique, ce qui a occasionné « la peur d'un cheval qui peut le mordre » (Freud, 1909, « Analyse d'une phobie d'un petit garçon de 5 ans » ; dans *Cinq psychanalyses*, 1905-1915).

Bien que l'angoisse de castration soit sans doute à l'origine du problème hystérophobique (Freud, 1925-1926 ; Bergeret, 1974), il ne faut jamais oublier, comme le souligne E. Becker, lui-même se référant à O. Rank, que l'angoisse de castration est le prolongement d'une anxiété existentielle fondamentale : l'angoisse de mort, d'être détruit par l'autre, et aussi par la vie (Becker, 1973) ! Les hystérophobiques sont profondément terrorisés à l'idée de devoir se tenir seuls devant l'existence : ils ont peur de prendre des risques, de laisser émerger leurs désirs — libidinaux comme agressifs —, ils craignent paradoxalement de mourir dans leur vie, c'est-à-dire de sacrifier un état de dépendance pour accéder à l'indépendance et se développer.

Par ailleurs, l'expérience clinique de l'auteur lui a permis de repérer une source d'angoisse sous-jacente à la structure hystérophobique et qui n'est pas mentionnée dans la littérature consultée : l'angoisse d'envahissement. En effet, qu'ils aient ou non un vécu incestueux, les hystérophobiques ont généralement vécu des expériences relationnelles liées à l'envahissement de leurs frontières dans l'enfance. Ce sont en fait des enfants qui furent souvent utilisés par des personnes importantes de leur entourage immédiat et qui ont eu à assouvir les besoins narcissiques d'au moins un de leurs parents. L'envahissement en question put être sexualisé, c'est-à-dire que, comme dans l'hystérie de conversion, un parent utilise l'enfant comme substitut d'un objet sexuel adulte. Il put aussi être vécu de façon *incestuelle*, c'est-à-dire dans une relation intime sans qu'il y ait inceste, avec un parent ou avec une autre figure familiale qui demanda à l'enfant de vivre et de se comporter pour assouvir ses besoins propres, le valorisant dans ce sens et le contrôlant. Il résulte de telles expériences que les hystérophobiques adultes ont à leur tour une forte tendance à envahir l'espace des autres, notamment celui de leurs propres enfants (et celui de leur aidant). Nous reparlerons de l'angoisse d'envahissement à l'intérieur de la structure schizoïde au chapitre 5, parce qu'elle est particulièrement présente dans cette structure, autant sur le plan étiologique que psychodynamique : elle contribue dans cet autre cas à un manque encore plus important de sens des frontières soi/non-soi.

3.7 NÉVROSE OBSESSIONNELLE, OBSESSION-COMPULSION ET MASOCHISME MORAL

La structure de caractère obsessionnelle est la plus régressive des névroses sur le plan de la libido objectale, ce qui situe le point de fixation développemental des obsessionnels en deçà de la période phallique-œdipienne (Bergeret, 1974). Dans cette névrose, le refoulement est attaché à tellement de sentiments pulsionnels interdits, sous l'effet d'un Surmoi gonflé et étouffant, qu'il échoue à conserver un équilibre psychologique sans autres mécanismes de défense psychiques. De plus, le caractère obsessionnel et les principaux types caractériels dérivés que sont l'obsession-compulsion et le masochisme-moral, utilisent beaucoup les **contre-investissements**. Ce sont des agirs servant à renforcer les mécanismes de défense psychiques (Freud, 1925-1926).

Ainsi, l'obsessionnel se caractérise par un ensemble de défenses psychiques et de conduites d'évitement qui entravent le déploiement de son authenticité relationnelle. En particulier, l'isolation, le déplacement et les formations réactionnelles sont accompagnés d'investissements de la personne dans des activités qui servent à lutter contre les pulsions interdites. Ces mécanismes défensifs, fort nombreux, contribuent par ailleurs à l'élaboration de symptômes pathologiques qui vont affecter toute la personnalité : une pensée hyperdéveloppée et obsédante, une vivacité atténuée sur les plans fantasmatique, émotionnel et sexuel, une rigidité souvent associée à un fort esprit conservateur (Bergeret, 1974). Habituellement, le névrosé obsessionnel qui agit et pense sous l'égide de ses nombreux procédés défensifs ressent peu d'angoisse. Mais dès qu'il risque une certaine indépendance vis-à-vis de ses voix intérieures oppressantes, culpabilisantes et qui dictent des conduites socialement « adaptées », plusieurs types d'angoisses sont alors fortement ressenties : de culpabilité, de castration, de représailles, etc. (Fenichel, 1953).

3.7.1 Aspects symptomatiques

Selon Bergeret (1974), les symptômes obsessionnels se situent d'abord sur le plan de la pensée. Même si les particularités dans les processus de pensée s'inscrivent normalement dans les aspects psychodynamiques, la pensée de l'obsessionnel est aussi symptomatique. Beaucoup d'obsessionnels n'ont d'ailleurs pas d'actes rituels ou d'actions compulsives de façon marquée, mais ils ont tous et toutes une façon particulière de penser.

Les obsessionnels ne peuvent en fait s'arrêter de penser et ils sont souvent obsédés par des stimuli de l'environnement qui paraissent anodins pour les autres ; leur hypersensibilité au bruit est une caractéristique souvent rencontrée. Ils ont aussi des pensées impératives leur enjoignant d'effectuer des actes pouvant aller jusqu'à la mortification morale, portant par exemple sur l'obligation de vérifier l'état des choses qui les entourent (« la porte est-elle barrée ? »), la nécessité d'accomplir des actes ou d'expier une faute quelconque. Leurs doutes constants sur leur valeur, sur leur place, sur la façon dont les autres les voient et les considèrent, participent de leurs préoccupations journalières et les amènent à se sentir paralysés dans leurs rapports sociaux, notamment vis-à-vis des pairs et des personnes en situation d'autorité par rapport à eux. Le « doute obsessif » est une caractéristique intellectuelle particulière de ce type de personnes, même les plus intelligentes : jamais capables de se décider ou revenant constamment sur leur décision ; jamais sûres d'elles ou de leur droit de dire et surtout d'exprimer leur colère ; peu capables de choisir ou de marquer des préférences (Freud, 1894-1924 ; Organisation mondiale de la santé, 1993).

Les obsessionnels ne peuvent tout simplement pas décrocher de leurs préoccupations même s'ils en reconnaissent la trop grande place dans leurs pensées (par exemple penser au travail dans les temps hors travail). Les idées dites «obsessionnelles» sont envahissantes et laissent ainsi peu de répit, allant parfois jusqu'à rendre ces personnes insomniaques.

Les «obsessions-compulsions» ou «actes rituels» forment un syndrome qui vient obscurcir le tableau clinique. Ce sont des séquences de comportements que la personne alors dite «obsessive-compulsive» ne peut s'empêcher de faire (Freud, 1894-1924 ; Bergeret, 1982), par exemple : une personne qui verrouille sa maison, vérifie, puis revérifie la serrure de la porte au cas où elle l'aurait en fin de compte déverrouillée ; une autre qui fait dix fois le tour de sa voiture chaque matin pour voir si elle est en état de marche ; une dame qui se lave constamment les mains et entretient sa maison de façon compulsive ; une autre dame qui passe son temps à regarder dans son rétroviseur de voiture pour voir si elle n'a pas écrasé quelqu'un ! Mais en général les obsessions-compulsions prennent une tournure moins excentrique et se camouflent souvent dans des actions socialement valorisées.

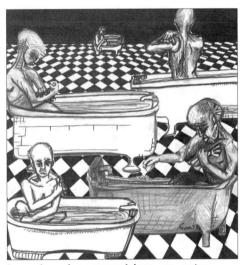

Les «obsessions-compulsions» ou «actes rituels» forment un syndrome qui vient obscurcir le tableau clinique.

Les rites religieux, la bureaucratie, les traditions folkloriques, les protocoles scientifiques, le décorum politique constituent de bons exemples collectifs d'obsessions-compulsions. Les obsessionnels y sont très sensibles, d'abord en se collant à ces rituels institutionnalisés qui, en définitive, contrôlent leurs agirs quotidiens (Freud, 1894-1924).

Le zèle excessif est aussi à mettre dans la catégorie des actions quotidiennes qui sont en quelque sorte «plus fortes que la raison». L'obsessionnel obsessif-compulsif en fait généralement beaucoup trop pour ses employeurs et va parfois jusqu'à s'épuiser parce qu'il ne réussit ni à dire non aux pressions de productivité ni à se mettre lui-même des limites vis-à-vis de ses propres exigences de prise en charge. Ainsi, la structure obsessionnelle est celle qui donne le meilleur rapport qualité-prix pour un employeur, du moins jusqu'à ce que l'employé s'écroule de ne pas avoir su faire respecter ses limites.

Les personnes obsessives-compulsives se sentent aussi souvent frustrées au travail ainsi que sur le plan personnel, parce qu'elles ont tendance à assumer beaucoup de responsabilités et que leur labeur n'est pas toujours reconnu ou apprécié. De plus, leur zèle est souvent réalisé dans l'ombre et ce sont ainsi fréquemment des gens de leur entourage qui reçoivent les éloges, au travail comme sur le plan personnel, ce qui les frustre encore davantage.

Leur perfectionnisme et leur méticulosité caractéristiques cachent à peine une anxiété de performance énorme, à mettre en lien avec l'angoisse de castration. Cette angoisse d'être inadéquat les amène paradoxalement à faire des erreurs, soit parce qu'ils manquent de vue d'ensemble d'une situation — trop préoccupés voire obsédés par les détails — ou parce qu'ils ne se font pas confiance et sont trop crispés. De plus, leur doute constant sur leur valeur et leurs échecs engendrent des sentiments profonds de frustration dont ils n'arrivent pas à se dégager.

Leur tendance à l'ordre et à la propreté est légendaire. Ils sont toujours « bien mis », même s'ils ne séduisent pas nécessairement par leur façon de se vêtir. Leur style est plutôt conventionnel et d'une extrême propreté. Les personnes obsessives-compulsives accordent aussi un soin parfois extrême à manipuler les objets qui les entourent. Elles sont prises dans une sorte d'obligation de placer les choses dans un certain ordre ou de nettoyer sans nécessité. Leur propreté et leur ordre impeccables sont ainsi maladifs.

Par ailleurs, la présence du syndrome obsessif-compulsif à lui seul ne garantit pas que l'on se trouve en face d'une personne névrotique. En effet, certains schizophrènes, des psychopathes et d'autres types caractériels possèdent des traits de ce type, sans pour autant être des obsessionnels. Mais de façon générale, les obsessifs-compulsifs sont des obsessionnels dont la névrose est dite « grave ».

Une autre forme dérivée de la névrose obsessionnelle, qui témoigne bien de sa nature docile en apparence mais agressive sous la surface, est le « masochisme moral ». Il s'agit d'une pathologie névrotique qui affecte nombre d'individus que l'on qualifie habituellement de dociles, efficaces, soumis et responsables. Ces précédents qualificatifs recouvrent chez eux une nature non servile, irrespectueuse, agressive, mais qui s'exprime seulement par la «voie hiérarchique» (ex.: un «contrôleur» contrôlant, un «cadre» qui ne délègue pas). Chez eux, le sadisme personnel est refoulé et d'abord reporté sur le Moi, ce qui les rend très autocritiques et constamment torturés lorsqu'ils sont placés en situation de conflit relationnel ou encore lorsqu'ils ont à faire un choix important. Ils ont beaucoup de difficulté en dehors d'une «marche à suivre»; mais leurs vrais penchants sont rarement conventionnels (Fenichel, 1953). Leur colère s'exprime de manière caractéristique, par des voies passives-agressives: dans l'entêtement, dans l'insubordination tacite, dans l'oubli des règles, dans des actions qui se veulent gentilles mais qui heurtent les autres par le non-respect qu'elles comportent. Ce sont des personnes qui ont beaucoup de difficulté à s'affirmer dans leurs relations professionnelles et intimes et qui éclatent parfois quand «la goutte fait déborder le vase», étant alors submergées par leur trop-plein émotionnel. En général toutefois, leurs colères ne portent pas les autres à leur donner ce qu'ils désirent mais plutôt à devenir défensifs face à leurs revendications: ils ne sont ainsi pas très adroits dans leurs façons de renvendiquer et ils se mettent souvent les autres à dos. En raison de leurs antécédents développementaux, ce sont aussi des personnes extrêmement sensibles à l'humiliation et qui, parfois, s'humilient elles-mêmes devant les autres.

Le caractère masochiste-moral s'accompagne généralement, quand il s'agit des hommes, d'une position génitale peu ancrée. Ceci occasionne beaucoup de doutes sur leur masculinité et l'homosexualité latente n'est pas rare. Lorsqu'il s'agit de filles, leur manque d'agressivité est vécu davantage comme un état de confusion quand elles sont en contact avec des personnes qui éveillent leur agressivité. Elles ont aussi un sens émoussé des frontières soi et non-soi et possèdent souvent des traits de caractère secondaires de type schizoïde.

3.7.2 Aspects psychodynamiques

Sur le plan dynamique, on devine à partir de ce qui précède que les névrosés obsessionnels, les obsessifs-compulsifs et les masochistes-moraux ont beaucoup de difficulté à exprimer directement leur colère dans leurs relations et l'évacuent ultimement de façon passive. Ils font aussi des crises d'humeur à l'occasion, jamais impressionnantes et qui font même parfois sourire, sauf quand une pathologie plus importante se cache sous un syndrome d'apparence obsessionnel (ex.: le gars «gentil» qui tue son voisin pour une querelle à propos de sa neige). En général, les obsessionnels souffrent d'un problème d'affirmation, parfois camouflé sous l'autorité que leur confère un statut. Au moment de

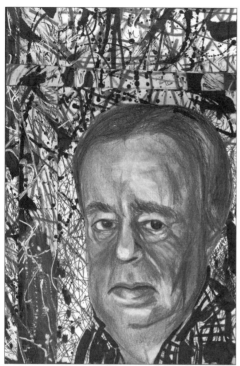

En général, les obsessionnels souffrent d'un problème d'affirmation, parfois camouflé sous l'autorité que leur confère un statut.

l'entrée en dépression ou à l'occasion d'une amélioration en thérapie, on assiste souvent à l'éclatement de ce système de répression d'affect, ce qui les rend difficiles à vivre, voire insupportables : bêtes, très directs, entrant dans des colères subites pour des détails ; c'est « l'**éclatement obsessionnel** », qui correspond, d'un point de vue existentiel, à un « J'en ai assez » généralisé.

Les obsessionnels ont aussi tendance à se trouver des « souffre-douleur » sur lesquels ils déchargent leur colère et les frustrations accumulées : leur conjoint, leurs enfants, leurs subalternes, etc. Ils ont aussi souvent des vies où le plaisir vient après beaucoup d'efforts et même là, leur capacité à se laisser aller au plaisir est fortement diminuée : ils ne relâchent pas leurs cogitations et leurs anticipations, ce qui occasionne une grande difficulté à savourer les plaisirs de toutes sortes. Sur le plan sexuel, ils sont aussi souvent aux prises avec une angoisse morale importante vis-à-vis de ce qui les stimulerait : ce sont des personnes qui ont une sexualité teintée de tendances anales et leur culpabilité très développée les empêche de vivre leurs penchants particuliers.

Vignette clinique : Line

Line est une jeune femme de 29 ans, mariée, enceinte. Elle consulte en psychologie pour sa difficulté à composer avec le bruit. Depuis quelques années, explique-t-elle, elle a de plus en plus de problème à supporter les bruits indésirables : le son de la radio d'une collègue qui travaille près d'elle l'agace au point qu'elle vient les nerfs en boule et ne peut plus accomplir ses tâches ; à la maison, la musique que des voisins mettent parfois lorsqu'il fait beau l'agace au plus haut point et elle se sent nerveuse ; le tapage, les gens qui parlent fort ou certains automobilistes bruyants la rendent également très anxieuse. Il s'agit pour elle d'une véritable obsession puisque, dit-elle, quand il n'y a pas de bruit qui l'énerve elle anticipe entendre quelque chose et devient alors angoissée. Le bruit qui suscite chez elle le plus de réactions est « le bruit de bouche » que font certaines personnes en mâchant ou en claquant la langue.

Cette bien étrange difficulté, qui paraît quelque peu superficielle au départ, recouvre un vécu douloureux qu'elle touche dès le premier entretien. Lui ayant demandé ce que lui rappellent les bruits de bouche, Line dit d'abord en hésitant que cela lui rappelle sa mère. Elle raconte alors avec beaucoup d'émotivité, comme si un trop-plein émotionnel pouvait enfin se décharger, qu'elle avait beaucoup de difficulté à l'entendre quand elle mangeait. Cette dernière mastiquait bruyamment et jamais elle n'a osé le lui faire remarquer. Invitée à me parler davantage de sa mère, Line raconte que cette dernière fut souvent hospitalisée tout au long de son enfance et de son adolescence. Sa mère souffrait de schizophrénie et elle dut être internée à maintes reprises à l'occasion d'épisodes psychotiques. C'était pourtant sa mère qui s'occupait d'elle, de sa sœur aînée et de son frère cadet ; leur père n'était pas souvent à la maison à cause de son travail mais aussi il « se poussait » pour ne pas avoir à transiger avec son épouse qu'il considérait comme dépressive et dont il avait honte.

Au cours des rencontres qui ont suivi, Line se souvint que les bruits de bouche de sa mère étaient plus apparents dans les périodes où son état mental se détériorait. À ces moments, son père ne semblait pas plus présent et les trois enfants faisaient très attention pour ne pas aggraver l'état de leur mère. Mais cette dernière leur aurait quand même dit, lorsque des infirmiers sont venus la chercher à la maison parce qu'elle délirait — Line se souvient qu'elle avait 4 ou 5 ans —, que si elle allait à l'hôpital c'était « parce qu'ils n'avaient pas été assez gentils ».

L'obsession de Line avait véritablement commencé, ce qu'il fut possible de préciser, alors qu'elle avait 19 ans. À cette époque, une voisine de palier, très âgée et pratiquement sourde, écoutait la télé pendant de longues heures en mettant le volume au maximum. Line se souvint avoir alors commencé à anticiper ce bruit indésirable lorsque la télé de sa voisine n'était pas en marche. Pendant les deux années où elle est demeurée en appartement dans cette situation, jamais elle n'a osé demander à sa voisine de baisser le volume de la télé. Il en va de même pour sa mère : déjà très jeune, Line ne protestait pas lorsqu'elle n'était pas d'accord ou qu'elle était inconfortable avec quelque chose. D'abord, elle ne voulait pas fatiguer sa mère. Par ailleurs, son père ne tolérait aucune dissidence lorsqu'il était à la maison et les enfants devaient être discrets sinon il entrait dans de fortes colères et les frappait parfois. Line a ainsi appris, comme son frère et sa sœur, à se taire.

Tout au long de son adolescence, sa beauté et sa docilité la firent souvent être citée en exemple, à l'école et dans sa famille. Line n'avait pas de problème pendant cette période parce qu'elle s'en sentait valorisée. Son sex-appeal lui fit d'ailleurs faire plusieurs conquêtes qui ont engendré beaucoup de jalousie chez sa sœur. Line a épousé, au milieu de la vingtaine, un jeune avocat appartenant à une famille aisée. Sa relation avec son mari est alors décrite comme satisfaisante. À ce moment l'obsession du bruit avait beaucoup diminué, mais voilà qu'elle revint en force. Associant toujours au bruit extérieur ses bruits intérieurs, je demande à Line de me dire ce qu'elle retient en elle et n'ose pas dire. Elle finit par me parler d'une colère qu'elle sent de plus en plus présente, envers sa mère, mais aussi envers sa collègue de bureau qui laisse jouer sa radio de plus en plus fort, envers son patron qui lui en demande trop, envers son mari avec lequel elle dit ne pas avoir une relation si satisfaisante que cela et surtout envers sa belle-famille.

Dans les mois qui suivirent, Line commença non seulement à sentir mais aussi à exprimer une colère qui n'épargna personne, si ce n'est son thérapeute. Elle se fâchait continuellement. Pour la première fois de sa vie, elle ne put s'empêcher de dire aux autres ce qui lui déplaisait, ce qui la décevait, et protestait enfin vis-à-vis de ses beaux-parents qui voulaient la déposséder de son enfant à naître : il était décrété que son enfant devrait porter un prénom composé commençant par Pierre, comme ce fut le cas depuis cinq générations dans la famille de son mari ; on ne lui avait pas demandé son avis. Diverses demandes de la sorte lui étaient continuellement faites par ses beaux-parents, sans compter l'envahissement de son intimité de couple de plus en plus marqué : son mari semblait davantage enclin à vouloir satisfaire ses parents qu'à entendre sa femme.

Sa colère qui éclatait, de plus en plus abruptement, eut des effets qu'elle n'attendait pas. Les autres l'écoutaient, en prenaient compte, réagissaient mais elle ne se sentait pas dépossédée, au contraire. Le bébé vint au monde et elle dut défendre son espace contre sa belle-famille. En dehors de toute attente, c'est sa mère qui la comprit le mieux et qui l'épaula pour revendiquer le droit d'élever et de nommer son enfant à sa manière. Elle eut aussi le courage de remettre son couple en question : son mari changea d'attitude et accepta ses demandes, prenant une distance avec sa famille, son clan. C'est à ce moment que l'obsession du bruit cessa presque complètement. Elle resta toutefois sensible à ce stimulus, surtout quand il était indésiré, car en fait ce n'est pas le bruit qui l'agaçait mais « de sentir qu'on lui imposait quelque chose qu'elle ne voulait pas ».

3.7.3 Aspects étiologiques

L'étiologie de la névrose obsessionnelle et de ses caractères dérivés relève de la relation triangulaire et œdipienne avec les parents qui, en général, a été amorcée mais de laquelle l'enfant a vite régressé.

L'œdipe n'a pas été vécu en bonne partie et il y a eu régression et fixation au stade anal, plus précisément à la **phase masochiste-anale** (Freud, 1925-1926 ; Klein, 1959 ; Bergeret, 1974). Les facteurs qui président à cet arrêt dans l'expression et le vécu des contenus œdipiens sont très individuels mais certaines constantes sont observées. Tout d'abord, le parent de même sexe éveille généralement une crainte chez l'enfant, tout comme l'avait fait remarquer Freud à propos du petit Hans en ce qui concernait la crainte de son père. Mais cette peur du parent de même sexe peut aussi être occasionnée par la méconnaissance. En effet, surtout quand il s'agit du père, l'enfant préobsessionnel craint un père qu'il ne connaît souvent pas très bien. Pas besoin qu'il soit bien méchant ou hostile à l'enfant, car du moment que ce dernier le voit comme un étranger, il ne dispose alors pas d'un rapport réel pour pallier ses **angoisses** préœdipiennes **de représailles**. Dans d'autres cas, fort nombreux, l'enfant préobsessionnel éveille la colère voire la haine chez le parent de même sexe lorsqu'il s'oppose. Le parent en question ne réussit pas à garder le contrôle de lui-même quand l'enfant le frustre, ce qui est typique de la période anale, et il devient menaçant pour l'enfant. Cette expérience se répète quotidiennement et l'enfant choisit alors, plus ou moins consciemment, de «se faire petit» devant le parent qui deviendra alors un rival trop inquiétant à l'intérieur de la trame œdipienne. On peut ainsi comprendre que l'œdipe a des chances de mal s'enclencher ou de ne pas être vécu du tout.

Ainsi la symptomatologie prend son sens dans des désirs refoulés de façon précoce — agressifs et anaux d'une part, libidinaux et phalliques d'autre part. Le stade phallique-œdipien est tant bien que mal traversé, mais teinté d'analité, ce qui va marquer la sexualité de tendances sadomasochistes. Il y a par ailleurs, chez ces personnes, formation d'un Surmoi imposant et écrasant vis-à-vis des pulsions libidinales, ressenties comme étant d'autant plus interdites parce que «sales», c'est-à-dire teintées d'analité et donc d'agressivité envers l'objet (Freud, 1925-1926 ; Bergeret, 1974).

Sur le plan psychodynamique, des traits de personnalité anaux sont typiques des personnes obsessionnelles (Freud, 1925-1926 ; Bergeret, 1974). Ces traits sont des vestiges du stade anal et représentent, à l'intérieur de la personnalité, des pulsions anales refoulées. Ces dernières ont également subi des «formations réactionnelles», c'est-à-dire qu'elles ont été transformées en quelque chose d'autre, occasionnant des tendances souvent opposées à ce qui fut réellement désiré lors du stade anal précoce. Le tableau VII ci-contre, inspiré des écrits freudiens

Tableau VII

Traits anaux de personnalité reliés à des formations réactionnelles du sadisme anal dû à une trop forte répression pulsionnelle dans l'enfance

Soumission

Extrême gentillesse

Hyper-propreté

Ordre, ponctualité

Hyper-structure

Parcimonie, cupidité

Indécision chronique

Soumission aux règles

Sexualité vue comme sale

Masochisme moral

sur la question, résume les principaux traits masochistes-anaux des obsessionnels. Ces traits de personnalité sont le résultat de formations réactionnelles des pulsions sadiques-anales, dont ils représentent une répression importante lors du passage à la seconde phase du stade anal. Les pulsions sadiques, dans ce cas, n'ont pas été véritablement dépassées ; elles ont plutôt été refoulées et transformées en leur contraire. Les aspects liés à la **phase sadique-anale** sont ainsi les véritables dimensions que les obsessionnels retiennent puisqu'il y a eu conflit avec les agents socialisants et qu'ils n'ont pas pu trouver de moyen d'expression pour les sublimer. Ce sadisme demeure toutefois actif et les amène à l'occasion à échapper des impulsions sadiques lorsqu'ils relâchent leur contrôle ou quand ils peuvent s'en prendre à « plus petit que soi ».

Les obsessionnels fonctionnent ainsi habituellement avec les traits tirés d'une position rétentive anale, sauf que, d'une certaine manière, quelque chose s'exprime par des voies détournées (Freud, 1925-1926 ; Bergeret, 1974). Ce quelque chose qui « échappe » témoigne alors, à leur insu, de la pulsion refoulée. Le lecteur remarquera plus loin, au prochain chapitre portant sur les états-limites, une complémentarité entre le tableau VII illustrant les traits anaux de personnalité des obsessionnels et le tableau IX portant sur ceux des sociopathes (voir la section 4.3.3). Ces derniers présentent pour leur part une socialisation insuffisante des pulsions sadiques-anales et ces pulsions demeurent à l'état brut dans leur personnalité.

3.8 L'EFFONDREMENT DÉPRESSIF DE LA PERSONNE NÉVROTIQUE

Les sentiments dépressifs sont la plupart du temps présents, soit explicitement ou en toile de fond, dans les justifications des personnes demandant une aide psychologique. La dépression est aussi la raison la plus répandue dans les références provenant de professionnels divers. Nous pouvons ainsi deviner d'emblée qu'une aide psychologique est recherchée quand le degré de souffrance d'une personne est élevé.

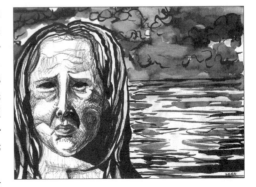

La « déprime » est une expression qui fait partie du langage populaire et elle sert à exprimer, de diverses façons, que quelqu'un

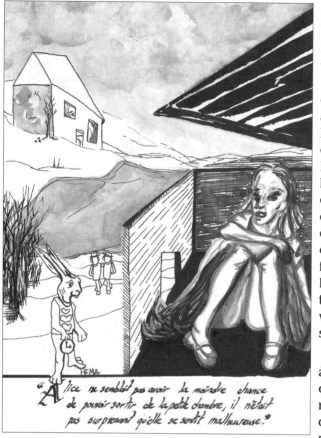

« *Alice ne semblait pas avoir la moindre chance de pouvoir sortir de la petite chambre, il n'était pas surprenant qu'elle se sentît malheureuse.* »

ne va pas bien et qu'il traverse une crise existentielle à ce point profonde qu'il risque de ne pas arriver à s'en sortir tout seul.

Le déprimé est souvent vu comme une personne malade, au sens physique. Même quand la personne exprime clairement qu'il y a en elle un lieu de perturbation, il est plus fréquent que l'on traite ses symptômes plutôt que de lui procurer un lieu où elle peut vraiment comprendre ce qui lui arrive. On la voit comme étant trop fatiguée, trop fragile, atteinte de quelque fléau héréditaire qui altère ses fonctions corticales. En la matière, la vision médicale domine, et pas seulement chez les médecins.

Si la personne fait référence à des cycles récurrents de déprime et si par malheur un membre de sa famille, immédiate ou élargie, a présenté un problème similaire, on saute parfois vite à la conclusion d'un trouble bipolaire. Certains sont étiquetés « déprimés chroniques » et l'on fait alors référence d'une part à quelque problème précoce et répétitif et, d'autre part, à quelques caractères héréditaires sûrement sous-jacents. On cherche alors si un autre membre de la famille a déjà été déprimé et, voilà, la thèse de l'hérédité est adoptée.

Il y a aussi les petites déprimes de monsieur et madame tout-le-monde et les grandes déprimes des « grands déprimés » comme les maniaco-dépressifs ; chez ces derniers, la thèse de l'hérédité n'est presque jamais infirmée.

Enfin, il y a les personnes qui souffrent d'épuisement professionnel chez qui on retrouve des éléments dépressifs importants, si bien que l'on ne sait plus s'il s'agit au fait d'une dépression qui a entraîné une désadaptation professionnelle ou si ce sont les conditions de travail qui ont participé à l'exacerbation d'affects dépressifs latents.

Ainsi, la dépression, en tant que concept, constitue un fourre-tout où l'on place diverses problématiques d'ordre dépressif et, en tant que phénomène humain, reflète un mal à l'âme que l'on explique la plupart du temps par des causes physiques.

Comme nous l'avons vu au premier chapitre, depuis les temps les plus reculés de l'humanité, divers types de guérisseurs et de sorciers ont mis de l'avant des explications, parfois mystiques et d'autres fois plus rationnelles, pour aider à comprendre ce mystérieux phénomène et à y faire face. Sous l'angle de la psychologie de la désadaptation toutefois, la dépression apparaît plutôt comme un phénomène intimement relié à la dimension psychopathologique centrale de la personnalité. Celle-ci, pour une personne donnée, bloque les processus adaptatifs et affecte le fonctionnement global de l'être, incluant son corps. La perspective freudienne nous permet de comprendre en particulier que chaque personne «déprime» selon sa lignée psychopathologique propre.

La dépression ressemble au deuil dans ses manifestations de symptômes et dans le fait qu'elle arrive en réaction à une perte : relationnelle, morale, fiscale, de statut, etc. Mais la dépression diffère du deuil sur le plan dynamique en ce que la perte objectale est en partie inconsciente d'une part et dans le fait que la personne se déprécie d'autre part, ces derniers éléments n'étant normalement pas présents dans la réaction de deuil. La diminution abrupte de l'estime de soi observée dans la dépression indique ainsi une différence franche avec un deuil simple (non compliqué par des facteurs dépressifs latents). À la différence de l'endeuillé, le dépressif pleure quelque chose qu'il a perdu mais il ne sait pas quoi ; il s'en prend aussi à lui-même et sa colère, au lieu d'être mise au service de sa quête, est retournée sur le Moi (Freud, 1915-1917a).

Certains deuils s'accompagnent d'une dépression. C'est le cas des endeuillés qui ne se relèvent pas de la perte subie, qui se déprécient et pour qui le lien à la vie se fragilise : on parle alors de deuils compliqués de facteurs névrotiques, états-limites ou psychotiques.

La dépression d'ordre névrotique, en premier lieu, est généralement très douloureuse et s'accompagne d'une culpabilité exagérée ainsi que d'une forte autodépréciation. Il s'agit d'un enfoncement de la personne dans sa névrose et tous les symptômes névrotiques antérieurement présents prennent alors de l'ampleur, au détriment des aspects plus sains de la personnalité : la personne perd le contrôle et c'est ce qu'elle observe d'ailleurs elle-même. Des pensées de suicide sont alors fréquentes, surtout si sa situation de vie ne lui procure pas de soutien ou si elle n'en cherche pas ou encore si d'autres pertes s'ajoutent à celle qui a entraîné le mouvement dépressif. Mais dans presque tous les cas le contact avec la réalité est maintenu et les forces de vie peuvent être renforcées à nouveau : la personne névrotique est celle qui cherche le plus à restaurer sa propre image héroïque dans sa propre vie et cela lui donne une force combative (Becker, 1973).

En second lieu ou niveau de gravité dépressive, il peut arriver qu'une personne fortement névrotique fasse ce que l'on appelle une « dépression majeure ». Ici, l'enfoncement dépressif ainsi que tous ses corollaires corporels habituellement rencontrés sont davantage accentués. Le lien à la vie est beaucoup plus fragilisé et les idéations, menaces et comportements suicidaires sont davantage présents. Nous reparlerons de la dépression majeure à la fin du chapitre 4 portant sur les états-limites et nous la distinguerons encore davantage de la dépression.

Il peut arriver aussi qu'une personne s'enfonce dans un état dépressif et que celui-ci soit accompagné d'une perte de contact avec la réalité et de délire. Dans ce cas, le vocable « décompensation » est davantage utilisé, pour montrer qu'il s'agit d'une personnalité psychotique qui s'effondre. Mais il y a le cas des maniaco-dépressifs chez qui le délire montre une rupture moins grande avec le monde réel et se traduit davantage par des conduites exagérées : soit dans le sens de la « déprime » ou, au contraire, dans le sens d'une tendance maniaque. Nous en reparlerons au chapitre 5 qui traite des psychoses.

Retenons pour l'instant qu'une personne entre en dépression et « déprime » selon la lignée psychopathologique à laquelle elle appartient. La dépression est d'ailleurs une occasion privilégiée pour constater quelle structure de personnalité est présente chez une personne. Un peu comme une pierre qui se casse et dont on peut alors voir les lignes de fracturation, la dépression révèle les processus désadaptatifs à l'œuvre dans la personnalité mais jusque-là contrôlés (Freud, 1894-1924).

3.8.1 Aspects symptomatiques

La dépréciation de soi du dépressif en fait donc le facteur qui le distingue d'emblée de l'endeuillé. Le déprimé de structure névrotique s'en veut, se trouve « minable », se sent « inférieur aux autres », ne se sent « pas à la hauteur » et considère que son existence « n'en vaut pas la peine ». Plusieurs dimensions de sa vie sont ainsi mentionnées et mises à profit de cette dépréciation de soi : sa relation conjugale, sa performance au travail, son rapport à ses enfants, sa relation avec ses parents, sa santé financière, etc. Tous les lieux et les faits mentionnés servent de justification à l'accusation de soi et à l'autodépréciation auxquelles se livre le déprimé sans vergogne. Freud fait remarquer, dans son texte majeur à propos de la dépression *Deuil et mélancolie* (dans Freud, 1915-1917a), que cette dénonciation de soi du mélancolique semble étrange car les névrosés sont habituellement caractérisés par la retenue émotionnelle. Nous reparlerons un plus loin de ce constat intéressant à l'intérieur des aspects psychodynamiques.

L'autre symptôme majeur de la dépression, et qui fait l'associer à un état de mélancolie, est la tristesse envahissante. Cette peine, en toile de fond de l'humeur et qui donne aussi lieu à des débordements émotifs, surprend par son intensité. La personne n'arrive plus à se contenir, un peu comme un barrage rempli à ras bord et qui cède sous la pression. La personne ne s'explique pas facilement cette peine, même si des faits actuels sont mentionnés. À certains moments, on peut sentir une colère profonde, voilée par la peine, mais qui n'est pas accessible. Il est parfois surprenant de voir couler intensément les larmes dans des moments de débordement ou d'observer la vague mélancolique s'emparer de tout le corps du déprimé. Toutefois, il faut qu'il y ait un rapport de confiance et une sécurité qui soient installés sur le plan relationnel et que l'aidant soit capable de tolérer une telle intensité, pour que celle-ci ait lieu.

L'angoisse constitue un autre symptôme dépressif central. Souvent refusée par le déprimé, aussi fuie à grand renfort de médicaments, d'alcool ou d'activités menées avec frénésie, l'angoisse revient en force dès que la personne s'arrête. Le déprimé, enfant comme adulte, mentionne souvent «une boule dans la gorge» ou un «nœud au sternum» comme corollaires physiologiques à l'angoisse. Ces sensations s'accompagnent d'une attente anxieuse et de pensées négatives vis-à-vis de l'avenir et, dans certains cas, ou à certains moments, de désespoir total. La personne se sent enfoncer «dans un tunnel» dans lequel elle ne voit pas d'issue.

L'inhibition de l'activité et la perte de goût de voir les autres résultent des trois symptômes précédents. La personne devient léthargique et s'empêche justement de se distraire de ses problèmes, ce qui serait dans une certaine mesure adaptatif: elle ne réagit pas. Mais on peut toutefois deviner que, l'estime étant au plus bas, la tristesse pointant à tous moments et étant incontrôlable, l'angoisse étant présente, cette perte de goût de voir les autres reflète une honte du déprimé. Ce qui est le plus inquiétant dans l'inhibition dépressive, c'est qu'elle s'accompagne d'un isolement volontaire et cet aspect est susceptible d'exacerber des dispositions suicidaires, surtout chez les hommes (Charron, 1983).

La perte de la capacité relationnelle est souvent un symptôme qui occasionne des autoreproches chez la personne déprimée. Ne se sentant pas capable de démontrer de l'affection, ne pouvant pas «aimer» comme avant, ne se laissant pas aimer, elle s'en prend à elle-même de faire souffrir son entourage (ex. : enfants, conjoint, collègues de travail, amis). Mais cette culpabilité ne donne rien puisque c'est la disponibilité intérieure pour éprouver des sentiments positifs qui est ici fortement diminuée.

La grande fatigue et la perte inexplicable d'énergie justifient souvent le congé de maladie des personnes dépressives. Elles n'arrivent plus à fonctionner au travail pour la plupart. Mais c'est aussi dans leur vie personnelle que cet épuisement se fait sentir : les plus simples actions quotidiennes et encore davantage s'occuper des autres deviennent des tâches surhumaines à leurs yeux. Elles voient «comme une montagne» la perspective de s'activer avec le peu de réserve énergétique qu'elles sentent. Souvent, l'épuisement est là dès le matin, avant même d'avoir entrepris toute tâche journalière.

Toute la gamme des psychosomatisations peut être présente : maux de tête sans cause apparente, nausées, étourdissements, confusion, maux de dos, problèmes gastriques, constipation, etc. Ces dérèglements corporels montrent bien qu'il s'agit d'un phénomène global. En effet, c'est le corps entier qui déprime.

L'activité nocturne est aussi perturbée et encore davantage pour les personnes ayant un profil obsessionnel. La difficulté à s'endormir, les cauchemars, l'insomnie ou le réveil prématuré sont ainsi souvent présents. Cette perturbation du sommeil entraîne un véritable cercle vicieux car un manque de sommeil réparateur engendre à son tour des sentiments dépressifs. Le rêve en l'occurrence est un lieu stabilisant de l'humeur ; il sert d'exutoire à nombre de sentiments dépressifs et cela pour tout le monde.

L'affaiblissement du lien à la vie, engendrant une tendance à voir tout en noir et une difficulté à assumer les frustrations normales de l'existence, provoque des fantaisies de suicide chez la personne déprimée. La dépression, à elle seule, n'est toutefois pas suffisante pour entraîner un processus suicidaire. C'est la présence d'un désespoir qui rend la personne dépressive suicidante (Beck, 1963, 1974). En fait, c'est la conjugaison de situations de vie difficiles et de facteurs psychopathologiques conduisant à la dépression qui occasionne la mise en branle d'un processus de suicide (Devries, 1963, 1966 ; Zung, 1974).

Les pulsions de vie étant moins vives, certains désirs de mort se traduisent également, tout spécialement chez les garçons et chez les jeunes, par des conduites à risque (Ratté, 1989 ; Ratté et Bergeron, 1994, 1997). Ainsi, il n'est pas rare de voir les personnes dépressives s'adonner à l'alcool ou à la drogue et conduire imprudemment, ces deux dernières activités étant parfois combinées.

3.8.2 Aspects psychodynamiques

Sur le plan intrapsychique, le déprimé névrotique semble avoir tout à coup accès à des vérités sur lui-même. Mais ces mêmes aspects étaient en partie conscients sauf que la personne refusait d'y prêter attention ou en censurait l'accès à son entourage. L'entrée en dépression est ainsi souvent vécue, par les personnes névrotiques, comme un moment où leurs

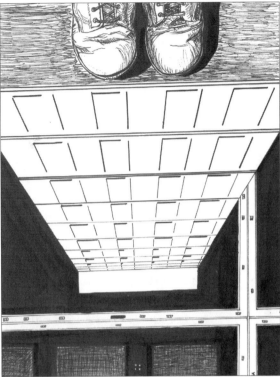

C'est la présence d'un désespoir qui rend la personne dépressive suicidante.

masques ne tiennent plus en place et tombent, laissant voir aux autres leurs plus grandes angoisses, leurs désirs libidinaux longtemps inassouvis et leurs penchants agressifs jusque-là étouffés. Vécue comme une perte de contrôle, la dépression permet toutefois une libération des aspects de soi qui apparaissaient non désirables et constitue ainsi un moment d'authenticité existentielle. Mais le déprimé s'épanche aussi, sans honte parfois, sur ses lacunes et ses tourments, devenant à certains moments inopportun pour son entourage. Par exemple, la dépression devient une occasion pour plusieurs de raconter des vécus fortement chargés et qui jusque-là étaient étouffés (par exemple, des événements incestueux) sans grande sympathie pour l'effet que ces révélations peuvent avoir sur les autres. Il s'agit en quelque sorte d'une revanche s'adressant à des figures du passé, mais la colère inconsciente est souvent transposée sur des personnes du présent.

Des autoreproches, très exagérés, et une culpabilité envahissante constituent une bonne partie des propos répétés de la personne déprimée à ses proches, à son médecin, à son psychologue, etc. L'analyse de ces verbalisations n'a pas besoin d'être très poussée toutefois pour qu'apparaisse une agressivité envers un ou des objets relationnels importants du passé, notamment de la petite enfance. Ces reproches, destinés à un objet d'amour décevant, sont reportés sur le Moi propre du déprimé (Freud, 1915-1917a). Il n'est pas rare dans ce sens que l'intervenant trouve que les autoreproches ressemblent à des plaintes et à une agressivité atténuée ou déviée.

Bien que la perspective médicale de la dépression porte à voir ce phénomène comme une «maladie» et que les conceptions plus béhaviorales tendent à promouvoir une perception négative du phénomène, la dépression constitue fondamentalement une crise existentielle profonde et porte, comme potentiel, une possibilité de mutation de la personnalité. Il s'agit d'une crise de croissance, mais la personne peut ne pas voir cet aspect positif ni en tirer profit, surtout si elle est mal guidée. La médication en l'occurrence représente une possibilité appréciable d'atténuer les symptômes dépressifs, mais ne constitue certes pas une cure à la dépression, quoiqu'en disent les compagnies pharmaceutiques.

Lorsque la personne peut verbaliser sur ce qui lui arrive, son attention n'étant pas essentiellement dirigée vers ses symptômes, ses verbalisations changent généralement et la mutation de l'être peut débuter. C'est le cas par exemple d'une personne obsessionnelle qui néglige progressivement de parler de ses pensées obsédantes pour aborder son agressivité retenue et refoulée, ouvrant ainsi la porte à une remise en question existentielle profonde dont notamment sa façon inauthentique d'être en rapport avec les autres, qui l'amène justement à être obsessionnelle.

Mais même si la dépression peut être abordée dans ce sens, elle n'en demeure pas moins une crise de personnalité s'accompagnant d'une souffrance, de moments prolongés de confusion, d'épanchements émotionnels intenses et d'une agressivité pouvant partir dans tous les sens et blesser les proches, même ceux qui cherchent à être soutenants. Pour l'aidant en particulier, accompagner une personne dépressive signifie être capable de «contenir» (Winnicott, 1969) pour que «l'inquiétude» fasse place «à la colère» puis «à l'évolution du monde intérieur» (p. 80-98).

À rebours sur son passage dans la dépression, la personne qui a tiré profit de l'aspect positif de cette importante crise existentielle se compare d'ailleurs parfois à un être qui a évolué et a muté : à une larve devenue papillon, à un serpent changeant de peau, à un bébé naissant. Ce sont allégoriquement des témoignages du fait que «le bonheur possible » implique toujours une certaine souffrance à recevoir (Delourme, 1999).

Ainsi, la déstructuration et la mise en contact avec la structure caractérielle, qu'occasionne la dépression, jouent un rôle important sur le plan de l'évolution des structures désadaptatives et en particulier lorsque la névrose, l'état-limite ou la psychose sont de gravité importante. La dépression permet en quelque sorte que la « pierre » se casse et elle peut alors se reconstituer selon des paramètres différents, qui feront apparaître une réalité et un sentiment de soi aussi différents.

Mentionnons que ce ne sont pas seulement les expériences liées à des pertes qui sont susceptibles d'engendrer les phénomènes du deuil et de la dépression névrotique. Le contexte de travail en l'occurrence a un impact qui peut être déstructurant. Les transitions personnelles et professionnelles constituent également des moments charnières d'une vie qui obligent à affronter ce que nous portons, comme potentiel et comme limite. Graduer, passer de l'école au monde du travail, vivre une promotion ou une démotion, perdre son emploi, devoir déménager et être coupé de son environnement habituel, prendre sa retraite, voilà autant d'exemples de transitions à la fois personnelles et professionnelles qui peuvent avoir un impact considérable sur l'équilibre psychologique et obligent à redéfinir cet équilibre.

Il y a aussi des expériences de la vie en général, les plus positives comme les plus difficiles, qui peuvent s'avérer ébranlantes. Ainsi, les étapes de maturation physique entraînent des changements obligatoires dans notre façon d'être et fragilisent plus particulièrement les aspects défensifs. Par exemple, une personne hystérique qui se défend d'un vide interne en s'activant dans le paraître verra sa manière défensive être mise à l'épreuve par l'âge qui aura raison tôt ou tard de son « sex-appeal ».

Parmi les expériences qui ébranlent énormément, il y a aussi celles qui sont positives. Le fait d'avoir des enfants oblige en effet à affronter ce que l'on porte et... reproduit. Cette constatation risque d'être difficile pour certains, notamment quand par exemple l'adulte castré castre à son tour son propre enfant, et que l'enfant en lui se souvient. Plusieurs personnes amorcent ainsi un dialogue interne en constatant qu'elles refont avec leurs enfants ce qu'elles ont subi, ce qui les amène souvent à changer, fort heureusement.

L'éducation est aussi une autre source de changement et spécialement quand il s'agit de désadaptation. Apprendre ne peut changer ce qui a été, mais éduquer peut préparer la descendance à des perspectives plus ouvertes et à des souffrances moins grandes. Cet aspect à lui seul, fait qu'il peut y avoir une évolution dans les dispositions psychopathologiques de l'humanité. Ainsi, par exemple, l'importance actuelle accordée à l'éducation des enfants, à leur bien-être et à leurs droits, contraste avec l'utilisation répandue des enfants dans les siècles passés, et cela à bien des niveaux. Ce phénomène existe malheureusement encore de nos jours, mais l'éducation contemporaine permet une sensibilisation et une vigilance collective à ce sujet.

Enfin, les aspects sociodémographiques et historiques influencent l'apparition, la prévalence et le développement des aspects psychopathologiques. Naître riche par exemple ne protège de rien, mais cela donne une chance de pouvoir se payer de l'aide, individuellement comme collectivement. Cette vérité s'applique aussi à l'histoire, même la plus récente. Nos parents par exemple n'ont, pour la plupart, pas pu réfléchir sur leur devenir et leur santé psychologique ; ils n'ont pas eu cette chance.

3.8.3 Aspects étiologiques

De ce qui précède, on peut penser qu'il existe donc des facteurs prédisposant à la dépression, bien que ce qui a été dit ne fasse pas état d'aspects biologiques et héréditaires.

Les autoreproches du déprimé névrotique, une fois retraduits en colère, mènent généralement à des verbalisations sur des déceptions relationnelles vécues avec les premières figures d'attachement. Ces déceptions profondes touchent partiellement à des vécus d'enfance autour des enjeux des périodes orale et anale. Toutefois, les colères et les déceptions les plus sensibles touchent au vécu phallique-œdipien.

À l'occasion de la déception relationnelle la plus importante, la personne a généralement désinvesti le lien relationnel réel avec le parent décevant, reportant sur elle-même à la fois la colère et la frustration, de même que l'investissement d'objet. Ainsi, le futur déprimé névrotique possède au sein de sa personnalité une disposition narcissique et développe une tendance à investir un fantasme de réparation à propos de l'objet décevant (Freud, 1915-1917a). Cet objet était par ailleurs lui-même dans son propre contexte. Ainsi, il n'est pas rare de constater que l'objet relationnel en question ait été lui-même déprimé et par conséquent non disponible pour les besoins particuliers de l'enfant (Miller, 1983).

Le déprimé s'en prend donc à lui-même, et spécialement à une partie de son Moi qui s'est identifié à l'objet, et l'attaque de l'intérieur. Mais ce phénomène, explique Freud, n'est pas le propre de tout le monde et survient surtout chez des personnes prédisposées et qui ont des caractéristiques communes. Nous pouvons les résumer comme suit :

- une fixation à un objet d'amour sur le plan fantasmatique et paradoxalement un faible investissement de cet objet sur le plan réel, puisqu'il était décevant ;

- une régression à partir du choix d'objet jusqu'au mode relationnel narcissique entraînant une tendance à utiliser les autres, la fermeture à l'intimité, le repli sur soi ;

- un conflit d'ambivalence envers les objets d'amour de l'enfance, refoulé et constamment revécu avec les objets actuels, l'agressivité et la déception y jouant un grand rôle.

La mélancolie, comme le deuil, diminue avec le temps, à la suite de la confrontation de la personne avec le facteur de réalité. Le conflit d'ambivalence se termine quand l'énergie liée à l'objet (ou son substitut) s'épuise : la fureur se calme ou l'objet est abandonné. Le Moi se vit alors comme supérieur à l'objet, disait Freud (1915-1917a). Mais ce n'est que partie remise, si la personne ne reçoit pas ce qu'elle doit recevoir d'elle-même et du sens de sa dépression. Si rien n'est entrepris sur le plan personnel, la dépression reviendra en force à la suite d'une autre perte : parfois question de jours, d'autres fois d'années. On peut ainsi considérer, à partir d'un point de vue psychologique, qu'un travail d'exploration et d'élaboration sur le conflit névrotique, spécialement à l'occasion d'une dépression, constitue non seulement une cure mais aussi un mécanisme préventif pour tout effondrement ultérieur.

3.9 PRÉALABLES AUX INTERVENTIONS AVEC LES PERSONNES NÉVROTIQUES

Nous ne parlerons pas ici de méthodes d'intervention, basées pour la plupart sur une conception théorique de la personnalité ainsi que de son changement. Nous discuterons plutôt dans cette section, comme pour les deux chapitres suivants portant sur les états-limites et les psychoses, de certains préalables qui dépassent le cadre des approches théoriques. Il s'agit d'incontournables que tout intervenant doit prendre en compte pour adapter sa méthode au niveau de perturbation présent chez la personne qu'il veut aider. Ces dimensions dépassent même le cadre de l'intervention disciplinaire et tout professionnel, médecin, psychiatre, psychologue, conseiller d'orientation, travailleur social, ergothérapeute, psychoéducateur, etc., doit en tenir compte. Ce sont des balises à respecter, dictées par l'expérience et par le bon sens. Que le lecteur soit d'accord ou non avec ce qui va suivre, il se devra de vérifier ces dimensions et éventuellement d'en tenir compte dans tout processus d'aide, d'accompagnement ou de rééducation.

Ainsi, le premier élément à considérer lorsque l'on envisage toute intervention avec une personne dont la structure caractérielle s'inscrit dans la lignée névrotique, c'est sa «motivation». Est-elle prête à s'investir? A-t-elle assez souffert de ses symptômes et du rétrécissement de sa qualité de vie qu'ils occasionnent? Est-elle disposée à supporter un certain degré d'angoisse sans fuir tout de suite? Veut-elle être accompagnée par un guide, un passeur, à la recherche d'elle-même? Accepte-t-elle d'avoir besoin d'aide et surtout d'être en situation où ce sont les autres qui lui permettent de découvrir plus réellement ses propres déterminismes? Veut-elle y accorder des efforts et surtout du temps? Est-elle pressée de guérir et cherche-t-elle un truc pour ne plus sentir ou bien accepte-t-elle de s'enfoncer encore plus en elle-même afin, paradoxalement, de se sentir libérée? Voit-elle cela comme une dépense ou accorde-t-elle assez d'importance à ce processus pour y «investir» ses propres deniers? Mieux vaut, avec des gens peu ou pas motivés, conseiller de revenir plus tard ou simplement refléter la non-motivation. Parfois, il est préférable d'attendre, même si l'on sait que la personne va souffrir: on ne peut pas créer la motivation pour l'autre, mais on peut attendre qu'elle soit là.

Spécialement en psychothérapie et en counseling, si la motivation n'est pas intrinsèque, la personne névrotique possède, parmi les structures de personnalité pathologiques, le Moi le plus fort. Ses défenses sont diversifiées, dont la rationalisation qui constitue une puissante fermeture à toute prise de contact émotionnel avec soi-même. Ainsi, il n'est pas rare de recevoir en consultation une personne névrotique et de se retrouver rapidement dans un cul-de-sac si la motivation n'y est pas réellement. Les symptômes ne disparaîtront pas assez vite, la situation lui paraîtra ambiguë et malsaine parce qu'elle a à parler et à se révéler. L'argent sera un problème (même si elle en a les moyens). Le temps manquera également. Toutes sortes de raisons sur lesquelles le thérapeute n'a pas de prise seront invoquées. À l'intérieur des rencontres, ces mêmes problèmes, ainsi que les symptômes, prendront une place considérable, ce qui empêchera justement d'entrer dans le vif du sujet. Les personnes névrotiques sont difficiles à percer lorsqu'elles ne veulent pas ou ne peuvent pas encore vouloir se révéler.

Même si le processus est amorcé, il prendra fin après quelques rencontres et laissera beaucoup d'insatisfaction de part et d'autre : le thérapeute se sentira frustré d'être privé de son utilité habituelle ; le client sera en colère de ne pas avoir obtenu ce qu'il cherchait, souvent un truc ou un renfort de son attitude défensive vis-à-vis de ses problèmes.

Ce n'est pas tout le monde qui est prêt à l'introspection. Un processus centré sur la résolution de problèmes et la diminution des symptômes par la relaxation ou d'autres techniques rapides de modification de comportements doit alors être envisagé. Mais il faut aussi savoir qu'avec de telles méthodes, les symptômes vont diminuer — sans toutefois jamais disparaître tout à fait — et la névrose sous-jacente aux symptômes n'est qu'à peine effleurée. C'est que tout processus de croissance de la personne pose d'abord le problème du « temps » et ensuite celui de la « possibilité ». En effet, l'introspection n'est pas pour tout le monde, surtout si la personne souffre d'une déficience intellectuelle. Par contre, déficience ou limite intellectuelle ne veut pas dire débilité et une approche introspective, dans ce cadre, peut donner certains résultats (limités toutefois).

En contrepartie, les personnes dont la structure psychique est d'ordre névrotique, qui sont motivées à un processus d'exploration de soi basé sur l'introspection, qui possèdent de plus une intelligence moyenne ou supérieure, sont les plus susceptibles de profiter d'une intervention à caractère rééducatif ou encore psychothérapeutique. Chez elles, la présence d'un Moi assez fort et d'un contact maintenu avec la réalité leur permet en effet de contenir généralement leurs angoisses. La thérapie en profondeur en l'occurrence s'en trouve facilitée sans que le psychothérapeute soit toujours inquiet quant à la fragilité de l'aidé. Autrement dit, les personnes névrotiques sont sujettes aux meilleures améliorations dans un temps raisonnable en psychothérapie — ce qui se quantifie quand même en termes d'années plutôt que de mois ou de semaines — si on les compare aux personnes dont le Moi est plus perturbé et qui ont une structure plus régressée.

Mais il ne faut pas s'attendre à ce que les symptômes disparaissent rapidement. Cela peut être le cas, mais la plupart des personnes névrotiques ont besoin de « souffrir » de leurs symptômes afin d'accepter de regarder ce qui les empêche de croître. Après tout, elles se sont débrouillées toutes seules jusque-là ! Ainsi, l'ampleur des symptômes, surtout en période d'effondrement dépressif, constitue le premier aspect motivant une personne névrotique à chercher de l'aide.

Les symptômes prennent ainsi du temps à s'amenuiser et à disparaître dans un processus introspectif, car on n'en cherche pas le contrôle. L'attention de l'aidant est ailleurs. Mais même s'il n'accorde pas trop d'importance aux symptômes, ceux-ci finissent par diminuer et dans les meilleurs cas à disparaître. De plus, ce ne sont pas seulement les symptômes qui diminuent lorsque la santé mentale d'une personne s'améliore. En fait, toute amélioration vers la santé psychologique est intimement reliée d'une part à un allégement des processus désadapta-tifs et, d'autre part, à un raffermissement des processus adaptatifs: les deux plans ne sont pas opposés mais parallèles, tout en s'interinfluen-çant. Nous verrons cela plus en détail au chapitre 6.

Enfin, il est important de mentionner que les personnes névro-tiques parlent de leurs problèmes et collaborent en général facilement avec l'aidant. Elles acceptent aussi de rester dans la confusion et l'ambiguïté si l'on est soi-même à l'aise avec ces dimensions, spéciale-ment nécessaires aux démarches introspectives. De plus, les per-sonnes névrotiques deviennent progressivement motivées par la recherche du « sens » de leurs problèmes dès qu'elles se sentent dans un cadre sécurisant et respectueux. Cette motivation remplace celle qu'occasionnent au départ les symptômes.

Enfin, en relation d'aide plus particulièrement, avec un thérapeute suffisamment compétent, et lorsqu'elles sont prêtes, les personnes névrotiques vont prendre progressivement le risque de s'explorer et de se révéler, même si, momentanément, cette révélation de soi cause une augmentation de leur angoisse. Une thérapie ayant pour objectif d'aller toucher à la structure caractérielle sera longue, surtout avec un adulte, du fait de la plus grande rigidité de ce qui est considéré comme entourant le cœur de la personnalité, le caractère. Un dialogue typique thérapeute-client dans une telle perspective peut parfois se formuler ainsi :

Client : *« Je suis angoissée et encore plus depuis que je viens vous voir et que je vous parle de moi. Et puis il y a mes symptômes, on n'en parle presque jamais. »*

Thérapeute : *« Parlez-moi de votre angoisse, dites-moi tout ce qui vous vient, ce que vous ressentez. »*

Client : *« Mais je viens de vous dire que mes symptômes n'ont pas diminué et que j'aimerais en parler davantage. Je suis toujours aussi obsédée par le bruit. »*

Thérapeute : *« Le fait de parler de vos symptômes vous semble impor-tant, d'accord, mais vous évite peut-être justement d'entendre un autre bruit, celui qui se fait en vous. »*

Client : « *Vous n'allez pas encore me parler de ma colère. Le pire, c'est que c'est vrai que je me sens en colère. Mais quel rapport avec le bruit ?* »

La relation d'aide avec les personnes névrotiques implique ainsi un rapport particulier, caractérisé par des moments d'ouverture et par des moments de résistance. Les deux sont à recevoir et il est faux de penser que les résistances doivent être éliminées. Dans la dialectique ouverture-fermeture, la confiance envers l'aidant se bâtit. C'est cette confiance qui procure le filet nécessaire pour que la personne « plonge » en elle-même et fasse confiance.

3.10 POINT DE SYNTHÈSE SUR LES NÉVROSES

On peut concevoir, comme Freud (1929-1930) le mentionnait de façon pessimiste, que la névrose constitue la structure psychopathologique minimale des humains. En effet, nous naissons et nous nous développons dans le conflit, qui oppose notre nature animale et les renoncements nécessaires à la vie en communauté.

La névrose serait ainsi en quelque sorte le résultat de la castration inhérente au processus de socialisation. Elle est encore plus forte si les renoncements furent trop grands et les possibilités de canalisation des énergies instinctuelles bloquées par ceux-là mêmes qui nous ont éduqués. De ce point de vue, la névrose serait une sorte d'échec qui pourrait éventuellement mener l'humanité à sa propre perte (Freud, *ibid.*).

Par contre, nous pouvons aussi voir la névrose comme un mal nécessaire, une sorte d'entrave à l'épanouissement mais à laquelle nous avons d'abord à être soumis pour ensuite nous en libérer. De ce point de vue, se dénévrotiser ferait possiblement partie de la nécessaire maturation de la personnalité à l'âge adulte.

La névrose ne serait donc pas une maladie mais une façon d'être-au-monde, en portant d'une part les déterminismes qui pèsent sur soi — historiques, culturels, anthropologiques, sociologiques, génétiques, etc. — et, d'autre part, la prise de conscience de cette névrose, douloureuse, surtout dans le cadre d'un effondrement dépressif, peut opérer une utile confrontation avec ce qui dicte nos conduites, affecte notre jugement et contribue à diminuer notre goût à l'existence. Ainsi, la plus grande découverte de Freud, celle de l'inconscient, nous permet de cerner qu'une grande dimension de notre vie nous échappe ; mais nous pouvons tenter de la récupérer.

Dans la névrose, il s'opère ainsi à notre insu un « retour du refoulé » instinctuel. Un sentiment d'angoisse s'impose et la personne se questionne sur son équilibre. Parfois, elle prend panique et se croit folle. Ce n'est pas d'une folie majeure qu'il s'agit mais bien d'une folie mineure puisque le contact avec la réalité et le lien avec les autres sont maintenus. Mais l'authenticité n'est pas là.

Le Surmoi du névrosé est trop imposant et l'étouffe. Cette intériorisation des tabous et interdits qui furent nécessaires pour que les premiers hommes vivent en hordes primitives et qui constituent le Surmoi se trouvent être gonflés chez les névrosés. L'exigence à se conformer aux attentes, le sentiment d'infériorité vis-à-vis des autorités sociales et le vide existentiel en sont pourtant les conséquences. Et c'est de cela que la personne névrotique en démarche de croissance finit par s'apercevoir et dans les meilleurs cas se libérer.

Sinon, elle s'enfonce dans sa névrose. Son caractère psychopathologique — hystérique, hystérophobique, ou obsessionnel, etc. — devient en lui-même une entité répressive, qui échoue à canaliser l'énergie pulsionnelle vers des voies gratifiantes et créatives. Tôt ou tard, les épreuves inhérentes à la vie font en sorte que la personne névrosée développe des symptômes corporels ou encore est aux prises avec des phobies envahissantes ou se sent obligée de se dépenser dans l'action ou de prendre des médicaments pour ne pas sentir son angoisse.

Parfois, la symptomatologie en apparence névrotique masque une structuration de la personnalité plus perturbée que la névrose. L'hypocondrie et la neurasthénie en sont de bons exemples ; on peut ainsi les qualifier de *fausses névroses*. Ici, la tendance dépressive constitue une toile de fond à la personnalité et l'angoisse est d'un autre ordre que dans la névrose ; elle est dite dépressive (nous en reparlerons au prochain chapitre portant sur les états-limites). Il peut aussi arriver qu'une personne en apparence névrotique décompense, qu'elle perde de façon caractéristique le contact normal avec la réalité et même le sentiment intime de faire partie de l'humanité. Ici aussi l'angoisse est différente, effrayante. Nous reparlerons de l'angoisse décompensatoire au chapitre 5 qui traite des psychoses.

Mais revenons aux personnes névrotiques, chez qui l'effondrement dépressif peut être profond et s'accompagner dans certains cas d'un processus suicidaire. C'est aussi paradoxalement un moment de révélation de la vraie personnalité, dans ses dimensions qui sont constamment refoulées. La dépression n'est donc pas une « maladie » mais une crise existentielle et psychologique profonde, faite de deuils non réglés, de situations de vie devenues intolérables, de masques rela-tionnels qui ne tiennent plus et surtout d'une angoisse éveillée par un affaissement de l'efficacité des mécanismes défensifs.

Avant toute intervention avec les personnes névrotiques, il faut d'abord s'assurer de leur motivation à s'investir dans un processus d'exploration de soi et de croissance. D'abord liée au désir de soulage-ment des symptômes, cette motivation se transforme en désir d'en savoir plus sur soi-même et de trouver sens à son existence. Mais un lien d'intimité et de confiance doit préalablement être créé avec l'aidant pour que ce processus d'introspection puisse avoir lieu.

3.11 ATELIER D'INTÉGRATION

Nous allons reprendre l'histoire de cas de Rosaire, présentée à la sec-tion 3.3.3, afin de vous permettre de confronter vos acquis. Le but de l'atelier est d'arriver à poser un diagnostic différentiel à partir d'indices cliniques discriminants. Relisez d'abord le compte rendu puis répondez aux questions qui le suivent en choisissant une réponse préétablie. Puis, étayez votre position à partir, d'une part, des éléments cliniques qui sont fournis et, d'autre part, en reliant ces aspects aux indices symptomatiques, psychodynamiques et étiologiques que vous pouvez déceler.

▼————▼

Rosaire est un mécanicien affecté au matériel roulant dans une grande entreprise; il a 37 ans. Actuellement, il est en arrêt de travail avec un diagnostic médical d'«épuisement professionnel». Il est envoyé en bureau privé par le programme d'aide aux employés (PAE) avec pour mandat de lui venir en aide concernant ses difficultés somme toute récentes au travail. Rosaire est un employé modèle et il est apprécié par son entourage de travail, à la fois pour ses compétences et pour sa bonhomie: on le décrit comme un «maudit bon gars». Ses difficultés ont commencé il y a trois mois. Rosaire fut d'abord obsédé par de menus détails puis se sentit anxieux à un point tel qu'il a dû, à plu-sieurs reprises, cesser de travailler pendant quelques jours.

Les propos de Rosaire concernent d'emblée non pas son environ-nement de travail mais bien une préoccupation constante, allant jusqu'à l'obsession, concernant la mort de son père il y a de cela un peu plus de trois mois. Ce dernier est décédé après de longues souf-frances dues à un cancer de l'estomac. Sa mère est également décédée, moins d'un an auparavant, d'une crise cardiaque; Rosaire dit n'avoir eu aucun problème à la suite de son décès : il avait à peine pleuré, dit-il.

Rosaire pense constamment à un incident qui est survenu avec son père juste avant sa mort. Celui-ci était tombé par terre en essayant d'aller aux toilettes sans aide et n'avait pas pu se relever. Il aurait demandé à son fils de l'aider à se remettre debout mais Rosaire, craignant que son père ne soit blessé, avait refusé et demandé l'assistance des infirmiers. Son père ne lui aurait pas pardonné cette désobéissance, ne lui parlant plus par la suite, puis est décédé.

La femme de Rosaire, qui l'accompagne au premier entretien et qui veut témoigner des difficultés de son mari, dit ne plus le reconnaître. Elle le voit obsédé par la mort de son père et dit en pleurant qu'il n'est plus l'homme enjoué qu'elle a connu ; il se déprécie continuellement.

Une fois seul avec Rosaire, ce dernier raconte qu'il se sentait très proche de ses parents et qu'il faisait tout pour eux, surtout pour son père. Cela signifie qu'il s'occupait de l'entretien extérieur de leur maison, qu'il venait périodiquement nettoyer et, deux fois l'an, faire le grand ménage ; c'est également lui qui accompagnait constamment son père pour ses diverses courses et davantage depuis la mort de sa mère.

D'après le dossier médical, dont un résumé fut transmis par l'intermédiaire du PAE, le frère et les sœurs de Rosaire présentent des problèmes particuliers. Il est question d'un fort aspect fusionnel dans cette famille, au dire du médecin, se reflétant dans des malaises corporels que les enfants développent en commun avec leurs parents. Ainsi, les sœurs de Rosaire ont des points au cœur sans cause physique détectée. Il est noté que leur mère est morte d'une crise cardiaque à l'âge de 70 ans. Quant à Rosaire, et aussi quelque peu chez son frère, il est mentionné qu'il a des problèmes d'estomac récurrents ; son père est mort d'un cancer de l'estomac. Rosaire s'est dit d'ailleurs très anxieux au moment de la première entrevue, à l'idée qu'il pourrait un jour mourir d'un cancer comme son père et que ses malaises d'estomac pourraient en être un signe précurseur.

Rosaire quitte le bureau quelque peu soulagé, du fait d'avoir parlé de ses craintes et des circonstances entourant la mort de son père. Mais il arrive à la seconde rencontre avec « le feu au cul » comme il dit. Il avait appelé pour annuler la rencontre la journée même, et la secrétaire lui a rappelé que s'il n'avertissait pas 24 heures à l'avance il aurait quand même à acquitter des honoraires, ce dont il était déjà prévenu. Interrogé et invité à exprimer sa colère, Rosaire arrive au fait qu'il retient habituellement son agressivité et qu'il a tendance à sacrifier ses intérêts pour ceux des autres. Il avoue qu'à ces moments il a souvent mal à l'estomac. De plus, Rosaire bégaie quand il parle de lui et il parle peu. Il n'aime pas se laisser connaître, dit-il. Il est ainsi possible de constater, puis de lui dire, qu'il semble en colère et qu'il l'exprime indirectement, notamment dans une ambivalence à venir aux rencontres.

Rosaire se sent rejoint et il est alors possible d'établir un lien avec son père, notamment avec des sentiments de haine-amour qu'il a entretenus toute sa vie envers ce dernier et dont il témoigne par ailleurs sans trop s'en rendre compte. D'abord très réticent à reconnaître ses sentiments doubles, il en vient à exprimer quelque peu sa peine et aussi comment il en veut à son père de l'avoir laissé ainsi. Il refuse par ailleurs de s'ouvrir sur son enfance avec son père. Il quitte la démarche après huit rencontres (en avertissant dans les règles), car il dit se sentir mieux et parce que, affirme-t-il, il est redevenu fonctionnel et que sa femme trouve qu'il va bien. Il se sent prêt à retourner au travail. Il dit s'en remettre à son médecin pour ses maux d'estomac et pour son anxiété qui demeurent.

▲————————▲

De quoi souffre Rosaire sur le plan du syndrome clinique?
a) Il s'agit d'une réaction de deuil.
b) Non, il s'agit d'une réaction dépressive.
c) Il s'agit des deux réactions: un deuil compliqué par une prédisposition dépressive.
d) Il s'agit d'une névrose dépressive: hypocondrie et neurasthénie combinées.

Sur le plan de sa personnalité, dans quelle lignée structurelle se situe Rosaire?
a) névrotique
b) état-limite
c) psychotique
d) dans la normalité ou névrose actuelle

En mettant ensemble les éléments dont vous disposez, de quel sous-type psychopathologique (ou structure caractérielle) ses mécanismes désadaptatifs témoignent-ils ou se rapprochent-ils le plus?
a) névrose hystérophobique
b) névrose obsessionnelle

c) névrose traumatique
d) névrose d'organe
e) hystérie de conversion
f) aucun, il s'agit d'un deuil

Selon un point de vue psychodynamique, que pourraient signifier les malaises d'estomac de Rosaire ? Que symbolisent-ils ?
a) Il s'agit d'une identification problématique, de type hystérique, au père malade. Cette forme d'identification semble présente aussi chez ses sœurs.
b) Il s'agit d'une hypocondrie, puisque aucune cause physique n'explique ses malaises.
c) Il s'agit à la fois d'un symptôme psychosomatique et de conversion somatique : l'estomac est à la fois un représentant inconscient du père (par identification partielle) et sa colère y est dirigée, depuis l'enfance.
d) Il s'agit d'une phobie, particulière à cette famille.

L'incident qui obsède Rosaire éclaire quelque aspect de son rapport à son père. De façon symbolique, le transfert sur l'aidant pourrait ainsi représenter :
a) une trop grande obéissance envers son père
b) une agressivité inconsciente envers son père
c) un conflit d'ambivalence envers son père
d) un éclatement de sa structure caractérielle

Rosaire quitte la démarche quand ses malaises diminuent à la suite de l'expression verbale et émotive de ce qu'il a vécu lors de la mort de son père. D'un point de vue psychodynamique, en vous appuyant sur votre diagnostic, que pourrait signifier le fait de quitter à ce moment précis ?
a) Il s'agit de la résolution de son deuil, puisqu'il a réussi à l'exprimer et à sortir de l'inhibition ; l'objet a été par la suite abandonné en raison du facteur de réalité (son père n'est plus).
b) Il n'a pas confiance dans l'aidant, qui constitue une menace et qui lui coûte cher à son avis.
c) Il règle l'aspect psychologique avec l'aidant et l'aspect médical du problème avec le médecin ; il a un bon sens de la réalité.
d) Son processus de deuil est enclenché, mais il résiste à devoir toucher à sa colère refoulée et retournée sur le Moi, probablement depuis l'enfance.
e) Il n'est plus déprimé, même si par ailleurs tous ses problèmes ne sont pas réglés.

Chapitre 4

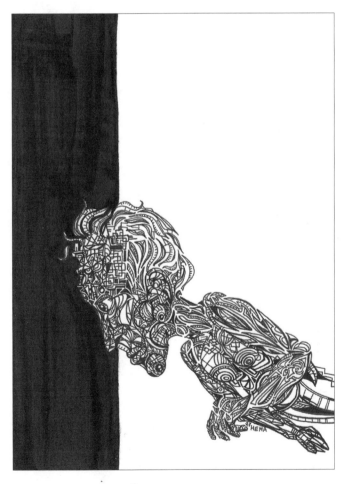

LES ÉTATS-LIMITES

Depuis l'introduction des termes «névrose» et «psychose» en psychopathologie, respectivement aux 18e et 20e siècles, diverses écoles et disciplines n'ont cessé de préciser les entités cliniques qu'ils englobent. Plusieurs appellations furent créées pour rendre compte des possibilités nosologiques multiples n'entrant ni dans la lignée névrotique ni dans la psychose: pseudo-névrose, psychose mineure, névrose narcissique, schizophrénie mineure ou schizoïdie, mélancolie cyclothymique ou schizothymie, paranoïa avortée ou larvée ou état paranoïde, perversion du caractère, psychopathie, caractériopathie, état mixte, désordre de personnalité (Bergeret, 1974).

Sous l'influence des travaux de Kernberg, Green, Racamier, Kohut (voir références), pour ne nommer que quelques-uns des nombreux cliniciens et théoriciens qui se sont particulièrement intéressés au narcissisme et à ses formes pathologiques, de nouvelles nomenclatures ont vu progressivement le jour. Elles ont en commun la reconnaissance de l'existence d'une troisième lignée psychopathologique, entre la névrose et la psychose, qui représente en fait un ensemble d'aménagements situés entre lesdites lignées. Dans cette lignée intermédiaire, un narcissisme prépondérant entraîne d'une part un état pathologique et des mécanismes de défense qui situent le caractère au-delà des perturbations névrotiques. D'autre part, ces caractères sont moins déstructurés que dans les psychoses, quoiqu'ils possèdent tous une partie ou une possibilité latente qui est de nature psychotique. Ainsi, certains types caractériels autrefois classés comme des pseudo-névroses ou des psychoses larvées constituent maintenant ce que l'on appelle les « états-limites ».

Dans ces nouvelles nomenclatures, une polémique existe à savoir si la frontière séparant la névrose de la psychose, tenue comme irrémédiable par les théoriciens néofreudiens, demeure aussi étanche lorsque l'on parle d'une nomenclature psychopathologique à trois niveaux. En effet, dans cette nouvelle façon de classifier, certains caractères états-limites ou des aménagements limites paraissent davantage proches de la névrose et d'autres de la psychose, en termes de niveaux de maturation du Moi et de points de fixation libidinale.

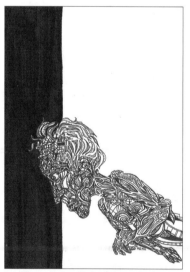

La plupart des théoriciens de la psychopathologie considèrent que les états-limites constituent une entité nosologique indépendante.

La plupart des théoriciens de la psychopathologie considèrent que les états-limites constituent une entité nosologique indépendante, bien que plus fluctuante que les deux autres, et que la frontière entre la névrose et la psychose demeure, sauf pour les états-limites et les aménagements limites. Ces dernières structures, dites limites, peuvent en effet se désorganiser même à un âge tardif, et les personnes de ce type entrer alors en psychose.

Peut-on penser par contre que certains types caractériels pourraient s'améliorer au point où la personnalité diagnostiquée psychotique deviendrait état-limite? Peut-on aussi imaginer par exemple un caractère phallique-narcissique évoluer vers la névrose? Les paris sont ouverts, mais ces changements de « structure de personnalité », considérés comme impossibles dans un modèle freudien orthodoxe après l'adolescence, se feraient vers une structuration moins fragile seulement à la suite d'un travail extrêmement long sur soi-même : il s'agirait en effet d'une mutation de la structure même de la personnalité.

Quoi qu'il en soit, rappelons que le tronc commun des états-limites, qui permet d'en faire une catégorie diagnostique nouvelle, se situe au niveau du narcissisme : bien que présents chez les névrotiques et davantage chez les psychotiques de façon primaire, les traits narcissiques forment le cœur de la problématique des états-limites au point où certains parlent de *pathologies narcissiques* (Bergeret, 1974, 1982). Mais les différents types caractériels états-limites ont aussi d'autres traits particuliers, tant sur les plans psychodynamique, étiologique que symptomatique, ce qui permet, après les avoir classés ensemble, de leur trouver d'autres liens de parenté.

Dans ce chapitre, nous examinerons de près les trois structures caractérielles états-limites les plus stables : les types phallique-narcissique, caractériel et pervers. Nous ne traiterons pas des aménagements limites plus labiles et narcissiques à un degré plus primaire, pouvant plus facilement décompenser en psychoses. Ainsi, les caractères schizoïde, paranoïde et cyclothymique seront vus en même temps que leurs formes plus majeures de désordres pathologiques, que sont respectivement les psychoses schizophrénique, paranoïaque et maniaco-dépressive, au chapitre 5.

4.1 LES STRUCTURES CARACTÉRIELLES ÉTATS-LIMITES ET LES AMÉNAGEMENTS-LIMITES

Selon Bergeret (1974), les Moi et Surmoi de l'état-limite sont tous deux immatures et incomplets (voir tableau VIII ci-contre, pour mieux visualiser cette incomplétude de la structure psychique). Dans le Moi d'abord, il subsiste une couche archaïque, qui est très vive dans la petite enfance et qui est normalement assujettie à des aspects plus rationnels au cours du processus de maturation. Chez l'état-limite par contre, ce soubassement immature du Moi, empreint de narcissisme primaire, demeure très actif : on l'appelle le Moi idéal ou **Moi idéalisé**. Ce dernier inspire notamment à l'adulte état-limite, comme il le fit pour l'enfant, des pensées magiques, l'égocentrisme, le géocentrisme et certains désordres cognitifs marquant ses processus de pensée : jugement erronné de ses capacités et limites, inattention et difficultés de concentration, pensée labyrinthe et manque de suite dans les idées, etc.

Le Surmoi, aussi immature et incomplet, demeure primitif. L'aspect moral d'abord y est sous-développé et du fait que l'œdipe n'ait pas été suffisamment vécu et surtout dépassé, certaines pulsions archaïques demeurent vives au cœur de la personnalité : les pensées incestueuses, l'agressivité occasionnant des fantaisies de meurtres, l'envie de s'accaparer le bien des autres, et de façon plus large des sentiments associés à la **phase sado-orale**. Ces derniers aspects, selon Freud (1912-1913), doivent être dépassés pour que chaque personne ait un rapport harmonieux avec la société et pour que collectivement il soit possible de cohabiter entre humains.

Tableau VIII
STRUCTURE DE PERSONNALITÉ ÉTAT-LIMITE
(VISION PLUS DÉTAILLÉE)

Fonctionnement psychique typique des stades sado-oral et sado-anal

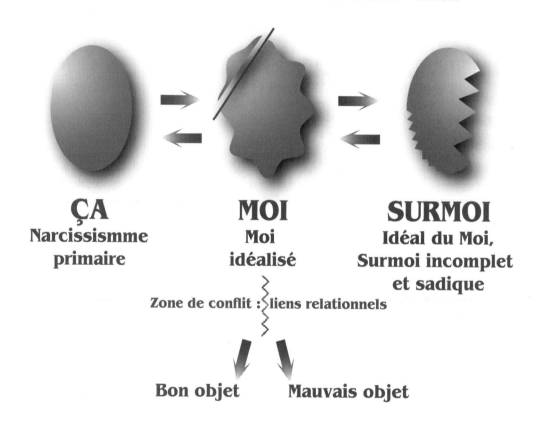

ÇA
Narcissismme primaire

MOI
Moi idéalisé

SURMOI
Idéal du Moi, Surmoi incomplet et sadique

Zone de conflit : liens relationnels

Bon objet   Mauvais objet

Clivage des imagos, relations ambivalentes aux autres et narcissiques

Une conséquence majeure de cette faiblesse du Surmoi moral consiste en une facilité déconcertante de passage à l'acte (« acting out ») de ces personnes. Les états-limites sont par exemple fortement enclins à agir plutôt qu'à porter leurs sentis. Notamment, leurs sentiments de haine, leurs besoins libidinaux et leur manque de répression des pulsions normalement taboues sont évidents. Très narcissiques, ils ont également tendance à utiliser les autres comme des objets, à les traiter comme des entités interchangeables et à ne pas tolérer les refus. Il va sans dire qu'ils ont une grande difficulté à accepter et à intégrer véritablement les règles de vie en société (Bergeret, 1974) et que leurs rapports relationnels sont empreints de grandes perturbations, de tensions et d'agressivité.

L'autre sous-structure du Surmoi, appelée Idéal du Moi, constituée d'idéaux inspirés par les parents et donc reflétant le narcissisme secondaire de ces derniers, est souvent gonflée. Un trop fort narcissisme introjecté des parents occasionne ainsi chez les états-limites une tendance à viser des buts élevés et souvent non réalistes ; ce faisant, ils sont aux prises avec d'énormes sentiments d'infériorité s'ils n'accomplissent pas les exploits qu'ils veulent réaliser. Leurs ambitions sont ainsi puériles et gigantesques, entraînant des désirs héroïques démesurés et une tendance compulsive à vouloir être performants. Mais à la moindre défaillance, le « ballon » se dégonfle et leur prétention fait place au découragement et à une tendance à se sentir minable.

4.1.1 Aspects symptomatiques

Pour ne pas avoir à se dédoubler et ainsi éviter la psychose, le Moi de l'état-limite s'est déformé. Une part est adaptée, mais un secteur est complètement inadapté. Tant que la personne réussit à circonscrire son trouble à ce secteur et à le cacher, tout va, pour un temps. Mais tôt ou tard les vicissitudes de la vie viendront ébranler cet équilibre factice. À l'occasion d'un échec par exemple (échec marital, échec social, deuil, atteinte à l'intégrité physique, etc.) ou pour des raisons naturelles comme le vieillissement (ménopause, andropause, sénescence, etc.), cet aménagement plus ou moins stable se trouvera ébranlé ; la personne est alors envahie par l'angoisse (Bergeret, 1974 ; Miller, 1983). Parfois la crise prend une forme somatique extrême : mort subite, démence précoce, crise cardiaque, etc. Certains vont utiliser l'action comme mécanisme de défense et se retrouver impliqués dans des accidents, parfois graves, de la route, dans les sports ou au travail. Éventuellement, on observe chez l'état-limite qui s'effondre une dépression telle qu'on la qualifie de *majeure*. Certains vont décompenser momentanément dans une psychose, dite *tardive* (Bergeret, 1974), puis vont recouvrer leurs moyens ; ces derniers ne s'ancreront pas, pour la plupart, dans une chronicité des conduites avec perturbation importante des processus de la pensée comme dans la schizophrénie.

Selon Bergeret (1974), les grands traits symptomatiques sont typiques de chaque « caractère » état-limite mais ils ont tous en commun qu'il s'agit d'une psychose réduite, vécue dans un secteur restreint du fonctionnement de la personnalité, habituellement lié à la relation aux autres.

La personne phallique-narcissique en particulier éprouve une grande difficulté à tolérer une intimité relationnelle véritable et à s'investir dans ses relations. Cette situation réactive des blessures narcissiques qu'elle s'évertue à anticiper et à contrecarrer en cultivant la « contre-dépendance ».

Les caractériels psychopathes et les passifs-agressifs sont constamment méfiants de se retrouver sous le joug, le plus souvent imaginé, de personnes qui les domineraient ou les feraient se sentir dépendants. Ils tentent de contrôler les objets relationnels et de les dominer, employant la manipulation et le sadisme, ne s'encombrant pas de règles morales ou de normes de conduites sociales auxquelles, de toute façon, ils n'adhèrent pas. Les *pervers du caractère* constituent un sous-type rare dont nous ne parlerons pas ici. Nous nous contenterons de dire qu'ils sont les plus perturbés parmi les types *caractériels* et que l'aspect du Moi plus fortement désadapté est particulièrement délirant. Le pervers *de* caractère, à distinguer du caractère pervers, possède un fonctionnement social particulier. En effet, dans sa façon d'être avec les autres, il ne s'adresse pas à un autre en tant qu'être à part entière mais à une représentation partielle de l'autre dont l'existence réelle est niée. On retrouve dans ce type, plutôt mixte, certains criminels sexuels et des meurtriers en série.

Comme le terme « état-limite » l'indique, il y a un paradoxe à parler de structuration stable à la limite parfois ténue qui sépare le Moi névrotique du Moi psychotique. Mais comme nous le verrons ici, le véritable état-limite est celui ou celle qui a réussi à échapper à la folie ou à la mort (physique ou psychique) en circonscrivant ce qu'il porte de plus troublé dans un secteur isolé de sa psyché. La plupart du temps, il reste adapté et son contact avec la réalité est intact. Mais dans des moments de grande tension, l'apparente intégrité du Moi se fragilise et il n'est pas rare de le voir accomplir des actes irréfléchis et violents (Bergeret, 1974). Ce type de personnalité serait aussi très vulnérable aux stimuli violents que l'on trouve au cinéma ou à la télé ainsi que lors de la médiatisation à grande échelle d'actes violents (je me réfère aux travaux de Philips, 1977 et 1982, ainsi qu'à ceux de Bollen et Philips, 1981, dans Ratté, 1989).

4.1.2 Aspects psychodynamiques

Chez l'état-limite, le Moi s'est déformé pour éviter un réel clivage et il opère sur deux registres adaptatifs. D'une part, la personne est, en général, en contact avec la réalité et capable d'une certaine sociabilité. Elle semble avoir établi une position génitale envers les objets d'amour (Freud, 1924, dans Bergeret, 1974) quoique les comportements phalliques souvent mis de l'avant par l'état-limite servent à masquer une fragilité de l'identité ou de l'orientation sexuelle. D'autre part, sous la surface faite de survalorisation, de domination ou de performance, se cache une énorme **angoisse dépressive** de l'état-limite (Miller, 1983), ainsi qu'une tendance agressive envers les objets relationnels et une grande labilité de l'humeur.

Les personnes états-limites ressentent et décrivent un sentiment de grande vulnérabilité et des états dépressifs récurrents qu'elles s'évertuent à camoufler. Elles souffrent aussi d'une instabilité des humeurs allant de la profonde dépression et de l'extrême autodépréciation jusqu'aux agirs maniaques et aux sentiments de grandiosité et d'invulnérabilité (Miller, 1983). Ce phénomène est encore plus criant dans la maniaco-dépression et sa forme limite, la cyclothymie, que nous verrons au chapitre 5, mais il se trouve constituer l'arrière-plan psychique des états-limites en général, l'humeur dépressive constituant en quelque sorte leur «paysage intérieur».

Comme nous l'avons dit précédemment, le Moi de l'état-limite est immature et le Moi idéalisé encore très prégnant. Cette constitution moïque immature entraîne des perturbations sur le plan des processus de pensée. Ainsi, leur jugement n'est pas toujours approprié aux situations : en lien avec leurs doutes narcissiques, les états-limites sous-estiment à certains moments leurs capacités réelles (surtout intellectuelles) ; ils sous-estiment en général les risques qu'ils prennent et, par comparaison aux hystérophobiques, les états-limites sont caractérisés par des **traits «contre-phobiques»** qui font qu'ils ignorent la peur et recherchent constamment à se mettre dans des situations périlleuses, ce qui leur procure des sensations de plaisir plutôt que de l'angoisse.

Aux sentiments d'invulnérabilité et à la tendance à risquer, s'ajoute une tendance aux dénis qui représentent généralement un refus de se reconnaître l'auteur d'actes répréhensibles («Je n'ai pas fait ça!»). Associée à cette défense psychique, la forclusion vient aussi s'ajouter; elle consiste en un refus de se reconnaître responsable des préjudices faits à autrui lorsque certains actes répréhensibles sont finalement établis («Bon, je l'ai fait, mais c'est lui qui m'a provoqué»). Ainsi, les états-limites ne veulent pas consentir à un fond dépressif qui les habite et teinte leurs processus psychiques. Ils renaissent de façon marquée à tout moment de déprime ou d'inactivité par des contre-investissements constituant chez eux des **traits contre-dépressifs**. La recherche concurrente de sensations (contre-phobie), dans des lieux qui éveilleraient normalement l'angoisse les porte à inverser leurs sentiments dépressifs et à se sentir grisés.

Mais si l'état-limite ne trouve plus de renfort à un narcissisme mal établi, s'il ne peut plus placer dans son «panier percé» les conquêtes, les actes héroïques et les exploits avec lesquels il se valorise, une désorganisation subite des conduites et parfois de sa personnalité tout entière peut s'ensuivre. Il n'est pas rare de voir apparaître des pensées dépressives et suicidaires, en fonction de la distance prise par les objets relationnels ou de la perte de ce qui constitue leurs lieux de valorisation (argent, prestige, apparence physique, pouvoir, etc.). S'il est aimé, admiré, s'il domine, ou s'il peut s'encenser de sa propre admiration face à ses propres exploits, l'état-limite va bien, son angoisse dépressive est au plus bas (Miller, 1983). Mais s'il est abandonné, dévalué, ignoré ou s'il anticipe seulement ces événements, c'est l'angoisse, la rage et la déprime insupportable (Bergeret, 1974).

C'est que le narcissisme sain des états-limites est mal établi et demeure fragile, d'où un excessif besoin de compréhension, de respect, d'affection, de soutien, d'admiration (Stern, dans Bergeret, 1974; Miller, 1983). Sinon, l'autre est vécu comme un persécuteur, un agent frustrant (Bergeret, 1974). Ces individus sont aussi très souvent hyperactifs.

Selon Bergeret (1974), l'«angoisse» de l'état-limite est donc avant tout «dépressive». Elle peut être mise en branle par toute forme de séparation et tout moment où la personne doit puiser dans ses propres ressources et sa propre confiance fondamentale en elle-même pour affronter les autres ou une situation difficile. De plus, malgré les apparences de domination et de contrôle, la personne état-limite se caractérise par une grande dépendance vis-à-vis des objets investis narcissiquement. Si l'autre, qui admire, se soumet, soutient, etc., vient à faire défaut ou se désinvestit, ce désintérêt ou cet éloignement est vécu comme une blessure narcissique en soi: «Si l'autre me quitte, me regarde moins, ne m'obéit plus, alors je ne vaux rien». Toute rupture relationnelle réactive donc un passé malheureux, accompagné, comme le décrit si bien A. Green (1983), d'une angoisse « blanche », d'un sentiment d'être laissé dans le vide, de profonde solitude. Bien plus, tout échec dans les ambitions narcissiques liées à la performance, ou toute dévaluation résultant d'une difficulté relationnelle ou d'une critique, entraîne une dégringolade dans la honte de soi, la dépression ou le suicide.

> L'être « grandiose » est admiré partout et il a besoin de cette admiration, il ne peut pas vivre sans elle. Il doit réussir brillamment tout ce qu'il entreprend, et il y parvient (il n'entreprend jamais rien d'autre que ce qu'il est sûr de réussir). Il s'admire lui-même pour ses qualités : pour sa beauté, son intelligence, son talent, ses réussites et ses performances. Mais malheur à lui si une de ces qualités lui fait défaut : la catastrophe de la dépression profonde est alors imminente.
>
> A. Miller (1983),
> *Le drame de l'enfant doué*, p. 53

Les « mécanismes de défense » mis au point dans l'enfance l'ont été à une époque où la capacité de refouler des sentiments n'était pas encore possible, ce mécanisme demandant une certaine évolution psychologique. Devant une situation précocement traumatique, des défenses plus primitives ont dû être développées, défenses qui sont par la suite venues marquer le caractère de l'état-limite. Selon Bergeret (1974), ces défenses sont principalement :

- l'**évitement** de l'objet et de la dépendance (contre-dépendance) ;

- le déni des actions ou de leur signification (forclusion) ;

- la projection et ses dérivés comme l'identification projective ;

- l'identification à l'agresseur ;

- le clivage des Imagos.

Ces défenses primitives vont plus tard nécessiter de nombreux contre-investissements afin que le caractère tienne. Ces contre-investissements ont tendance à se transformer en « styles de vie » au cours des années, c'est-à-dire à devenir des manières d'être fondamentalement défensives et grâce auxquelles la personne « fuit ». Voici quelques formes de contre-investissements se transformant en modes de rapport à l'existence :

- l'agitation et l'incapacité à s'arrêter (hyperactivité) ;

- la contre-dépression ;

- les comportements contre-phobiques (recherche de sensations, du danger et de l'action périlleuse) ;

- les tendances à l'impulsivité ;

- les comportements de dépendance aux substances ;
- les grandes dépendances relationnelles avec besoin de contrôler l'autre ;
- propension à prendre des risques sans se protéger.

4.1.3 Aspects étiologiques

Nous référant aux principaux auteurs qui se sont intéressés au narcissisme pathologique, notamment Kohut (1991) et Kernberg (1975), ainsi qu'à l'expérience clinique du présent auteur avec les états-limites, il est possible d'avancer que les personnes dont la structuration de la personnalité est limite portent une profonde *blessure narcissique* (Green, 1983 ; Miller, 1983). Cette atteinte à l'intégrité de la personnalité, qui peut être à la fois consciente et inconsciente, est habituellement liée à un sentiment de perte vis-à-vis de l'objet d'amour.

Cette perte est pourtant vécue, étiologiquement, en présence physique de cet objet. André Green (1983), dans son texte majeur sur la question de « la mère morte », illustre très bien la situation paradoxale dans laquelle est placé le futur état-limite : l'objet est là, mais non disponible affectivement pour l'enfant, parfois même rejetant. Cet objet est déprimé, absorbé en lui-même. Cette perte relationnelle précoce de la mère, qui peut aussi être revécue avec le père qui ne prend pas la relève, peut conduire à un appauvrissement du narcissisme sain de l'enfant et occasionner un repli narcissique de ce dernier. Miller (1983) décrit ce vécu particulier des personnes dites « narcissiques » : les besoins narcissiques normaux de reconnaissance, de considération et de confirmation de l'être ne sont pas comblés. Pour tenter de gagner l'amour du parent non disponible, l'enfant futur narcissique se met au service du parent et construit un « faux soi », une personnalité empruntée qui sert à répondre aux attentes inconscientes, même les plus démesurées, du parent en question. À défaut d'être aimé, le narcissique tentera de s'aimer lui-même, en fonction de l'admiration qu'il suscite. Mais l'admiration, même provenant d'un parent, n'est pas l'amour ; le doute profond sur sa valeur persistera et formera le fond dépressif latent de la personne narcissique (Miller, *ibid.*).

De tels vécus amènent les éventuels *bordeline* à devenir agressifs, à développer une « humeur noire », comme le dit si bien Green, vis-à-vis des parents et de leurs éventuels substituts sociaux, notamment les figures d'autorité. Mais derrière cette agressivité se cache une « angoisse blanche », un senti de vide précoce, un manque de confirmation de sa valeur en tant qu'être et non comme objet narcissique des parents. Il s'ensuit un blocage développemental, notamment dans la capacité à investir réellement les objets relationnels, ainsi qu'une fixation partielle ou plus importante à la **phase de séparation-individuation** de la petite enfance : l'enfant n'a pas la pleine capacité de se faire confiance et de puiser dans ses ressources pour affronter la vie et pour moduler ses émotions dans ses rapports relationnels. L'œdipe ultérieur en souffrira puisqu'il demande une bonne dose de confiance de l'enfant pour affronter le parent rival, même si cette confrontation se défoule surtout sur le plan des fantasmes inconscients.

Alors que Bergeret (1974) situe le blocage affectif de l'état-limite à la seconde phase du stade anal, Kohut (1991), Kernberg (1975) et M. Klein (1959) le situent à la seconde phase du stade oral, dite sadique-orale, s'étendant dans la période anale jusqu'à l'œdipe, qui n'est que partiellement traversé à cause des fixations prégénitales. De ce fait, le Moi reste fragile et le Surmoi incomplet. Cette période du développement est considérée comme la phase de « séparation-individuation » parce que les stades en question caractérisent le processus de distinction de soi et de l'objet ainsi que la prise d'autonomie de l'enfant face à ses sources de protection.

Selon Miller (*ibid.*), l'enfant qui tente d'investir sa mère de façon séparée est d'abord déçu par un manque flagrant de gratifications narcissiques dont il a légitimement besoin. Aux prises avec un objet parental qui est lui-même en manque de rassurance narcissique, l'enfant sent très vite qu'il doit nier son propre soi pour mériter l'affection de l'objet. Il va se développer dans les sphères valorisées par ce parent ou ses deux parents. Souvent, des traumatismes accompagnent ce manque flagrant d'une présence pour soi : inceste, abus sexuel ou physique, climat de tension ou de discorde familiale, violence pathologique chez l'un ou les deux parents, trop grande présence « fusionnelle » due à une angoisse de séparation d'un parent alternant avec des moments de trop brusque séparation et de laisser-aller de l'enfant (négligence, abandon), inconsistance des soins parentaux et manque de complicité parentale dans les limites imposées à l'enfant (parfois, l'un des parents défait carrément ce que l'autre essaie de montrer ou l'invalide aux yeux de l'enfant).

Dans un tel contexte, le futur état-limite ne peut développer une image claire et valable de lui-même ni intégrer les balises nécessaires pour se socialiser. Il restera également aux prises avec des fantaisies primitives de type paranoïde qui vont constamment ébranler son Moi et rendre peu approprié son contact avec les autres.

4.2 LES PERSONNALITÉS NARCISSIQUES : CARACTÈRE PHALLIQUE-NARCISSIQUE

À Thespies, en Béotie, naquit un garçon fils du fleuve Céphise et de la nymphe Leiriopé. Dès son jeune âge, sa beauté extraordinaire le fit aimer par de nombreux jeunes gens et jeunes filles. Mais son orgueil les lui fit tous mépriser. Son dédain provoqua le suicide de son amant Aminias — ou la disparition de la nymphe Écho*. La vengeance du dieu Amour — ou de Némésis* — ne tarda pas à se manifester. Dans une partie de chasse, pris d'une soif ardente, Narcisse rencontra une fontaine dans laquelle, au moment de boire, il aperçut sa propre image ; et il tomba amoureux de ce reflet dans l'eau. Il se consuma de chagrin de ne pouvoir atteindre l'objet de son amour et mourut au bord de la source — ou se tua ou se jeta dans la source*. À la place de son corps, on trouva la fleur narcisse — ou elle naquit de son sang*.

Pierre Hado (1976)

Le narcissisme constitue une dimension importante dans toute personnalité. Mais le narcissisme pathologique marque de façon particulière tous les caractères états-limites et aussi les diverses psychoses dans sa forme plus primaire. Selon Green (1983), le narcissisme nous introduit aussi au champ paradoxal de la relation à l'autre et de la relation à soi. Dans le développement de la personnalité, ces deux dimensions sont constamment en interaction, s'excluant à certains moments et se complétant à d'autres. Ainsi, le rapport à soi sain entraîne un rapport à l'autre marqué par la profondeur relationnelle, l'intimité, l'authenticité, etc. Par contre, un rapport à soi marqué par un narcissisme pathologique va à l'encontre de la relation d'objet saine ; plus le narcissisme d'une personne est marqué par des doutes et des manques, plus l'autre risque d'être un objet d'utilité, contrôlé et dominé pour combler le manque interne.

La question du narcissisme touche donc toutes les structures de personnalité, mais la question du narcissisme pathologique nous permet de comprendre davantage les relations pathologiques des gens perturbés, spécialement les états-limites. En effet, les gens de cette catégorie, qui correspond rappelons-le à des aménagements particuliers de la structure psychique, sont davantage marqués par des types de rapports où prédominent des aspects narcissiques : ils ont des relations dites «narcissiques» (Bergeret, 1974).

---

* Selon différentes versions de la légende.

Ces rapports s'expriment toutefois différemment selon la structure caractérielle de la personne. Parmi les états-limites, il y a certains types caractériels qui incarnent davantage la problématique des rapports narcissiques ; c'est ce que dans la littérature on nomme la « personnalité narcissique ». Mais cette nomination englobe trop de structures caractérielles pour être valable (la schizophrénie est une forme extrême de narcissisme pathologique). Il y a deux vocables qui représentent, pour ainsi dire, les deux pôles du narcissisme pathologique : le caractère phallique-narcissique à une extrémité et la personnalité narcissique détachée ou schizoïde-schizophrénique à l'autre extrémité. Nous traiterons de la forme schizoïde en parlant de la schizophrénie. Parlons donc de la structure caractérielle « phallique-narcissique ». Tout comme dans l'hystérie les femmes étaient davantage concernées ici ce sont les hommes qui constituent la plus grande partie des personnes phalliques-narcissiques (mais il y a aussi des femmes).

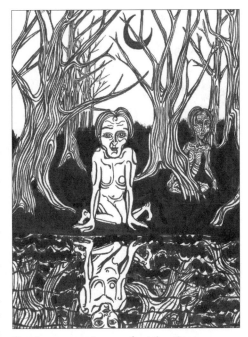

Narcisse rencontra une fontaine dans laquelle, au moment de boire, il aperçut sa propre image ; et il tomba amoureux de ce reflet dans l'eau.

4.2.1 Aspects symptomatiques

Divers symptômes et traits particuliers aux gens narcissiques sont bien décrits dans l'analyse caractérielle faite par Mélanie Klein (1959) et celle plus récente d'Alice Miller (1983). Ces dernières relient leurs comportements typiques à certaines dimensions du psychisme. Nous les reprendrons dans ce qui suit.

L'aire la plus problématique de la personne phallique-narcissique est son rapport aux autres. Ses relations sont toujours assez houleuses et sujettes à de graves distorsions sur les plans des perceptions, des sentiments ressentis et exprimés et surtout de l'attachement. L'objet relationnel, ici, ne sert qu'à rassurer sur sa propre valeur (« Regardez la jolie blonde qui est avec moi ! ») et cet objet est investi en autant qu'il protège du doute sur soi. Comme pour l'hystérique, les rapports sont hypersexualisés et la sexualité constitue un lieu qui sert constamment à rechercher une valorisation. La performance sexuelle, la séduction, les conquêtes et le prestige servent par ailleurs de paravent à des angoisses profondes, de nature phalliques-œdipiennes mais aussi anales et orales. La personne phallique-narcissique essaie de circonscrire en effet une blessure relationnelle première et ses effets sur sa personnalité. Elle surévalue ses performances, mais cet effort recouvre un doute fondamental sur sa valeur en tant qu'être humain. La sexualité et le rapport intime, grandement teintés de besoins de prouesses narcissiques, sont aussi paradoxalement sujets de grandes blessures et de doute sur soi. Ainsi, la performance et l'intimité sexuelle ne font pas toujours bon ménage! Les gens phalliques-narcissiques ont ainsi de fréquents problèmes d'impuissance ou de frigidité sexuelle, passagers mais récurrents, liés à une limitation de leur capacité à vraiment se laisser aller dans un rapport sentimental et érotique à la fois.

La personne narcissique porte un «habit» fait de conventions sociales, même si elle se présente souvent comme anticonformiste. Elle affiche ainsi une devanture qui constitue un démenti vis-à-vis de ses vraies pensées, de ses désirs authentiques, de ses velléités. Elle a développé un «Faux Soi» et agit selon les attentes supposées des autres envers elle. Elle projette ainsi des désirs démesurés d'être appréciée, adulée et respectée liés à un Idéal du Moi très élevé. Le «Vrai Soi» demeure caché et peu développé, vécu à l'occasion mais avec beaucoup d'anxiété vis-à-vis de la désapprobation des autres. Le respect et l'estime de soi sont particulièrement labiles et liés davantage à la réalisation du Soi inauthentique. La personnalité authentique demeure ainsi en grande partie refoulée. La fragilité du respect de soi, qui se trouve davantage lié à la réalisation du «Faux Soi», apparaît dès que la valorisation obtenue par le déploiement du «Faux Soi» n'agit plus.

La personne dite phallique-narcissique plus particulièrement développe des comportements servant à combler les doutes narcissiques qui subsistent malgré sa recherche de performance et de prestige. Le perfectionnisme, le sensationnalisme, la vantardise, les discours centrés sur soi et sur ses performances, la tendance à s'épancher longuement sur ses propres faits et gestes (toujours embellis), le désir ardent et manifeste de compétition, la combativité parfois maladive, le désir qu'on l'entende et l'exhibitionnisme, la recherche de statut, d'argent et de beaux atours, le «body building» et l'obsession de rester jeune, sont autant de facettes de sa vie où elle investit par espoir de calmer quelque chose en elle. La personne phallique-narcissique en vient d'aileurs à envier les êtres plus sains narcissiquement qui n'ont pas à en faire autant et qui sont capables de rapports plus égalitaires avec les autres, sans se sentir menacés.

La personne narcissique est égocentrée et n'est fidèle qu'à elle-même. Elle a ainsi beaucoup de difficulté à aimer et vit la relation amoureuse avec beaucoup d'ambivalence, notamment sur le plan de son engagement, ressentant l'attachement comme une entrave à sa liberté farouchement gardée. Elle se préoccupe ainsi des autres de façon ambivalente et non constante, les décevant beaucoup. De plus, de fortes pulsions agressives non maîtrisées — orales et anales —, l'amènent à déployer un certain sadisme dans ses rapports intimes, qui sont souvent empreints de sadomasochisme. Les êtres aimés sont ainsi parfois trahis, délaissés, méprisés, abandonnés et malmenés psychologiquement.

Très adapté à la vie sociale occidentale et performant dans ce contexte, le phallique-narcissique répond bien aux exigences de la vie moderne par sa tendance naturelle à s'hyperactiver pour trouver la valorisation qui lui est si importante. Par ailleurs, s'il ne réussit pas à obtenir cette reconnaissance, il ressent cela comme une profonde blessure que lui infligeraient les autres. S'il est privé de renforcements de l'ego tels la popularité, le succès, l'admiration, etc., il vit de forts sentiments d'infériorité, d'ennui et de vide existentiel. Les événements inévitables et les limites inhérentes à la vie, qui le retardent dans sa quête de succès, sont vécus avec le besoin de trouver une solution rapide sans vraiment s'arrêter à soi. En général, le phallique-narcissique est assez flegmatique devant les événements perturbants et déstabilisants de la vie ; son entourage le trouve parfois dur et froid dans des moments de grande intensité émotionnelle (pensons à James Bond qui en est le représentant archétypal moderne).

4.2.2 Aspects psychodynamiques

La personne phallique-narcissique incarne le prototype de l'être grandiose qui ne peut se départir du lien tragique qui unit pour elle l'admiration et l'amour. Elle recherche l'admiration de façon compulsive, ce qui ne lui suffit jamais, car comme le dit si bien Alice Miller (1983) : l'admiration n'est pas l'amour ; c'est une solution de rechange aux besoins primaires d'être respecté, pris au sérieux, compris et aimé, qui n'ont pas été adéquatement satisfaits dans l'enfance.

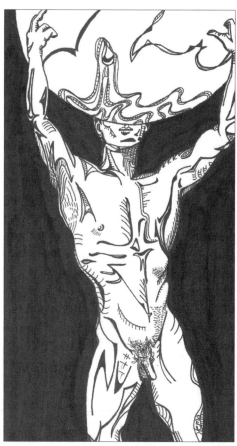

La structure phallique-narcissique vise une grande quantité d'hommes, mais concerne aussi des femmes, pour qui la performance et la grandiosité constituent le centre des préoccupations, pouvant englober toute leur vie.

Le caractère phallique-narcissique est le type de structuration limite le plus près de la névrose, se rapprochant beaucoup par certains côtés de la structure hystérique ; par d'autres aspects, en l'occurrence les mécanismes de défense, il se distingue clairement de l'hystérie ainsi que de la névrose.

Le mécanisme de défense particulier chez le phallique-narcissique, outre les défenses rencontrées fréquemment chez les états-limites tels le déni, la forclusion, l'évitement, etc., est le « clivage de l'imago » (Klein, 1959). Ce mécanisme de défense psychique, présent également chez les autres états-limites, est particulièrement déterminant dans les difficultés relationnelles du phallique-narcissique cette défense caractérielle porte en effet la personne phallique-narcissique à investir l'autre à partir d'un fantasme qui, d'une part, idéalise ce dernier et, d'autre part, embellit son identité de qualités quasi surhumaines. Ce fantasme d'un autre idéalisé est le prolongement fantasmatique de son propre désir de grandiosité mais il est projeté sur l'autre de façon « clivée », c'est-à-dire en démentant et en niant les aspects de l'autre qui ne concordent pas avec l'idéalisation qu'il s'en fait. Mais tôt ou tard, l'objet relationnel investi de cette manière, narcissiquement, réclame son autonomie et le droit à son existence en propre, ou il est simplement décevant en étant lui-même. Le phallique-narcissique passe alors à une autre fantasmatisation de l'objet, toujours partielle (Klein, 1959). L'idéalisation devient mépris et le désir devient sadisme, punissant l'autre pour ne pas être à la hauteur de ses propres aspirations. Il y a alors urgence à trouver un autre objet à investir de façon narcissique et clivée.

La structure phallique-narcissique vise une grande quantité d'hommes, mais concerne aussi des femmes, pour qui la performance (intellectuelle, physique, professionnelle, sociale, sexuelle, etc.) et la grandiosité (sentiments de supériorité, mépris des autres, survalorisation de soi et des objets) constituent le centre des préoccupations, pouvant englober toute leur vie.

Mais le revers de la médaille du caractère phallique-narcissique et ce qui l'amène le plus souvent à consulter, c'est sa tendance à sombrer dans une profonde dépression et à ressentir une angoisse déstructurante lorsqu'il vit un échec relationnel, c'est-à-dire en définitive quand l'admiration de l'autre lui fait défaut. Sous son apparente autonomie, sous ses prouesses, le phallique-narcissique se trouve être extrêmement dépendant des autres pour se respecter lui-même et s'estimer.

Comme tous les états-limites, la personne phallique-narcissique cache et se cache à elle-même, sous ses airs grandioses, une forte angoisse dépressive (Miller, 1983). Tant que l'objet relationnel joue sa fonction de réassurance, cette angoisse fondamentale n'est pas éveillée. Mais dès qu'il vient à manquer ou que la personne est exposée (ses manques, ses lacunes, ses limites), c'est la débâcle. Une profonde dépression peut s'ensuivre ou, encore, des cycles de l'humeur comme ceux qui sont présents dans les caractères cyclothymiques.

4.2.3 Aspects étiologiques

Alors que dans les structures caractérielles névrotiques le point de fixation libidinale dans l'enfance se situe à l'œdipe, chez l'état-limite de type phallique-narcissique la blessure première et le point de fixation touchent à la période de séparation-individuation qui englobe la phase sado-orale et le stade anal (Klein, 1959). À l'intérieur de ces périodes libidinales dites précœdipiennes, les besoins de contrôle et de puissance s'organisent de façon primitive et s'accompagnent de fantaisies ainsi que de comportements sadiques. L'enfant, qui deviendra phallique-narcissique, ne réussit pas à développer un sens de sa propre puissance et une confiance en soi qui lui permettront véritablement d'entreprendre et de solutionner son œdipe ; le conflit sera quand même entamé mais il ne se soldera que partiellement. De plus, le phallique-narcissique conserve dans sa psyché une image surtout partielle de l'objet, à la suite des déceptions précoces liées à la période orale, ce qui marque aussi son œdipe et sa personnalité ultérieure, notamment d'une tendance au rapport clivé (voir « clivage des imagos » dans le lexique).

La personne phallique-narcissique porte l'expérience d'une perte objectale précoce, en présence de l'objet. Ce fait paradoxal, décrit par Green (1983), signifie qu'elle a le sentiment intime, sur le plan inconscient, de ne pas avoir eu de présence réelle pour ce qu'elle était, dans ses aspects authentiques. En particulier, les dimensions émotionnelles brutes qu'expriment les enfants de façon naturelle ne furent pas bien reçues (Miller, 1983) : pulsions agressives, désirs de possessivité envers l'objet, vulnérabilité, colères, angoisses, peurs d'abandon, rivalité, etc. En même temps, certains comportements étaient attendus précocement et valorisés : « l'autonomie », c'est-à-dire ne pas trop demander d'attention ; « être raisonnable », c'est-à-dire sacrifier ses désirs authentiques ; « être grand », c'est-à-dire taire ses besoins d'enfant et se faire oublier ; être fort, beau, intelligent, etc. L'enfant est rejeté dans ses sentis les plus facilement associables à la dépendance et au besoin de réconfort. Mais c'est justement dans l'expression de tels vécus qu'il aurait pu recevoir une confirmation de son être authentique. Il se cantonne alors, son potentiel intellectuel aidant, dans des comportements qu'il sait être valorisés. Mais il dénie en même temps son vrai Soi, hypertrophiant sa capacité à performer dans ce qui est attendu. La blessure narcissique se trouve ici : le phallique-narcissique, en renonçant à ses vrais sentis, renonce à réclamer une confirmation de la valeur de son existence, non pas pour ce qu'il fait mais pour ce qu'il est. Ce doute, de sa valeur, va le poursuivre toute son existence.

Vignette clinique : James

James est un homme dans la trentaine, un très bel homme. Il a l'air décontracté, il se montre plutôt jovial et sa gaieté est communicative. Il est marié, a un enfant, participe à de nombreuses activités de loisirs et de sports. James a aussi beaucoup de succès auprès des femmes. Son flegme à la britannique, combiné aux caractéristiques précédentes, le font beaucoup ressembler au héros légendaire « James Bond ». Sa devise, si l'on peut en imaginer une pour lui, est : sang-froid, confiance et sexe.

Par ailleurs, James a des problèmes et c'est son médecin qui l'a convaincu de consulter car de lui-même il aurait préféré attendre que tout cela passe. James a des angoisses incompréhensibles depuis quelques années et récemment il a commencé à éprouver des symptômes corporels liés à l'angoisse : il a le sentiment d'étouffer, qui revient de plus en plus, et une crainte que quelque chose sorte de lui ; un besoin constant d'être en contrôle constitue sa seule protection. D'autres aspects de sa personne sont passés sous silence au début des rencontres de psychothérapie et ne ressortiront que plus tard : il a un gros problème d'alcool, c'est un coureur de jupons invétéré, et il peut être parfois très agressif et même sadique dans ses rapports avec les autres, notamment avec sa femme.

Quand il commence à raconter sa vie, tous ses problèmes deviennent occultés par une obsession qu'il a, depuis qu'il est très jeune, et dont l'objet est son père. Ce dernier était extrêmement autoritaire et exigeant, et James lui reproche de ne lui avoir jamais démontré d'affection et de compréhension. James commence alors à faire le triste récit de sa vie d'enfant et d'adolescent.

Il se souvient tout d'abord qu'à 6 ans son père a complètement cessé de le toucher et qu'il a, de façon drastique, transféré son affection sur sa sœur plus jeune. À 9 ans, il travaillait déjà pour son père afin de mériter son attention, mais il ne l'obtint pas plus. À 12 ans, il essaya de soulever une tête de moteur comme les employés plus âgés de son père se targuaient de faire. Il ne réussit pas et se souvient avoir été ridiculisé par son père devant les autres. Par la suite, il laissa des gens voler, ce que son père réprimait beaucoup. Puis il commença à boire et à dilapider son argent. À 15 ans, James se déboîta le dos en soulevant des poids lourds dans une autre tentative de montrer à son père qu'il était capable et qu'il méritait son affection. Cette fois il réussit, mais l'approbation ne vint pas.

À 17 ans, James vécut un véritable drame familial. Son père entra dans la maison et mit ses amis dehors car «ils buvaient de la bière et s'amusaient». Il ne tolérait pas les amusements. James se rendit alors au sous-sol, et comme possédé par sa rage, prit une hache. Quand il reprit ses esprits, il était dans la chambre de ses parents et sa mère criait: «Non James, ne le tue pas». Il prit alors conscience d'avoir défoncé la porte de la chambre de ses parents à coups de hache. Il se souvient que son père ne semblait pas comprendre l'objet de sa rage folle. Effrayé de lui-même, James s'enfuit de la maison pendant quelques jours. Il quitta ensuite définitivement le foyer familial sans que personne lui reparle.

En thérapie, il ne parle jamais de sa mère. Il parle aussi très peu de ses quatre frères et de ses quatre sœurs. En bas âge (avant 4 ans) l'un de ses frères meurt. Il n'a aucun souvenir de ce frère un peu plus âgé. Mais à la suite de son décès, James en aurait eu une apparition effrayante. Dans les semaines qui suivirent ce décès, il se rappelle aussi qu'il «pressentait» les événements qui allaient arriver. Il en a gardé la conviction, même au moment de la consultation, de posséder des pouvoirs magiques.

À la suite du récit éprouvant de son enfance, lequel dura plusieurs semaines et pendant lequel il n'exprima que peu d'émotions, James en revint à ses symptômes et réussit à établir un lien entre certaines de ses tensions et sa très grande peur de perdre le contrôle de lui-même. Corporellement, il décrivit un sentiment d'être pris par en dedans, soit une tension extrême qui s'affermit quand normalement il pourrait avoir envie de pleurer. Il craint de se laisser aller à de tels sentiments qu'il associe à une vulnérabilité dangereuse. À un certain moment, James se mit à pleurer un peu. Il ressentit alors un grand vide intérieur s'accompagnant du sentiment qu'il aurait «un océan de peine à déverser». Mais il eut à ce moment l'impression d'entendre un rire, celui de son père se moquant de lui ; et il se referma.

Noël n'est pas une fête pour James. Comme à chaque année, il se sent triste et seul, indifférent à sa femme et à ses enfants. Il me confie que l'intimité avec son épouse lui est difficile. Les moments de rapprochement correspondent pour lui à une affectivité «d'enfant» qu'il retient et qu'il refuse. Cela le conduit à sortir beaucoup, à boire, à se montrer agressif avec sa femme et à se montrer distant avec son enfant.

Il quitte la thérapie, ce qu'il annonce par téléphone, alors qu'il commence à «ressentir des choses» pour le thérapeute. Peu auparavant, il avait pris l'habitude d'appeler entre les rencontres et de demander à venir plus tôt que le moment prévu. La dernière consultation avait dû être annulée par le thérapeute parce qu'il était arrivé saoul. James rappelle six mois plus tard pour obtenir un rapport qui l'aiderait à «écraser sa femme» lors du divorce qu'elle demande. Il accepte les raisons invoquées par l'aidant en vue de ne pas mêler les cartes, mais refuse l'aide proposée pour traverser cette épreuve.

4.3 LES « CARACTÉRIELS » : CARACTÈRES PSYCHOPATHIQUE ET PASSIF-AGRESSIF

Ce type de structuration est souvent confondu avec la délinquance et la criminalité. En fait, beaucoup de caractériels ont des problèmes avec la justice, mais il y a des délinquants dont le caractère pathologique est soit mixte, soit d'une autre structure caractérielle état-limite, névrotique ou psychotique.

Ce type de confusion est également relié à un mélange plus important entre *personnalités pathologiques* et *problématiques psychosociales*. Ainsi, dans le cas présent, la psychopathie est un type de personnalité pathologique et la délinquance une problématique dans laquelle peuvent se retrouver certes des psychopathes, mais aussi n'importe lequel autre type psychopathologique. On trouve par exemple des criminels névrotiques, d'autres psychotiques, et les cas très graves, soit les psychopathes pervers ou les pervers du caractère.

Ce qu'on remarque de façon généralisée chez les caractériels, ce sont des traits psychopathologiques qui contribuent à les rendre marginaux : ils sont réfractaires à un fonctionnement réaliste dans leurs rapports aux autres ; il est difficile de leur faire assumer leurs responsabilités sociales ; ils sont déviants face aux normes et aux valeurs de la majorité, etc. Ces aspects se retrouvent de façon importante chez les psychopathes, à un degré moins évident mais tout aussi présent chez les passifs-agressifs et de façon plus diluée chez d'autres types caractériels (les pervers, les personnalités narcissiques). Ce qu'il y a à comprendre finalement, c'est que les caractériels, tout comme beaucoup de criminels, sont les plus « mortifères » de la société ; ils incarnent particulièrement ce que Freud décrit comme un instinct morbide au cœur de la psyché humaine (Freud, 1920).

Les caractériels ou psychopathes caractériels et à un degré moindre les passifs-agressifs se situent à un niveau intermédiaire entre la névrose et la psychose (Bergeret, 1974). À noter que Millon et Davis (1998) dénombrent dix sous-types de psychopathes dans leur travail clinique en milieu carcéral. Certaines formes de structures psychopathiques sont associées à des traits psychotiques, surtout de nature paranoïde, ce qui alourdit le tableau clinique et aussi la dangerosité de l'individu.

Les caractériels, à cause de leur aspect réfractaire aux normes sociales, de leurs traits associés à l'impulsivité et surtout de leur tendance à la violence, constituent une bonne part de la population carcérale.

Mais les caractériels ne deviennent pas forcément tous des criminels, malgré les préjugés très répandus à leur égard : la plupart se socialisent davantage au terme de l'adolescence. Certains deviennent policiers, juges, avocats, médecins, professeurs, etc. Ils possèdent donc une structure particu-

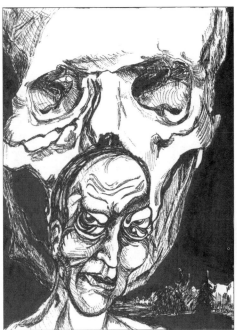

Certaines formes de structures psychopathiques sont associées à des traits psychotiques, surtout de nature paranoïde, ce qui alourdit le tableau clinique et aussi la dangerosité de l'individu.

lière sur le plan psychique, mais des facteurs d'ordre social, économique, environnemental, ou autres, les amènent plus que d'autres à emprunter des voies criminelles. En général, ceux qui deviennent des criminels compulsifs, pour qui la vie des autres n'a pas grande importance, combinent des traits caractériels et psychotiques (ex. : le film *L'amour et des restes humains*) ou encore des traits caractériels et pervers (ex. : le film *Le silence des agneaux*).

4.3.1 Aspects symptomatiques

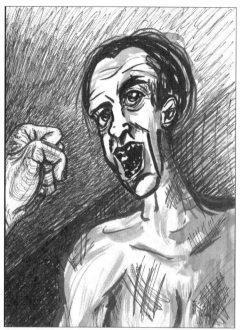

Leurs rapports relationnels sont empreints d'une constante agressivité, tacite ou exprimée.

Les aspects symptomatiques des caractériels se situent pour la plupart dans leur façon particulière de penser, de ressentir et de se relier aux autres. Dans ces trois sphères, on remarque une préoccupation de tous les instants : ils ont continuellement besoin d'obtenir et de conserver le contrôle, sur eux-mêmes ainsi que d'assurer leur ascendance sur les autres.

La première conduite symptomatique qui exprime ce désir de domination consiste en leur constant besoin de prouver leur supériorité. Il s'agit d'un désir maladif, qui peut prendre de multiples formes, des plus primitives aux plus sophistiquées : la force physique (les gros muscles), l'agilité, la rapidité, la brutalité, la puissance ressentie par l'intermédiaire des machines ou des automobiles, la vitesse en auto ou dans les sports, le goût du risque. Les caractériels se mesurent ainsi non seulement aux autres mais aussi à la nature, à la mort, au hasard, etc. Ils sont dans un perpétuel jeu de roulette russe pour se prouver qu'ils sont supérieurs et pour montrer aux autres qu'ils n'ont peur de rien ni de personne. Mais s'il leur arrive d'avoir peur, s'ils sont vus en train de douter de leurs capacités ou d'avoir la trouille ou s'ils sont inhabiles, ils peuvent entrer dans de violentes colères pour tenter de regagner l'ascendance qu'ils veulent constamment établir sur les autres : les caractériels ne s'accordent pas le droit d'être faible car la faiblesse pourrait vouloir dire être soi-même dominé.

En second lieu, les caractériels croient seulement en eux et se méfient de tous les autres, même les personnes qui leur sont les plus intimes : ils ont des yeux derrière la tête ! Constamment sur leurs gardes et rarement détendus, ils se mettent paradoxalement eux-mêmes dans des situations de conflit avec la société, avec l'ordre établi, avec leurs amis, si bien qu'il leur est nécessaire d'être sur leurs gardes. Ils ne font confiance à personne, mais il est aussi difficile de leur faire confiance. Ainsi, cette attitude caractérielle défensive se justifie d'elle-même.

Leurs rapports relationnels sont empreints d'une constante agressivité, tacite ou exprimée. Cette agressivité est souvent mobilisée à des moments où ils auraient dû normalement ressentir une vulnérabilité ou encore quand ils ont besoin d'exercer une domination. Cette agressivité peut prendre la forme d'une brutalité soit physique soit morale. Par exemple, ils peuvent être impitoyables en affaires. La fonction sociale qu'ils occupent, surtout quand ils ont acquis un certain prestige, peut aussi leur servir à canaliser cette agressivité brute et à la justifier ; par exemple le général hyperréaliste qui envoie les autres se faire tuer par milliers. De façon plus passive-agressive, les caractériels expriment aussi leur agressivité par des comportements qui choquent les autres sans leur donner de prise : manque de ponctualité, absences injustifiées, paresse chronique, procrastination, couardise quand il s'agit de venir en aide aux autres, non-responsabilité, mensonges et duperies, non-motivation, etc.

Les caractériels ont une tendance précoce et souvent chronique à aimer voler les autres, même les personnes les plus proches. Ils prennent les objets qui ne leur appartiennent pas ou se les approprient de façon caractéristique : comme si on leur devait quelque chose et que l'objet dérobé leur revenait de droit.

Leur violence physique ou morale, ou les deux, fait qu'on les accuse parfois de « cruauté mentale ». Ils peuvent effectivement être cruels, mais il y a généralement une progression dans leurs agirs à cet effet, si bien qu'au départ on est plutôt frappés par leur gentillesse.

Ils peuvent être abusifs et cruels envers les autres, les utilisant de façon malsaine pour assouvir leurs besoins sexuels ; leur sexualité est souvent empreinte d'une certaine perversion. Leur cruauté envers les animaux est une caractéristique précoce chez eux. Ils ont aussi tendance à briser les objets, à détruire ce qu'ils fabriquent eux-mêmes ou ce qu'on leur a donné, à ne pas être très patients avec les objets rebelles et à être durs vis-à-vis de ce qu'ils touchent, surtout quand l'objet ne leur appartient pas. Paradoxalement, ils peuvent montrer une grande affection envers certaines personnes, animaux ou objets bien précis, qui évoquent pour eux quelque chose d'important dans leurs fantaisies personnelles liées à leur narcissisme, par exemple une prostituée, un chien agressif, les armes à feu, etc.

Les caractériels recherchent dans la société les postes de pouvoir, afin de se protéger des autres et d'établir leur suprématie. Quand ils réussissent ce tour de force, ils deviennent des politiciens, des généraux d'armée, des policiers, des soldats, des juges, des bureaucrates, etc., que l'on apprend à craindre. Ils deviennent alors de grands persécuteurs et sont adroits pour justifier leurs actes.

De plus, bien que ce comportement soit d'une moins grande portée, ils insistent pour avoir raison dans les discussions et tendent à être dogmatiques ou violents verbalement. Pour assurer leur domination, ils n'hésitent pas à insulter, à humilier ou à reprendre vertement les autres.

De façon caractéristique, ils ont une faible tolérance à la frustration. Ne pouvant gérer facilement leurs pulsions, ils peuvent être très impulsifs et cela cause souvent leur perte. Ils ont par exemple une façon particulière de conduire leur voiture (Ratté et Bergeron, 1997); ils s'adonnent à l'alcool et à la drogue parce qu'ils ne disposent pas des ressources intérieures pour contrôler leurs humeurs et notamment les frustrations éveillées dans leur rapport avec les autorités sociales (Ratté, 1999). Ils sont aussi, pour la même raison, facilement enclins à la bataille ou s'emportent, ne pouvant exercer leur jugement qu'en retard.

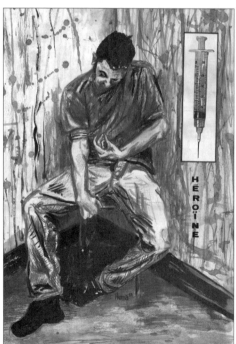

Les caractériels ont fortement tendance à s'adonner à l'alcool et aux drogues et à en consommer de façon excessive.

Bien qu'ils en soient capables, les caractériels évitent généralement les expressions de chaleur humaine. Pour eux, la tendresse, l'affection, l'amitié, l'amour sont des lieux qui éveillent plutôt leur suspicion et notamment le sentiment qu'ils pourraient être trahis. Vis-à-vis d'un intervenant trop compatissant avec eux, ils vont jouer le rôle de la personne touchée, mais ils ne croient pas qu'on veut vraiment les aider et se défendent de toutes sortes de manières ; ils se méfient de leurs pairs qui font trop confiance à des aidants.

Bien qu'ils soient en général froids et distants, les caractériels sont hypersensibles à ce qu'ils éveillent chez les autres, surtout la crainte. Ils se servent de ces éléments pour manipuler les personnes de leur entourage.

Ils empruntent aux personnes paranoïdes une tendance à projeter leur propre hostilité sur les autres, les percevant et les traitant comme des persécuteurs en puissance. Mais ils sont alors plus arrogants et vindicatifs, ce qui provoque habituellement une réponse réellement agressive de leur entourage. Cette colère réelle justifie alors l'expression de leur propre hostilité.

Comme nous l'avons mentionné plus haut, les caractériels ont fortement tendance à s'adonner à l'alcool et aux drogues et à en consommer de façon excessive. Sous l'effet de ces substances, leur agressivité et leur hostilité deviennent encore plus manifestes. D'ailleurs, beaucoup de leurs délits et crimes sont commis sous l'effet de substances psychoactives. De plus, pour des raisons reliées en bonne partie à l'immaturité psychique et au vécu des caractériels, les substances toxiques jouent un rôle important en leur permettant d'agir, de façon artificielle, sur leurs humeurs internes et notamment vis-à-vis d'un stress important qu'ils ressentent lorsqu'ils ont à affronter les autres et à se mesurer.

Les caractériels, hommes et femmes, portent plus que d'autres une homosexualité, soit latente, soit manifeste. Cette orientation sexuelle n'est pas un signe pathologique en soi, mais chez les caractériels elle exprime souvent une fixation anale importante et qui est vécue à l'état presque brut. Paradoxalement, ils peuvent être très intolérants pour les homosexuels quand leur propre tendance est refusée ou niée à la conscience.

Enfin, les caractériels n'ont ordinairement pas des valeurs démocratiques et leur propre discours est souvent fortement teinté de dogmatisme, d'autoritarisme, d'intolérance, de racisme, de sexisme, etc. Ils suspectent les personnes qui parviennent à se faire reconnaître socialement et les accusent de toutes sortes de façons d'être des parvenus. Mais ils sont très peu critiques à leur propre endroit.

4.3.2 Aspects psychodynamiques

Chez les caractériels, le Surmoi joue un rôle très faible et la responsabilité ainsi que la culpabilité face aux autres sont peu ressenties et donnent souvent lieu à du déni. Le sens moral est donc émoussé et c'est plutôt la peur des sanctions et la crainte de se faire prendre qui restreignent les conduites pulsionnelles et délictuelles.

On peut distinguer deux grandes sous-catégories de caractériels, quoiqu'il soit aussi possible de raffiner la grille diagnostique au point de dénombrer des sous-types à chacun de ces deux grands ensembles (voir Millon et Davis, 1998).

La première catégorie de caractériels se nomme « psychopathique » ou encore « sociopathique » (ce sont des synonymes). Chez eux, un désordre des conduites avec tendances oppositionnelles est présent de façon très marquée, et cela dès le jeune âge en général. Sur le plan psychodynamique, ces psychopathes sont habités par des pulsions agressives non socialisées, ce qui est causé d'une part par une incomplétude du développement libidinal et, d'autre part, par une immaturité du Moi. La structure psychique et les attitudes relationnelles qui en résultent les prédisposent à demeurer quelque peu « barbares ». Ils ne peuvent en effet contenir et dépasser leurs besoins pulsionnels et notamment leurs pulsions morbides. Ils sont ainsi habités par des fantasmes primitifs d'agression, de cruauté, d'humiliation qui constituent des fantaisies de représailles inconscientes chez les personnes qui n'ont pas dépassé la première phase du stade anal sur le plan libidinal (Klein, dans Petot, 1979). Leur estime de soi est aussi généralement très faible, malgré leur tendance au narcissisme et à un sentiment de supériorité. Ce sont les plus agressifs des caractériels et les plus rébarbatifs aux normes et règles de vie en société.

La seconde catégorie de caractériels est composée de personnes dites « passives-agressives ». On les nomme aussi « psychopathes larvés » ou « voilés » du fait qu'ils sont superficiellement socialisés mais fonctionnels en société. Leur déviance psychosociale s'exprime par des voies détournées et sans une opposition réelle aux autorités sociales. Ils ont même souvent l'air affable et docile, avant qu'on les connaisse. Sur le plan psychodynamique, les passifs-agressifs éprouvent, comme les psychopathes, une tendance à vouloir contourner les règles, à s'approprier ce qu'ils ne possèdent pas et à vouloir liquider les personnes qui se trouvent sur leur chemin ; mais cette envie de meurtre s'exprime généralement de façon voilée et surtout de manière fantasmatique. Leur ex-conjoint ou conjointe les affuble fréquemment du vocable de « cruauté mentale » du fait de leur tendance à faire souffrir les autres tout en ayant l'air « gentil ». Dans le cadre du travail, ce sont des gens qui coûtent cher à leur employeur parce qu'ils tirent le maximum de l'organisation en donnant le minimum de rendement ; on ne peut pas compter sur eux. Ce sont des personnes qui sont souvent en retard, qui manquent fréquemment le travail et épuisent rapidement leurs congés de maladie ; ils contournent les systèmes de surveillance afin de prolonger leurs lieux de déviance. Ils ne sont évidemment pas portés à être très honnêtes, ni en affaires ni dans leurs relations.

Sur le plan des mécanismes de défense, les caractériels sont tout d'abord particulièrement portés au déni et à la forclusion. Ils reconnaissent ainsi très peu leur implication dans des actions qui heurtent les autres, physiquement comme psychologiquement. De plus, lorsqu'ils sont confrontés à des faits, avoir frappé quelqu'un par exemple, ils en démentent souvent la signification intrinsèque, projetant le blâme sur l'autre personne par exemple.

Tout comme les personnes narcissiques, ils sont portés vers l'action comme moyen de fuir leur détresse intérieure, mais ici l'action sert aussi à démentir ces états de désarroi intérieur. Au lieu d'être angoissés par exemple, ils vont rechercher les situations qui éveillent l'anxiété et tenter d'en contrôler les paramètres (maîtriser la situation) ou de contrôler leurs réactions (se maîtriser). Ainsi, au lieu d'être reconnus comme « dépressifs », les caractériels sont plutôt qualifiés de « contre-dépressifs » ; au lieu de les trouver « phobiques », on leur attribue plutôt le qualificatif de « contre-phobiques ». Leur manière de penser et de se comporter dément ainsi des angoisses et des sentiments dépressifs, qui les habitent quand même.

4.3.3 Aspects étiologiques

Parmi les fort nombreuses défenses déployées dans leur vie quotidienne, tant sur le plan psychique que dans des agirs servant de contre-investissements, une défense s'avère centrale dans le développement du caractère des caractériels ; il s'agit de « l'identification à l'agresseur ».

Anna Freud (1949) met en évidence ce mode de défense central chez les enfants qui reçoivent de mauvais traitements, qui sont négligés, violentés ou abusés. Pour maîtriser une forte angoisse de désorganisation, explique-t-elle, certains de ces enfants s'identifient à leur agresseur et apprennent à imiter son attitude de dureté. Inconsciemment, ils s'identifient à cette personne de leur entourage immédiat qui éveille une forte angoisse d'anéantissement. Avec le temps, ces enfants deviennent eux-mêmes des agresseurs potentiels, pour se protéger d'une désorganisation psychique et pour trouver une façon de se redonner du contrôle dans ce qui leur arrive.

L'angoisse vécue par ces enfants est telle qu'ils sont menacés de désorganisation et de psychose dès l'enfance. Ces angoisses morbides n'ont pas seulement rapport avec des craintes infantiles naturelles qui furent renforcées par la maladresse des parents. La crainte de la mort fut pour eux réelle et ils n'ont eu, à cause de leur petitesse, que le choix de devenir eux-mêmes sadiques ou bien de se voir détruits, de l'intérieur, par des persécuteurs introjectés.

Anna Freud (1949) explique par ailleurs que l'identification à l'agresseur constitue une phase normale du développement de l'identité et spécialement pendant la période anale. Mais cette forme primitive d'identification est normalement dépassée sous la poussée œdipienne durant laquelle l'enfant s'identifie à un objet positif, introjectant les attributs du parent rival. Au terme de l'œdipe, l'enfant intègre normalement les valeurs morales des parents ainsi que les tabous sociaux tournant autour du cannibalisme (pulsion sado-orale), du meurtre (pulsion sado-anale) et de l'inceste (pulsion phallique-œdipienne). Mais pour les caractériels, il y a fixation à la phase anale et la pulsion meurtrière n'est ainsi pas suffisamment sublimée ; il y a aussi, dans plusieurs cas, identification primitive à l'objet menaçant. Ce ne sont évidemment pas tous les enfants maltraités qui deviennent eux-mêmes maltraitants par fixation et identification problématique : certains restent aux prises avec l'angoisse de mort et deviennent psychotiques ; d'autres meurent d'une quelconque façon et on se demande par exemple ce qui a pu causer les imprudences qui les ont conduits à la mort ; d'autres encore se développent de façon plus masochiste et perverse, transformant la pulsion meurtrière et la retournant sur le Moi propre. Ils conservent ainsi, très vivante dans leur psyché, une pulsion de mort non socialisée.

Selon Klein (1959), les caractériels se sont arrêtés dans leur développement libidinal en deçà de la phase masochiste-anale, soit quelque peu à la phase sado-orale mais surtout à la phase sado-anale. Ils en conservent un sadisme qui n'a pas pu être sublimé et remplacé par un désir de collaborer avec les agents socialisants. L'adulte caractériel ne dispose donc pas d'une capacité interne à contrôler son monde pulsionnel et il a constamment besoin que les institutions sociales remplacent les aspects déficients de son Surmoi. De plus, le sadisme infantile et notamment les pulsions sado-orales et sado-anales teintent sa personnalité de traits éminemment sadiques (dans la psychopathie) ou sadiques-ambivalents (chez les passifs-agressifs).

Ainsi, à l'opposé de l'obsessionnel dont nous avons parlé à la sous-section de 3.7, le type dit « caractériel » possède plusieurs traits de caractère qui indiquent une socialisation insuffisante de ses pulsions sadiques, notamment sadiques-anales. Le tableau IX (ci-contre), inspiré des écrits freudiens sur la question, résume les traits de caractère sadiques-anaux les plus fréquemment rencontrés chez eux.

Winnicott (1969) quant à lui insiste sur un facteur très fréquemment relevé dans les antécédents développementaux des personnes psychopathes ou passives-agressives : le sentiment de privation d'amour

Tableau IX

Traits anaux de personnalité reliés à une socialisation insuffisante des pulsions sadiques-anales

Autoritarisme

Cruauté

Saleté ou négligence de soi

Désordre, retards

Déstructure

Gaspilleur de son argent, «gambleur»

Décideur

Tendance à la rébellion

Sexualité sadomasochiste

Sadisme relationnel

parental. La négligence est certes fréquente, mais le caractériel fut surtout un enfant qui subissait les adultes qui l'éduquaient plutôt que de se sentir aimé et de pouvoir les aimer et s'attacher à eux d'une manière sécurisante. Il y a là l'expérience d'être dépossédé du droit à une présence, accompagnée de sentiments dépressifs. De plus, l'enfant est souvent élevé dans un contexte socio-économique qui favorise l'apparition d'un sentiment de dérision face à la vie et aux valeurs humaines.

Sevré d'amour trop précocement, le futur caractériel vit un intense sentiment de perte et il entreprend des actions pour obtenir l'attention dont il a besoin (Bergeret, 1974). Ce qu'il ne peut obtenir positivement, il cherche à l'avoir par ses actions : uriner dans ses vêtements ou dans son lit à un âge avancé, se salir, se montrer dictateur, glouton, agressif, violent, cruel. Certains délits commencent très tôt, ainsi que des comportements de dépendance aux substances. Si l'amour ne vient pas, ces actes vindicatifs qui, symboliquement, réclament quelque chose de perdu, vont persister et donner lieu à une façon caractérielle de vivre. Selon Winnicott (1969), les caractériels réclament tyranniquement ce qu'ils n'ont pas eu et ce à quoi ils considèrent avoir droit. C'est ainsi que le vol a pour eux la valeur symbolique de quelque chose qu'ils jugent leur être dû mais qu'on ne leur a pas donné et donc qu'ils ont le droit de prendre.

Par ailleurs, ce ne sont pas seulement les contextes violents et négligents qui préparent les structures caractérielles psychopathique et passive-agressive. Dans des environnements plus normaux, il peut aussi y avoir un encadrement inapproprié de la part des parents, caractérisé par de l'inconsistance : par exemple, un parent est trop permissif et l'autre trop cassant ; un même parent est tantôt trop tolérant et tantôt explose contre l'enfant pour des peccadilles. Ainsi, comme il est dit plus haut, le sentiment d'être aimé constitue un facteur qui permet à l'enfant d'accepter de limiter ses pulsions agressives et de devenir « correct » avec les autres mais l'amour peut être quelque peu ressenti, du moins avec l'un des parents, alors que la présence parentale se trouve être déficiente sur le plan des limites dont chaque enfant a besoin pour se développer sainement et se socialiser. Chez beaucoup de caractériels toutefois ces deux agents de socialisation, que sont l'amour et les limites, font défaut.

Sur le plan développemental donc, chez les caractériels, les parents ne jouent pas adéquatement le rôle de **Moi auxiliaire** (Winnicott, 1996) et spécialement lors de la période anale, mais aussi après, et notamment au moment de l'adolescence. Ces derniers ne savent pas être des soutiens au Moi encore immature de l'enfant ainsi que des points référence sûrs et constants dans leur processus de socialisation. Souvent d'ailleurs, les parents eux-mêmes sont difficilement de bons exemples de ce que pourrait signifier un comportement socialement adapté.

Dans cette sphère de la socialisation donc, les parents de futurs caractériels furent souvent inconsistants dans le cadre donné à leur enfant. D'après Winnicott (1969), les actes délinquants ont ainsi une fonction positive car il s'agit fondamentalement d'un appel, d'une demande de maîtrise par l'extérieur car la maîtrise n'a pas pu se constituer de l'intérieur.

Le sentiment d'avoir perdu quelque éden est typique du caractériel. Même si les parents étaient le plus souvent physiquement présents, un manque d'amour fut ressenti avec acuité. Le contact premier entre l'enfant et ses parents s'est souvent mal enclenché, l'attachement insécurisé qui s'est alors instauré fut marqué par la distance, l'ambivalence ou la confusion. Un manque de sentiment d'être aimable s'instaure alors et conduit l'enfant à ne pas vouloir obéir à l'autorité parentale parce qu'il n'obtient rien en échange de sa soumission (St-Pierre, 1996). Par la suite, l'attachement de type insécurisé se trouve être justifié et renforcé par des phénomènes de vie qui affectent l'enfant d'une manière importante : l'instabilité du couple parental entraîne une insécurité supplémentaire ; de multiples pertes relationnelles et en particulier la perte de l'une ou des deux figures premières d'attachement (liées à un placement, à un abandon parental ou à une adoption, par exemple) contribuent à rendre le futur caractériel cynique vis-à-vis de l'existence humaine et à dévaloriser l'importance des rapports relationnels privilégiés. Ces manques concourent à cristalliser chez le caractériel le sentiment qu'il gagne peu à se soumettre aux autorités sociales et qu'il ne peut faire confiance aux personnes qui représentent socialement l'autorité (Ratté, 1999). Les caractériels deviennent ainsi d'éternels insubordonnés, des déviants sociaux, des marginaux ou encore des personnes que l'on croit dociles et obéissantes alors qu'elles ont une vie secrète et le plus souvent peu conforme ou illégale.

Un autre facteur étiologique important, spécialement chez les grands psychopathes et les psychopathes qui combinent psychopathie et perversité, est l'exposition à la cruauté et la domination par les parents ou les substituts. Souvent témoins de violence, ces futurs psychopathes grandissent dans des familles désunies, problématiques et dans des contextes socio-économiques favorisant l'exploitation ou l'abus physique et sexuel des enfants.

Les personnes passives-agressives grandissent aussi dans des familles problématiques, mais la violence y est voilée et subtile. Ce sont des familles où l'on parle peu, où l'enfant est laissé à lui-même, voire abandonné s'il manifeste trop de demandes. Dans un tel contexte, il apprend à se taire. Mais la colère et la rage qui sont alors ressenties demeurent de façon inconsciente. Leurs actes et comportements déviants, à l'adolescence comme à la vie adulte, se manifestent d'abord par une opposition tacite et par une dérogation subtile aux règles socialement admises. La cruauté se manifeste dans des secteurs bien précis et surtout de façon mentale, reflétant ainsi ce qui a été subi.

Vignette clinique : Jean-François

Jean-François a 14 ans au moment de la consultation, qui s'effectue dans un cadre scolaire. Les deux parents, bien que séparés, sont présents au premier entretien et reviendront par la suite. La mère se dit dépassée par les nombreuses difficultés de son fils : ses colères de plus en plus fortes et accompagnées de gestes violents, ses comportements asociaux et de défi à l'autorité allant jusqu'à des vols, son désintérêt des études et ses échecs scolaires répétés, et enfin sa consommation de plus en plus marquée de drogues (PCP, TCP, cocaïne, crack). Jean-François a manifesté à sa grand-mère, plutôt qu'à sa mère, qu'il sentait avoir besoin d'aide. Mentionnons que dans les semaines qui ont précédé la consultation, Jean-François fut hospitalisé en pédopsychiatrie pour sa surconsommation de drogues. On y a diagnostiqué qu'il souffrait d'hyperactivité, associée à un désordre de la conduite d'une sévérité proche des troubles oppositionnels.

Jean-François discute de son rapport à la drogue. D'une part, il semble conscient du danger relié à sa surconsommation. D'autre part, pour lui, la drogue constitue la seule façon qu'il a de combler un vide intérieur ainsi qu'une grande indéfinition sur le plan identitaire : il ne sait pas qui il est, ce qui le constitue, à quoi il aspire.

Sur le plan de l'anamnèse, j'apprends que Jean-François est un enfant non planifié. Sa mère devient enceinte alors qu'elle est jeune fille et les parents de son petit ami réagissent très mal à la situation, insistant pour qu'un mariage ait lieu. Madame rapporte s'être sentie dépossédée de sa grossesse. Elle pleure beaucoup pendant les premiers mois, avant de se couper, comme elle dit, de ses émotions et de s'investir dans son travail pour oublier ses problèmes.

La naissance de Jean-François se déroule dans des conditions difficiles. Le vieux médecin du village n'a pas effectué d'échographie pendant la grossesse et l'enfant s'avère trop gros pour passer, ce qu'il constate après dix-huit heures de travail. L'accouchement se termine à l'hôpital pour une césarienne d'urgence.

Le post-partum de madame est long et elle se sent incapable de s'occuper de son enfant. C'est sa mère qui en prend charge pendant les premières semaines. À trois mois, Jean-François a failli mourir étouffé dans son berceau et c'est sa corpulence qui le sauve, le bonnet de bébé qui l'étouffe cédant sous son poids.

Dès qu'il commence à marcher, ce qui arrive tôt soit vers le huitième mois, Jean-François devient hyperactif. Il bouge sans cesse, court partout, touche à tout, renverse tout.

Son père s'occupe peu du bébé et ne s'investit pas vraiment, ne prenant pas sa place, à la fois comme conjoint et comme père. Musicien, il part en tournée quand Jean-François n'a que quelques semaines et ne reviendra que sporadiquement. Madame aménage pourtant avec lui en appartement, mais la relation de couple se détériore et la jeune femme se réfugie chez sa mère quand Jean-François a trois ans.

Jean-François développe, durant son enfance, un attachement certain à son grand-père. Quand il a 6 ans, sa mère se fait un nouvel ami, mais Jean-François ne l'accepte toutefois pas, exprimant ouvertement son désaccord et se montrant agressif à son égard, même au cours des années qui ont suivi. Pour Jean-François, l'absence d'unité de la nouvelle cellule familiale est flagrante. Il ne se sent pas attaché à son beau-père avec qui il se chamaille souvent et il déteste l'atmosphère qui règne à la maison : personne ne rit chez nous, dit-il. Par ailleurs, il ne veut pas que sa mère et son beau-père soient pour lui des figures de référence sur le plan social. Pourtant, il dit sentir un grand vide intérieur du fait de ne pas se sentir intégré à une famille et, par là, à la vie sociale.

L'entrée à l'école est difficile car Jean-François éprouve beaucoup de difficultés à se concentrer et il performe peu. Il est un élève dérangeant, turbulent et peu aimé de ses pairs comme de ses professeurs. Il développe rapidement une aversion pour les études et accepte mal l'autorité des enseignants, surtout quand ils le réprimandent, ce qui arrive souvent. Jean-François en vient à un sentiment d'incompétence vis-à-vis des apprentissages scolaires et sa motivation est faible. Mais il réussit quand même à passer ses années de primaire, quoique ses résultats soient médiocres en raison de son manque d'implication.

Lorsqu'il atteint l'âge de 9 ans, son grand-père maternel décède. Jean-François n'en finit plus de pleurer. Sa mère, également très affectée, s'absorbe dans son travail et rapporte ne pas avoir pu secourir son fils à ce moment parce qu'elle ne s'en sentait pas capable émotionnellement. La relation de Jean-François avec sa mère se détériore par la suite. Cette dernière dit avoir éprouvé énormément de difficultés à le voir grandir et à se détacher d'elle, mais en même temps leur relation est plutôt froide et dure. De son côté, Jean-François est très ambivalent vis-à-vis d'une prise réelle d'autonomie : il se montre très dépendant de sa mère et par divers aspects reclus et désadapté sur le plan des relations sociales. En même temps, il veut s'affranchir de l'autorité de sa mère, ce qui occasionne beaucoup de chicanes et il a de mauvaises fréquentations, ce que cette dernière prend mal. Jean-François déteste en effet de plus en plus l'école, il manque ses cours, ne supporte plus l'autorité des professeurs et tout spécialement quand il s'agit d'hommes. Il fréquente d'autres jeunes qui décrochent. Il est aussi soupçonné de vendre de la drogue à l'école.

En consultation individuelle, Jean-François se montre nerveux et fermé sur ses émotions, se disant par ailleurs « pris par en dedans ». Il éprouve davantage de difficultés de la sorte quand il parle de son rapport à son père ainsi que de ses problèmes à l'école et dans sa vie sociale. Il se coupe, dit-il, le plus possible de ses émotions, mais c'est justement ce qui ressort de tous côtés : il tape du pied, bouge constamment, regarde fixement et se sent au bord de l'explosion.

Sa rigidité émotionnelle et sa retenue corporelle se manifestent justement quand il craint de laisser être quelque chose en lui. Comme il le dit lui-même, il est comme un robot qui fonctionne sans émotion apparente et qui reste surtout inflexible quand il s'agit de résister à la pression des autres. Ce qu'il craint le plus, « c'est de flancher ce robot », c'est-à-dire, selon la psychologie de ce garçon, qu'on puisse le voir alors qu'il se sent vulnérable.

Jean-François semble par ailleurs fort immature pour son âge, tant sur le plan affectif que social. Sur le plan intellectuel toutefois, il fait preuve de beaucoup de perspicacité et de capacités, notamment dans ses réflexions sur les contradictions qu'il constate chez les adultes, plus particulièrement chez son père. Ce dernier le déçoit ainsi beaucoup quand, d'une part, il vient le voir ou l'amène en visite chez ses propres parents, et d'autre part, le laisse seul ou ne s'en occupe pas vraiment. Autre contradiction révélatrice : son père insiste pour qu'il cesse sa consommation de drogues et pour qu'il ait de meilleures fréquentations, mais ce dernier a acheté récemment à son fils une montre dont la provenance semble plus que douteuse.

Jean-François se décrit comme très méfiant envers les autres. Son désir de s'affranchir des sources d'autorité semble en l'occurrence relié à une rage importante et aussi à une peine liée au sentiment de ne pas avoir suffisamment reçu d'affection. Il contrôle et camoufle ces sentiments, avoue-t-il, grâce à une attitude de dureté envers ses émotions qui est renforcée par l'usage de drogues, celles-ci lui servant, comme il dit, à les «brûler». Il s'emploie aussi constamment à démontrer à son entourage que c'est lui qui domine la situation et la relation et qu'il n'a pas besoin des autres. C'est ainsi qu'il ne tolère aucune distance avec sa petite amie, qu'il se montre fort jaloux et qu'il exige qu'elle ne regarde que lui; il la traite par ailleurs durement. Il malmène également le rapport d'aide qui s'est instauré, bien qu'il ait manifestement confiance, arrivant souvent en retard ou en état d'intoxication ou s'absentant sans prévenir.

Ces événements surviennent typiquement après les séances où sa rigidité s'est quelque peu fissurée et lorsqu'il exprime des sentiments d'attachement envers l'aidant. Ceci témoigne d'une défense caractérielle chez Jean-François, qui consiste à vouloir dominer les autres pour éviter de se retrouver lui-même dominé. Mais cette tendance dominatrice possède elle-même des soubassements, qui vont se révéler au cours des rencontres: le contrôle sur ce qu'il exprime ainsi que celui qu'il exerce sur les autres dont il dépend reflètent une grande angoisse dépressive.

4.4 LE CARACTÈRE PERVERS

En décomposant les vocables de ce type caractériel, nous pouvons d'emblée nous approcher de cette structure d'une façon qui en révèle à la fois la fonction psychopathologique et les implications. Le terme «caractère», rappelons-le, indique qu'un ensemble de défenses

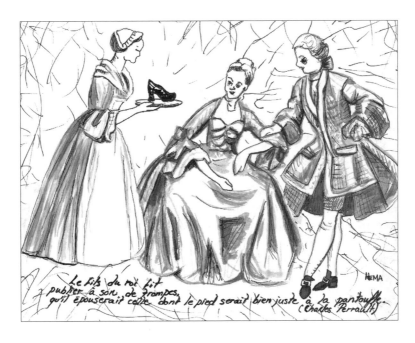

Le fils du roi fit publier à son de trompes, qu'il épouserait celle dont le pied serait bien juste à la pantoufle. (Charles Perrault)

psychiques qui furent importantes au cours du développement de la personnalité — spécifiquement pendant l'enfance — ont acquis un statut autonome et fonctionnent sans contrôle conscient de l'individu. Ces défenses deviennent en fait un système qui guide et inspire les comportements de la personne. Elles sont au cœur de la constitution pathologique de la personnalité et donc pratiquement non modifiables à moins d'un remaniement profond de la structure psychique. Le second vocable « pervers » sert à dénoter que la sexualité de la personne est infiltrée d'éléments pathologiques qui en infléchissent les processus habituels vers quelque chose qui paraît indésirable pour une vie en société et vis-à-vis des valeurs morales en particulier. En l'occurrence, l'objet sexuel du pervers n'est pas le corps entier d'un éventuel partenaire ni même dans certains cas une personne, mais une section corporelle bien précise (ex. : le pied) ou ce qui rappelle le corps tel un objet (ex. : souliers, bas, etc.). Dans d'autres cas, ce n'est pas le corps adulte qui est objet de désir mais celui d'un enfant. Pour d'autres, c'est la sensation recherchée qui est elle-même perverse : douleur physique, souffrance morale et humiliation, asservissement, etc.

Ainsi, le « caractère pervers » désigne une personne pour qui la sexualité prend des formes particulières, le plus souvent inacceptables, mais il faut comprendre qu'il s'agit d'une façon de se défendre instaurée au cours du processus de développement. Le caractère pervers reflète aussi un arrêt du développement psychosexuel dans l'enfance, habituellement à la période anale ou au tout début de la période phallique-œdipienne, quand l'enfant n'est pas encore capable de distinguer clairement l'existence des deux sexes.

4.4.1 Aspects symptomatiques

Il y a plusieurs types de syndromes cliniques pervers et de nombreux sous-types, lesquels sont répertoriés à partir de l'expression comportementale perverse chez une personne donnée. Dans tous les cas, la forme de perversion reflète un vécu particulier qui a marqué la personnalité et ce vécu n'est pas seulement d'ordre sexuel. Chaque perversion peut donc être catégorisée à partir de son expression comportementale mais demeure, sur le plan de son sens symbolique, bien personnelle. L'Organisation mondiale de la santé (OMS, 1993) énonce les principaux types généraux de perversion que l'on peut rencontrer et qui sont résumés dans les pages qui suivent. Notons préalablement que plusieurs de ces syndromes cliniques peuvent être présents chez une même personne (ex. : exhibitionnisme-voyeurisme). De plus, ces syndromes s'expriment d'une façon bien particulière selon chaque pervers, reflètant symboliquement son histoire. Notons enfin que chaque syndrome en lui-même ne constitue pas une garantie de la présence d'un état-limite ; certains pervers ont une personnalité psychotique. En tenant compte de ces éléments, voici les principaux syndromes pervers selon l'OMS.

• Le « masochisme » pervers consiste à retirer du plaisir d'une souffrance physique ou d'une situation d'humiliation auto-administrée ou infligée par une autre personne. Le « sadisme » pervers correspond à infliger des souffrances et à en jouir. Le « sadomasochisme » combine les précédents types et s'exprime non seulement dans une violence physique mais aussi, et surtout, de façon psychologique dans un rapport mutuel, fusionnel, à la fois destructeur et autodestructeur.

• La « psychopathie perverse » est une forme à la fois de psychopathie et de perversion. Ici, le plaisir consiste dans l'anéantissement fantasmatique de l'autre puis dans le meurtre. Cette forme est bien illustrée dans des films comme *Meurtre dans le sang* ou *Le silence des agneaux*. Ce type de perversion, ainsi que la psychopathie en général, fascine malheureusement un large public et de nombreux auteurs à succès s'en inspirent (ex. : Stephen King).

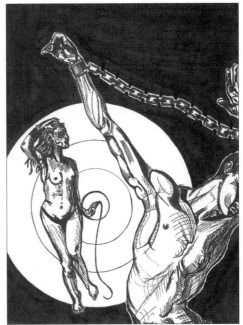

Le « sadomasochisme » s'exprime non seulement dans une violence physique mais aussi, et surtout, de façon psychologique.

• Le « pervers *de* caractère » aurait pu être classé également dans la psychopathie si ce n'est que l'objet de perversion est perçu à travers une dimension délirante, souvent non apparente au départ, qui devient progressivement évidente dans un rapport relationnel où l'autre est traité comme une possession : sa vie, ses préoccupations propres, ses désirs individuels deviennent insoutenables et déclenchent une folie meurtrière ou suicidaire ou les deux. Il n'est pas rare que le pervers de caractère possède une dimension paranoïaque s'éveillant au moindre mouvement d'autonomie de l'autre.

• Le « transvestisme » consiste à aimer porter des vêtements et à se donner l'apparence de l'autre sexe. Il s'accompagne souvent de désirs de «transsexualisme» qui, de nos jours, peuvent être réalisés de façon artificielle grâce à la chirurgie et aux traitements par hormones. Beaucoup de transsexuels combinent des dimensions associées au délire paranoïde et à la mégalomanie ; nous en reparlerons au chapitre 5 qui porte sur les psychoses.

• «L'exhibitionnisme» et le «voyeurisme» pervers constituent, derrière le comportement désinhibé, des agressions envers les personnes appelées à être ou spectatrices ou espionnées à leur insu. Comme dans les autres perversions, l'existence en propre de l'autre n'a pas grande importance ici et les objets de désir sont interchangeables.

• La «pédophilie» et «l'homosexualité perverse» sont vécues sous le signe d'une violence larvée ou mise en actes. Dans certains cas en fantasmes ou pire dans les agirs la victime est mise en pièces, détruite, méprisée, sa vie en propre n'étant pas ressentie comme importante par le pervers. Encore une fois l'objet est interchangeable, mais ici il rappelle inconsciemment une partie de soi qui porte un énorme senti de privation et d'angoisse. Paradoxalement, ce soi infantile, à la fois projeté et réintrojecté par identification à la victime, est vécu comme mauvais.

• Le «fétichisme» pervers renvoie à une dissection du corps de la femme *par l'homme*. Cette partie corporelle, ou ce qui la rappelle (soulier, vêtement, etc.), devient source de plaisir intense sans que le rapport au corps global d'une personne investie soit nécessaire.

• La «coprophilie» consiste à éprouver un plaisir intense à la manipulation de choses sales : excréments, urine, vomissures, ongles, cheveux, etc. Ces textures, qui éveillent habituellement la répulsion, constituent pour eux un lieu de plaisir. Mais au plaisir ressenti se substitue progressivement une angoisse décompensatoire, qui entraîne la personne en psychose. L'appréciation des textures sales reflète en fait une première irruption de contenus inconscients, normalement refoulés dans l'esprit conscient.

• La «zoophilie» signifie avoir des rapports sexuels avec des animaux, ces derniers se substituant aux partenaires humains. Plus répandus qu'on ne le pense, surtout dans certains contextes culturels, ces rapports servent d'une part à soulager une tension sexuelle et d'autre part à assouvir des pulsions primitives (ex. : fantasmes cannibaliques). Le vrai zoophile a de grandes difficultés, comme la plupart des pervers, à vivre un rapport sexuel complet avec un partenaire humain.

• La «nécrophilie» correspond à une fascination érotique pour tout ce qui rappelle la mort. À l'intérieur d'un délire, qui peut être restreint ou non à cette véritable passion, un rapport sexuel avec le corps mort peut mener le nécrophile (au sens propre) à l'orgasme. Ici encore, la psychose est potentiellement décompensatoire bien qu'elle puisse être longtemps vécue par le nécrophile comme une « folie secrète ».

Les principaux secteurs d'activité des pervers peuvent paraître normaux en apparence, si tant qu'on y regarde pas de trop près. En l'occurrence, les pervers sont des personnes qui fonctionnent assez normalement et ils sont productifs socialement. Ils ont une conscience morale qui semble adéquate en dehors de ce qui constitue leur déviation. Mais si l'on est capable d'avoir accès à eux, ils s'avèrent être le plus souvent des personnes souvent retirées ou qui se désinvestissent au moindre conflit relationnel. Immatures à plusieurs niveaux, les premiers sont intimidés par les autres adultes et le rapport sexuel génital est difficile à établir pour eux, sinon impossible à tolérer. La confiance en soi est souvent très pauvre chez les pervers et le sentiment de valeur en général est quasi inexistant. Des sentiments de nullité et de futilité existentielle, profondément ancrés, contribuent à les rendre déprimés.

La perversion étant difficilement avouable, établir une véritable intimité avec une personne perverse constitue un tour de force. Si des éléments psychopathiques sont présents ce projet s'avère généralement impossible et cela a des implications spécialement pour toute forme d'intervention, qui demande normalement un minimum de franchise et une confiance mutuelle. La perversion en elle-même devient ainsi, pour le pervers, un obstacle majeur à sa réhabilitation sociale et au changement intrapersonnel. D'un autre côté, s'il peut avouer l'inavouable, le pervers peut entreprendre un processus de changement mais la thérapie sera longue et fastidieuse, la perversion n'étant que l'aspect visible d'un trouble personnel profond, à la limite de la psychose.

4.4.2 Aspects psychodynamiques

Tant sur le plan intrapersonnel que relationnel, nous devons ici distinguer plusieurs niveaux de perversion. D'une part, il y a les fantasmes dits « pervers » qui constituent, du point de vue des conventions sociales et des valeurs morales, des déviations par rapport aux bonnes mœurs. Ces fantaisies, mises en actes ou non, émoussent l'esprit et éveillent les pulsions libidinales. On les appelle perverses parce qu'elles ont un aspect d'interdit et c'est ce qui justement s'avère intéressant. Dans ces fantaisies toutefois, on ne retrouve que parcimonieusement la décapitation psychique du corps de l'autre et la dépersonnalisation de l'objet comme dans les fantaisies du pervers.

Les fantasmes et les agirs reliés à ce premier niveau de perversion relèvent de fixations partielles à certains plaisirs prégénitaux, vécus parfois de manière exacerbée dans la petite enfance. Ce sont donc des vestiges du développement psychosexuel qui, normalement, sont dominés par une position génitale et par une capacité à investir le corps entier d'un autre individu, perçu et valorisé dans son individualité propre, et respecté comme tel. Ces fantaisies viennent en quelque sorte colorer la sexualité adulte et la pimenter. Elles sont souvent fortement explorées au moment de la puberté par n'importe quel adolescent normal. Ce sont par exemple :

- aimer voir le corps dévêtu d'une autre personne ou son propre corps ;

- aimer être vu dans une nudité partielle ou complète ;

- aimer se vêtir de façon suggestive ou voir des corps ainsi vêtus ;

- aimer les corps jeunes, fermes, dont les formes suggèrent la sexualité ;

- éprouver du plaisir au contact d'un corps de même sexe même si l'on a une orientation hétérosexuelle ;

- s'imaginer faire l'amour avec quelqu'un du même sexe ;

- aimer des rapports sexuels empreints de jeux anaux ou sadomasochistes ;

- aimer recevoir ou aimer faire des attouchements oraux, incluant les morsures ;

- aimer les caresses particulières telles que les égratignures, les tapes, les serrements, etc., qui n'infligent pas de dommages corporels.

D'autre part, le caractère pervers s'exprime, de façon interne et dans ses manifestations comportementales, de manière beaucoup plus pathologique. Les perversions du réel pervers sont liées à une dimension beaucoup plus violente, sadique, cruelle et meurtrière (Freud, 1924). De plus, le pervers est en grande partie incapable d'éprouver un réel plaisir génital. Chez lui, le fonctionnement psychique est marqué par de graves distorsions qui sont dues à des traumatismes précoces et à un vécu qui a entraîné un sentiment de non-valeur vis-à-vis de la vie des autres et de la sienne propre. Sous les apparences d'une existence bien rangée, le pervers n'a pas atteint un niveau d'organisation psychique génitale et il frôle la psychose (Bergeret, 1974). Mais son délire est focalisé sur un secteur bien précis : celui de la sexualité.

Dans toutes les formes de perversion en effet, une angoisse dépressive et des aspects paranoïdes sont maintenus à l'extérieur de soi au prix d'une perversion troublante, obsédante et qui va nettement à l'encontre de ce qui est acceptable (Bergeret, 1974). De plus, le pervers ne sait que confusément ce qui est correct ou non sur le plan sexuel ; les pédophiles par exemple se plaisent à s'imaginer que les enfants désirent des rapports sexuels avec les adultes, alors que l'enfant se situe à un tout autre niveau, soit dans l'exploration sexuelle qui ne mène pas au coït. Ce type de confusion, rencontrée chez les autres pervers également, reflète d'une part un manque de maturité sexuelle et, d'autre part, résulte de traumatismes que le pervers a souvent vécus : avoir été éveillé à des excitations de façon trop précoce et intense ; avoir été exposé à des scènes troublantes sans être psychiquement mature ; avoir subi des comportements d'abus sexuel ou avoir été témoin de telles scènes ; avoir grandi dans un contexte de violence ; etc.

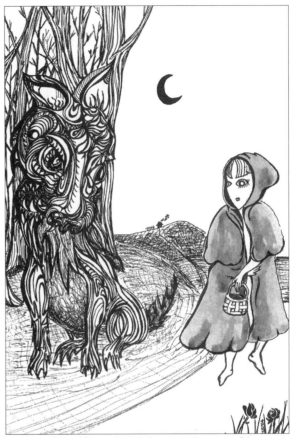

Une angoisse dépressive et des aspects paranoïdes sont maintenus à l'extérieur de soi au prix d'une perversion troublante, obsédante et qui va nettement à l'encontre de ce qui est acceptable (ici symbolisée la pédophilie).

Le pervers, d'un point de vue structural, a un Surmoi incomplet. Dans sa dimension morale, ce Surmoi immature toutefois peut se trouver supporté par des valeurs religieuses ou spirituelles auxquelles adhère le pervers, ce qui atténue parfois grandement le risque de passage à l'acte. Toutefois, chez la personne qui combine une structure perverse et une psychose paranoïde, ces mêmes éléments religieux sont récupérés au profit de la perversion, les croyances religieuses venant donner une raison d'être — à travers des idées délirantes — aux actions perverses.

Mais en général, le pervers possède un Surmoi moral assez permissif et fonctionne surtout sur la base d'un Idéal du Moi narcissique : l'autre n'est qu'une extension de soi, un bon objet s'il accomplit ses désirs propres ou un mauvais objet s'il n'accomplit pas ce qui est attendu vis-à-vis de ses besoins et ses attentes.

Sur le plan objectal, le pervers est aussi peu développé, à la manière d'un enfant très jeune. Pour lui, la femme demeure inconsciemment un objet maternel partiel ; elle est phallique et toute-puissante. C'est ainsi qu'il voit la femme, sur le plan inconscient, telle que la voit l'enfant respectivement aux phases sado-orale et sado-anale (Bergeret, 1974).

De plus, dans l'organisation limite perverse, une forte angoisse dépressive et un délire de lignée psychotique sont évités par la suite d'un déni et d'une fixation concernant le sexe de la femme. Cette dernière est vue comme possédant un pénis même à un âge avancé — parfois à l'âge adulte — et la différence entre les sexes est niée à la conscience malgré tous les éléments de réalité qui démentissent ce fantasme : vêtements différents, attributs physiques divergents, comportements typiques de chacun des sexes, stéréotypes sociaux concernant les sexes, etc.

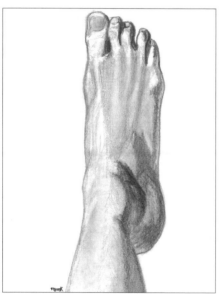

Dans l'organisation limite perverse — étant représenté ici le fétichisme du pied — une forte angoisse dépressive et un délire de lignée psychotique sont évités par la suite d'un déni et d'une fixation concernant le sexe de la femme.

4.4.3 Aspects étiologiques

Le pervers est resté fixé à une position infantile primitive dans laquelle la mère est vue comme toute-puissante et possédant un phallus. L'angoisse dépressive, liée au sentiment de perte d'objet vécu de façon précoce au stade oral, s'est focalisée sur un déni du sexe féminin et de la différenciation sexuelle au stade anal. Il y a déni et forclusion quant à l'absence de pénis chez la femme, la différenciation sexuelle ne pouvant être intégrée par un enfant resté aux prises avec d'énormes angoisses primitives, souvent de nature psychotique (Bergeret, 1974). Le fétichisme, par exemple, serait une façon de redonner symboliquement un pénis à la femme. Le pied, le bras, le soulier, etc., représenteraient symboliquement selon Freud l'organe sexuel mâle, que le fétichiste redonne à la mère. Mais il faut garder en mémoire qu'il s'agit d'un délire, focalisé sur un aspect étroit du développement psychosexuel, soit la différence entre les sexes. Ce n'est pas pour rien d'ailleurs, car le pervers a aussi vécu des traumatismes précoces qui ont encouragé une telle fixation :

- la précocité de certaines excitations auxquelles l'enfant n'était pas préparé est fréquente (inceste, abus sexuel, vision de scènes) ;

- l'injection par les parents d'une véritable répression des expressions libidinales normales de l'enfant, notamment les plaisirs oraux, anaux et phalliques ;

- la naïveté et l'insouciance de l'enfance sont supplantées par une intrusion de l'adulte et une mise au service de l'enfant vis-à-vis des besoins fusionnels et sexuels ainsi que des penchants violents de certains adultes qui le côtoient ;

- une confusion dans l'identité engendrée par un manque de renforcement approprié de l'identité sexuelle (Bergeret, 1974) ;

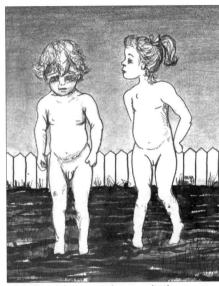

La précocité de certaines excitations auxquelles l'enfant n'était pas préparé est fréquente (inceste, abus sexuel, vision de scènes) ;

- un manque flagrant de présence parentale aux besoins narcissiques normaux de l'enfant (ex. : respect, valorisation, encouragement, soutien) ;

- un abandon de l'enfant à lui-même à des moments de grande détresse et cela pendant des périodes prolongées, tout en brisant ses efforts d'investissement d'objets et en les tournant même parfois en ridicule ;

- un isolement de l'enfant que les éducateurs ne cherchent pas à contrer ou dont ils ne se préoccupent même pas, l'isolement devenant progressivement pour l'enfant une façon de se protéger et de se défendre ; plus tard, adolescent et éventuellement adulte, il déploiera un penchant chronique à régler par le retrait les situations qui éveillent l'angoisse et la colère.

Tout comme Robinson Crusoé qui, sur son île, a failli devenir fou par manque de présence, tout comme le singe d'Harlow ne peut développer des comportements sexuels et sociaux appropriés si on l'isole de façon drastique à la naissance, l'enfant qui deviendra un pervers porte un vécu constitué d'événements troublants ; s'accole à cela un pauvre soutien relationnel dans l'enfance qui le conduit, devenu adulte, à établir des rapports d'attachement évitants et à une profonde inaptitude à être en relation.

Des événements de l'enfance viennent généralement ébranler non seulement le développement de l'identité sexuelle mais aussi arrêter le développement psychosexuel à un stade précœdipien (Bergeret, 1974). Il y a fixation ultérieure à un objet d'amour que la personne va chercher à contrôler, à manipuler, à détruire en fantasmes ou réellement de façon sadique. Cette explosion pulsionnelle brutale s'opère dans une régression psychotique passagère. Le pervers est lui-même un enfant — délirant — qui s'adresse à un objet à son niveau d'évolution libidinale, soit un autre enfant, et lui demande de lui procurer sans le mettre en danger tout ce qu'il n'a pas eu.

Sur le plan étiologique, ce type de structuration caractérielle ne peut se développer que dans un milieu propice à une confusion d'identité, de rôle, de rapport. Il s'agit aussi d'un milieu où les besoins majeurs de sécurité, de tendresse et surtout d'être reçu affectivement dans ses expressions libidinales et non selon une sexualité adulte, n'ont pas été entendus. Il y a, ainsi créée, une forte angoisse dépressive d'arrière-plan.

Vignettes cliniques : Marc et Jean-Claude

Marc a 30 ans. Il est marié et a deux enfants. Il travaille comme main-d'œuvre dans une usine de traitement des métaux et fait beaucoup d'heures supplémentaires dont des « chiffres » de nuit qui le débalancent beaucoup. Il habite à la campagne, où il élève quelques animaux, près d'un village dans lequel tout le monde le connaît.

Marc est envoyé pour une évaluation par un juge. Il est accusé d'agression sexuelle sur une jeune femme qui travaille dans un dépanneur ; il avait tenté de lui toucher les seins et de la saisir à bras-le-corps sur les lieux de son travail et cela sans la connaître. C'est la seconde fois qu'il fait face à la justice. Il avait déjà été reconnu coupable de tentative d'agression deux ans auparavant alors qu'il était entré par effraction chez une jeune femme et avait voulu une relation sexuelle, encore une fois sans la connaître.

Les deux actions délictuelles rapportées précédemment ne sont probablement pas les seules, mais Marc se garde bien de parler des autres. Ses propos sont vagues à ce sujet et il verbalise davantage sur ce qui se passe en lui et ce qui déclenche son besoin d'agresser les femmes, ainsi que sur la honte qui rejaillit sur sa famille à la suite de l'événement du dépanneur qui eut lieu dans son village.

Il décrit un besoin impérieux auquel il dit ne pouvoir se soustraire quand cela lui prend : ça le « commande ». Ce besoin pulsionnel survient typiquement après qu'il ait beaucoup travaillé. Il se rend alors régulièrement dans des bars de danseuses au lieu de rentrer chez lui se reposer et il s'excite à les regarder tout en buvant. Ensuite, il commence à fantasmer sur le corps de jeunes femmes qu'il croise, qu'il imagine nues et se pliant à ses volontés. Il se voit les agresser et les obliger à subir ses caprices sexuels et son envie de les humilier et de les frapper. C'est ainsi qu'il était entré de force chez sa première victime pour laquelle il fut poursuivi, sans même savoir qui était dans l'appartement. La seconde fois, au dépanneur, il était allé s'acheter des cigarettes et avait attiré impulsivement la jeune caissière derrière les étalages ; des clients étaient alors entrés et avaient secouru la jeune femme.

Avec sa propre femme Marc éprouve aussi de telles pulsions : la voir se dévêtir, la forcer à faire l'amour, l'humilier pendant l'acte, mais jamais avec la même intensité qu'avec des inconnues. Son rapport avec ses enfants est un sujet qui éveille peu d'intérêt pour lui : c'est sa femme « qui s'en occupe ».

Il se souvient avoir aimé, alors qu'il était enfant, observer sa mère du sous-sol. Il s'y rendait pour l'espionner à travers les fentes du plancher. Il rapporte avoir aimé regarder ses dessous, ses jambes en particulier et se souvient avoir été dans un état de grande excitation à ces occasions. Il rapporte aussi, de façon d'abord anodine, qu'il coucha dans la chambre de ses parents jusqu'à l'âge de 6 ans. Puis il parla du fait qu'il fut témoin des ébats sexuels de ses parents ; il se souvient en particulier avoir vu son père « agresser » sa mère. Il en fut inquiet, mais rapporte s'être alors imaginé être à la place de sa mère, victime des désirs du père. À la rencontre d'évaluation suivante, sa version a soudainement changé : il dit se rappeler s'être identifié à son père qui aimait soumettre sa mère (et être vu en train de le faire ?). Quoi qu'il en soit, Marc se décrit à la fois comme une victime — de ses tendances pour lesquelles il dit ne pas avoir le contrôle — et comme un agresseur puisqu'il avoue aimer s'imaginer et mettre en actes des scènes où il impose ses désirs sexuels à des femmes non consentantes.

Marc ne se souvient pas beaucoup des autres aspects de son enfance et dit ne jamais s'arrêter sur son vécu sur ce plan ; cela ne l'intéresse tout simplement pas. Ainsi, son enfance est racontée de façon banale, à travers des souvenirs fortement sexualisés. J'apprends qu'il est issu d'une famille nombreuse et que sa mère présentait pourtant le sexe comme dégoûtant : il dit ne pas avoir eu d'éducation sexuelle. Sa mère ne touchait que très peu ses enfants et dans des buts purement fonctionnels : les laver, les habiller. Le père est décrit comme très absent ; sa « présence » était quasi inexistante bien qu'il ait été physiquement là tous les soirs. Il ne parle pas de ses nombreux frères et sœurs.

L'évaluation se termine et je recommande une psychothérapie, mais cela ne l'intéresse pas. Mis devant cette position et surtout vis-à-vis du risque de récidive, le juge le laisse en liberté avec une amende pour cette fois. J'apprendrai quelques mois plus tard qu'il a récidivé et qu'il est en prison.

Jean Claude a des fantaisies perverses à propos des enfants. Mais il réussit à se contenir depuis le début de sa vie adulte. Il rapporte que pour lui, avant 20 ans, il n'y avait pas de différence entre les gars et les filles, bien qu'il pût pourtant constater une divergence à partir des formes et de l'habillement. Il est élevé dans une famille où la sexualité mais aussi toute expression de chaleur étaient proscrites.

La nuit, Jean-Claude a des rêves macabres où il se voit éventrant des enfants après les avoir abusés ; ce sont surtout des garçons. Il a aussi des fantaisies diurnes à propos d'abus sexuels qu'il aurait envie de perpétrer, dans lesquels il s'imagine les enfants consentants et désirant avoir des rapports sexuels avec lui. La seule chose qui le retient est l'aspect moral lié à de tels gestes et le fait que les abus sexuels soient si fortement condamnés de nos jours.

L'éveil de sa sexualité se fit très partiellement une brèche sur le plan conscient à l'âge de 11 ans. À cette époque, il se souvient avoir vu brièvement un jeune garçon dévêtu. Il avait « trouvé ça beau ». Par la suite, soit durant son adolescence, il n'a pas d'envie de nature sexuelle et ne se masturbe pas. Il apprend à se méfier des filles, qui, au dire de son père, utilisent la sexualité pour dominer les garçons et les asservir. Son rapport avec son père est plutôt nocif par plusieurs aspects : son père n'aime pas les enfants ; il ne parle pas avec sa progéniture et ne s'entend pas bien avec sa femme depuis la naissance des premiers enfants — ils en auront six. Il se montre agressif à la maison si bien que sa femme s'interpose constamment entre lui et les enfants pour les protéger. Mais cette dernière, décrite comme étant très dévouée, a des problèmes importants. Pour des raisons inconnues de Jean-Claude, sa mère avait fait le vœu de ne pas montrer d'affection à aucun de ses enfants, « afin de ne pas créer d'injustice ». Retirée et par divers aspects dépressive, surtout depuis la mort subite de la petite fille qui vint trois ans après Jean-Claude, cette mère n'a jamais transmis à Jean-Claude le sentiment d'avoir été désiré ou de compter pour elle.

Quand il a 2 ans et demi, Jean-Claude, ainsi qu'un frère âgé de 9 ans à l'époque, sont hospitalisés pour la scarlatine. Jean-Claude va rester en quarantaine pendant deux mois, alors que son frère peut sortir après un mois. Il ne reçoit aucune visite de ses parents. Au sortir de l'hôpital, il a, selon ce qui fut rapporté par sa sœur aînée, frappé son père au visage. Ce dernier riait du fait qu'il se montrait réservé, voire sauvage, envers les membres de sa propre famille et c'est alors que Jean-Claude ne put se retenir et le claqua. Par la suite, son rapport avec sa mère change : il a tendance à s'isoler, à ne plus lui faire confiance. Durant sa petite enfance, il se souvient s'être souvent sauvé de la maison puis être revenu sans attirer l'attention. Parfois on le ramenait. Durant l'âge scolaire, il continue à s'isoler, cette fois de ses pairs, et il apprend à régler ses conflits avec eux par la fuite.

Jean-Claude mouille son lit jusqu'à l'adolescence, soit quand il commence son noviciat pour devenir frère. À la maison, sa mère, qui manifestait ouvertement un découragement vis-à-vis de son énurésie, devait changer son lit souillé tous les matins. Elle exprimait alors ouvertement son doute à savoir s'il pourrait faire quelque chose de valable dans la vie. Chez les frères, il sent qu'on lui fait confiance et qu'on a des visées pour lui dans la communauté et cet élément à lui seul fait qu'il arrête d'uriner la nuit.

Jean-Claude se souvient avoir eu ses premiers fantasmes pédophiliques pendant son juvénat. C'est d'ailleurs ce qui l'amena à l'époque à sortir de la communauté. Mais son retour à la maison fut tellement catastrophique, l'isolement étant total, qu'il revint rapidement en communauté. Il contrôla par la suite ses fantaisies naissantes pour les enfants à qui il enseignait.

C'est à 24 ans qu'il perdit le contrôle sur ces fantasmes et commença à se masturber et à avoir des fantaisies ainsi que des rêves macabres. Cela survint à la suite d'un reproche qu'il reçut du directeur de collège où il avait été engagé, en ce qui concerne sa façon de diriger sa classe. Il ne dit rien sur le coup mais ne réussit pas à contenir sa rage par la suite et perdit en quelque sorte le contrôle de lui-même. Il devint d'abord concrètement trop permissif avec ses élèves. La nuit, il commença à être hanté par l'envie de voir le corps de jeunes enfants et d'avoir des attouchements sexuels avec eux. Il se voyait aussi les éventrer ou lui-même mis à mort de la même manière.

Jusqu'au moment de commencer sa thérapie, Jean-Claude a toujours réussi à contenir ses envies perverses. Ses valeurs morales l'y aident grandement. Mais sa vie fut marquée par un retrait social constant et par l'impossibilité pour lui de développer des rapports intimes, avec des femmes comme avec des hommes, bien qu'il ne soit plus en communauté religieuse depuis longtemps déjà. Il désespère de se débarrasser de ces pulsions anormales vis-à-vis des enfants et se sent résistant à l'idée de développer des rapports soutenus et des engagements avec d'autres adultes. L'intimité sexuelle avec un adulte n'est pas envisageable pour lui, cela lui fait trop peur.

Jean-Claude parle de façon très émotive de sa mère et de ses tentatives infructueuses, lorsqu'il était très jeune, d'éveiller son attention et d'obtenir des marques d'affection. Il pleure beaucoup en parlant de cela. Du même souffle, si l'on peut dire, il rétablit quelque peu un contact avec le monde adulte et commence à développer des amitiés avec des adultes. Mais il porte un secret qui rend difficile un rapport réellement intime, ce qu'il souhaiterait éventuellement avec une femme. Mais il se dit aussi incapable d'un réel rapprochement intime et surtout sensuel avec la gente féminine. Pour lui, faire l'amour à une femme signifierait se souiller et, surtout, perdre une virginité dont il se dit fier.

Jean-Claude dit se sentir continuellement fatigué, même le matin. Son médecin lui prescrit des antidépresseurs. Il prend de plus en plus conscience du fardeau qu'il porte et il développe le sentiment qu'il ne pourra pas s'en sortir, c'est-à-dire faire disparaître ses envies pour les jeunes garçons. Il se considère chanceux de pouvoir en parler à quelqu'un et surtout de se sentir entendu, mais il est aussi de plus en plus confronté aux manques profonds qui sont à la base de ses envies perverses.

4.5 PRÉALABLES AUX INTERVENTIONS AVEC LES PERSONNES ÉTATS-LIMITES (*BORDERLINE*)

Avec les états-limites, il n'y a pas de thérapie ou d'intervention trop orthodoxe qui fonctionne. Selon Kernberg (1975), il faut adopter une attitude différente avec eux afin de combler les lacunes de leur Moi, notamment leur tendance à cliver le rapport : parfois ils idéalisent et à d'autres moments ils sont portés au mépris, ce qui déconcerte nombre d'intervenants. En sens inverse, selon Kohut (1991), il faut constamment garder en mémoire leur grande susceptibilité narcissique : ils ont un ego sensible et se sentent vite heurtés, voire persécutés. Ainsi, il est souvent nécessaire de *mettre des gants blancs* pour leur révéler des vérités sur eux-mêmes.

Les états-limites sont paradoxalement des personnes à la fois fragiles structurellement et fortes défensivement : leur narcissisme mal établi les rend sensibles à la moindre critique ; mais ils peuvent aussi déployer maintes défenses et maints comportements d'évitement pour ne pas sentir, ne pas donner accès, ne pas permettre qu'on leur parle vraiment. Ils sont ainsi portés aux contre-investissements, c'est-à-dire à se livrer à des activités et à déployer des attitudes qui leur servent d'écran défensif. Par exemple, ils se déposent peu, étant souvent dans l'action et ne pouvant facilement s'arrêter sur eux-mêmes. Ils refusent aussi parfois carrément de collaborer ou acceptent mais tant qu'ils peuvent y voir un avantage pour manipuler ou pour obtenir des bénéfices (cf. les pervers et caractériels surtout) (Kohut, 1991).

Même quand ils consultent sur une base volontaire, les états-limites établissent difficilement une alliance thérapeutique. Très méfiants, peu portés aux rapports véritablement intimes, ils se montrent parfois agressifs et menaçants. De nombreux intervenants ayant peu confiance en eux sont ainsi vite mis à l'épreuve ou rendus impuissants par leurs manœuvres défensives. En l'occurrence, les états-limites font beaucoup d'«acting out», surtout quand on est près de percer leur mur de défenses (*ibid.*). Ils peuvent ainsi refuser de revenir, décider d'arrêter ou boycotter la rencontre (en arrivant saoul, par exemple). Enfin, ils peuvent se suicider impulsivement et représentent donc un risque professionnel que doivent considérer les aidants.

Le counseling et la psychothérapie restent possible, mais à certaines conditions et en apportant des altérations aux règles habituelles. Ce seront souvent des cas difficiles, voire parfois intraitables, et la démarche d'aide doit être envisagée à très long terme. Voici une liste, non exhaustive, des modifications nécessaires pour optimiser les chances de réussite de toute approche d'aide avec les états-limites.

• Selon Kohut (1991), il faut constamment aider les états-limites à joindre leurs pulsions agressives et libidinales face à l'intervenant, c'est-à-dire toujours rappeler qu'ils ne sont pas qu'en colère ou qu'ils espèrent beaucoup de l'aidant mais se défendent aussi dans le processus et notamment en ne faisant pas facilement confiance. Pour contrer le clivage des imagos en «bon aidant» et «aidant insuffisant», il faut prévenir la fragilisation du rapport d'aide en rappelant constamment que l'intervenant n'est pas seulement une image mais un individu réel, avec des forces et des limites. En particulier, il faut être capable avec eux de reconnaître ses erreurs, le cas échéant : «faute avouée est à moitié pardonnée».

• Leurs relations intimes, souvent tordues ou du moins problématiques, ne doivent pas être jugées. Leurs choix de partenaires et leurs relations nocives et fortement codépendantes répètent d'une part des trames relationnelles douloureuses du passé ; mais, d'autre part, ces choix constituent aussi des tentatives d'obtenir ce qui n'a pas été reçu (Kohut, 1991).

- On doit veiller à leur susceptibilité narcissique (Miller, 1983) car ils sont facilement insultés et le soutien est constamment nécessaire pour intégrer les interprétations et les reflets ; par ailleurs, il faut aussi être direct avec eux face à leurs tentatives de manipulation et à leurs incongruences.

- Il faut être sensible à leur angoisse et les rassurer assez souvent, sans pour autant les surprotéger (Kohut, 1991).

- On doit être très attentif à nos propres réactions et arriver à comprendre parfois très vite notre propre **contre-transfert** (voir *Transfert* dans le lexique). Les états-limites, en tant que narcissiques, sont hypersensibles à notre disposition intérieure envers eux et peuvent facilement flairer l'agressivité, le dégoût, le désintérêt (Miller, 1983). Ils éveillent des réactions fortes et l'intervenant doit faire preuve à la fois de tact et de beaucoup d'authenticité pour arriver à leur dire ce qu'ils suscitent en lui sans pour autant les accuser, notamment de son propre inconfort. Le contre-transfert doit ainsi servir à leur parler de ce qu'ils éveillent chez les autres.

- On est tenté d'abandonner les caractériels à leur sort, ou de les condamner ou encore, à l'autre extrême, d'excuser leurs comportements parce qu'ils ont des antécédents « malheureux » ; on tombe ainsi dans des pièges contre-transférentiels pourtant prévisibles.

- Les pervers nous dégoûtent, mais on oublie parfois qu'ils portent un vécu et une détresse extrêmes, une grande solitude. Par contre, ceux qui portent une dimension caractérielle ou paranoïde en conjugaison avec une dynamique perverse sont extrêmement dangereux.

- Les phalliques-narcissiques, pour leur part, touchent notre sympathie ou nous enragent ; tantôt nous nous identifions à eux et nous leur envions même leur audace et leur vie trépidante ; nous sommes souvent séduits par leur personnalité et parfois par leur « sex-appeal » ; mais, à la moindre occasion, ils nous font aussi nous sentir insignifiants, insuffisants, impuissants.

Peu importe l'approche, l'aidant et encore plus le psychothérapeute se doit d'être très habile et cela dans deux directions simultanément : à créer l'alliance thérapeutique et à ne pas se laisser manipuler (Kohut, 1991). Utilisons une allégorie : les états-limites sont reclus dans une forteresse ; le pont-levis est levé, il ne reste qu'une petite porte secrète et celle-ci est bien gardée ! Qui est candidat pour entrer ?

4.6 POINT DE SYNTHÈSE SUR LES ÉTATS-LIMITES

Nous venons de traiter des structures les plus stables à l'intérieur des états-limites et nous n'avons pas abordé les aménagements-limites qui sont plus labiles, formant en quelque sorte des psychoses mineures mais dans lesquelles certaines personnes peuvent rester une vie entière et à partir desquelles d'autres, soumises en général à un stress important, vont décompenser dans une psychose. Nous verrons ces aménagements, qui sont en fait des types de personnalités narcissiques plus fragiles, à l'intérieur du chapitre 5.

Les personnalités phallique-narcissique, psychopathique et perverse constituent ainsi pour l'instant notre portrait des états-limites, cette nouvelle catégorie qui est apparue en même temps que progressaient les études sur le narcissisme pathologique. Après coup, nous pouvons repérer des constantes chez les trois types caractériels que nous venons de couvrir.

Tout d'abord, les personnes états-limites portent un vécu lourd en termes de circonstances psychosociales difficiles qu'elles ont dû rencontrer et qui ont marqué leur personnalité. Ces traumas, accompagnés de contextes relationnels souvent déficitaires sur le plan des besoins narcissiques normaux des enfants, ont engendré une forte angoisse dépressive. En toile de fond de leur inconscient, sous leur humeur maussade et souvent agressive, derrière leur arrogance relationnelle et leur besoin de contrôler les rapports, surtout la distance relationnelle, ces individus se cachent. Ils fuient, à grand renfort d'activités, un fond dépressif qui les rattrape paradoxalement dès qu'ils revivent une déception, réveillant leurs anciennes blessures narcissiques. En même temps, ils malmènent leurs proches et ce sont d'ailleurs plus souvent les gens qui les côtoient qui rapportent souffrir de leurs agirs qu'eux-mêmes. Leurs défenses, souvent syntones au Moi, sont ainsi difficiles à aborder, leur sont pénibles à reconnaître et à laisser tomber. On doit «éplucher» les défenses des états-limites (comme on le fait pour des oignons), c'est-à-dire en s'attendant à trouver cela difficile mais en y allant quand même, l'objectif étant de révéler ce qui est le meilleur en eux.

Leur Moi est peu mature et demande à être parfois soutenu, d'autres fois confronté à la réalité et aux limites que nous impose l'existence humaine: ils veulent être des dieux et se conduisent en immortels. On doit non pas rejeter cette attitude mais la comprendre et les amener à établir de nouvelles façons d'être en lien avec eux-mêmes, avec les autres et avec le monde qui les entoure.

Leur Surmoi incomplet cause problème à leur intégration sociale et vis-à-vis de leur désir même de s'intégrer. Les exigences de la vie en communauté leur pèsent et ils n'en voient pas les avantages. Les états-limites sont ainsi comme des lions en cage, qui ne voient souvent dans la vie sociale que le sacrifice de leurs pulsions qu'ils doivent faire. C'est qu'ils n'ont pas développé, très tôt, des liens d'attachement forts qui auraient donné un sens aux sacrifices qu'on doit faire pour vivre en société.

Le sadisme enfin est une donnée à ne pas négliger quand on regarde de près ce qui constitue l'essence de la structure état-limite. Il s'agit d'une force qui participe à la fois de l'instinct de vie et de la pulsion de mort, une adjonction des deux sources pulsionnelles que tout humain doit apprendre à doser. Le sadisme sert en effet à déployer ses « griffes » et à prendre sa place dans une structure sociale qui impose sa loi et qui oblige les individus à se sacrifier parfois à outrance pour que la machine sociale fonctionne. Mais le sadisme est aussi une énergie de mort, qui peut mener individuellement comme collectivement à l'autodestruction et à l'anéantissement des autres. L'intervenant qui œuvre à aider les états-limites doit ainsi s'attendre à se faire « griffer » au passage et à rester paradoxalement intact, mais aussi à réagir et à contenir les forces pulsionnelles que l'état-limite arrive à peine à contrôler. À ce titre, certaines institutions sociales sont nécessaires à beaucoup d'états-limites pendant une certaine période de leur vie, parce qu'ils sont incapables de contrôler leur sadisme : prisons, centres jeunesse, cours de justice, police, etc.

Malgré tout, l'état-limite est rarement fragile, du moins pas comme dans la psychose. Malgré ses détresses, malgré ce qu'il porte, il a encore assez de force pour infliger aux autres les morsures de ses passions comme de ses colères. Il n'en va pas de même pour les psychotiques.

4.7 ATELIER D'INTÉGRATION

Nous allons maintenant reprendre la vignette clinique présentée à la section 4.3, afin de vous permettre de confronter vos acquis. Il s'agit encore une fois d'une occasion de poser un diagnostic différentiel à partir d'indices cliniques discriminants. Lisez d'abord le compte rendu puis répondez aux questions en choisissant l'une parmi les réponses préétablies. Puis, étayez votre position à partir, d'une part, des éléments cliniques qui sont fournis et, d'autre part, en reliant ces aspects aux indices symptomatiques, psychodynamiques et étiologiques présentés dans le chapitre 4.

▼———————▼

Jean-François a 14 ans au moment de la consultation, qui s'effectue dans un cadre scolaire. Les deux parents, bien que séparés, sont présents au premier entretien et reviendront par la suite. La mère se dit dépassée par les nombreuses difficultés de son fils : ses colères de plus en plus fortes et accompagnées de gestes violents, ses comportements asociaux et de défi à l'autorité allant jusqu'à des vols, son désintérêt des études et ses échecs scolaires répétés, et enfin sa consommation de plus en plus marquée de drogues (PCP, TCP, cocaïne, crack). Jean-François a manifesté à sa grand-mère, plutôt qu'à sa mère, qu'il sentait avoir besoin d'aide. Mentionnons que dans les semaines qui ont précédé la consultation, Jean-François fut hospitalisé en pédopsychiatrie pour sa surconsommation de drogues. On y a diagnostiqué qu'il souffrait d'hyperactivité, associée à un désordre de la conduite d'une sévérité proche des troubles oppositionnels.

Jean-François discute de son rapport à la drogue. D'une part, il semble conscient du danger relié à sa surconsommation. D'autre part, pour lui, la drogue constitue la seule façon qu'il a de combler un vide intérieur ainsi qu'une grande indéfinition sur le plan identitaire : il ne sait pas qui il est, ce qui le constitue, à quoi il aspire.

Sur le plan de l'anamnèse, j'apprends que Jean-François est un enfant non planifié. Sa mère devient enceinte alors qu'elle est jeune fille et les parents de son petit ami réagissent très mal à la situation, insistant pour qu'un mariage ait lieu. Madame rapporte s'être sentie dépossédée de sa grossesse. Elle pleure beaucoup pendant les premiers mois, avant de se couper, comme elle dit, de ses émotions et de s'investir dans son travail pour oublier ses problèmes.

La naissance de Jean-François se déroule dans des conditions difficiles. Le vieux médecin du village n'a pas effectué d'échographie pendant la grossesse et l'enfant s'avère trop gros pour passer, ce qu'il constate après dix-huit heures de travail. L'accouchement se termine à l'hôpital pour une césarienne d'urgence.

Le post-partum de madame est long et elle se sent incapable de s'occuper de son enfant. C'est sa mère qui en prend charge pendant les premières semaines. À trois mois, Jean-François a failli mourir étouffé dans son berceau et c'est sa corpulence qui le sauve, le bonnet de bébé qui l'étouffe cédant sous son poids.

Dès qu'il commence à marcher, ce qui arrive tôt soit vers le huitième mois, Jean-François devient hyperactif. Il bouge sans cesse, court partout, touche à tout, renverse tout.

Son père s'occupe peu du bébé et ne s'investit pas vraiment, ne prenant pas sa place, à la fois comme conjoint et comme père. Musicien, il part en tournée quand Jean-François n'a que quelques semaines et ne reviendra que sporadiquement. Madame aménage pourtant avec lui en appartement, mais la relation de couple se détériore et la jeune femme se réfugie chez sa mère quand Jean-François a trois ans.

Jean-François développe, durant son enfance, un attachement certain à son grand-père. Quand il a 6 ans, sa mère se fait un nouvel ami, mais Jean-François ne l'accepte toutefois pas, exprimant ouvertement son désaccord et se montrant agressif à son égard, même au cours des années qui ont suivi. Pour Jean-François, l'absence d'unité de la nouvelle cellule familiale est flagrante. Il ne se sent pas attaché à son beau-père avec qui il se chamaille souvent et il déteste l'atmosphère qui règne à la maison : personne ne rit chez nous, dit-il. Par ailleurs, il ne veut pas que sa mère et son beau-père soient pour lui des figures de référence sur le plan social. Pourtant, il dit sentir un grand vide intérieur du fait de ne pas se sentir intégré à une famille et, par là, à la vie sociale.

L'entrée à l'école est difficile car Jean-François éprouve beaucoup de difficultés à se concentrer et il performe peu. Il est un élève dérangeant, turbulent et peu aimé de ses pairs comme de ses professeurs. Il développe rapidement une aversion pour les études et accepte mal l'autorité des enseignants, surtout quand ils le réprimandent, ce qui arrive souvent. Jean-François en vient à un sentiment d'incompétence vis-à-vis des apprentissages scolaires et sa motivation est faible. Mais il réussit quand même à passer ses années de primaire, quoique ses résultats soient médiocres en raison de son manque d'implication.

Lorsqu'il atteint l'âge de 9 ans, son grand-père maternel décède. Jean-François n'en finit plus de pleurer. Sa mère, également très affectée, s'absorbe dans son travail et rapporte ne pas avoir pu secourir son fils à ce moment parce qu'elle ne s'en sentait pas capable émotionnellement. La relation de Jean-François avec sa mère se détériore par la suite. Cette dernière dit avoir éprouvé énormément de difficultés à le voir grandir et à se détacher d'elle, mais en même temps leur relation est plutôt froide et dure. De son côté, Jean-François est très ambivalent vis-à-vis d'une prise réelle d'autonomie : il se montre très dépendant de sa mère et par divers aspects reclus et désadapté sur le plan des relations sociales. En même temps, il veut s'affranchir de l'autorité de sa mère, ce qui occasionne beaucoup de chicanes et il a de mauvaises fréquentations, ce que cette dernière prend mal. Jean-François déteste en effet de plus en plus l'école, il manque ses cours, ne supporte plus l'autorité des professeurs et tout spécialement quand il s'agit d'hommes. Il fréquente d'autres jeunes qui décrochent. Il est aussi soupçonné de vendre de la drogue à l'école.

En consultation individuelle, Jean-François se montre nerveux et fermé sur ses émotions, se disant par ailleurs «pris par en dedans». Il éprouve davantage de difficultés de la sorte quand il parle de son rapport à son père ainsi que de ses problèmes à l'école et dans sa vie sociale. Il se coupe, dit-il, le plus possible de ses émotions, mais c'est justement ce qui ressort de tous côtés : il tape du pied, bouge constamment, regarde fixement et se sent au bord de l'explosion.

Sa rigidité émotionnelle et sa retenue corporelle se manifestent justement quand il craint de laisser être quelque chose en lui. Comme il le dit lui-même, il est comme un robot qui fonctionne sans émotion apparente et qui reste surtout inflexible quand il s'agit de résister à la pression des autres. Ce qu'il craint le plus, «c'est de flancher ce robot», c'est-à-dire, selon la psychologie de ce garçon, qu'on puisse le voir alors qu'il se sent vulnérable.

Jean-François semble par ailleurs fort immature pour son âge, tant sur le plan affectif que social. Sur le plan intellectuel toutefois, il fait preuve de beaucoup de perspicacité et de capacités, notamment dans ses réflexions sur les contradictions qu'il constate chez les adultes, plus particulièrement chez son père. Ce dernier le déçoit ainsi beaucoup quand, d'une part, il vient le voir ou l'amène en visite chez ses propres parents, et d'autre part, le laisse seul ou ne s'en occupe pas vraiment. Autre contradiction révélatrice : son père insiste pour qu'il cesse sa consommation de drogues et pour qu'il ait de meilleures fréquentations, mais ce dernier a acheté récemment à son fils une montre dont la provenance semble plus que douteuse.

Jean-François se décrit comme très méfiant envers les autres. Son désir de s'affranchir des sources d'autorité semble en l'occurrence relié à une rage importante et aussi à une peine liée au sentiment de ne pas avoir suffisamment reçu d'affection. Il contrôle et camoufle ces sentiments, avoue-t-il, grâce à une attitude de dureté envers ses émotions qui est renforcée par l'usage de drogues, celles-ci lui servant, comme il dit, à les «brûler». Il s'emploie aussi constamment à démontrer à son entourage que c'est lui qui domine la situation et la relation et qu'il n'a pas besoin des autres. C'est ainsi qu'il ne tolère aucune distance avec sa petite amie, qu'il se montre fort jaloux et qu'il exige qu'elle ne regarde que lui ; il la traite par ailleurs durement. Il malmène également le rapport d'aide qui s'est instauré, bien qu'il ait manifestement confiance, arrivant souvent en retard ou en état d'intoxication ou s'absentant sans prévenir.

Ces événements surviennent typiquement après les séances où sa rigidité s'est quelque peu fissurée et lorsqu'il exprime des sentiments d'attachement envers l'aidant. Ceci témoigne d'une défense caractérielle chez Jean-François, qui consiste à vouloir dominer les autres pour éviter de se retrouver lui-même dominé. Mais cette tendance dominatrice possède elle-même des soubassements, qui vont se révéler au cours des rencontres : le contrôle sur ce qu'il exprime ainsi que celui qu'il exerce sur les autres dont il dépend reflètent une grande angoisse dépressive.

▲————▲

Sur le plan de sa personnalité, dans quelle lignée structurelle se situe Jean-François ?
a) névrotique
b) état-limite
c) psychotique
d) normalité ou névrose actuelle

En mettant ensemble les éléments dont vous disposez, indiquez de quel sous-type psychopathologique (ou structure caractérielle) ses mécanismes désadaptatifs témoignent-ils ou se rapprochent-ils le plus ?
a) caractériel, sous-type psychopathique
b) caractériel, sous-type passif-agressif
c) phallique-narcissique
d) pervers

Selon les éléments symptomatiques, psychodynamiques et étiologiques dont vous disposez, que pourraient signifier les comportements de surconsommation de Jean-François ?
a) Il s'agit d'une façon de chercher à combler un besoin oral premier. La drogue serait ainsi un substitut du lait maternel.
b) La surconsommation de Jean-François constitue une forme d'expression de la pulsion de mort. Chez lui, elle remplace l'intention suicidaire franche.

c) La drogue est un moyen à la fois de combler un manque et de punir sa mère.

d) La drogue sert à pallier un manque dans la structure psychique. Elle a une fonction défensive. Ses comportements de consommation lui servent à éviter une angoisse déstructurante, qui est pourtant présente et qui fragilise sa personnalité.

Qu'en est-il de ses comportements agressifs et asociaux qui s'accentuent? Que révèlent-ils sur le plan de la structure caractérielle et des angoisses primaires sous-jacentes (un ou plusieurs choix de réponse sont possibles)?

a) Dominer, agresser, enfreindre les règles constitue avant tout une vengeance sadique (inconsciente) contre les parents qui l'ont tous deux déçu.

b) Derrière l'humeur noire, se cache une angoisse d'abandon importante. Contrôler et agresser sert, de façon caractérielle, à ne pas se trouver enseveli par l'angoisse d'abandon.

c) Il y a eu inconsistance dans le parentage et négligence. Les comportements asociaux constituent symboliquement une demande (agressive et orale) de réparation.

d) Jean-François ne se contrôle pas suffisamment du fait de la quasi-absence de Surmoi.

Sur le plan relationnel, quel type de lien d'attachement Jean-François reproduit-il, que l'on peut d'ailleurs voir apparaître dans le rapport d'aide? Cette façon d'être en relation, étiologiquement signifiante, éclaire-t-elle quelque chose de ses problèmes comportementaux?

a) Il s'agit d'un type d'attachement anxieux-ambivalent, qui montre pourquoi il a besoin en quelque sorte de drogues: pour se sécuriser.

b) Il s'agit d'un attachement insécurisé, mais il est difficile de dire de quel type. En soi, cela le situe dans les états-limites, donc dans les types caractériels instables.

c) L'attachement évitant est ici en cause. La consommation de drogues pourrait bien symboliser et rejouer en quelque sorte une recherche de lien signifiant qu'il ne peut, sur le plan caractériel, prendre le risque de rechercher auprès de figures significatives.

d) L'attachement désorganisé-désorienté est ici en cause et on le voit bien dans sa façon hautement contradictoire de refuser certaines figures d'identification potentiellement positives (mère, père, beau-père) et d'en rechercher d'autres plutôt négatives (amis du monde de la drogue).

Chapitre 5

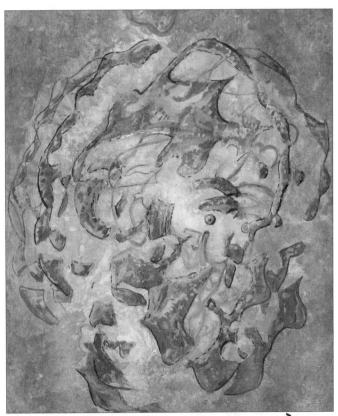

LES PSYCHOSES, LES CARACTÈRES PSYCHOTIQUES ET LEURS FORMES LIMITROPHES

a psychose dérange. Le phénomène psychotique nous parle en effet d'une dimension plutôt obscure et trouble de l'humain, qu'il est ébranlant d'appréhender mais qui est universelle (Hamann, 1996).

Le rapport direct et intime avec une personne psychotique s'avère aussi une expérience confrontante. La folie du psychotique, si elle est vraiment entendue et sentie, oblige en effet à regarder en soi-même et à ressentir sa propre part de pulsions indomptées, de fantasmes morbides, d'angoisses désorganisantes, et cela même si l'on n'a pas une structure de personnalité psychotique.

Sur le plan théorique, la psychose nous pousse par ailleurs à définir ce qu'est la santé mentale, à nous situer vis-à-vis de la folie et aussi à parler de l'énorme espace entre ces deux extrêmes. Concernant la nécessité de jeter des bases théoriques, nous sommes également obligés de prendre parti vis-à-vis des thèses sur la psychose, théories qui sont loin d'avoir été pleinement démontrées. Il nous faut ainsi répondre à certaines questions avant d'entreprendre toute forme d'intervention. Le positionnement adopté ne manquera pas à son tour d'influencer d'une part notre compréhension des problématiques que nous rencontrerons et, d'autre part, ce que nous pourrons entendre et saisir de la souffrance de ces personnes. Ces questions fondamentales sont illustrées ci-dessous.

- La psychose est-elle génétique ou résulte-t-elle d'un vécu développemental bouleversé au point que le corps, en l'occurrence les synapses neuronaux, en est atteint dans sa structure même ?

- La psychose est-elle engendrée par une déficience de dopamine et d'autres neurotransmetteurs qui semblent anormalement déficients dans les synapses des cellules cervicales des psychotiques ou bien est-ce l'inverse, c'est-à-dire des traumas qui affecteraient la constitution même du cerveau à un âge extrêmement précoce ?

- Qu'est-ce que la santé mentale et qu'est-ce que la folie ? Est-ce simplement une question de se situer ou non dans la norme ?

- Ce qui est considéré anormal aujourd'hui le sera-t-il demain ?

- La psychose est-elle une maladie ou un déséquilibre important qui a lieu au cours du processus de structuration de la personnalité ?

- Est-ce le lot de certaines personnes, d'un pourcentage de la population, ce qui laisse les autres indemnes, ou est-ce quelque chose qui nous concerne tous quoique certains plus que d'autres ?

- Les psychotiques sont-ils de puissants manipulateurs ou des personnes handicapées et vulnérables ?

Ce genre de questions visent particulièrement les personnes qui travaillent auprès des psychotiques. Chacun et chacune y fait face à partir des savoir-faire et des savoir-être issus d'approches disciplinaires et interdisciplinaires. Mais tout professionnel est confronté tôt ou tard à ce qu'il croyait fondé ou reconnu sur les psychotiques.

De plus, sur le plan de l'intervention, la psychose pose encore plusieurs problèmes. Elle nous oblige tout d'abord à remettre en question les systèmes d'intervention où la personne doit s'adapter au modèle : ici, c'est l'intervention qui doit être adaptée, sinon on court à l'échec. Avec les psychotiques, en général, les approches univoques ne fonctionnent pas. Nous sommes forcés d'envisager toute aide selon plusieurs modalités — situationnelle et environnementale, médicamenteuse, intrapersonnelle, interpersonnelle, etc. —, et cela simultanément.

Nous devons aussi tenir compte de facteurs de vulnérabilité particuliers qui affectent leur cheminement tels que la sensibilité aux changements, leur tendance à la décompensation, leur violence potentielle et d'autres facteurs qui peuvent s'adjoindre à la psychose et en augmenter les aspects handicapants : déficience intellectuelle dans certains cas, absence d'un réseau de soutien dans beaucoup de cas, isolement, stigmatisation sociale, marginalité et difficulté à se définir vis-à-vis du monde du travail. Mais revenons au sujet de ce chapitre qui est de comprendre la structure de personnalité psychotique et les sous-types caractériels qui la composent. Nous aborderons, alors forts de cette connaissance, les facteurs de vulnérabilité associés aux problèmes mentaux au chapitre 6.

5.1 LES STRUCTURES CARACTÉRIELLES PSYCHOTIQUES ET LES AMÉNAGEMENTS-LIMITES

Ce qui caractérise la structure psychotique, c'est d'abord et surtout le «clivage» du Moi en îlots. Ces îlots ne constituent pas ici un ensemble intègre. Bien qu'interreliés, ils demeurent distincts et non intégrés (Bergeret, 1974, 1982). Cela signifie que la personne psychotique éprouve une grande difficulté à faire la synthèse des différents aspects de soi, en particulier dans son rapport avec la réalité. Cette déficience dans l'organisation de son expérience perceptuelle journalière, nommée la «fonction de synthèse du Moi», se manifeste à plusieurs niveaux de fonctionnement: dans les processus de pensée, dans l'harmonisation entre les pensées et les réactions émotionnelles, ainsi que dans les divers comportements de la personne psychotique. En général, il y a en conséquence beaucoup d'incohérence dans les processus psychiques tout comme sur le plan des agirs.

Le Moi morcelé du psychotique réussit ainsi mal à intégrer les différentes sources de stimulations internes et externes et le contact avec la réalité actuelle est souvent entaché d'irruptions d'aspects normalement inconscients mais qui envahissent la sphère du conscient, notamment d'anciennes impressions et perceptions. Par analogie, on pourrait comparer le psychotique à quelqu'un qui rêve tout éveillé et qui, à certains moments, ne peut plus faire la différence entre le réel et les productions de son propre intellect.

C'est cette perte de contact avec le réel qui distingue justement les personnes dites «psychotiques» des types caractériels états-limites et névrotiques. Cette perte de capacité de contact qui leur est spécifique occasionne de grandes souffrances et est très handicapante. Ayant peu conscience d'elle-même en tant que tout organisé, la personne psychotique a aussi une conscience souvent émoussée d'une distinction entre soi et l'autre ainsi qu'entre soi et le monde réel (Racamier et collab., 1985).

Le Moi du psychotique est ainsi, sur le plan structural, immature et primitif. Ce Moi se compare en quelque sorte à celui de l'enfant en très bas âge, un être qui n'a pas encore acquis une notion claire de soi et du

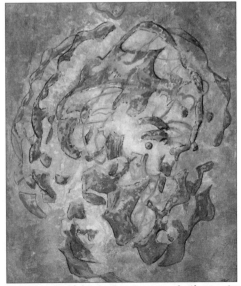

Ce qui caractérise la structure psychotique, c'est d'abord et surtout le «clivage» du Moi en îlots.

réel et qui interprète les éléments de la réalité de manière fragmentaire et discontinue. Bien que plus mature physiquement que le bébé, le psychotique conserve également — de façon encore plus flagrante en période de psychose — un rapport objectal partiel, s'accompagnant d'une forte tendance à angoisser et à déraper dans l'interprétation des aspects de la réalité, surtout dans des moments de grande tension.

Sur le plan narcissique, il subsiste à l'intérieur du Moi du psychotique une couche archaïque. Il s'agit d'une dimension primitive, très vivante normalement à un âge précoce et qui constitue une bonne partie du Moi embryonnaire. On l'appelle le « Moi idéal » ou « Moi idéalisé », ce dernier vocable étant ici utilisé pour éviter une confusion avec le concept d'Idéal du Moi abordé précédemment.

Le Moi idéalisé interprète la réalité d'abord à partir d'une sphère autistique où la notion de monde réel n'existe pas ou de façon très confuse, comme c'est le cas pour le nouveau-né. Il adopte aussi une vision teintée de narcissisme primaire comme c'est le cas du bébé au stade oral, l'autre et la réalité extérieure étant vus à travers le prisme déformé d'un géocentrisme particulièrement prononcé. Le Moi idéal est aussi relié à la pensée magique, comme chez le jeune enfant jusqu'à 7 ou 8 ans, qui inspire des pensées irréalistes et une tendance animiste se traduisant notamment par la propension à attribuer des traits humains, par projection, aux animaux, à la nature ou encore à des objets.

Chez le psychotique, ce Moi idéalisé n'est pas subsumé par un Moi plus mature et intégré. Cet état structural et psychodynamique engendre une tendance narcissique dite primaire qui contribue à limiter fortement la personne sur le plan de son rapport objectal et cela tout au long de l'enfance. Ceci entraîne une tendance du Moi à se structurer de façon morcelée qui laisse vivaces les fondements primitifs du Moi et leurs effets sur les processus perceptuels de la personne adulte : géocentrisme, esprit symbiotique, animisme, pensées magiques, en sont des conséquences. Ces aspects sont normalement dépassés à la vie adulte et constituent alors une part inconsciente de la personnalité, connectée à la superstition. Il s'agit d'un vestige d'une pensée primitive typique de l'enfant — et aussi, anthropologiquement, de l'humanité — qui se trouve normalement dominée à l'âge adulte par la pensée rationnelle. Le psychotique conserve donc cette forme archaïque de rapport à soi et à son environnement du fait d'une fixation dans son développement qui a engendré une cristallisation particulière de sa psyché.

Tableau X
STRUCTURE PSYCHOTIQUE
(VISION PLUS DÉTAILLÉE)

**Fixations précoces, traits oraux primitifs
Moi incomplet et morcelé,
Surmoi sadique et primitif**

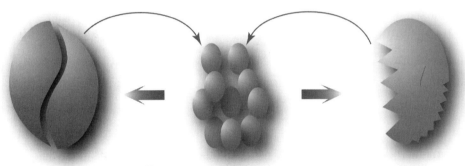

ÇA **Îlots du MOI** **SURMOI
Archaïque**

Instinct **Pulsion**   **Moi**
de vie **de mort**   **idéalisé**

Pôle sadique **Idéal du Moi
narcissique**

Zone de conflit : contact avec la réalité

**Pulsion de mort non sublimée et opposition
aux forces de vie, fondements narcissiques
primaires du Moi actifs (Moi idéalisé),
Surmoi sadique et narcissique**

Par ailleurs, mais toujours sur le plan structural, le Surmoi du psychotique s'avère aussi incomplet et conserve des attributs primitifs (voir tableau X). L'Idéal du Moi y domine, mais il n'est pas réellement constitué des attentes narcissiques introjectées des parents comme c'est le cas chez les névrotiques. Cet Idéal du Moi est narcissique, mais il s'agit d'un narcissisme plus primaire, des idéaux grandioses ayant été projetés sur les parents dans la petite enfance et ensuite réintrojectés. Il s'ensuit à la vie adulte des ambitions démesurées ainsi que des fantasmes et des sentiments de grandiosité. Paradoxalement, cette déité est démentie par la réalité et le psychotique se vit alors comme un ange déchu, ce qui donne lieu à une forte pression du Surmoi moral.

Mais voilà, l'aspect moral du Surmoi est quasi inexistant chez le psychotique et il est remplacé par une conscience morale archaïque issue des premiers stades de constitution du Surmoi (Klein, 1959). Ce n'est donc pas une angoisse morale qui est suscitée dans le psychisme par suite d'une pression du Surmoi mais bien une angoisse de représailles sadiques ainsi qu'un sadisme retourné contre soi (la plupart du temps) qui portent la personne psychotique à agir sa culpabilité sous forme d'autopunition, voire d'automutilation.

Ainsi, le psychotique passe-t-il de fantasmes grandioses à la déchéance fantasmatique méritant la punition ou l'annihilation : il est alors livré aux pulsions de mort qui sommeillent dans le fond primitif de l'humain, dans son Ça, et son Moi déjà fragile se trouve ainsi étranglé et mis en pièces par une alliance interne de forces destructrices. Le Moi déjà peu intégré de la personne psychotique est alors pris en étau entre les pulsions de mort provenant du Ça et un sentiment d'avoir failli dans sa tâche héroïque et de mériter la pénitence insufflée par un Surmoi primitif et autopunitif. C'est ainsi que, de façon psychodynamique, le Moi s'effondre et qu'un premier épisode de décompensation psychotique survient. La personnalité ne se remettra jamais complètement d'un tel effondrement structural et le psychotique présentera dorénavant, de façon fluctuante, une manière caractéristique de penser, d'agir et de se relier au monde réel. Le psychotique n'est ainsi pas toujours en psychose, rarement en fait, mais sa façon d'être au monde est particulière.

5.1.1 Aspects symptomatiques

Certains indices épars signalent habituellement un épisode psychotique. La personne elle-même ne les reconnaît pas facilement. Son entourage peut être porté à nier l'importance du désordre qui s'enclenche. Certains signes précurseurs de psychose sont aussi parfois vus comme étant attribuables à la fatigue.

Tout d'abord, la fonction de synthèse du Moi étant encore agissante, seuls certains secteurs du Moi sont atteints. En prépsychose, la cohérence de la personne se perd momentanément, la notion du temps s'émousse et plus spécialement le contact corporel par lequel se crée le rapport à la réalité se coupe.

Le premier symptôme de la psychose est constitué d'un sentiment d'irréalité (Sechehaye, 1950). La plupart du temps, à l'occasion d'événements obligeant la personne prépsychotique à puiser dans ses ressources pour se détacher de ses liens sécurisants, des angoisses déstructurantes surviennent et c'est la rupture interne, s'accompagnant de délire. Les psychotiques réagissent aussi très mal aux changements dans leur environnement et supportent difficilement le dépaysement. Les difficultés relationnelles les désorganisent également beaucoup. Ils sont d'ailleurs tellement vite ébranlés dans leur rapport avec le réel et avec les autres qu'ils ont tendance à mener une vie de reclus. Ils ont besoin d'un soutien constant et d'un environnement encadrant pour rester intègres sur le plan moïque et pour intégrer les différents aspects de la réalité (Bergeret, 1982).

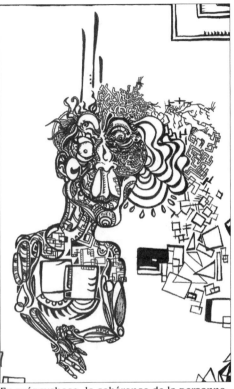

En prépsychose, la cohérence de la personne se perd momentanément, la notion du temps s'émousse et plus spécialement le contact corporel par lequel se crée le rapport à la réalité se coupe.

La communication de la personne psychotique est particulière et encore davantage en période de délire. Dans ce dernier cas, il s'agit d'une non-communication au sens où nous l'entendons ordinairement. Il s'agit plutôt d'une communication partiellement autiste, la personne s'adressant à la fois à un objet réel et à un objet fantasmé. Cette façon de communiquer, qui ressemble étrangement à celle de l'enfant qui ne parle pas encore, utilise un langage premier qui traduit davantage un état interne qu'un message conscient. Les mots choisis sont d'ailleurs souvent le résultat d'une compression et d'une condensation de mots usuels, rappelant des souvenirs épars, et la personne psychotique se forme ainsi un langage très personnel.

Les psychotiques utilisent un langage primaire — qui accompagne le langage plus logique à certains moments ou le surclasse dans les périodes de tension psychique — et leurs paroles deviennent alors insensées. Il en va de même de certaines de leurs actions ou de certains gestes machinaux, qui ont un sens pour eux, mais qui paraîssent régressifs au commun des mortels : par exemple, les maniérismes caractéristiques des personnes en psychose expriment des besoins oraux de présence et une angoisse liée à la perte de contact avec le réel.

Le délire à l'état d'éveil est bien sûr un aspect central dans la symptomatologie psychotique. Le délire est l'indice symptomatologique qui distingue une structuration psychotique des structures états-limites et des aménagements-limites, ainsi que des névroses. Notons toutefois que toute personne peut avoir des moments passagers de désorganisation psychique, à l'occasion d'un traumatisme ou d'un état d'intoxication par la drogue par exemple, sans être nécessairement psychotique. Dans ce dernier cas, la désorganisation psychique et la perte de contact avec la réalité sont passagères et non récurrentes. Mais dans le délire psychotique, la désorganisation psychique et la rupture de contact avec la réalité se prolongent. Ce « délire » peut toutefois revêtir plusieurs formes qui peuvent être trompeuses pour l'observateur non averti.

1) « L'érotisation des conduites » constitue une première forme de délire psychotique. Bien que ressemblant aux comportements des personnes fortement hystériques, ce qui laisse parfois croire à une névrose, l'érotisation des comportements relève ici d'un tout autre ordre. Le sexe y est utilisé comme paravent à une coupure extrême avec soi-même, le corps y étant dénudé sans retenue et exhibé. Ce corps n'est toutefois pas ressenti comme faisant partie d'une unité avec la psyché. Il s'agit, si l'on veut conserver la terminologie des conduites hystériques, d'une « hystérie dissociative ». La personne en souffre et rapporte des moments de perte de contact avec son corps et des impressions bizarres se rapportant à des expériences de sortie hors de son corps.

2) Dans certains cas, la dissociation peut aller jusqu'à se vivre comme ayant plusieurs identités, que la personne incarne mais de façon clivée. Mais, si l'on ne cherche pas à faire du cinéma, la dissociation peut être vue comme le reflet de l'existence, sur le plan structural, de secteurs distincts du Moi, fonctionnant indépendamment et produisant des conduites diamétralement divergentes, voire des *personnalités* qui semblent *multiples* et indépendantes. Ainsi, les fameuses « personnalités multiples », si fascinantes au cinéma, sont

souvent beaucoup plus banales, bien qu'exprimant une énorme souffrance : la personne ne peut intégrer de grands secteurs d'elle-même et vit constamment en discontinuité.

3) Le « clivage de l'imago », comme chez les états-limites, est aussi présent mais il peut atteindre l'intensité d'un délire (Bergeret, 1982). Ici, l'autre est vécu comme étant un persécuteur dès que l'imago, à la fois consciente et inconsciente, est teintée négativement. Il s'ensuit un délire paranoïde dans lequel l'autre, et ce peut être une personne proche parente ou une inconnue, devient un ennemi qu'il faut craindre et dont il faut se protéger. Beaucoup de personnes dites « fanatiques » portent ainsi en elles une tendance à cliver les objets et le monde en deux camps ennemis et à les appréhender ensuite comme réellement clivés.

4) Le « langage parlé », tel qu'il a été discuté précédemment, constitue un indice symptomatique de la psychose. Il est infiltré par les **processus primaires** propres à l'inconscient dans lesquels le visuel et le symbolisme priment sur le verbal et la logique. Des contenus psychiques y sont souvent « condensés » et des affects sont détachés de leurs contenus et déplacés, comme c'est le cas dans le rêve, ce qui rend parfois difficile de suivre le discours d'un psychotique et surtout de relier ses émotions avec ce qui se passe réellement. Pendant la décompensation, le langage traduit une hallucination se transposant dans le réel et il reflète aussi à certains moments un manque de distinction claire entre ce qui est soi et ce qui ne l'est pas (adualité). Certaines expressions privées, ayant un sens autiste, sont aussi présentes (Bergeret, 1974).

5) Les « idées délirantes », portées par le langage verbal, sont teintées soit de mégalomanie, soit d'aspects paranoïdes. Dans ces pensées, l'adualisme, l'animisme, le géocentrisme et le narcissisme primaire constituent des dimensions observables comme dans nul autre degré pathologique. En général coupées du rapport à la réalité actuelle, les pensées délirantes paraissent en effet absurdes, le produit d'un cerveau qui semble malade.

Parmi les pensées délirantes, les « idées de référence » constituent un phénomène qui perturbe considérablement le rapport à la réalité de la personne psychotique. Ce sont des idées dans lesquelles la tendance à la projection et le géocentrisme de la personne psychotique transparaissent dans son interprétation de la réalité. Il s'agit tout d'abord de pensées inconscientes liées à des pulsions (ex. : l'envie de voler des objets) dont le psychotique attribue la source à des personnes qui l'entourent (les autres voudraient le voler). Ce type d'idées de référence est souvent présent chez les paranoïaques. Les idées de référence correspondent aussi à l'impression forte, chez le psychotique, que les actions des autres ou encore les événements non reliés à lui surviennent à son intention (Campbell, 1989). Ce type d'idées de référence se voit fréquemment chez les maniaco-dépressifs en périodes de mégalomanie ou encore d'extrême dépression.

La « divulgation de la pensée » (thought broadcasting) constitue un autre type d'idées délirantes. Ici, la personne psychotique croit que ses idées peuvent être entendues de l'entourage et donc que ses pensées hostiles, ses envies, ses secrets, etc., peuvent être connus et spécialement par des personnes vis-à-vis desquelles elle projette des sentiments hostiles. Ce types d'idées délirantes peut s'exprimer dans certains cas par la conviction que des objets ou des animaux entendent ses pensées et y réagissent, notamment par une hostilité que la personne psychotique perçoit.

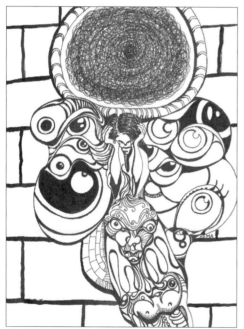

Dans des moments de grande confusion, la personne psychotique n'a parfois plus de conscience claire d'une distinction entre son Soi primitif et le monde extérieur à ses frontières corporelles.

Dans des moments de grande confusion, la personne psychotique n'a parfois plus de conscience claire d'une distinction entre son Soi primitif et le monde extérieur à ses frontières corporelles, étant alors envahie par les stimuli provenant de l'environnement. S'il pleut dehors par exemple ou s'il vente, cela peut être reçu et interprété de façon autiste, une distinction Soi et non-Soi étant inexistante dans l'interprétation causale des événements, par exemple : « Il pleut parce que je pisse » ; « Je pleut ». Des événements accidentels ou naturels sont aussi confondus avec des contenus pulsionnels projetés de façon délirante sur l'environnement, par exemple : « Le vent porte un message de mort » ; « L'aiguille dans la botte de foin a une tension extrême » (dans *Journal d'une schizophrène*, Sechehaye, 1950). Comme nous le verrons un peu plus loin, ces pensées, bien que déformées et délirantes, expriment symboliquement des souffrances authentiques, que l'on pourra éventuellement découvrir dans le vécu développemental de la personne. Comme pour un rêve, il faut toutefois pouvoir en traduire les aspects les plus distordus et pour cela avoir beaucoup de flair clinique.

6) «L'agitation hébéphrénique» constitue une sorte d'hyperactivité assortie d'une traduction en actes des aspects délirants. Dans ces agirs, le rapport avec l'environnement réel est entaché d'imaginaire et la personne interagit avec l'un comme avec l'autre. Plusieurs maniérismes sont présents ainsi que des balancements corporels comme on en voit dans l'autisme (Bergeret, 1982 ; Organisation mondiale de la santé, 1993). Nous en reparlerons plus loin dans la section portant sur la schizophrénie, où l'hébéphrénie constitue un syndrome souvent rencontré.

7) La «catatonie» représente un autre type de délires mis en actes. Au contraire de l'hyperactivité hébéphrénique, il s'agit d'une tendance à la fixité s'accompagnant d'une rigidité corporelle parfois extrême. Ici, la parole délirante cède la place à l'absence de mots et à un retrait autiste déroutant. La catatonie représente une rupture de contact avec le corps et, par là, avec la réalité. La conscience de soi est même parfois suspendue et la personne semble absente, comme dans une sorte de coma psychique. Le catatonique parait à certains moments comme une sorte une statue vivante, un être vidé de sa substance. Dans des moments de catatonie extrême, la conscience du temps et le sentiment d'exister du psychotique sont suspendus (Bergeret, 1982 ; Organisation mondiale de la santé, 1993).

8) La «mégalomanie» ou folie des grandeurs est constituée de pensées, de paroles et d'actions traduisant une surévaluation narcissique de soi et de sa propre valeur en tant qu'être vivant. Traduisant un géocentrisme important ainsi qu'une tendance à attribuer la cause des événements à sa propre sphère autiste, la mégalomanie du psychotique constitue un délire visant à restaurer un état narcissique primaire perdu (Bergeret, 1982). La personne vit littéralement dans un pays imaginaire fait de monts et merveilles, dans lequel elle se trouve être le personnage principal : «Je suis d'une race supérieure» ; «Je suis l'envoyé de Dieu» ; «Je suis le pape». Le rapport à la réalité se trouve ainsi perturbé par des projections grandioses. Les pensées de toute-puissance, de grandeur et de magnificence vis-à-vis de soi-même ne tiennent toutefois pas longtemps la route, une confrontation avec la réalité étant suffisante pour que la personne dégringole.

9) L'enfoncement maniaco-dépressif représente l'envers de la mégalomanie et l'accompagne généralement. Il s'agit aussi d'un délire,

teinté d'un géocentrisme s'appuyant sur une exagération de son importance, mais dans le sens opposé : « Je ne suis rien » ; « Je ne mérite pas de vivre » ; « Ma vie n'est qu'une éternelle souffrance ». Ici, la personne est livrée à ses persécuteurs internes, bien qu'elle projette sur la vie, sur les autres, sur Dieu, la provenance de sa condamnation.

Par ailleurs, la structure psychotique n'engendre pas que du délire et la psychose n'est pas seulement caractérisée par la présence d'aspects aussi morbides. Il existe en effet des îlots du Moi qui sont sains chez tout psychotique. De plus, lorsqu'il n'est pas en psychose, le psychotique présente beaucoup de conduites adaptées. Ce sont ces parties saines du Moi psychotique qui offrent une première possibilité d'aide par leur ancrage dans le réel. Lorsque l'état mental d'une personne psychotique s'améliore, il est souvent frappant de constater toute la richesse insoupçonnée et non apparente qui se trouvait en elle. Ces îlots ou aspects plus sains sont des alliés indispensables de tout intervenant. De façon interne, ces aspects constituent des représentants des forces de vie, alors que la personne psychotique voit souvent son Moi assailli par les forces destructrices venant du Ça s'alliant à l'aspect sadique d'un Surmoi cruel.

L'univers psychotique, dit Bergeret (1982), « (...) c'est un univers libéré du refoulement. L'inconscient est mis sur la table, la communication est sans bornes et nie toute communication réelle » (p. 185). Avec sa symptomatologie, le psychotique paraît extrêmement fragile. Mais, paradoxalement, il peut aussi être très puissant. Dans la mégalomanie par exemple, le psychotique ose ce que nul n'ose. Ses pensées sont peut-être déconnectées du réel, mais le délire mégalomaniaque satisfait momentanément les ambitions du Moi idéalisé et déconcertant tout interlocuteur. Le délire des grandeurs constitue ainsi un certain dédommagement vis-à-vis d'un sentiment d'insignifiance, souvent ressenti depuis la naissance. Par leurs aspects délirants, les psychotiques réussissent à faire peur, à impressionner, à ce qu'on les prenne en charge, etc. Parfois, on n'ose pas les contredire « à cause de leur maladie ». Mais il ne faut jamais oublier qu'ils peuvent être très intelligents.

5.1.2 Aspects psychodynamiques

Comme nous l'avons vu en introduction à ce chapitre, le Moi du psychotique est morcelé, peu intégré et non complètement développé ; la fonction de synthèse du Moi est peu affermie. Une couche primitive, normalement subsumée par les aspects plus matures du Moi, y demeure très active : le Moi idéalisé. Il s'agit d'un Moi primitif, tel qu'il existe dans la prime enfance, dans lequel le Moi idéalisé inspire des sentiments, à propos de soi et du réel, qui sont teintés de narcissisme primaire. Les pulsions primaires qui viennent du Ça, principalement orales et agressives, demeurent non maîtrisées par ce Moi immature et, même, ce fond moïque archaïque qu'est le Moi idéalisé se réapproprie le narcissisme primaire : des sentiments démesurés de grandeur, d'omnipotence et de puissance sont alors vécus par la personne.

Le Surmoi pour sa part, incomplet et sadique, insuffle à la personnalité d'une part des ambitions démesurées issues non pas de l'introjection des attentes parentales réelles mais d'un fantasme grandiose projeté sur les parents puis réintrojecté (cf. identification projective). Le Surmoi s'avère plutôt primitif et punitif lorsqu'il exerce son influence sur le psychisme. Enfin, une alliance pathologique des forces morbides du Ça (pulsions de mort) avec le Surmoi sadique font éclater un Moi qui ne peut canaliser de telles énergies à son propre profit et, à l'occasion d'un événement qui nécessite une force du Moi, c'est plutôt l'explosion interne et l'entrée dans la psychose.

Une fois vaincu par ces forces internes, ce Moi ne peut garantir une cohérence à la personnalité ainsi qu'une capacité de contrôle en situation de stress. De façon primitive, ainsi que l'ont vécu le jeune bébé ou l'homme archaïque, les pressions du Ça et du Surmoi ne sont pas assimilées ni contrôlées par la personnalité. Incapable de contenir ce qui l'habite et d'en faire une synthèse adaptative, la personne psychotique utilise les défenses les plus primaires. Le clivage, la projection et l'identification projective permettent d'une part de mettre en dehors de soi ce qui ne peut être intégré mais, d'autre part, ces mécanismes de défense occasionnent justement une distorsion des perceptions de l'individu : les contenus pulsionnels clivés et projetés sont attribués aux objets relationnels qui deviennent dès lors menaçants, et cela dès le tout jeune âge (Klein, 1959). Ces mécanismes de défense sont donc à l'origine de perceptions déformées des agents sociaux et ce sont justement ces aspects inquiétants qui

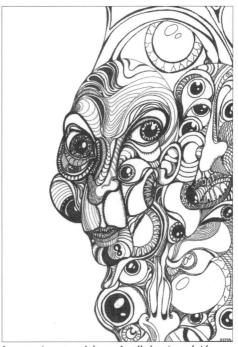

Les contenus pulsionnels clivés et projetés sont attribués aux objets relationnels qui deviennent dès lors menaçants, et cela dès le tout jeune âge.

sont réintrojectés, l'individu s'identifiant à des fantasmes inquiétants et violents qu'il a lui-même projetés sur les personnes réelles qui l'entouraient (Bergeret, 1982).

Une fois adulte, la personne psychotique possède un Moi qui s'est arrêté dans sa maturation, conserve des angoisses primitives qui n'ont jamais pu être dépassées (nous y reviendrons plus loin) et continue à mésinterpréter les données de la réalité actuelle mais cette fois à travers le prisme déformant d'idées délirantes (Racamier et collab., 1985).

Comme le disait si bien Winnicott (1969), c'est en se regardant dans les yeux de sa mère et de son père que l'enfant se voit lui-même. Cette relation, en miroir, où l'enfant doit être rassuré et contenu vis-à-vis de ses angoisses primitives, est déterminante pour la constitution d'un Moi fort. L'identification projective qui s'y déroule constitue la seule forme d'identification au stade oral mais elle implique une certaine perte des notions de « Je » et de « Tu ». Plus tard, le Moi de l'enfant maturant, l'identification devient davantage un processus d'intériorisation d'attributs appartenant à un autre perçu comme ayant ses frontières propres ; les notions de « Je » et de « Tu » y restent intactes. L'aspect projectif demeure toutefois présent et participe de tout processus identificatoire, mais il n'y a plus de confusion. Dans les cas pathologiques toutefois, l'identification projective reste présente grâce à l'immaturité du Moi et à un sens émoussé des frontières Soi et non-Soi. Cet état de fait influence les identifications infantiles du futur psychotique, et en grandissant, il s'identifie moins à des objets réels qu'à des objets fantasmatiques, à la suite de la projection sur eux d'aspects délirants. Mais le délire lui-même n'apparaît généralement qu'au début de la vie adulte.

Ainsi, les perceptions de soi et du réel sont perturbées dès le très jeune âge chez le psychotique (Racamier et collab., 1985). Mais cette perturbation n'est pas évidente tant que la personne fonctionne dans un cadre social relativement restreint et qu'elle n'est pas soumise à des stress importants.

Le fonctionnement de la personne psychotique n'est pas entaché que de délires et de difficultés à interagir adéquatement dans ses relations ainsi que dans ses rapports à la réalité. À certains moments, la personne semble saine et elle interagit avec le réel ou avec les autres de façon très adéquate. À d'autres moments, ce sont les dimensions plus pathologiques qui prennent le contrôle, notamment celles qui expriment la présence d'un narcissisme primaire persistant et de pensées et sentiments résultant d'identifications projectives. Passant d'îlots sains à des dimensions internes plus fortement perturbées, la personne psychotique paraît ainsi souvent incohérente.

Sur le plan psychodynamique, la personne psychotique se caractérise également par sa grande « absence », par opposition à la notion de « présence ». Cette absence prend plusieurs formes et affecte son fonctionnement interne, plus spécialement en ce qui a trait au sens de la continuité du soi dans le temps, le **Je**, et ce qui touche à la mémoire (Freud, 1894-1924).

L'absence d'un sentiment de continuité de Soi rend d'abord difficile pour la personne psychotique de reconnaître et de décrire son expérience. On remarque un manque de cohérence dans son discours concernant son vécu. Elle mélange ainsi différents événements de sa vie — actuels comme très lointains — et n'a pas toujours la capacité de se reconnaître dans ses propres paroles ou dans ses actes. L'intégration du corps est d'ailleurs souvent fragile, entraînant des sentiments de dissociation et un manque de contact entre ses sentis et ses pensées propres.

La mémoire du psychotique est souvent particulièrement déficiente mais ce n'est pas sa capacité mnésique réelle qui est en cause. Il s'agit d'un autre aspect d'une grande absence à soi-même. Freud (1894-1924) pensait à ce sujet que le psychotique a dû effacer de sa mémoire des événements si troublants qu'en se privant de ces souvenirs, cela a fait en sorte que le clivage a emporté toute une partie du réel et sa capacité de rapport à la réalité. Le clivage expérientiel du psychotique ne se situerait donc pas seulement sur le plan d'un matériel refoulé qu'il faut rendre conscient, mais affecterait son fonctionnement psychique global, le privant d'une capacité de présence à soi. C'est pourquoi les psychotiques ont d'abord peu à dire sur leur vécu en général. Ils décrivent très brièvement leur enfance ou la qualifient d'heureuse. Il faut d'abord rester présent à cette absence et la leur refléter pour que, d'abord très lentement, un vécu plus substantiel puisse émerger.

Un autre des mécanismes de défense primitifs que le psychotique utilise, et particulièrement les schizophrènes, consiste en une régression et en un fonctionnement archaïque typiques des toutes premières phases de l'enfance, au stade oral. Cette défense exprimerait un désir de retour à un stade d'indifférenciation fœtale, selon Freud. Mais en même temps qu'il régresse, le psychotique perd justement une conscience nette de soi et sa personnalité s'anéantit. L'état catatonique qui en résulte n'est paradoxalement pas celui, premier, qui a constitué le stade fœtal et il représente une détresse extrême tout en étant un état d'absence inégalé. Le psychotique redevient indifférencié sur le plan psychique et dans ses modes de rapports. Mais cela est loin de le rendre heureux. L'univers psychotique est plein de souffrance, d'une solitude extrême et vide d'amour : un enfer.

5.1.3 Aspects étiologiques

Selon Margaret Mahler (1968), tous les enfants sont au début de leur vie dans un état d'**autisme normal** caractérisé par l'absence plus ou moins totale d'une différenciation soi/non-soi. C'est d'abord par l'intermédiaire des soins physiques ainsi que grâce aux stimulations affectives prodiguées par les agents parentaux que l'enfant serait extirpé de son univers indifférencié et conduit à développer progressivement une présence, d'abord corporelle et à lui-même, puis vis-à-vis du monde qui l'entoure.

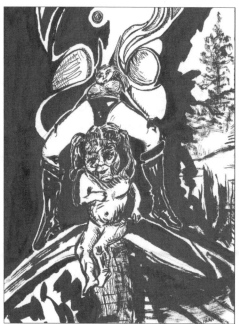

Le futur psychotique constituerait une expérience interne dans laquelle la « bonne mère » est dominée et subsumée par une « mauvaise mère » qui porte symboliquement un message de mort à son endroit.

La conscience des objets maternel et paternel — nous dirons **objets maternants**, ce qui inclut les deux parents et tout objet relationnel premier à prendre soin du bébé — s'effectue progressivement. Mais le tout nouveau-né impressionne déjà par sa capacité à développer une interaction avec ses agents nourriciers (Brazelton, 1981). Tout d'abord, il prend connaissance de son corps à travers les stimulations qu'il reçoit dans les moments où on lui porte attention et quand il réussit à susciter des réponses de la part de son univers relationnel primordial. Mais c'est par à-coups qu'il prend conscience de l'existence d'objets maternants et sa perception n'est d'abord que partielle (Klein, 1959) : une odeur, une voix, un toucher et une façon de prendre et de soulager les tensions ; une autre odeur, une autre voix et une autre sécurité, celle du père (Olivier, 1994). Ces perceptions partielles ne sont d'abord pas intégrées, ni les expériences tantôt positives et tantôt négatives en présence ou en attente des objets maternants. Ce manque de possibilité d'intégration des imagos occasionne une angoisse déstructurante. Les parents *réels* ont alors pour fonction de contrer les fantasmes paranoïdes qui sont naturellement suscitées chez le jeune bébé (Klein, dans Petot, 1979). Il s'agit d'une phase, selon Klein, pendant laquelle les personnes psychotiques n'ont pu recevoir une sécurisation suffisante pour contrer les angoisses vis-à-vis de l'objet partiel.

Klein (1959) soutient qu'à 6 mois, soit vers le début de l'apparition des dents et de la phase sado-orale, l'enfant aurait des fantaisies sadiques envers l'objet maternant. Habité par des fantasmes primitifs de dévoration, de démembrement et d'**incorporation**, le bébé développerait des fantaisies de représailles sadiques de l'objet maternant envers lui. Des expériences réelles d'être négligé, laissé à lui-même, abandonné, bousculé donneraient alors un ancrage à ces fantaisies de représailles et fonderaient l'impression profonde que l'objet maternant (cf. le lexique pour la notion d'«objets maternants») est une «mauvaise mère». Dans certains cas, et pour toutes sortes de raisons, le futur psychotique constituerait une expérience interne dans laquelle la «bonne mère» est dominée et subsumée par une «mauvaise mère» qui porte symboliquement un message de mort à son endroit (Sechehaye, 1950).

Vers l'âge de 8 mois, il se produit un changement dans la perception des objets maternants par le bébé (Spitz, 1968). L'enfant est maintenant capable de percevoir ces objets comme séparés de lui, différenciés, et constituant des entités intégrées. Les expériences des objets sont alors intégrables; bon et mauvais objets peuvent ainsi fusionner. Mais cette nouvelle capacité entraîne une autre angoisse. D'après Spitz, l'enfant peut maintenant vivre des sentiments dépressifs lorsqu'il a l'impression, à l'occasion de divers événements réels, qu'il est abandonné par l'objet maternant (ici l'un des deux parents plus que l'autre et, dans notre culture, le plus souvent la mère). Selon Klein (dans Petot, 1979), l'enfant traverserait une nouvelle phase, dite dépressive, où il serait hypersensible à l'abandon et supporterait mal d'être en relation avec des objets non-mère (qui ne sont pas la mère) comme l'affirme Spitz avec sa théorie sur l'angoisse du huitième mois. Le futur psychotique serait ici placé, selon Klein, dans l'impossibilité de développer une sécurité fondamentale à propos de la continuité de la présence de l'objet. À l'occasion d'une dépression de la mère par exemple, ou de son absence physique prolongée, le futur psychotique développerait des sentiments de vide, d'absence et de mort qui vont constituer les fondements de ses futures angoisses déstructurantes.

Winnicott (1969), pour sa part, souligne l'importance du rôle de «pare-excitations» des parents au stade oral. Le Moi embryonnaire du nouveau-né, incapable de comprendre et d'assumer les inconforts les plus simples, a en effet besoin d'être soutenu par un «Moi auxiliaire», celui des parents. À l'époque de la phase passive-orale, où l'enfant est encore indifférencié, l'intégrité de ce Moi embryonnaire est constamment menacée d'explosion. Le nouveau-né ne peut en effet encore maîtriser ses énergies pulsionnelles, ni leur échapper : il est prisonnier en quelque sorte de ses besoins. Si la mère, le père ou leurs substituts ne jouent pas adéquatement leur rôle de pare-excitations, l'angoisse est tellement forte que l'enfant vit dans un état proche du délire adulte de fin du monde. De plus, s'il sent à ce stade un désintérêt ou même parfois un réel désir de mort à son égard, il peut s'ensuivre une empreinte indélébile qui marquera son psychisme et influencera tout son développement ultérieur, le prédisposant à la psychose en tant que structure.

L'angoisse dépressive participe des psychoses encore davantage que chez les états-limites. Les psychotiques portent en effet, profondément enfouis dans leur inconscient, des impressions liées au désintérêt des objets maternants à leur égard, des désirs de mort réels ou fantasmés et non contrés par un rapport objectal continu et «suffisamment bon» (Klein, 1959), un sentiment profond de vide existentiel ou «angoisse blanche» (Green, 1983) ainsi qu'une grande indéfinition liée à une déficience du rapport en miroir (Winnicott, 1969). Ces expériences très précoces ont occasionné la mobilisation de mécanismes de défense, archaïques aux âges dont on parle. Le futur psychotique développe ultérieurement une tendance au repli narcissique primaire et, désinvestissant les objets réels, il surinvestit un univers fantasmatique où il essaie de lutter contre des sentiments profonds de non-vie, de confusion et de solitude extrême.

Selon Bergeret (1974), l'angoisse du psychotique est fondamentalement liée au morcellement, à l'éclatement, et à sa propre destruction. La dépression constitue aussi une angoisse fondamentale, mais dans le sens d'une solitude ressentie avec une acuité extraordinaire. Contre ce type d'angoisses déstructurantes, vécues et renforcées de façon très précoce, les seules défenses possibles dont dispose le bébé, considérant son pauvre développement psychique, sont principalement le clivage, la projection et l'identification projective. C'est sur ces bases précaires qu'il construira son Moi et son rapport au réel. Mais de ce vécu très précoce, le psychotique ne se souvient point. Nous devons le déduire de sa structure caractérielle, qui reflète et continue certains enjeux du stade oral, de ses rêves, de ses impressions physiques qui constituent des souvenirs «corporels» du vécu premier. De plus, nous disposons de la connaissance des enjeux liés aux tout premiers stades de l'enfance, ce qui permet d'établir des hypothèses sur le vécu précoce et traumatisant des psychotiques.

Selon Sechehaye (1950), la personne psychotique a dû renoncer de façon très précoce à sa mère, et cela même en sa présence physique dans la plupart des cas. Elle a compensé ce sacrifice intolérable — le père n'ayant pas été ici un substitut adéquat — en devenant sa propre mère et en se retirant dans le narcissisme primaire typique de l'autisme. La mère aurait donc failli dans sa tâche d'extirper l'enfant de son narcissisme primaire et de renforcer un narcissisme sain qui constitue une base et non un obstacle à la relation (Green, 1983). Le père n'a pas non plus été capable, ni d'autres objets relationnels que l'enfant aurait pu investir, de porter secours à l'enfant sur ce plan, en s'offrant comme objet maternant par son implication primordiale et continue. Dans plusieurs cas, bien que la personne ne puisse s'en souvenir clairement, l'enfant a senti l'humeur inconsciente de la mère à son égard et y a décelé un désintérêt, voire des désirs de mort envers lui.

Voyons maintenant comment ce vécu précoce et ses conséquences s'organisent pour chacun des types caractériels psychotiques ainsi que pour les aménagements-limites qui en constituent des formes mineures.

5.2 SCHIZOPHRÉNIE ET SCHIZOÏDIE

Selon moi, on peut dire de manière générale que l'instauration de toute interaction interpersonnelle qui tend à favoriser un conflit affectif chez l'autre — qui tend à faire agir les unes contre les autres différentes aires de sa personnalité — tend à le rendre fou (c'est-à-dire schizophrène).

Searles (1965),
L'effort pour rendre l'autre fou, p. 157

Le mot « schizophrénie » tire son origine de deux mots grecs, soit « phrén » qui signifie « esprit » et « skhizein » qui veut dire « fendre ». Étymologiquement, il signifie donc « esprit fendu », ce qui indique bien qu'il s'agit de la forme de personnalité pathologique où les clivages psychiques sont les plus extrêmes.

La schizophrénie est la structure caractérielle la plus régressive sur le plan de l'évolution de la libido d'objet et également

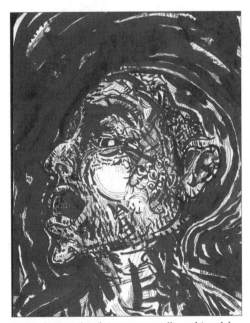

Toute interaction interpersonnelle qui tend à favoriser un conflit affectif chez l'autre tend à le rendre fou (c'est-à-dire schizophrène).

celle où le niveau de développement du Moi est le plus précaire (Bergeret, 1974).

5.2.1 Aspects symptomatiques

On peut dénombrer quatre grands types de symptomatologie schizophrénique, une même personne pouvant présenter plusieurs de ces syndromes simultanément ou à différents moments dans le temps.

5.2.1.1 Hébéphrénie

Sur le plan symptomatique, les schizophrènes de ce type présentent une grande désorganisation dans leurs pensées et leurs comportements, les rendant difficiles à comprendre. Ils ont souvent des gestes répétitifs, des tics ainsi que des maniérismes et ont des comportements qui paraissent incongrus : rire tout seul, penser à voix haute, répéter constamment la même chose ou chantonner toujours le même refrain en sont de bons exemples.

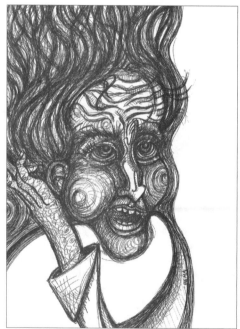

En délire, l'hébéphrène est incohérent et interagit avec son environnement concret comme s'il s'y transposait une autre réalité.

L'hébéphrène apparaît parfois comme une personne souffrant d'une maladie du cerveau, en l'occurence dans des moments de confusion et de désorientation. En délire, l'hébéphrène est incohérent et interagit avec son environnement concret comme s'il s'y transposait une autre réalité. Il paraît et vit alors littéralement dans un autre monde, un univers autiste. Sa communication est alors une non-communication vis-à-vis des objets relationnels réels.

L'hébéphrène pose des actes fortement régressifs comme uriner ou déféquer dans ses vêtements ou dans son lit, par exemple. Il peut aussi manger comme un bébé, se salissant beaucoup et en mettant de la nourriture partout.

Les hébéphrènes sont des individus que l'on remarque facilement par leur côté excentrique — en l'occurrence sur le plan vestimentaire — et leurs interactions avec des personnages imaginaires éveillent à la fois les railleries et la crainte (Organisation mondiale de la santé, 1993). Ils ont en l'occurrence des propos aux allures de fin du monde et fortement chargés, pollués, de thèmes religieux ou politiques qu'ils ont entendus mais dont le discours ne relève pas du sens commun.

5.2.1.2 Catatonie passive

Le catatonique se caractérise d'abord par sa grande léthargie et par son apparente indifférence à ce qui l'entoure. Apathique, le moindre déplacement lui semble pénible. Son apparence est caractéristique : vêtements ternes et mal entretenus, figure sans vie et rigide qui laisse penser à un masque. La parole du catatonique est lente, chuchotée et parfois à peine audible.

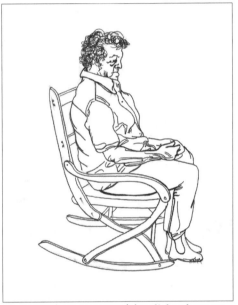

Le catatonique semble ainsi passivement retiré en lui-même et il l'est réellement. De son point de vue, c'est le monde environnant qui semble irréel et étrange. Il vit tel un somnambule, se déplaçant comme dans un rêve. Il peut aussi rester au même endroit, dans la même position, le regard absent, et cela pendant des heures et des heures.

Le catatonique est un véritable ascète. Il peut en effet se placer dans des postures inconfortables et y rester longtemps sans montrer de souffrance. Il peut faire fi de ses besoins physiques normaux sans difficulté.

Enfin, le catatonique est parfois très obéissant quand on lui demande de faire des choses qui constituent un danger pour lui-même (Bergeret, 1982 ; Organisation mondiale de la santé, 1993). Cela montre comment est active ici la pulsion de mort.

Le catatonique se caractérise d'abord par sa grande léthargie et par son apparente indifférence à ce qui l'entoure.

5.2.1.3 Catatonie rigide

Le catatonique rigide ressemble au type précédent par son retrait et son attitude qui fait penser à la stupeur prolongée. Mais s'ajoute ici une rigidité qui est observable de plusieurs façons.

Tout d'abord, le catatonique rigide a la tête dure et se montre beaucoup moins docile que le type précédent. Il est aussi peu flexible vis-à-vis de ce qu'on lui demande, en vue de changer ses habitudes, et il a des positions préférées pour lesquelles il résiste à tout effort pour l'amener à se détendre.

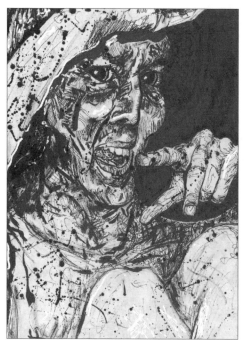

Ici l'agressivité morbide prend la forme d'une extrême tension corporelle

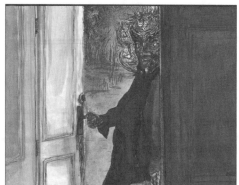

C'est avec raison que l'on se sent craintif en leur présence.

Ici l'agressivité morbide prend la forme d'une extrême tension corporelle, et notamment une tension des muscles striés commandés par la volonté. Les poings sont serrés comme ceux d'un petit bébé qui n'a pas encore appris à les ouvrir. Les dents grincent. Le maxillaire inférieur est fortement comprimé sur le supérieur, ce qui donne l'apparence d'une retenue comme on le voit chez les carnassiers prêts à bondir. La sudation n'est pas rare en période de grande tension, ce qui contribue à donner au catatonique rigide un air enragé.

5.2.1.4 Catatonie excitée

Le catatonique de ce type ressemble au précédent par son air rigide et vindicatif, mais il l'est réellement. Il circule davantage, quoique de façon robotique, et peut exploser en des rages incontrôlables.

Les catatoniques excités sont aussi des piétons remarquables, mais ici une agressivité vis-à-vis des personnages hallucinés est transposée dans le réel. Ils peuvent ainsi invectiver sans raison des personnes qu'ils croisent et, si on leur répond, leurs insultes peuvent alors se transformer en provocations. Ils peuvent aussi agresser d'autres personnes sans raisons apparentes, des enfants par exemple. Ils semblent se débattre contre des persécuteurs et ils font peur, mais c'est avec raison que l'on se sent craintif en leur présence.

Depuis l'avènement des neuroleptiques, les quatre symptomatologies précédentes se sont beaucoup amenuisées dans leurs manifestations. Grâce à la médication, on a en effet réussi à contrôler les agirs non appropriés et dangereux associés aux délires schizophréniques. On a ainsi pu enlever les barreaux aux fenêtres des hôpitaux psychiatriques. Le recours aux moyens de contention, telles les camisoles de force, les chambres capitonnées et les cellules fermées, a pu être suppléé en grande partie par les effets calmants des psychotropes qui sont devenus en fait des façons à la fois d'amenuiser les symptômes et de contrôler la personne : de véritables camisoles de force chimiques dans certains cas. Mais encore faut-il que la personne accepte de prendre sa médication régulièrement.

Toutefois, les médicaments actuels ne peuvent être des cures pour les problèmes mentaux et surtout pas dans le cas de la schizophrénie pour laquelle il n'existe à ce jour aucune cure réellement reconnue comme étant la seule valable, efficace ou fonctionnelle.

5.2.2 Aspects psychodynamiques

Freud nomma d'abord la schizophrénie «névrose narcissique», pour souligner l'importance de la régression narcissique massive chez les individus psychotiques, témoignant d'un problème d'établissement des relations d'objet dans les tout premiers stades de l'existence. Le schizophrène adulte, affirme Freud (1894-1924), possède en conséquence des perceptions à propos de la réalité et de lui-même qui sont souvent très distorsionnées.

Sur le plan psychique, la pensée diurne est infiltrée par les processus primaires propres à la pensée inconsciente, tels qu'on les retrouve ordinairement dans les contenus manifestes des rêves. Ces processus, ordinairement dominés chez l'adulte par la pensée rationnelle et les **processus secondaires** se trouvent à perturber le contact avec la réalité du schizophrène (Freud, dans Bergeret, 1974). Ainsi, les processus de pensée du schizophrène révèlent-ils un fond archaïque présent chez tout humain (Freud, 1894-1924).

De plus, les perceptions de la réalité du schizophrène sont déformées par ses tendances au clivage, à la projection et à l'identification projective. Une partie de ce qu'il décode du réel est ainsi une projection de ses propres pensées, elles-mêmes altérées par les processus primaires. C'est ce qui fit dire à Freud que le schizophrène vit en psychose comme dans un rêve. Il projette ses propres fantasmes sur la toile de fond que constitue la réalité et interprète ce qu'il reçoit comme étant la réalité.

Le schizophrène ne peut manquer d'être angoissé, et cela à un niveau inégalé dans les autres formes de personnalités psychopathologiques. Sans prise solide et constante sur le réel, il ne peut opposer aux angoisses humaines les plus perturbantes une pensée rationnelle rassurante et qui filtre les affects trop désorganisateurs. À l'occasion de stress, son Moi déjà fragilisé permet donc l'irruption dans la conscience d'angoisses désorganisantes. Il lui faut alors limiter ses actions et s'isoler, sinon il risque de décompenser. Le schizophrène manque ainsi de défenses psychiques qui seraient efficaces à le protéger de ses propres angoisses et vis-à-vis des agents stressants normalement suscités par une vie en collectivité et par l'activité liée au travail. Il ne peut se montrer « héroïque » quand il a peur et ce manque de force interne le pousse à des sentiments de nullité, de non-droit à la vie et à l'envie de mourir (Becker, 1973).

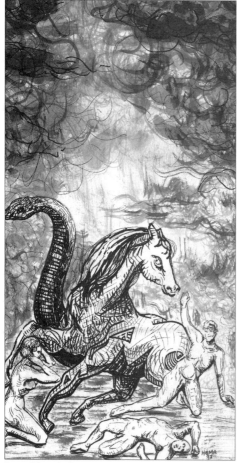

Le schizophrène ne peut opposer aux angoisses humaines les plus perturbantes une pensée rationnelle rassurante et qui filtre les affects trop désorganisateurs.

Sous l'effet du narcissisme primaire, encore très actif même à l'âge adulte, le schizophrène éprouve d'énormes difficultés à se sentir pleinement en rapport avec les autres (Green, 1983). Le contact corporel, souvent ténu, ne lui permet parfois pas d'obtenir des autres que ses besoins affectifs soient comblés. Ainsi, il ne supporte pas qu'on le touche ou qu'une intimité se prolonge. La présence d'une autre personne peut être intolérable à certains moments ou encore ouvrir à un besoin oral tellement intense que l'autre est porté à fuir.

La tendance du schizophrène à l'adualité le porte par ailleurs à se perdre littéralement dans certains rapports relationnels qui reproduisent, souvent de façon caricaturale, le rapport mère-bébé. Parfois c'est l'autre personne qui joue le rôle du bébé et d'autres fois c'est le schizophrène lui-même. Toutefois, ce qui est caractéristique, ces rôles peuvent s'inverser selon les fantasmes régressifs qui assaillent le schizophrène : une mère schizophrène peut ainsi fantasmer son bébé ou son enfant comme étant un agent maternant ! Ceci va affecter son rapport avec autrui et souvent pénaliser l'autre, surtout quand il s'agit d'un enfant.

La communication n'est pas aisée avec une personne schizophrène et cela même si elle n'est pas en psychose (la médication n'aide pas non plus sur ce plan). On remarque un relâchement des liens logiques dans le discours, qui traduit l'état interne. Parfois le langage n'est plus un langage ordinaire, mais suit une direction autistique : le schizophrène s'adresse parfois à un autre qui n'est pas autre, mais lui-même dans une projection hallucinée de fragments du Moi (Bergeret, 1974, 1982).

Les traits oraux des schizophrènes sont évidents. Il faut dire qu'en général, dans la personnalité, les fixations orales subissent peu de transformations et peuvent être retrouvées à l'état presque brut. Ceci est vrai chez tous les autres types caractériels, de lignée psychotique ou pas. Ainsi, l'oralité est flagrante, mais elle est vécue ici avec peu de retenue. La dépendance relationnelle frappe au premier abord, même si certains liens que le schizophrène entretient sont nocifs pour lui. On note chez lui beaucoup d'immaturité, ce qui le rend peu apte à assumer des rôles parentaux d'autorité et de responsabilité.

Paradoxalement, malgré les aspects de dépendance, la personne schizophrène se caractérise par un grand détachement qui, lorsque juxtaposé à la dépendance et à la tendance à la symbiose relationnelle, amène le schizophrène à montrer une grande insensibilité envers le vécu des personnes qui constituent son cercle relationnel et ses liens primordiaux d'attachement. La personne schizophrène a ainsi peu de « chaleur humaine » à donner, peu de présence non symbiotique à déployer pour sa progéniture et cela même si elle peut fournir les nécessités dont ses proches ont besoin.

Les schizophrènes expriment souvent un sentiment de détachement vis-à-vis du monde social et spécialement à l'égard de ses attributs de performance, de compétition et de rivalité. Ils se sentent loin de telles préoccupations ou, s'ils y pensent, c'est surtout sous forme de fantasmes. Ils rêvent ainsi parfois davantage qu'ils n'agissent et doivent être stimulés vis-à-vis de leur intégration sociale.

L'apparent détachement du schizophrène recouvre des impressions récurrentes de vide existentiel, d'isolement, de manque d'énergie et parfois de goût de vivre, et enfin laisse entrevoir un mince lien avec le monde des plaisirs sensuels normaux (Bergeret, 1974, 1982).

5.2.2.1 Aménagement-limite schizoïde ou schizothymie

Grâce aux connaissances accumulées depuis Freud, et spécialement en ce qui a trait aux écrits concernant le narcissisme pathologique, nous pouvons distinguer deux niveaux ou états de schizophrénie. L'un est psychotique et nous le décrirons davantage sur le plan psychodynamique un peu plus loin. L'autre peut être situé à l'intérieur des aménagements-limites et tout près de la psychose en termes de niveau d'évolution libidinale et d'état de maturation du Moi ; il s'agit de la schizoïdie.

On peut parler d'aménagement-limite ou de personnalité narcissique détachée (APA, 1994) ; il s'agit d'un état structural labile, la décompensation psychotique pouvant toujours être possible et cela même tardivement. Une certaine fragilité moïque est toujours là, affaiblissant la personnalité. Nous utiliserons ainsi la notion d'« aménagement-limite » (Bergeret, 1974) plutôt que le vocable « état-limite » pour en souligner la fragilité structurale.

On dit aussi des schizophrènes qui ne sont pas en période de décompensation qu'ils ont un fonctionnement « schizoïde », ce qui montre encore le lien étroit entre les deux structures caractérielles : elles ont une parenté, mais la schizoïdie indique un degré de pathologie moindre que la schizophrénie ainsi que l'existence d'un contact et d'un rapport plus harmonieux avec la réalité. Chez le schizoïde, comme chez les états-limites, c'est le rapport relationnel qui est empreint des plus fortes perturbations. Nous aurions d'ailleurs pu traiter la structure schizoïde dans les états-limites puisqu'elle s'y intègre (revoir tableau 5, section 2.5). Nous en parlerons ici par utilité, du fait de ses nombreux traits communs avec la schizophrénie et aussi parce qu'elle est plus près des psychoses.

On ne remarque pas nécessairement chez les schizoïdes l'aspect fade et le manque d'émotivité coutumiers des schizophrènes. Au contraire, ils peuvent être assez colorés, envahissants sur le plan des rapports sociaux et très verbaux. Mais cette émotivité apparente est souvent déplacée, exagérée et sert en quelque sorte de paravent aux sentiments de vide et de manque de contact avec soi et avec les autres qui habitent les schizoïdes. On les appelle d'ailleurs les « narcissiques détachés » à cause de leur tendance au retrait social et émotionnel. En fait, l'isolement constitue parfois leur seule défense efficace vis-à-vis des sentiments qui émergent en eux avec force et qu'ils ne peuvent contrôler ou canaliser. Ce retrait peut être extrême à certains moments et il peut s'opérer sous différentes formes : perte de la capacité sensitive corporelle ; isolement mental dans la rêverie ; retrait vis-à-vis de l'environnement ; désinvestissement dans les relations ; refus des rapports sexuels et difficultés à supporter l'intimité. Certaines personnes schizoïdes se décrivent « plus mortes que vivantes », « sans substance », « étrangères au monde et désincarnées », des observatrices de leur vie et de celle des autres (Bergeret, 1974 ; Organisation mondiale de la santé, 1993).

Chez le schizoïde on ne note pas la présence de délires. Mais le schizothymique éprouve quand même beaucoup de difficultés à être logique, dans ses pensées et ses verbalisations comme dans ses actions. Un peu comme pour le schizophrène, les émotions sont parfois déconnectées du discours : un sujet chargé peut être abordé sans émotion ou au contraire des émotions sont abondamment présentes sans substrat qui les justifierait ou sans mot qui les expliciterait. Une émotion peut aussi se substituer à une autre — en l'occurrence la peine peut cacher la colère —, ce qui les rend difficiles à cerner et encore plus à suivre sur le plan logique. Certains schizoïdes se trouvent ainsi « déficients » sur le plan de l'expression émotionnelle, ne réussissant souvent pas à savoir clairement ce qu'ils sentent ni ce qu'ils veulent exprimer.

Dans leurs rapports intimes, les schizoïdes manquent ainsi de contacts empreints de réciprocité et sont surtout fusionnels. Ils se perdent facilement dans les autres à cause de leur sens émoussé des frontières, et encore davantage quand il s'agit des femmes, et ont tendance à oublier et à ne plus sentir leurs propres besoins, opinions, désirs, colères, limites, etc. On peut ainsi les abuser du fait de leur trop grande tendance à la sympathie. Paradoxalement, à certains moments ou avec certaines personnes rappelant confusément la « mauvaise mère », la personne schizoïde peut aussi se montrer extrêmement insensible, dure et distante.

Toutefois, les processus psychiques des personnes schizoïdes ne montrent pas le même envahissement de la sphère du conscient par des dimensions inconscientes. De plus, les personnes schizoïdes, du fait d'un narcissisme moins primaire, ne perdent pas en général contact avec la réalité, à moins d'être soumises à un fort stress. Mais ce

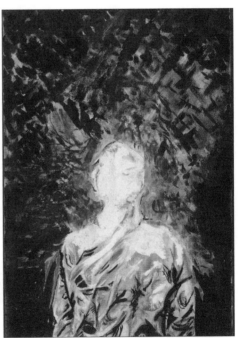

Les schizoïdes se perdent facilement dans les autres à cause de leur sens émoussé des frontières.

sont des personnes très angoissées et qui éprouvent facilement des sentiments de culpabilité exagérés. En fait, il s'agit moins de culpabilité que d'une grande difficulté à défendre sa propre intégrité vis-à-vis des autres : la personne schizoïde est littéralement envahie et anéantie par les critiques.

Si l'on ne met pas trop à l'épreuve leur confiance en elles, qui est peu établie, et si l'on n'exacerbe pas leur difficulté à résoudre des conflits avec les autres (elles manquent de «griffes»), les personnes schizoïdes peuvent être très fonctionnelles, efficaces et créatives. Elles affichent d'ailleurs souvent une allure d'indépendance et de distance. Mais sous ces apparences, les schizoïdes sont très dépendants du soutien et de l'approbation de leur entourage, ce qui les rend très vulnérables vis-à-vis de personnes envahissantes ou sadiques. Il n'est pas rare qu'à l'occasion de conflits relationnels, les personnes schizoïdes fassent une dépression majeure ou décompensent. Le suicide peut aussi survenir dans des moments où les personnes schizoïdes ne trouvent pas une source de soutien (Bergeret, 1974 ; Organisation mondiale de la santé, 1993 ; Racamier et collab., 1985).

Vignette clinique : Sylvianne

Sylvianne est une jeune femme, mariée depuis 10 ans. Elle m'apprend lors du premier entretien qu'elle n'a toujours pas eu de relations sexuelles avec son mari. Elle se déprécie beaucoup et pense de plus en plus au suicide. Son médecin l'ayant mise en congé de travail depuis un mois, elle ne fait que se retirer de plus en plus dans ses rapports sociaux et elle ne voit qu'une issue à une situation dont elle a de plus en plus honte, le suicide : son mari dépense des fortunes avec les danseuses, mais ne lui fait aucune avance sexuelle et repousse les siennes. Elle pense à mourir et encore davantage quand il devient évident dans le rapport d'aide qu'elle accepte une situation avilissante pour elle. Se sentant incapable à court terme de changer, de se changer, ses pensées de suicide se développent et ses plans de passage à l'acte deviennent plus menaçants.

Sylvianne parle aussi beaucoup de sa mère en début de démarche et elle dit d'abord ne pas savoir pourquoi elle fait tant référence à cette dernière quand elle essaie de cerner ce qui la fige dans son existence et lui donne tant le goût de mourir. Sa mère semble à la fois une figure beaucoup trop centrale dans sa vie et, en même temps, elle s'avère extrêmement nocive, et cela depuis l'enfance. Ainsi, Sylvianne se souvient que lorsqu'elle était petite fille, soit à l'âge préscolaire, sa mère la dépeignait aux autres adultes comme une enfant non-débrouillarde, ayant un besoin continuel de protection. Elle la comparait aussi parfois en soupirant à sa sœur aînée, si intrépide (et masculine).

Du côté paternel, la valorisation de Sylvianne n'a certes pas été plus grande. Son père l'a peu investie : il voulait un garçon et quand Sylvianne est née, il s'est dit ouvertement déçu. Il s'est très peu occupé d'elle ni intéressé à elle par la suite. Deux ans plus tard naissait enfin son garçon !

J'apprends progressivement au cours des entretiens que Sylvianne est une enfant non planifiée. Elle serait arrivée trop vite aux dires de sa mère. Exposer ce vécu l'emmène dans une certaine forme d'agressivité envers sa mère d'abord puis envers son père ensuite, agressivité dont elle se sent très coupable ; et il s'agit d'une culpabilité extrême, lui donnant à nouveau le goût de s'enlever la vie. Lorsqu'il est possible pour elle de rester davantage dans sa colère sans la retourner contre elle-même, Sylvianne commence à se questionner davantage sur la nature du rapport qu'elle entretient avec sa mère, qu'elle décrivait auparavant comme étant «sa seule grande amie». Sa mère l'appelle tous les jours. Ces entretiens sont régulièrement l'occasion pour sa mère de s'informer en détail de ses activités, puis elle ne se gêne généralement pas pour la moraliser ou lui dire ce qu'elle devrait faire dans toutes les situations de sa vie (sauf en ce qui concerne ses difficultés avec son mari qui demeurent cachées).

Peu à peu, Sylvianne reporte ce mode relationnel invalidant en thérapie : elle dit se sentir dévaluée dans le rapport thérapeutique et s'accroche concrètement à ce qu'elle croit avoir entendu du thérapeute à propos de son infériorité et de sa non-adéquacité en tant que femme. Ceci survient typiquement lorsque j'essaie de devenir un soutien à son Moi, en lui reflétant certaines de ses difficultés dont notamment le manque de frontière entre la vie de sa mère et la sienne ainsi que les problèmes de son mari qu'elle éponge en s'oubliant (il vide leur compte de banque conjoint lors de ses sorties chez les danseuses). Il devient ainsi possible, ensemble, d'établir que quand une personne significative lui dit quelque chose, cela «entre» en elle sans qu'elle dispose d'une distance ou de défenses qui lui permettraient de ne pas être envahie. Au contraire, ce qu'on lui dit l'écrase littéralement et elle déforme même les paroles des autres en se dépréciant. Elle reproduit ainsi dans le rapport thérapeutique comme ailleurs, voit-elle, son mode de rapport à sa mère. De là, Sylvianne fait un lien avec sa relation conjugale, où elle accepte littéralement d'être méprisée et rejetée comme femme : son mari lui remet en effet les torts pour leurs difficultés sexuelles, ce qu'elle a toujours gobé.

Elle confronte par la suite son mari avec une contradiction flagrante : il ne lui fait pas l'amour, prétextant que c'est trop difficile avec elle (elle souffre quelque peu de vaginisme) mais il repousse constamment ses avances et va voir les danseuses pour s'exciter ; dernièrement, ce dernier s'est fait pincer lors d'une descente policière dans une maison de débauche.

Sylvianne parle ensuite, pendant plusieurs mois, de ses difficultés dans la sexualité. Elle décrit notamment un sentiment de dégoût qui lui vient lors des attouchements avec son mari, qui lui coupe toute chance de plaisir ; on voit qu'encore une fois elle s'attribue tous les torts et ne pense pas aux comportements déviants de son mari. Puis, elle en arrive à parler de la façon dont sa mère lui décrivait les rapports sexuels et les hommes quand elle était adolescente : « Les hommes te crachent leur sperme dans l'œil, te font mal, sont des animaux » lui dit un jour sa mère, alors qu'elles avaient l'une de leurs conversations journalières mère-fille ! Les femmes qui affichent leur sexualité étaient pour sa mère des putains (clivage de la bonne fille et de la putain). À trente ans, Sylvianne porte encore en elle ces messages qui clivent et elle se rend aussi à l'évidence qu'elle entretient un rapport de couple marqué par un clivage : elle est la bonne fille et les autres que son mari désire sont des putains. Son mari lui a ainsi dit un jour, lorsqu'elle se mit à pleurer parce qu'il refusait ses avances sexuelles, qu'il préférait « la garder vierge ». Sylvianne commence ainsi à se rendre compte, pour la première fois, qu'elle accepte et entretient un mode de rapport qui tend à la rendre folle. Et cela va avoir d'énormes conséquences dans sa vie.

Ainsi, Sylvianne ne répond plus au téléphone. Elle laisse le répondeur prendre les messages de sa mère. Lorsqu'elles ont des contacts, Sylvianne commence d'une part à protéger un espace de vie bien à elle, en refusant notamment les conseils de sa mère ; elle se fâche même à plusieurs occasions devant les tentatives d'intrusion de sa mère dans sa vie. D'autre part, Sylvianne informe sa mère des difficultés qu'elle a avec son mari. Mais cette dernière ne la croit pas parce que, lui dit-elle, son mari est le meilleur gars du monde. Sylvianne se voit aussi accusée de se faire monter la tête par son thérapeute. Pourtant cette fois Sylvianne se sent davantage sûre d'elle-même suite aux paroles invalidantes de sa mère : elle scinde le compte de banque commun et demande à son mari de partir de la maison. Il le fait non sans protester, mais il l'appelle par la suite tous les jours ; il essaie de lui inspirer la pitié pour qu'elle le reprenne.

Dans les mois qui ont suivi, la mère de Sylvianne l'accuse de « changer », de devenir plus agressive et trop indépendante ; elle prétend aussi qu'elle se fait influencer par son psychologue. Mais elle ne semble pas voir les tentatives de sa fille de s'en sortir ni ses améliorations face à sa dépression. Sa mère la prévient aussi contre les « relations sexuelles avec les thérapeutes dont on parle beaucoup à la télé récemment ». Les pressions familiales sont tellement fortes, son père se mêle de la culpabiliser également, que Sylvianne reprend son mari, qui recommence à sortir, et elle entre de nouveau dans une phase dépressive s'accompagnant de pensées suicidaires.

Mais peu à peu, grâce au lieu transitionnel que lui offre le cadre de thérapie, Sylvianne commence à se distancer de ses figures parentales. Elle divorce bientôt. Son mari l'appellera constamment et elle devra alors changer de numéro de téléphone. Il viendra alors rôder autour de la maison et essaiera d'entrer, mais elle a heureusement eu l'idée de changer les serrures.

Peu de temps après, Sylvianne m'apprend, en souriant de façon sarcastique, que son frère vient d'avoir un bébé. Il est déçu. C'est une fille.

Sylvianne va mieux. Elle ne pense presque plus au suicide. Elle commence à voir sa vie différemment. Le travail psychothérapeutique sera toutefois encore long avant qu'elle puisse conserver un espace de vie bien à elle et qu'elle se sente bien parmi les autres comme dans des rapports plus intimes.

5.2.2.2 Schizophrénie ou psychose schizo-affective

Sur le plan psychodynamique, le schizophrène se distingue de l'aménagement-limite schizoïde par une désorganisation psychique particulière et par des comportements qui laissent voir qu'il perd, momentanément ou pour des périodes prolongées, contact avec la réalité. Le diagnostic de schizophrénie est ainsi posé dès qu'il y a un premier épisode de décompensation et conservé même si la personne recouvre plus d'équilibre et démontre un fonctionnement proche de celui du schizoïde. C'est que la décompensation implique une rupture dans le Moi qui va laisser des traces. Un peu comme le Moi d'une personne qui a subi un traumatisme important et qui est submergée par les pulsions brutes ainsi que par des réminiscences du trauma. Le schizophrène est ainsi habité par des souvenirs de son délire et il démontre une façon caractéristique de penser et de se relier au monde après un épisode psychotique.

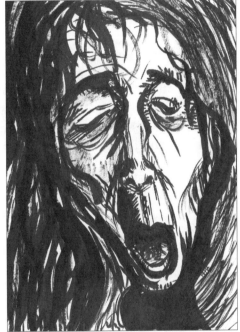

Le Moi déjà insuffisamment développé est envahi par les pulsions brutes, ce qui conduit le schizophrène à se comporter de façon souvent non appropriée et autiste.

Le premier épisode survient typiquement vers le début de la vie adulte et une chronicisation des conduites schizophréniques, obligeant à réhospitaliser la personne, se produit en général dans la vingtaine chez les hommes et dans la trentaine chez les femmes (Ratté et Boivin, 2000). Il existe bien sûr des enfants et des adolescents considérés comme psychotiques mais le phénomène de décompensation précoce est plus rare et habituellement associé soit à un problème d'ordre neurologique — on parle alors d'autisme —, soit à des événements hautement traumatisants survenus dans les premières années de vie de l'enfant.

Quand la psychose survient à la vie adulte, un premier épisode marque une rupture avec le fonctionnement antérieur de la personne. La confusion cognitive est récurrente et la rechute peut survenir à l'occasion de situations stressantes qui contribuent à mettre à nouveau à l'épreuve la fragilité de leur structure de personnalité. Le fonctionnement psychique devient particulier, en ce sens qu'on remarque un envahissement constant de la pensée consciente par des processus inconscients et que les conduites de la personne en sont affectées de plusieurs façons.

Le Moi déjà insuffisamment développé est envahi par les pulsions brutes, ce qui conduit le schizophrène à se comporter de façon souvent non appropriée et autiste. Il a aussi une attitude de détachement à l'égard de ce qui lui arrive, même si en son for intérieur il se sent angoissé. Les affects sont soit totalement manquants, soit non appropriés, exagérés et incongrus (Bergeret, 1974).

Le rapport réaliste au monde est souvent difficile et cette conséquence de la faiblesse moïque est généralement accentuée par l'absorption de substances — drogues ou alcool. Ces agents augmentent les manifestations du manque d'enracinement dans le réel dû à la faiblesse du Moi.

Le processus de pensée, très désorganisé dans les périodes de délire, présente en pré et en postpsychose des incohérences sur le plan logique. Le langage témoigne de ce décrochage de la réalité et de cette confusion qui marquent la psychose. En rémission, l'incohérence demeure toutefois et est plus visible à certains moments. Les néologismes (emploi d'un mot nouveau, obtenu par déformation et condensation de plusieurs mots existants) et les maniérismes contribuent à faire du schizophrène un personnage que l'on côtoie avec un certain malaise : on sent qu'il y a un déraillement quelque part.

À certains moments, surtout en délire, la mégalomanie est fréquente. Le schizophrène a alors des idées à propos « d'une grande mission » ou de « calamités » qui lui sont insufflées par des « voix » et par des hallucinations visuelles. Ces derniers phénomènes peuvent toutefois se transformer et les hallucinations visuelles et auditives devenir vindicatives envers le schizophrène. Elles le condamnent alors, ce qui devient un drame halluciné, aux pires châtiments et souvent à la mort.

Ces délires montrent jusqu'à quel point la pensée du schizophrène et sa façon de ressentir sont entachées de narcissisme primaire et d'indifférenciation (Bergeret, 1974). Le schizophrène projette ainsi sur le monde réel un combat interne entre ses différentes pulsions non maîtrisées, un fond narcissique pathologique et une régression qui peut le ramener au narcissisme primaire du fœtus.

5.2.3 Aspects étiologiques

Beaucoup de théories actuelles tendent à relier la schizophrénie à un désordre neurologique causé par une déficience dans les neurotransmetteurs, laquelle serait d'origine héréditaire. Toutefois, le «gêne» de la schizophrénie, qui est régulièrement découvert par des chercheurs en génétique, qui doivent ensuite réviser leurs soi-disant découvertes ou qui sont démentis par d'autres scientifiques, est loin de faire consensus quand il s'agit de cerner les causes d'un tel désordre mental. C'est dire comment le schizophrène déconcerte et déjoue les tentatives univoques de compréhension des causes de son problème. Certains psychopathologues trouvent «confortable» l'idée que la schizophrénie soit une maladie du cerveau attribuable à un dérèglement des neurotransmetteurs. En général, ceux-là ne sont pas très ouverts à envisager d'autres causes parce que la problématique des troubles mentaux graves et récurrents les insécurise et les déroute. D'autres, comme le présent auteur, ne se laissent pas convaincre d'un rapport causal direct et attribuent davantage d'attention aux aspects développementaux qui ne manquent pas d'être signifiants même s'il est indéniable qu'il y ait atteinte, chez les schizophrènes et chez les autres types caractériels psychotiques, à l'intégrité du cerveau. Rappelons que dans le champ des problèmes psychosomatiques il est en général très difficile de déterminer si la cause première est psychologique ou bien physique.

Mais ce qui n'aide pas aux perspectives théoriques mettant de l'avant le développement précoce comme facteur important dans la constitution de la personnalité psychotique et en l'occurrence de la structure schizophrénique, c'est que le schizophrène lui-même ne se rappelle pas grand-chose. Comment pourrait-il se souvenir de la façon dont il fut porté, allaité, materné et paterné, alors que personne ne le peut vraiment? Comment pourrait-il davantage savoir et comprendre, bien que certains l'intuitionnent, que des vécus précoces peuvent à ce point l'avoir marqué que le développement même de son cerveau (non achevé quand l'enfant naît) est susceptible d'être affecté, voire altéré par des facteurs d'ordre affectif? Mais peut-être ici pourrions-nous, en tant qu'apprenant de la psychopathologie, reconnaître chez le schizophrène un frère qui porte une expérience de grande noirceur profondément humaine, qui est donc aussi la nôtre bien qu'à un degré moindre. Le schizophrène nous montre en effet un fond archaïque humain, duquel nous venons tous, avant d'édifier un Moi suffisamment fort et mature pour maîtriser les pulsions brutes (Freud, 1894-1924). À son tour, ce fond primitif, constitutif de l'humain, témoigne d'une humanité primitive philogénétiquement inscrite en nous (Freud, 1948).

Freud et ses collaborateurs comme Tausk, Jung (avant sa dissidence et aussi après), Ferenczi, pour ne nommer que ceux-là, furent les premiers théoriciens à jeter les bases permettant de considérer les causes de la schizophrénie d'une manière nouvelle, c'est-à-dire en approfondissant ses origines d'un point de vue développemental. En observant les patients psychotiques, ils remarquèrent dans leur personnalité des traits oraux importants et notèrent que les vestiges des développements précoces de l'enfant, comme de l'humanité, n'étaient, chez le schizophrène, pas dépassés. Vinrent ensuite d'autres théoriciens et théoriciennes qui eurent la chance de travailler tant avec les schizophrènes qu'avec les enfants : Mélanie Klein, Anna Freud et Margaret Mahler en l'occurrence. Ces dernières furent à même de constater, par leur travail double avec les enfants et les psychotiques, que le vécu précoce des jeunes enfants ayant des difficultés développementales témoigne de contenus et d'angoisses psychiques très semblables à ceux des schizophrènes. Ceci donna lieu aux premières hypothèses cliniques sur la schizophrénie, lesquelles permirent un premier travail psychothérapeutique. Des schizophrènes purent ainsi recevoir des soins orientés non pas seulement vers les symptômes, et l'on se mit à recueillir des récits de leur vécu qui vinrent confirmer les premières hypothèses cliniques sur l'origine développementale de la schizophrénie. Nous parlerons ici de ces hypothèses.

Dès le stade fœtal, la mère n'est pas la médiatrice entre l'enfant et la voix du père. Il y a, dès lors, blocage individuatif. Le fœtus est ainsi soumis à une angoisse primitive, innommable et purement inconsciente puisque le Moi n'existe pas encore, face à la pulsion de mort maternelle, vis-à-vis de laquelle aucun tiers ne vient s'opposer. Ceci laisse une empreinte ou plutôt un manque d'empreinte du père, de l'Autre, à l'intérieur de l'enfant à naître. La mise en contact avec l'objet et le réel en est affectée ainsi que la «défusion» ultérieure du Moi embryonnaire de l'enfant d'avec la mère (Apollon, 2000).

Nouveau-né, le schizophrène vit des frustrations orales très importantes et désorganisantes (Bergeret, 1974). Ces difficultés vont aussi laisser des traces à la fois dans la façon dont le Moi commence à s'édifier et dans la manière dont vont se dérouler les stades et sous-stades développementaux subséquents.

Les phases de **symbiose**, d'autisme normal, de fusion et de différenciation progressive ne procurent pas à l'enfant un sentiment d'existence, le Je. Très tôt, il est placé dans l'impossibilité de se distinguer de la mère et de se reconnaître lui-même, corporellement et psychiquement. De plus, il ne développe pas un sentiment de continuité de son être dans le temps (voir le « je » dans le lexique).

La mère et le père maternant (voir *Objets maternants* dans le lexique) ne sont pas suffisamment ressentis comme *présences* aimantes. Il manque ainsi un miroir précoce à l'enfant pour qu'il se sente vivant et entier (Winnicott, 1969). Parfois aussi, du fait de sa difficulté à se sentir « contenu » dans un rapport qui à la fois l'englobe et lui permet de naître au sens psychologique, l'enfant montre des difficultés à se sentir en sécurité et à maîtriser son monde pulsionnel. Il en résulte qu'il est affecté dans la structuration de son Moi, encore embryonnaire, et se fixe libidinalement à la **phase paranoïde** du stade oral (Klein, dans Petot, 1979).

Le Moi d'au moins l'un des parents, celui qui s'occupe ordinairement davantage de l'enfant, ne prête pas main-forte à celui immature de l'enfant ou pas adéquatement (défaut du Moi auxiliaire). Les parents n'aident ainsi pas suffisamment l'enfant pour qu'il maîtrise ses pulsions, en lui servant d'abord de Moi auxiliaire, puis de soutien et d'ancrage réel pour développer son propre Moi. Ils ne sont pas des « parexcitations » efficaces (voir Moi auxiliaire dans le lexique), ce qui laisse l'enfant dans une grande détresse lorsque la satisfaction de ses besoins physiologiques est retardée ou qu'il éprouve de l'inconfort, voire de la douleur.

Bergeret (1974) décrit la mère du schizophrène comme frigide sur le plan affectif, du moins avec cet enfant ou avec certains de ses enfants. Elle aurait elle-même manqué d'une présence-miroir. Il s'agit d'une mère symbiotique, qui, à la fois ne peut laisser l'enfant se distinguer d'elle, ni lui fournir un soutien affectif adéquat.

Le père du schizophrène est souvent décrit comme étant passif et inexistant pour l'enfant. Ce père, non introduit en tant qu'Autre au stade fœtal, n'est pas introduit par la mère ou il ne s'introduit pas lui-même comme un tiers séparateur. La tâche maternelle, fort ingrate, d'avoir à régresser avec l'enfant pour sentir ses besoins puis de devoir faciliter son individuation, s'en trouve compliquée : rien ne vient aider mère et enfant à faire une place au tiers et, du même coup, à pouvoir se défusionner.

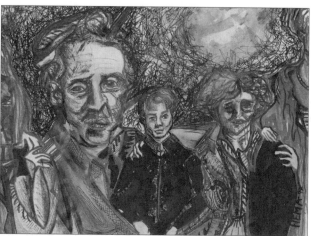

Le milieu éducationnel est ainsi particulier, engendrant d'autres enfants ayant les mêmes dispositions, même s'ils ne décompensent pas.

De plus, aux différentes phases cruciales de séparation-individuation constituées par les divers moments de sevrage de l'enfant, le père ne contribue pas significativement en tant que présence réelle et alternative, en tant que père paternant (voir l'excellent livre d'Olivier, 1994). L'enfant n'a donc pas d'alternative à la sécurité maternelle et, si elle fait défaut, il est condamné à ressentir très fortement les angoisses de type paranoïde et dépressive au stade oral, et celles plus individuatives lui sont par la suite difficilement supportables dans les phases développementales subséquentes.

Le milieu éducationnel est ainsi particulier, engendrant d'autres enfants ayant les mêmes dispositions, même s'ils ne décompensent pas (Bergeret, 1974). Dans la famille, il y a souvent une inconsistance et des contradictions dans le parentage. L'un des parents du schizophrène démontre une tendance à se montrer indifférent à la souffrance de l'enfant, tout en lui infligeant une torture mentale. Searles (1965), Laing (1969) et d'autres analystes de schizophrènes ont ainsi mis en lumière des modes de rapport et de langage dans la famille schizophrénogène, consistant en des «doubles-contraintes» ou des messages doubles allant dans des sens différents. L'enfant en devient désorienté, confus dans son être et ce vécu le prédispose à la folie : il grandit littéralement dans une atmosphère sadique à son égard.

Les schizophrènes portent ainsi, profondément caché sous l'importante symptomatologie, un profond sentiment de froid affectif (Sechehaye, 1950), une extrême solitude et des impressions morbides insupportables. C'est pourquoi beaucoup de ce vécu doit être expulsé à l'extérieur, hors de soi, ou clivé en soi (Bergeret, 1974).

Vignette clinique : Audrey

Audrey a 25 ans. Selon ses dires, elle n'a jamais eu vraiment de problèmes et elle décrit son enfance, brièvement, comme étant sans histoires. Lors d'un voyage en France, où elle se rendait en tant que projectionniste pour un organisme paragouvernemental, elle a un premier épisode de décompensation. Elle entend alors des voix. L'une lui dit qu'elle est minable et qu'elle doit s'éliminer en se jetant sous un train. Une autre voix, opposée à la première, lui exprime plutôt qu'elle est un personnage historiquement important, qu'une machination mondiale est montée contre elle pour l'exterminer et qu'on lui a mis un émetteur dans la tête pour la persuader de se tuer. Pour contrecarrer les plans de la machination, elle doit, lui semble-t-il, prêcher la bonne parole et se faire le plus d'adeptes possible à sa cause.

Audrey est revenue au Québec. D'abord hospitalisée en France, on l'a ramenée dans sa famille. Elle reprend lentement ses activités, mais elle se sent encore bien fragile. Elle n'entend plus de voix, du moins pour l'instant. En parlant des facteurs qui ont peut-être déclenché sa crise, Audrey mentionne ses difficultés à s'ajuster quand elle n'est plus dans un cadre familier et dit vivre une grande angoisse à ces moments-là. À l'étranger, alors que c'était son premier vrai voyage, elle est devenue rapidement très angoissée. Fait intéressant qu'elle rapporte : au moment de son entrée en psychose, elle projetait un film qui traitait de l'homosexualité.

5.3 PARANOÏA ET PERSONNALITÉ PARANOÏDE

Sans entrer dans les détails complexes du diagnostic différentiel que l'on peut poser à propos du cas Schreber, notons que Freud adopte à son sujet la classification de Kraepelin, et qu'à la fin de son travail, dans des pages non reproduites ici, il souligne la différence existant entre les points de fixation et de régression dans la schizophrénie et la paranoïa. Car Freud découvre, en étudiant le délire paranoïaque, l'origine homosexuelle de la maladie. Le cas du président de la cour d'appel de Saxe le passionne visiblement, à tel point que, dans sa correspondance avec Jung, il évoque « le merveilleux Schreber, que l'on aurait dû faire professeur de psychiatrie et directeur d'asile ».

Ferenczi (dans Racamier et collab., 1985), p. 43

Le terme « paranoïa » ou « para-nous » est un mot grec ; il signifie « tourné contre » ou « fou ». La paranoïa signifie une fixation de la personnalité au stade oral, ce dont témoignent plusieurs traits de personnalité du paranoïaque, mais ici les aspects symbiotiques ont été dépassés. Sur le plan de l'évolution du Moi, le paranoïaque semble aussi moins dépourvu que le schizophrène, notamment dans son ancrage un peu plus ferme à la réalité, quoique ses perceptions du réel soient largement déformées par les processus primaires qui jouent dans la schizophrénie paranoïde un rôle perturbateur. Ainsi, la paranoïa s'avère une forme de schizophrénie, particulière par l'aspect persécutoire systématisé du délire, mais elle est moins régressive (Bergeret, 1974).

Des synonymes de paranoïa sont « schizophrénie paranoïde » et « paraphrénie », ce qui montre bien le lien de parenté entre la paranoïa et la schizophrénie, même s'il y a des différences capitales. Il faut toutefois se méfier de la terminologie car le schizo-affectif peut avoir des idées paranoïdes. En 1899, Émile Kraepelin (dans Racamier et collab., 1985) fait de la paranoïa une entité distincte de la schizophrénie. Le délire de persécution est présent chez tous les schizophrènes, mais, remarque-t-il, il a un aspect systématisé s'accompagnant de rationalisations qui justifient l'agressivité chez le schizophrène paranoïaque.

5.3.1 Aspects symptomatiques

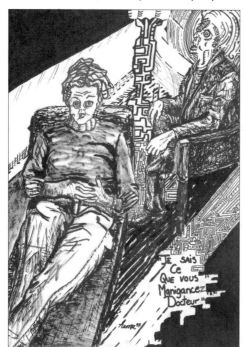

La pensée du paranoïaque est caractérisée par une linéarité rigide et elle opère souvent sur une seule idée fixe.

Dans la paranoïa, le délire en est un de persécution et il s'avère mégalomaniaque. Le paranoïaque paraît par ailleurs au premier abord logique et rationnel. Mais on constate vite que sa logique, en apparence sans failles, s'appuie sur des postulats erronés : des perceptions vis-à-vis de la réalité sont altérées ou remplacées par des projections de dimensions inconscientes sur le réel. Mais rien ne sert de contredire le paranoïaque avec ses propres perceptions, il est le plus souvent sûr de son point de vue et ne remet pas en cause son propre jugement à moins qu'une brèche se fasse dans sa structure défensive.

La pensée du paranoïaque est caractérisée par une linéarité rigide et elle opère souvent sur une seule idée fixe (Bergeret, 1974). Tout ce qui viendrait contredire le jugement faussé, notamment sa tendance à mésinterpréter les faits de réalité et à les déformer de manière persécutrice, agace le paranoïaque. Il peut aller jusqu'à se retirer dans une position autiste pour marquer son refus ou par incapacité à baisser ses défenses.

Mis à part le délire, qui est surtout présent dans les périodes de décompensation schizophrénique, le paranoïaque mérite bien son épithète de « parano », par sa tendance exagérée à la méfiance. Le paranoïaque fait en effet peu confiance, se prépare « au cas » où on l'attaquerait moralement ou physiquement et s'imagine des complots qui seraient montés contre lui.

Paradoxalement, et simultanément, le paranoïaque établit des rapports relationnels marqués par sa propre disposition à vouloir persécuter les autres. Le paranoïaque a ainsi tendance à vouloir contrôler à outrance les agirs et les allées et venues des personnes qui l'entourent. Il exerce un contrôle sadique sur son entourage, dans lequel l'objet relationnel est traité comme objet à dominer, à posséder, voire à détruire. Le paranoïaque fonctionne à partir de son propre narcissisme primaire tout-puissant et si l'autre marque trop son indépendance ou a l'audace de revendiquer son propre espace, malheur à lui!

Ainsi, on peut dire que cette façon sadique d'être en relation constitue un symptôme en même temps qu'un trait de personnalité du paranoïaque. Autre effet de projection, le paranoïaque craint, hait et a tendance à persécuter les personnes vulnérables et sans défense, surtout celles qui ont des traits masochistes. Gare à vous s'il vous prend en grippe!

En raison de cette tendance à vouloir tout contrôler, la surprise et l'imprévu sont mal venus pour le paranoïaque. Dans des moments où il est pris au dépourvu et ne peut assurer d'emblée sa dominance, le paranoïaque peut se montrer hautain et envahissant (Bergeret, 1974). À plusieurs occasions et de plusieurs façons, le paranoïaque se montre réprobateur pour les personnes qui ne pensent pas comme lui. Il peut entrer dans des rages soudaines ou se montrer violent de façon inattendue dans de telles circonstances.

Selon Racamier et collab. (1985), la jalousie caractéristique du paranoïaque, fréquente et maladive, recouvre ses propres désirs illicites (par projection). Son monde pulsionnel est ainsi mal contrôlé, ce qui le conduit à démontrer beaucoup d'impulsivité, autant sur le plan libidinal que du côté de l'agressivité. La responsabilité et l'origine des tendances impulsives sont aussi fortement déniées par le paranoïaque et leurs causes sont projetées sur les autres : « C'est de ta faute si je t'ai frappée, tu l'as bien cherché » ; « Je n'ai rien à voir là-dedans, moi, c'est toi qui me cherches tout le temps, alors c'est normal que je réagisse comme ça! ».

Le paranoïaque est par ailleurs un être superstitieux. Encore une fois, l'aspect symptomatique recouvre ici un contenu latent qui s'exprime sous forme de projection et qui peut ensuite être réapproprié mais tout en gardant la cause à l'extérieur de soi. Leurs croyances visérale aux esprits maléfiques, aux fantômes et aux êtres surnaturels en général témoigne d'une contamination de leur pensée par des aspects primitifs. Le paranoïaque est fasciné et attiré par tout ce qui est magie noire, sorcellerie et scènes macabres. Il y trouve reflétée une haine profonde pour «l'objet» qu'il ne réussit pas à investir et à aimer de façon saine. Pour lui, l'objet relationnel n'est que frustrant, haï et craint. Le paranoïaque ne peut aimer que des extensions de soi, c'est-à-dire un autre qui ne se manifeste pas comme autre mais qui se propose plutôt comme un prolongement de ses attentes narcissiques («Je t'aime car tu es comme moi, sinon je te déteste») ; l'Autre.

Le paranoïaque qui délire a tendance à fantasmer des persécuteurs et à les croire réels. S'il se méfie de certaines personnes, elles deviennent alors des ennemis. S'il est soumis à une autorité particulière, par exemple au travail envers un supérieur, la personne qui incarne cette autorité est alors crainte et souvent détestée. Des projections délirantes viennent alors augmenter le risque de passage à l'acte violent.

Dans tout processus d'aide et en psychothérapie particulièrement, les paranoïaques ont tendance à se montrer méfiants et peu relaxés. Dans des périodes de délire, ils ne s'adressent plus à l'aidant comme à un objet réel ; on dit alors qu'ils font un «transfert psychotique» (Racamier et collab., 1985), c'est-à-dire qu'ils font entrer le thérapeute dans leur délire de persécution. La démarche d'aide ou de soutien devient alors infernale car, comme avec une personne dont les fonctions cérébrales sont altérées par des drogues, les perceptions et l'interprétation des actions de l'aidant peuvent alors potentiellement être interprétées comme hostiles. Les paranoïaques peuvent ainsi s'avérer dangereux pour les personnes qui les aident. Plusieurs psychothérapeutes ont déjà été agressés ou tués (voir Klein, 1959).

Les phénomènes de «divulgation de la pensée» et les «idées de références» constituent des outils décompensatoires de première importance (voir la section 5.1.1). Aussi le paranoïaque qui décompense en vient à croire que ses pensées sont connues des autres, entendues par l'entourage et spécialement par les personnes qui, dans son délire persécutoire, lui voudraient du mal. Ses pensées, confuses et désorganisées, s'accompagnent alors d'impressions étranges, à teinte de sorcellerie : à l'effet que l'on puisse entrer dans son esprit pour le manipuler voire pour le pousser à se détruire.

Les paranoïaques décompensés ont aussi tendance à inventer des persécuteurs. De plus, les discours qu'ils tiennent à ces moments témoignent d'un fond de superstition mystique et religieuse. En fait, ils empruntent aux contes, légendes, croyances populaires, à la religion et même au folklore, quand ce n'est pas à la scène politique plus actuelle, des images fantasmatiques de persécuteurs et d'êtres surnaturels qui soit leur voudraient du mal, soit leur confient une mission divine.

Mais, en général, les paranoïaques ne sont que rarement dans un tel état mental décompensé. Une médication est ici un instrument précieux pour y veiller. De plus, la plupart des paranoïaques sont capables, quand leur état mental est plus stable, de constater l'aspect déroutant et déconnecté de leur délire ; mais cette autocritique est assez souvent fort limitée et peu constante.

5.3.2 Aspects psychodynamiques

Le délire systématisé du paranoïaque peut être comparé au retour du refoulé chez le névrotique. Mais ce refoulé surgit littéralement dans le monde extérieur et est reçu comme une perception, le fantasme de persécution se transposant sur la réalité. Mais ici, ce qui est projeté est souvent l'inverse de la motion pulsionnelle originale.

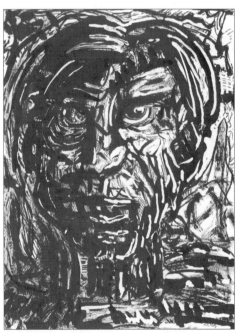

> Ce qui est aboli à l'intérieur, revient à l'extérieur (...) mais ce qui devrait être perçu comme de l'amour, est dénié et projeté à l'extérieur comme de la haine.
>
> Freud, dans Racamier et collab. (1985), p. 56

Selon Freud (repris par Bergeret, 1974), le paranoïaque en arrive aux sentiments de persécution après un procédé complexe de transformation et de substitution psychique des pulsions primaires, qu'il ne peut socialiser et sublimer. Ce processus comporte les trois étapes suivantes :

Chez le paranoïaque le senti devient perception, motivant la position affective et le besoin de contrôler l'objet ou de le détruire.

1) négation de l'affect et renversement d'une pulsion sexuelle : « C'est lui que j'aime » devient « Non je ne l'aime pas ; je le hais celui-là » ;

2)   projection en miroir du contenu avec déni de la réalité : « C'est lui qui me hait, je le sens, je le vois » ;

3)   le senti devient perception, motivant la position affective et le besoin de contrôler l'objet ou de le détruire : « Puisqu'il me hait et me persécute, je le hais et je dois me prémunir contre lui ; je dois le tuer ; je dois être aussi impitoyable que lui ».

Le sentiment de persécution est un délire, insensé du point de vue de la logique usuelle, mais qui a un sens personnel, quoique autiste. Il représente une tentative d'échapper à des sentiments insupportables et non assimilables par le Moi ainsi que des fantasmes pulsionnels inconscients. Par le processus de transformation et de substitution pulsionnelle, le paranoïaque déguise ainsi des désirs et des angoisses, puis les remplace par des projections.

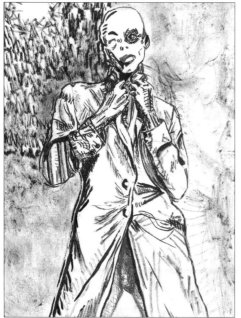

Freud parle d'une inversion sexuelle fréquente avec fantaisies et désirs de transvestisme et de transsexualisme chez les grands paranoïaques.

De plus, au sentiment de n'être rien, de ne pas avoir reçu de confirmation de son existence par l'Autre, il substitue la mégalomanie : le persécuté qu'il est devient en effet le « centre » d'un complot aux allures mondiales, comme Schreber — dont les écrits furent analysés par Freud (1911, dans Freud, 1905-1915) — se croyait un envoyé de Dieu.

Selon Freud (1911, dans Freud, 1905-1915 ; aussi dans Racamier et collab., 1985), le délire du paranoïaque, est précipité par une poussée de libido homosexuelle, comme dans le cas de René ou dans celui de Schreber étudié par Freud.

Cette poussée homosexuelle réactive un conflit infantile avec le père et avec la mère dans lequel les parents n'ont pas suffisamment joué un rôle rassurant face aux fantaisies de destruction présentes aux périodes sado-orale et sado-anale (Klein, 1959 ; Petot, 1979).

Le père est à l'origine craint et désiré, mais c'est un père qui représente symboliquement une mère phallique toute-puissante, telle que vécue au stade oral (Bergeret, 1974). L'enfant, puis l'adulte, reste aux prises avec des fantaisies persécutrices typiques des phases paranoïde et dépressive décrites par Klein (1959) comme étant des phases universellement traversées par l'enfant au stade oral.

Freud (*ibid.*) parle aussi d'une inversion sexuelle fréquente avec fantaisies et désirs de transvestisme et de transsexualisme chez les grands paranoïaques comme Schreber. Symboliquement, ce désir refléterait le retour à l'indifférenciation où l'amour objectal et l'amour narcissique sont confondus et où le corps est à la fois celui en propre et celui de la mère. Le rapport objectal réel en est rendu difficile à partir du moment où le paranoïaque ne peut aimer qu'une image déformée de lui-même projetée sur l'objet relationnel. De plus, dans ce type de relation fortement narcissique, l'agressivité orale et anale domine, teintant la sexualité ainsi que les pensées d'une noirceur extrême, d'un sadisme presque pur et de fantasmes morbides récurrents.

5.3.2.1 Aménagement-limite paranoïde ou personnalité paranoïde

Sur le plan structural et psychodynamique, il existe une structure limite de la paranoïa. On lui attribue les qualificatifs « narcissique » et « caractérielle », parce que cette structure réunit des traits communs à ces deux types d'organisations-limites, tout en présentant une configuration particulière.

Le personne paranoïde est caractérisée par sa méfiance et son désir d'être dégagée de toute relation interpersonnelle trop intime. Elle déteste se sentir dépendante parce que cela signifie pour elle la faiblesse et le danger de se retrouver vulnérable vis-à-vis de l'autre (Bergeret, 1974). On la décrit également comme soupçonneuse, susceptible et hostile. La personne paranoïde a tendance à mal interpréter les actions et les paroles des autres et à voir dans les actions d'autrui une hostilité qui la prend pour cible. Paradoxalement, et simultanément, la personne paranoïde éveille souvent l'hostilité autour d'elle sans pour autant s'en attribuer la cause. Elle a souvent des antennes pour déceler cette hostilité, ce qui renforce ses tendances paranoïdes.

Être dans des situations qui inspirent le désespoir, le sentiment d'incompétence ou qui la mettent dans une position où elle se retrouve sous le pouvoir des autres, peut avoir comme conséquence de précipiter la personne paranoïde dans un épisode psychotique. Une rupture conjugale, une mise à pied au travail, une grève sont aussi de bons exemples d'événements qui constituent pour les personnes paranoïdes des occasions de dérapage pouvant aller jusqu'à les faire glisser en psychose. Selon Bergeret (1974), devant le danger que représente pour eux la dépendance, les paranoïdes tentent de gagner une ascendance sur les autres en les accusant notamment de les persécuter ou en se montrant grandioses et supérieurs.

Mais autrement, les personnes paranoïdes peuvent se maintenir hors du délire toute leur vie ; il s'agit en général d'individus ayant un grand potentiel personnel.

Justement en raison d'une sensibilité aiguisée et d'un niveau intellectuel parfois supérieur, le paranoïde détecte vite l'hostilité et la déception chez les personnes qui l'entourent. Mais il n'attend pas de sentir passivement, il teste constamment la fidélité ou l'estime de l'autre, bien que lui-même soit rarement fidèle. S'il sent un détachement de la part du conjoint, des enfants, d'un collègue ou d'un ami, le paranoïde réagira en général en s'activant pour prendre le contrôle sur l'autre personne. Il peut tenter de l'intimider, lui proférer des menaces, le provoquer à la bataille, ou le torturer mentalement surtout s'il sent qu'il peut y regagner l'ascendance antérieure.

La personne paranoïde est par ailleurs beaucoup crainte et détestée ; ses tendances agressives font éventuellement sa réputation. Mais loin de reconnaître ses torts, elle en veut au contraire à ceux qui se méfient d'elle, ne comprenant pas leurs motifs. Elle ne voit pas ce qu'elle a pu faire pour mériter un tel châtiment.

Le paranoïde a aussi le mépris facile pour qui a atteint un certain niveau de réussite. Il est calomnieux à outrance et semble éprouver de l'injustice devant la popularité ou la reconnaissance d'un individu : «Comment ça se fait que ce crétin-là réussisse mieux que moi?».

L'aménagement paranoïde, bien que fort labile, peut constituer un type caractériel suffisamment stable, quoiqu'à la limite de la psychose. Notez que l'on dit des schizophrènes paranoïaques qui ne sont pas décompensés, qu'ils ont un fonctionnement «paranoïde».

Vignette clinique : René

René a 15 ans. Il est dirigé en évaluation psychologique par son professeur de français qui s'inquiète à la suite de certains de ses comportements et encore davantage à la lecture d'une composition. Dans cette dernière, René exprime en effet des sentiments morbides : une impression que tout ce qui l'entoure lui est hostile ; des fantasmes violents ressemblant aux écrits sur le Déluge ; il imagine un monde de cauchemars dans lequel les gens se font couper la tête, se voient étripés et ainsi punis en quelque sorte d'offenses faites à Dieu.

En consultation, René se montre tout d'abord très méfiant, surtout qu'il n'a pas lui-même désiré rencontrer un psychologue. Mais il trouve très vite qu'il est soulageant de pouvoir enfin se confier, dans un cadre confidentiel, ce dont il s'assure à maintes reprises (il a aussi peur que des micros soient cachés à son insu). À la seconde rencontre, il dépose un sac en toile ouvert près de lui et regarde constamment vers ce sac pendant qu'il parle. Questionné sur cette manie quelque peu inquiétante, il avoue qu'il traîne avec lui un tire-bouchon qu'il a recourbé pour en faire un crochet. «C'est pour me défendre», dit-il; il s'agit semble-t-il de ses camarades de classe qui «l'écœurent».

René poursuit, dans les rencontres suivantes, avec l'impression persistante que des élèves et des professeurs — tous de sexe masculin — veulent l'attaquer et qu'un jour ou l'autre cela va arriver. Il se sent aussi persécuté par ces mêmes camarades de classe et enseignants qui se moqueraient souvent de lui et de son air «bizarre».

L'anamnèse révèle que René est un enfant adopté à l'âge de 13 mois. Il ne sait rien de ses parents naturels sauf que sa mère était une adolescente et l'aurait «rejeté» et mis à l'orphelinat dès la naissance. Il fut donc adopté plus d'un an après leur séparation.

De sa mère adoptive, René parle très peu. Ses propos se centrent surtout sur son père adoptif pour lequel il a développé une véritable fixation : il le vit, le plus loin qu'il se rappelle, comme un persécuteur. Ce dernier est décrit comme un homme imposant physiquement et plutôt agressif. René affirme l'avoir toujours craint et détesté à la fois. Il l'aurait vu, étant très jeune (moins de 5 ans) briser une table d'un coup de poing. Depuis ce temps, il craindrait d'être la cible de son courroux. Questionné sur des violences réelles qui lui auraient été faites, René doit toutefois reconnaître que son père adoptif ne l'a jamais battu ou frappé.

Ce n'est que plusieurs mois plus tard dans sa démarche, après bien des méfiances envers l'aidant, que René commence à se réapproprier certaines de ses projections sur son père adoptif, sur ses professeurs, sur ses camarades et sur l'aidant. Il commence alors à parler non pas de violence qu'on pourrait lui faire mais de ses propres fantaisies homosexuelles.

Bien que René refuse de se définir comme homosexuel — il les déteste bien entendu —, il confie avoir des fantasmes de plus en plus envahissants et qui sont nettement de nature homosexuelle. Il a d'ailleurs eu une première aventure homosexuelle avec un adolescent quelques mois avant le début de ses fantaisies persécutrices, et certaines hallucinations auditives lui disaient qu'il était «gai». Cet aveu semble beaucoup le soulager. On peut penser que la pulsion homosexuelle ayant davantage d'issue, il ait moins à se défendre contre elle et qu'elle soit moins susceptible d'être niée puis projetée à l'extérieur sous forme de fantasme persécutoire.

Les vacances estivales arrivent et René va mieux. Le directeur d'école ainsi que ses professeurs confirment que René est moins agressif et plus à l'aise avec ses pairs. Mais après les vacances, ses fantasmes de persécution reprennent de plus belle.

5.3.2.2 Schizophrénie paranoïde ou paraphrénie

Le paranoïaque tranche par l'aspect systématisé et franc de son délire. Ici, il ne s'agit plus d'impressions et de sentiments paranoïdes ; la réalité elle-même est altérée par des projections hallucinées du paranoïaque. Cet aspect délirant le fait ainsi surnommer « dément ».

Désorganisés sur le plan cognitif, constamment sur leurs gardes, soupçonneux, les paranoïaques ont des hallucinations à propos de machinations « mondiales » ou de personnes qui conspireraient pour les tuer. Parfois, c'est Dieu lui-même qui leur aurait confié une mission et ils ont alors à craindre tous ceux qui voudraient entraver la volonté divine.

Ils éprouvent de grands doutes sur leur entourage, parlent de façon incohérente mais assez hostile et peuvent se montrer violents envers eux-mêmes ou envers les autres. Selon Freud (1911, dans Racamier et collab., 1985), la paranoïa sous sa forme chronique est un mode pathologique de défense contre des sentiments intolérables expulsés du Moi et projetés dans la réalité. Les idées délirantes sont ainsi soit des copies remaniées d'impressions déroutantes et d'expériences troublantes du passé, soit le contraire d'une motion pulsionnelle inacceptable pour le Moi : « Je suis Dieu » (Je ne suis rien) ; « Je déteste les homosexuels » (Ils font ce qui me fait envie).

5.3.3 Aspects étiologiques

Selon Bergeret (1974), le paranoïaque a tenté d'aborder la phase masochiste anale et de se socialiser. Mais à cause des fixations précoces et en raison de sa fragilité, il régresse par la suite à une position plus archaïque. L'adolescence, qui constitue une étape où il y a normalement fragilisation du Moi, exacerbe les difficultés du paranoïaque et notamment ses tendances homosexuelles et transsexuelles latentes (Racamier et collab., 1985).

L'homme paranoïaque serait resté fixé, selon Klein (1959), à un stade primitif du complexe d'Œdipe, vécu au stade oral, dans lequel le père est désiré sur un mode oral et passif-féminin. Pour la femme paranoïaque, une déception profonde vécue dans le lien maternel premier est projetée sur le père au cours du même stade primitif de l'Œdipe et une rage orale serait projetée sur le père, ce qui le lui fait haïr, surtout si celui-ci est incapable de répondre adéquatement aux besoins oraux primaires en remplacement de la mère. Dans les deux cas, homme et femme paranoïaques, les désirs oraux non satisfaits avec la mère seraient dirigés avec intensité vers le père et se fixeraient sur lui, soit comme amour œdipien précoce très intense pour le garçon (qui sera difficile à dépasser) ou comme haine intense pour la fille qui la fera se détourner de l'homme comme objet de désir œdipien.

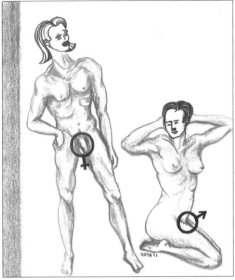

L'agressivité du paranoïaque exprimerait ainsi un désir, vécu à l'envers et dénié, pour tous les substituts du père (Racamier, dans Bergeret, 1974). Dans la paranoïa féminine, les éléments étiologiques sont les mêmes,

L'adolescence exacerbe les difficultés du paranoïaque et notamment ses tendances homosexuelles et transsexuelles latentes.

sauf qu'une déception intense vis-à-vis du père a résulté en une haine des hommes, haine et déception qui recouvrent celles qui visent la mère.

Souvent, l'un des parents du ou de la paranoïaque était aussi réellement menaçant et ce fait a renforcé les fortes craintes persécutrices typiques des stades sado-oral et sado-anal (Klein, 1959). Il n'est pas rare non plus de constater la présence chez la mère ou le père de désirs hostiles — conscients ou inconscients — envers l'enfant, mais que ce dernier a fortement sentis en bas âge. Certains climats familiaux imprégnés de violence physique ou de sadisme moral donnent ainsi à l'enfant et à l'adolescent prépsychotique un appui pour justifier un fantasme de persécution, comme c'était le cas de René dont il a été question un peu plus haut.

Certains contextes précoces particuliers sont aussi à considérer dans l'instauration du Moi du paranoïaque et dans sa fixation libidinale. Ainsi, des éléments contextuels comme la sous-alimentation et le manque de soins physiques adéquats en très bas âge sont susceptibles de présider au renforcement d'angoisses primitives vécues au stade oral. On rencontre ainsi chez certains individus adoptés de telles angoisses liées à des conditions de vie défavorables en bas âge. Chez d'autres, les informations de cette nature ne sont pas disponibles, mais on peut parfois les établir par déduction : à partir des papiers d'adoption ou des circonstances qui ont mené au placement dans l'enfance ; à partir des informations qu'on peut obtenir sur l'un ou les parents (naturels ou adoptifs). Toutefois, il est moins important de trouver un coupable que de tracer l'historique développemental de la personne aux fins de comprendre l'origine étiologique de son délire et de sa souffrance.

Vignette clinique : Marlène

Marlène a 38 ans. Elle est mariée et a deux enfants. Elle est référée en cabinet privé par son médecin qui s'inquiète de sa santé mentale. Marlène a en effet des pensées de plus en plus bizarres : en lisant le journal, où il est question d'une femme qu'un journaliste louange pour sa beauté et son intelligence, elle a l'impression qu'on parle d'elle à mots couverts ; parfois en voiture elle se sent suivie.

Marlène collabore bien en entrevue, bien qu'elle se montre d'emblée suspicieuse. Elle pose des questions sur la confidentialité, demande si je l'enregistre à son insu. Elle a un vécu très chargé et semble avoir besoin d'en parler, mais ce qu'elle relate est souvent confus. Elle est mélangée dans la chronologie de ses souvenirs et, à certains moments, elle semble devenir très absente tout en parlant de son enfance marquée par une grande peur de la violence de son père. À ces moments elle donne l'impression de partir nulle part, son regard devenant lointain.

Après quelques rencontres, Marlène commence à poser des gestes inappropriés. Elle m'appelle entre les entrevues et ne semble pas réaliser que nous ne sommes pas en séance. Elle se pointe aussi au bureau, alors qu'elle n'a pas rendez-vous, se comportant comme si je l'attendais. De façon fortuite, on s'est croisés dans un lieu de plein air et elle garde l'impression que j'avais cherché à la voir. Elle est sûre de cela et dit m'aimer, étant prête à tout quitter pour moi. Il va sans dire que sa confusion allant en augmentant et ses comportements étant de plus en plus inquiétants, je ne pouvais continuer de la voir en cabinet privé. Je la référai alors en psychiatrie. Je sus par la suite qu'elle était entrée en psychose et qu'elle fut hospitalisée pendant une longue période.

5.4 MANIACO-DÉPRESSION – PSYCHOSES UNIPOLAIRE ET BIPOLAIRE – ET PERSONNALITÉ CYCLOTHYMIQUE

Car là où l'amour s'éveille, meurt le moi, ce sombre despote.

Shakespeare, *Roméo et Juliette*

Le maniaco-dépressif occupe une place intermédiaire, parmi les psychotiques, sur le plan de la régression libidinale, entre le paranoïaque qui est en général moins régressé et le schizophrène à l'autre extrême. Sur le plan de la maturation du Moi toutefois, le maniaco-dépressif présente la moins grande détérioration parmi les types caractériels psychotiques (Bergeret, 1974). Il s'agit d'un Moi dont certains aspects plus matures présentent une assise qui explique que le lien à la réalité est rompu de façon moins drastique quoiqu'il demeure fortement altéré à certains moments.

Le trait principal qui distingue la P.M.D. (psychose maniaco-dépressif) ; (nous utiliserons cette abréviation dans la suite du texte) des autres psychoses, est constitué d'une alternance extrême des humeurs allant de la grande euphorie à la plus profonde dysphorie. Dans les deux cas, il peut y avoir perte partielle ou totale du sens de la réalité, comme c'était le cas chez Adolf Hitler par exemple (Jelinek, 2001).

5.4.1 Aspects symptomatiques

Une même personne peut présenter plusieurs des altérations de l'humeur et du fonctionnement général décrits ci-après. Certaines personnes alternent de façon cyclique entre le pôle dépressif et le pôle maniaque ; on parle alors de « psychose bipolaire ». D'autres présentent surtout les aspects de dépression et chez elles la manie est quasi absente ou n'a lieu que pour des périodes très courtes ; on parle alors de « psychose unipolaire ». Mais en général, bien qu'à des degrés divers, les deux pôles constituant la P.M.D. sont bien présents, la personne alternant entre les formes de mélancolie et de mégalomanie que nous verrons ici. Les sels de lithium utilisés dans le traitement pharmacologique de la P.M.D. ont justement pour effet de réduire l'écart important entre les deux phases de la maniaco-dépression et d'amenuiser ainsi l'altération du fonctionnement général de la personne. Le lithium atténue les symptômes de la P.M.D. et réduit d'autre part la récurrence de la décompensation en diminuant notamment la fréquence des épisodes maniaques. Mais justement, la personne se trouve alors privée de la plus exaltante des polarités de sa pathologie et elle s'en ennuie, la P.M.D. sans la mégalomanie ne laissant que la dépression.

Nous verrons dans la section 5.4.2 que mélancolie et manie constituent en fait les deux facettes de la même problématique psychique, mais ceci n'est pas conscient chez le P.M.D.

5.4.1.1 Dépression retardée

Ce syndrome clinique est indicateur d'une dépression s'exprimant de façon quasi catatonique. Ici, la personne maniaco-dépressive présente un aspect terne et léthargique. Elle parle peu et le langage est pauvre. Les phrases ne sont d'ailleurs pas toujours terminées. La voix est plutôt monocorde et traduit un manque d'énergie. La personne présente aussi une tendance marquée à l'indécision pour les moindres choses de la vie. Elle perd du poids. Elle est très fatigable et donc peu productive. On note une tendance à restreindre les activités et les rapports sociaux ainsi qu'un isolement progressif du réseau social. Jusque-là, la différence entre la P.M.D. et la dépression ne semble pas évidente.

Les idées de la personne maniaco-dépressive sont par ailleurs proches du délire ou délirantes. Elle éprouve en l'occurrence une culpabilité extrêmement forte, mais qui n'est que peu connectée aux événements récents; il s'agit le plus souvent d'événements passés auxquels elle ne peut plus rien changer mais qu'elle s'obstine à repasser en mémoire, se reprochant de n'avoir pas agi de la bonne manière, se dépréciant. Cette culpabilité est exagérée au point que la personne maniaco-dépressive semble porter un fardeau extrêmement grand et qui écrase littéralement ses chances de se sentir adéquate, de s'estimer et de s'intégrer.

La dépression est dite retardée ou larvée parce que la personne a constamment l'impression qu'il va arriver quelque chose de terrible, un désastre. Parfois même, elle se sent annonciatrice d'une calamité. Ce sentiment, aux allures de fin du monde, s'accompagne dans certains cas d'une **mythomanie**. La personne «invente» des impressions qu'elle a eues, des pouvoirs qu'elle aurait ou que certaines personnes posséderaient, et y croit.

La personne maniaco-dépressive qui présente le syndrome de dépression retardée songe souvent au suicide. Comme dans la dépression majeure, l'idée de sa propre mort est envahissante. Mais ici, les pensées morbides prennent une acuité et une longévité inégalées dans la dépression majeure: l'idée du suicide accompagne les pensées quotidiennes de la personne et cela depuis l'enfance. L'idée du suicide représente toutefois une forme de punition et d'expiation pour la personne P.M.D., une sorte d'autoflagellation qu'elle s'inflige. Pour des raisons en apparence rationnelles, les motivations au suicide sont plutôt de l'ordre d'un délire dans lequel elle doit être punie pour une faute commise.

Comme Judas, le P.M.D. désire expier une faute. Chez lui, comme pour Judas, le crime semble d'avoir été trop couard et de manquer de courage pour continuer à vivre avec la présence constante de ses auto-reproches. La culpabilité du P.M.D. est aussi fonction d'un échec ressenti vis-à-vis de ses envies mégalomanes : il ne peut se contenter d'être ordinaire et il se doit plutôt d'être extraordinaire, mais voilà qu'il bascule et se sent moins que rien !

5.4.1.2 Dépression agitée

Ici la souffrance psychologique et le désarroi deviennent plus évidents. Ils se manifestent par des comportements désespérés et parfois violents. La rage du P.M.D., habituellement retournée contre lui-même et mise en scène dans des accusations internes constantes, fait irruption dans son comportement et le porte à des actions extrêmes. Désespéré, souffrant, extrêmement tendu et susceptible, le P.M.D. devient soudainement hostile, irritable, vindicatif et demande « réparation ». Il peut arriver à ces moments qu'il se suicide et qu'il entraîne alors avec lui d'autres personnes, dans un délire aux allures d'apocalypse. Michael Douglas dans le film *Enragé* incarne bien ce passage à la dépression agitée. Plusieurs tragédies connues peuvent être reliées à cette forme de folie dépressive s'accompagnant de mégalomanie : La fin tragique de la secte de Jim Jones, le meurtre de Sharow Tate commandé par Charles Manson à sa bande de fanatiques.

5.4.1.3 Mégalomanie

> Donne-moi mes instincts sauvages,
> Le bonheur profond et douloureux,
> La force de la haine, la puissance de l'amour,
> Redonne-moi ma jeunesse.
>
> K. Abraham (1912, dans Racamier et collab., 1985), à propos des traits communs à la névrose obsessionnelle et à la psychose dépressive, «Deuil, mélancolie et psychose maniaco-dépressive», p. 146

La dépression retardée et la dépression agitée traduisent, de façon symptomatique, une agressivité retournée d'abord vers le Moi et une dépréciation extrême de soi qui s'ensuit ; nous avons aussi vu que la culpabilité du psychosé mélancolique peut aussi se transformer en rage meurtrière. Le P.M.D. en périodes mélancoliques en vient à ne plus sentir sa place ni même son droit à l'existence parmi les autres. Mais aucun humain ne peut supporter longtemps une telle condamnation sans réellement succomber aux forces de mort. La mégalomanie constitue ainsi pour le P.M.D. une défense essentielle pour maintenir une certaine intégrité et pour défendre son lien à la vie. Ainsi, le pôle maniaque de la P.M.D. est avant tout une défense contre la dépression qui est, comme le dit si bien Alice Miller (1983), elle-même liée à la perte du Soi.

La mégalomanie s'exprime sur le plan symptomatique par l'inflation démesurée de l'importance que la personne P.M.D. s'accorde dans le règne des vivants, ce qui traduit un narcissisme primaire encore très actif. De façon secondaire également, le narcissisme se transpose dans les rapports relationnels clivés, les bons étant ceux et celles qui se situent en droite ligne avec les besoins oraux inassouvis du P.M.D. et qui fusionnent avec lui, au moins pour un temps. Les mauvais s'avèrent tous les autres ou ceux qui déçoivent les attentes narcissiques et le besoin de survalorisation menant la personne P.M.D. à une estimation au moins égale à Dieu !

La mégalomanie a ses avantages pour l'entourage du mégalomane et pour l'intéressé lui-même. Elle libère, de façon magique et éphémère, mais elle libère quand même d'une manière euphorique, de l'assujettissement aux limites imposées par la vie. Le mégalomane est ainsi comparable à une personne qui rêve de gagner à la loto, sauf qu'ici nul besoin que le prix soit réellement remporté pour que l'inflation du Moi soit obtenue. Et il s'agit d'un Moi fragile, si bien que l'enflure risque donc d'être tout à fait spéciale.

La prétention du mégalomane n'a pas de limites, sur ce qu'il croit être à sa portée. Il peut aussi persuader les autres de ses pouvoirs spéciaux. Certains mégalomanes sont de très bons motivateurs, quoique très inconstants dans leurs propres motivations. La mégalomanie est aussi entraînante. On veut croire à son rêve, aux possibilités que le mégalomane fait miroiter, à ses mensonges éhontés, à sa mythomanie. Le mégalomane se libère ainsi, momentanément et de façon magique, des contraintes imposées par la réalité et il se conduit comme si elles n'existaient pas : il dépense sans compter ; il baise sans se protéger ; il se lance dans des aventureuses amoureuses impossibles ; il brûle la chandelle par les deux bouts. Mais tôt ou tard, le « ballon » éclate et la dure réalité s'impose. Sa dépression, que la mégalomanie servait à circonscrire, revient en force.

5.4.1.4 Conduites mégalomaniaques

Ici l'exaltation se traduit dans des conduites qui deviennent incontrôlables. Au plaisir, se substituent l'excitation, l'hyperactivité, l'insomnie, l'agitation et le besoin de se lancer dans des actions qui n'ont pas de but réaliste.

Le P.M.D. jubile, se sent heureux, sûr de lui et expressif. Il entreprend ce qui lui tente et rien ne saurait l'arrêter. On ne se doute d'abord pas qu'il est décroché du réel ; on est porté à se laisser charmer et à croire à ses discours enflammés (Adolf Hitler), à ses visions (Charles Manson) ou à leur fonction rédemptrice (Jim Jones) ; et ils donnent le goût de les suivre...

En période de conduites mégalomaniaques, les pensées du P.M.D. sont labyrinthe et les conduites également difficiles à suivre, surtout dans leur enchaînement logique. Leur langage est particulier : la syntaxe relâchée, le vocabulaire riche mais peu précis ou non approprié (Bergeret, 1974). À certains moments de délire, ils peuvent être dangereux pour les autres et suicidaires ; ici le suicide prend un sens de mission divine et la finalité de la mort est niée au profit d'une croyance en une vie dans « l'au-delà » où s'accompliraient les fantasmes grandioses. Le suicide peut être

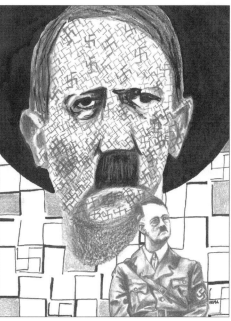

Il entreprend ce qui lui tente et rien ne saurait l'arrêter. On ne se doute d'abord pas qu'il est décroché du réel ; on est porté à se laisser charmer et à croire à ses discours enflammés.

aussi un moyen d'échapper à la dépression que la personne P.M.D. sent revenir en force, bien que celle-ci ne s'explique pas les choses en ces termes : « Je meurs pour que s'accomplisse ma destinée ».

5.4.2 Aspects psychodynamiques

L'analyse du caractère P.M.D. et l'écoute de son discours n'ont pas besoin d'être bien avancées pour constater la justesse de l'analyse de Freud concernant la mélancolie et particulièrement le caractère mélancolique dont il est ici question : l'agressivité ressentie envers les parents décevants est d'abord retournée contre le Moi (consulter « Deuil et mélancolie », dans Freud, 1915-1917).

À la perte d'objet dans l'enfance, explique Freud, s'est substituée chez le mélancolique une perte d'une partie du Moi : la colère orale et narcissique (mépris, rejet) fut et est encore dirigée contre soi, d'où les sentiments constants de ne pas être assez bon, beau, capable, performant et grandiose (Abraham, dans Bergeret, 1974). Freud fait remarquer que chez les grands déprimés des blessures infantiles liées à l'établissement des relations d'objet ont occasionné un repli narcissique précoce.

Ce narcissisme serait même une prédisposition essentielle à la dépression chronique (*ibid.*).

Le repli narcissique de la petite enfance et la rupture qu'il crée dans l'établissement des rapports objectaux mènent le mélancolique devenu adulte à un manque d'implication émotionnelle et à une grande difficulté à s'attacher réellement. L'attachement chez lui est plutôt « évitant », mais en même temps le P.M.D. s'avère extrêmement dépendant de son entourage. La personne P.M.D. assume mal les tracasseries de la vie quotidienne et se débrouille peu sur les plans de l'autonomie personnelle. Elle dépend ainsi des autres de façon concrète tout en demeurant hors d'atteinte au plan relationnel.

Dépendante des autres, la personne P.M.D. ne peut toutefois réellement les aimer. L'autre est un objet tantôt idéalisé et tantôt méprisé s'il n'est dans le prolongement des désirs narcissiques. Malgré cela, toute rupture relationnelle est difficile, car elle réactive l'ancienne blessure narcissique, déclenchant la colère contre soi-même. L'intérêt ou le désintérêt de la part d'autrui est aussi ressenti avec une grande acuité.

L'angoisse et le sentiment d'abandon attendent la personne P.M.D. que l'on quitte. La séparation réactive un abandon vécu à maintes reprises, comme nous le verrons un peu plus loin, et l'intensité de l'angoisse et du désarroi est extrême, ramenant en quelque sorte au passé : le P.M.D. se sent comme un bébé que l'on laisse sans soins, c'est-à-dire dans le vide affectif.

Toute perte relationnelle, spécialement quand l'autre constituait aussi un soutien concret, est vécue par le P.M.D. comme une catastrophe menaçant de morceler son Moi. Les doutes profonds sur le droit à la vie, sur sa place, sur sa valeur, émergent aussitôt (Bergeret, 1974).

L'Idéal du Moi est imposant : le maniaco-dépressif a non seulement introjecté les idéaux parentaux mais aussi des exigences narcissiques démesurées qu'il a projeté sur ses parents réels. Cet Idéal du Moi va s'avérer un obstacle pour une évaluation saine de ses capacités et de ses possibilités réelles : le P.M.D. ne peut se sentir « seulement » comme les autres, ce qui est vécu par lui comme une insuffisance. Il ne peut contrebalancer non plus cette exigence interne par une estime de soi. La mégalomanie prend alors la place de l'estime de soi au prix d'un gonflement pathologique du Moi.

5.4.2.1 Aménagement-limite cyclothymique ou cyclothymie

La personne cyclothymique s'inscrit dans la description précédente, mais sans l'aspect extrême pouvant aller jusqu'au délire cognitif et aux conduites désordonnées. La dépression et la mégalomanie prennent plutôt l'allure d'obsessions récurrentes, proches de celles du phallique-narcissique. À cela s'ajoute une énorme angoisse d'anticipation concernant ses capacités, ses performances, sa valeur. Le cyclothymique a des ambitions démesurées, mais il n'est pas à la hauteur de ses désirs. Il se mésestime profondément et est dépressif, mais il peut momentanément échapper à une persécution interne quand il réussit à se valoriser.

Les cyclothymiques, comme les schizoïdes et les paranoïdes, ont échappé de près à la psychose grâce à leur potentiel personnel, notamment leurs qualités intellectuelles. Sans être des génies, ils sont souvent nettement au-dessus de la moyenne, ce qui exacerbe leur sens critique à propos d'eux-mêmes et à propos des autres. Paradoxalement, ils sont très immatures, dépendants de leur entourage et vite insécurisés. Il s'agit d'un aménagement-limite qui peut tenir toute une vie, mais au prix de dépressions et de phases de manie cycliques qui ne présentent que rarement toutefois l'intensité de celles des P.M.D. Certains décompensent tardivement et d'autres ont ce type de fonctionnement toute leur vie, sans décompenser. Ainsi, sans être «décrochées», leurs humeurs demeurent fluctuantes. On dit aussi des personnes P.M.D. qui ne sont pas décompensées et chez qui les syndromes associés à la P.M.D. sont amenuisés (notamment grâce aux sels de lithium) qu'elles ont un fonctionnement cyclothymique.

Les personnes cyclothymiques requièrent, malgré leur potentiel, une constante protection et l'encouragement ainsi que la réassurance sur leur valeur propre. Elles sont très vulnérables à toute perte de soutien. L'absence de l'autre, même projetée, les place dans l'angoisse, et cela pour deux raisons principales :
- elles restent alors aux prises avec leur rejet d'elles-mêmes ;
- elles ne savent pas comment se débrouiller seules car ce sont de grands « bébés ».

En même temps, la personne cyclothymique — du fait de ses forts traits narcissiques — n'accorde pas vraiment une grande importance aux autres, les méprisant à l'occasion et les considérant comme interchangeables, sauf peut-être en ce qui concerne leur mère. De plus l'anxiété d'anticipation constitue un autre des aspects qui font le plus souffrir les personnes cyclothymiques. Fortement pessimistes, elles devancent constamment les événements et appréhendent d'être insuffisantes ou craignent que les événements tournent en leur défaveur ou qu'on les abandonne. Paradoxalement, leur manque de débrouillardise, leur dépendance et leur anxiété d'anticipation finissent par provoquer ce qu'elles craignent : on les juge et elles se jugent après avoir

manqué leur coup. Les cyclothymiques sont ainsi figés dans leur existence par de fortes angoisses de séparation-individuation.

Vignettes cliniques : Gérald et Jacques

Gérald était gérant de banque. Un peu paresseux dans ses fonctions, il ne
prenait pas soin de renouveler ses connaissances compte tenu de l'avènement de l'informatique et il déléguait beaucoup de ses tâches adminis-
tratives à l'une de ses sous-directrices. Gérald aime par ailleurs charmer
la gent féminine. Il ne compte plus ses conquêtes, sauf qu'il ne comprend
pas pourquoi il est encore célibataire à 45 ans. Il dit s'ennuyer beaucoup
quand il se retrouve seul. Du même souffle, il avoue tolérer difficilement
que quelqu'un partage son quotidien.

Gérald consulte à contrecœur et seulement, dit-il, parce que son médecin
insiste : il ne veut pas être considéré comme ayant quelque chose de
dérangé. Mais il vient également en consultation parce qu'il a le sentiment de
ne plus avoir le choix. Trois événements récents l'ont en effet progressivement mené à développer de profonds sentiments dépressifs : on l'a d'abord
dégradé à la banque et il s'est retrouvé sous les ordres de sa sous-directrice ;
on l'a ensuite remercié de ses services ; il a également eu une aventure avec
une collègue gérante de banque, mais il a eu un problème d'érection. Il se
sent diminué, dévalorisé, humilié, un moins que rien depuis cet événement.

Ce n'est pas la première fois que Gérald est en dépression. En fait, les
sentiments de tristesse et de manque de valeur l'ont accompagné toute
sa vie. Son problème d'impuissance non plus n'est pas récent.

Derrière une « devanture » comme il dit, Gérald se sent insuffisant. Il se
croit peu intelligent lorsqu'il ne réussit pas quelque chose du premier
coup, cela le blesse et il délègue la tâche à une autre personne, ce que
son ancien poste lui permettait amplement. Mais il se désinvestit ainsi
beaucoup et il construit de la sorte un sentiment d'incompétence de
même qu'une incompétence réelle. Son manque de confiance et sa peur
d'être vu déficitaire constituent ainsi la trame de ses pensées obsédantes
de façon quotidienne. Anxieux d'échouer, détestant la dépendance, il ne
travaille toutefois pas pour assurer ses arrières.

Du côté sexuel et conjugal, Gérald a vécu avec plusieurs femmes. Il dit
les charmer au début puis les décevoir. L'anxiété d'anticipation prend
place dans ses relations, pas seulement au début, et l'angoisse est tellement grande qu'il ressent peu de choses en présence de sa partenaire et
il est ainsi peu excité ; il lui arrive d'avoir une érection et de la perdre. Il se
sent déçu et il se déprécie par la suite, ce qui renforce son anxiété d'anticipation. Il dit se sentir inférieur à son amie.

Lorsqu'on aborde son enfance, Gérald s'effondre littéralement et devient très dépressif. Son sentiment de non-valeur et le manque d'importance s'ancrent dans un vécu difficile. Sa mère, une personne dépressive, s'est occupée de lui de façon inégale. Quand elle se sentait bien, il semblait exister pour elle. Sinon, il devait se débrouiller seul et notamment avec ses besoins de dépendance. Gérald pleure énormément, et ce, à chaque entrevue. Pendant les années qui suivent, les périodes de rémission dépressive alternent avec de courts épisodes où il se sent un peu soulagé vis-à-vis de ses petites voix internes qui l'accusent d'être insuffisant. Mais il n'a jamais de période de manie, au mieux une courte euphorie de quelques jours ou d'une semaine ou deux.

La thérapie sera longue et Gérald aura besoin d'un soutien médicamenteux pendant des périodes prolongées.

Jacques est quant à lui très « précieux » et, pour un gars de 18 ans, préoccupé par son apparence de façon excessive : il perd ses cheveux et se déteste ainsi ; ses dents, pourtant impeccables, ne sont pas assez belles ; il ne se trouve pas suffisamment grand. Il a également une obsession : il est constamment préoccupé par le fait que son cerveau pourrait être atteint par des substances toxiques et qu'il pourrait devenir moins intelligent. Il a ainsi très peur de prendre de l'alcool. Les drogues douces le tentent mais il n'ose pas essayer de peur de s'endommager le cerveau. Bien plus, les odeurs fortes comme celle de la colle ou celles provenant d'émanations de toutes sortes créent chez lui une hantise de voir baisser ses fameuses capacités intellectuelles.

Jacques est un élève brillant qui maintient une moyenne générale de 90 % au collège. Mais à chaque baisse, même légère, de ses résultats scolaires, l'impression d'avoir été « endommagé » fait jour en lui et devient envahissante. Qui plus est, lorsqu'il remarque une possible faille dans sa mémoire, il déprime.

Jacques pleure facilement en entrevue et il se plaint constamment de son sort. Il a peur de ne pas pouvoir réaliser la grande ambition de sa vie : devenir, à un âge précoce, un écrivain célèbre ; son idole est Alexandre Jardin.

Une autre de ses préoccupations pourrait paraître lié à l'âge, mais c'est un bon sujet de déprime ou encore d'exaltation : son succès auprès des filles. Jacques méprise les filles, mais il dit aussi les aimer, du moins pour ce qu'elles lui apportent : la satisfaction sexuelle, la valorisation quand il réussit à séduire celle du moment qui lui plaît. Pour lui, les filles sont interchangeables et, avoue-t-il, une fois conquises, il a de la difficulté à les désirer davantage ; il regarde tout de suite ailleurs. Mais les filles sont aussi objet de crainte : s'il ne plaît pas à « toutes » les filles, il se dévalorise ; si sa petite amie du moment en regarde un autre, il panique et entre dans une colère intense, à la fois tournée contre elle et contre lui.

Jacques possède une capacité d'introspection impressionnante pour son âge. Il est ainsi capable de voir sa tendance à utiliser plutôt qu'à s'attacher réellement. Il participe bien au processus thérapeutique et notamment par le récit exhaustif de son enfance. Mais il a des idées bien arrêtées par rapport à ce qu'il a vécu et il est difficile pour lui de consentir à donner des précisions sur son histoire pendant les séances ; il arrive avec des pans de vie déjà visités, interprétés, mis en boîte. La seule personne qu'il dise aimer est sa mère. Il déteste son père et le lui dit ouvertement mais il ne sait trop pourquoi. Aborder le rapport très fusionnel et surprotecteur que sa mère entretient avec lui est plus difficile. Exprimer clairement les raisons de son agressivité voire de son mépris pour son père est également hors de portée pour lui. C'est une haine brute pour son père qu'il ressent et exprime vertement à celui-ci, tout comme au thérapeute à certains moments du transfert.

Dans des moments de déprime plus intenses, Jacques accuse davantage son père de ne pas lui avoir manifesté d'affection lorsqu'il était enfant, et spécialement de ne pas s'être suffisamment impliqué dans son éducation. Il ne se cache pas pour lui dire qu'il est un mauvais modèle masculin, même si son père est un homme d'affaires qui a passablement réussi (ses affaires l'ont d'ailleurs beaucoup accaparé quand Jacques était enfant). Pour sa mère par ailleurs, il éprouve un sentiment double : elle s'est dévouée corps et âme pour lui, lui a tout donné, elle a même arrêté de travailler pour se consacrer exclusivement à son éducation jusqu'à 6 ans (il est fils unique). Mais il l'accuse aussi, de façon moins véhémente que pour son père, d'avoir fait de lui quelqu'un de non débrouillard et lui en veut de se sentir aussi dépendant à son âge. On voit bien ici que Jacques vit un rapport clivé à ses parents : l'un est le mauvais objet, le père, et l'imago maternelle est constamment idéalisée ou épargnée. Mais le mépris qu'il porte à son père, et à certains moments de déprime qu'il s'adresse à lui-même, témoigne de sa grande difficulté à intégrer différents aspects, positifs et négatifs, des imagos parentales. Il s'identifie ainsi, forcément, à un père déprécié. Il demeure enfermé dans un rapport en symbiose avec sa mère d'où ni le père ni une autre femme ne peut l'extirper. Finalement, on peut se demander si la haine portée au père ne témoignerait pas de moments difficiles vécus dans le rapport premier avec sa mère. Malheureusement, les parents couperont les vivres à sa thérapie qui se prolonge mais dont il dit avoir encore beaucoup besoin. Il reviendra plus tard.

5.4.2.2 P.M.D.

Dans la psychose maniaco-dépressive, les traits cyclothymiques sont à peu près tous présents et la personnalité est marquée de tendances narcissiques. Mais le narcissisme est ici plus primaire, et l'accentuation de l'humeur vers la dépression et vers la manie occasionne un décrochage de la réalité actuelle. Il est toujours surprenant de constater, et cela est aussi le propre des psychoses, que les phases dépressives et maniaques qui se succèdent pourtant sont vécues par le P.M.D. de façon presque complètement clivée. La personne semble par exemple oublier, en période maniaque, qu'elle voulait s'enlever la vie parce qu'elle ne s'attribuait pas de valeur alors qu'elle était antérieurement déprimée. Inversement, dans la dépression, il n'est point possible de rappeler au P.M.D. combien il a connu des exagérations et en a payé le prix ; il s'ennuie plutôt de l'euphorie qui accompagne l'autre pôle. Ainsi, tantôt le P.M.D. a le sentiment profond et douloureux d'être

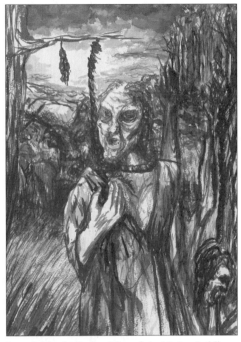

Le suicide de Judas L'iscariote (*Actes I, 18*). « Il crève par le milieu ».

sans valeur, d'être inadéquat dans plusieurs secteurs de sa vie, et ces sentiments entraînent des pensées suicidaires. De façon clivée, à d'autres moments il se vit plutôt comme un être tout à fait spécial, grandiose, qui est appelé à accomplir de grandes choses et qui doit convaincre les autres du bien-fondé de sa mission : les extraterrestres lui ont parlé et il doit ouvrir la voie du salut au plus grand nombre ; il doit être celui qui expurgera le peuple de sa lie, en l'occurrence de ses impuretées ethniques ; il possède un cerveau aux multiples pouvoirs et il peut enseigner aux autres une méthode pour éveiller leurs propres facultés ; il peut se payer tous les plaisirs et les luxes car l'argent ne manquera jamais et il peut compter sur son talent.

Le passage de la mégalomanie à la dépression profonde est dramatique, mais les deux phases témoignent d'un narcissisme primaire très actif au sein de la personnalité : le P.M.D. vit sa mission, tout autant que sa déchéance, sur fond de fin du monde (Racamier, dans Racamier et collab., 1985). Les deux pôles représentent donc deux aspects d'une même problématique inconsciente. Le P.M.D. ne trouve une valeur que dans le délire ou, à la limite, ne se sent important et ne s'accorde le droit d'exister que s'il est le plus indigne de tous les humains. Ainsi, à l'instar des autres psychoses, son droit à la vie et sa place parmi les humains ne sont fondamentalement pas acquis (*ibid.*).

5.4.3 Aspects étiologiques

Le facteur étiologique le plus connu en ce qui concerne la P.M.D. est la prédisposition héréditaire. Plusieurs chercheurs basant leurs devis sur un paradigme médical trouvent en effet dans la généalogie des P.M.D. des parents, proches ou éloignés, qui ont souffert de maniaco-dépression. Mais ici encore, lorsque l'on change de paradigme et que l'on adopte une perspective développementale, la fameuse prédisposition apparaît beaucoup moins certaine. Et s'il s'agissait de transmission intergénérationnelle ? Mettons ainsi en veilleuse la thèse médicale, qui semble très circulaire (s'il y a un parent, c'est que c'est héréditaire ; c'est héréditaire, trouvons alors un lien généalogique) et puisons dans les discours des personnes maniaco-dépressives et des cliniciens qui les écoutent.

La catastrophe aux allures de fin du monde que le P.M.D. redoute, pour laquelle il est tantôt le sauveur et tantôt l'objet de sacrifice, pourrait bien avoir une valeur étiologique (Fairbairn, 1941). Les expériences dont il est question font référence au vécu premier du petit bébé et elles sont très difficiles à amener à la conscience. Qui plus est, la pensée du bébé étant peu développée, les expériences qui se sont inscrites ne peuvent être qu'archaïques et confusément représentables pour un adulte. Nous devons ici, pour comprendre cette forme de caractère psychotique, nous servir de notre déduction afin de relier les phases maniaques et dépressives au vécu premier. Les connaissances en psychologie infantile nous seront à nouveau essentielles.

La catastrophe anticipée par le P.M.D. s'est déjà produite. Au stade oral, à la suite de la phase paranoïde dans laquelle le bébé n'intègre pas encore ses perceptions de la « bonne mère » qui prend soin et de la « mauvaise mère » qui le laisse dans les affres de ses besoins, l'enfant entre dans une **phase dépressive** (Klein, 1961 ; Klein et Riviere, 1968). Dans cette dernière phase du vécu précoce de l'enfant, l'objet-mère (nous disons ici « objet maternant », voir le lexique) est perçu dans son intégrité. Mais cette perception de la mère séparée de soi et à la fois bonne et mauvaise occasionne une peur d'être abandonné et de rester dans le vide vis-à-vis de ses besoins, notamment les besoins narcissiques de base : être vu, sentir une présence qui confirme l'existence, être respecté même dans sa petitesse.

La mère des P.M.D. et des cyclothymiques est souvent décrite par leurs thérapeutes comme très ambivalente sur le plan des enjeux d'attachement et de séparation-individuation. À certaines périodes ou en des moments brefs, elle investit son enfant et répond à ses besoins corporels de façon appropriée. Mais cet investissement est massif du côté narcissique et trop symbiotique. L'enfant se sent véritablement comme un «petit roi» sans qu'il puisse réaliser vraiment, à ce stade de son développement cognitif, que la place qu'on lui donne est bien trop grande. Parfois, dans ces moments de fort investissement narcissique de la mère, l'enfant supplante le père et il

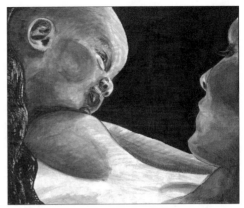

Les expériences dont il est question font référence au vécu premier du petit bébé et elles sont très difficiles à amener à la conscience.

se trouve ainsi isolé, très tôt, de l'influence de ce dernier ; cela ne l'aide pas non plus à se distinguer de la mère. À d'autres moments ou dans des périodes prolongées, la mère semble peu investie. Pour des raisons bien personnelles et selon des contextes très individuels, la mère n'est plus disponible pour combler les besoins pourtant essentiels d'être vu, de sentir une présence qui confirme l'existence, d'une «bonne mère» qui, dans un rapport en miroir, établirait les fondements d'un «bon Je».

Dans certains cas, les objets maternants investissent tous deux l'enfant, mais l'inconsistance dans le parentage relève des styles de chacun : l'un est plutôt rejetant, nocif, non disponible ; l'autre essaie de combler les besoins de l'enfant, mais n'y arrive pas ou de manière inconstante. En l'occurrence, le père du mélancolique est souvent marqué du sceau de l'absence affective et il présente en général à l'enfant une image négative et peu enviable, rendant difficile d'une part un lien maternant au stade oral et d'autre part une possibilité de trouver une sécurité en dehors du lien symbiotique à la mère. Ce père est souvent détesté par le maniaco-dépressif ou le cyclothymique adulte quand il n'est pas méprisé.

Les phases de manie et de dépression pourraient correspondre, théoriquement, à une alternance de moments affectifs appropriés et non appropriés dans la prime enfance (Klein, 1959) :

– manie = la mère soulage les besoins de l'enfant, est surprotectrice et fusionnelle ; celui-ci est le centre de sa vie = sentis de plénitude narcissique = défaut de séparation, l'enfant n'apprend pas à retarder ses pulsions et à supporter les frustrations en développant son Moi ;

- dépression = retrait affectif brutal de la mère, mère absorbée ou hostile = senti d'abandon et retrait narcissique de l'enfant = sentiment de sombrer dans l'abîme et de non-valeur chez l'enfant, retrait du sentiment de droit à la vie ;

- manie = la mère ou l'objet maternant redevient approprié mais l'abandon a laissé des traces = fantaisies grandioses et agressives adressées en fantasmes à la mère, haine dirigée vers la mère ou défléchie sur le père.

Selon Klein (1959), les mélancoliques n'ont pu arriver à développer une sécurité intérieure concernant l'amour de leur mère (et de leur père) et, par là, de leur propre valeur comme être vivant. Leur narcissisme est pathologique : les sentis de nullité sont comblés à certains moments par la grandiosité, puis le mélancolique retombe. La manie n'est ainsi qu'une défense éphémère.

Il est toujours frappant de constater que les personnes maniaco-dépressives, devenues adultes, vivent continuellement dans un clivage concernant leur souffrance et leur bonheur. Pour elles, le bonheur n'est pas ancré et ne prend pas son sens dans la souffrance inhérente à la vie, mais bien dans un déni de leur souffrance et, par là, de leur vécu. On les voit ainsi, à l'instar des autres psychotiques qui présentent aussi des phases de manie et de dépression (mais de façon seulement sporadique), se séparer de leur souffrance en s'investissant dans des mouvements collectifs et en s'associant à des gourous. Ceci leur permet de créer un bonheur artificiel, séparé de la réalité, dans lequel elles espèrent pouvoir trouver un droit à la vie à travers une mission grandiose. Mais cette illusion est fragile et les conduit à se couper de toute influence qui pourrait démentir de telles prétentions narcissiques (parents, amis, etc.). Il s'agit d'une voie sans issue, une fuite, qui donne tout son sens au mot « psychose » lequel signifie « coupure ».

Vignette clinique : Pierre

Pierre a 50 ans. Il vit en chambre et pension chez une dame qui s'occupe de ses besoins concrets (lavages, repas, etc.) depuis une quinzaine d'années. Il sort très peu, se décrivant comme une personne peu sociable en général, sauf dit-il dans des périodes où il se sent plus énergique et moins déprimé.

Pierre déprime en effet et ce n'est pas nouveau. Aussi loin qu'il se souvienne, il a toujours eu des pensées sombres et, à certains moments, le goût de mourir.

Il n'a pas beaucoup d'ambitions dans la vie explique-t-il, sauf qu'en fantasmes il refait constamment le passé et se voit comme un être grandiose. Cela contraste beaucoup en effet avec son apparence générale : ce commis de bureau a une allure plutôt lugubre et triste et son habillement est terne.

Après quelques rencontres, où il pleure énormément, Pierre en vient à un constat sur sa vie, plutôt négagif : il ne s'est jamais engagé dans une relation profonde, il ne vaut pas grand chose, il n'a pas sa place en ce monde, il aimerait mieux mourir.

Quelque part, il a raison. Depuis la mort de sa mère, alors qu'il avait deux ans, aucune relation profonde et intime n'est venue l'aider à sentir sa place parmi les humains. Son humeur profondément dépressive lui a depuis l'enfance enlevé toute ambition (autrement qu'en fantasme) et il n'a jamais développé de véritable autonomie : Pierre n'est même pas capable, du moins c'est ce qu'il sent, de se faire cuire des aliments. Il transmet ainsi son sentiment de parfaite impuissance devant l'existence. Ceci est une des choses parmi les plus difficiles à tolérer pour un psychothérapeute. Il viendra quand même en consultation pendant de longues années, transportant sa lourdeur d'être mais aussi la portant de plus en plus lui-même ; ses moments dépressifs devinrent moins profonds. Il développa progressivement un lien d'amitié plus profond avec sa logeuse.

5.5 PRÉALABLES AUX INTERVENTIONS AVEC LES PERSONNES PSYCHOTIQUES

Nous aborderons d'une part le travail clinique. Nous verrons d'autre part qu'avec les personnes psychotiques il nous faut mettre en œuvre toute une panoplie de soutiens — médicaux, sociaux, économiques — afin d'améliorer leurs conditions de vie et de renforcer les impacts de leur psychothérapie. Ce sont des personnes qui ont, qui auront, un constant besoin de soutien.

Le travail clinique et rééducatif avec les personnes psychotiques est considéré encore aujourd'hui par plusieurs théoriciens et cliniciens comme difficile, complexe, voire impossible. Même les plus motivés sont forcés de reconnaître que l'on doit travailler à plusieurs niveaux simultanément si l'on veut arriver à des résultats durables. La participation de professionnels appartenant à plusieurs champs d'expertise est nécessaire pour penser à réadapter les personnes psychotiques. À l'intérieur du champ de la psychothérapie particulièrement, il faut user de créativité et procéder à des modifications substantielles des pratiques

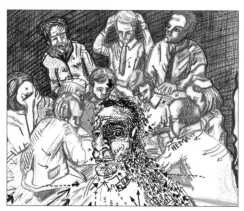

Ce sont des personnes qui ont, qui auront, un constant besoin de soutien.

usuelles pour arriver à engager la personne dans un processus d'exploration, pour en supporter l'intensité et les embûches, et enfin pour arriver à des résultats (Racamier et collab., 1985). Ici, la longueur légendaire des thérapies introspectives ne constitue certes pas un préjugé. La thérapie du psychotique est longue, voire interminable, et les rechutes sont fréquentes.

Avec l'expérience, on en arrive à concevoir un travail de restructuration en profondeur, non de la structure de la personnalité, qui demeurera fondamentalement psychotique, mais au niveau du Moi et des défenses, en vue d'une meilleure adaptation. Par ailleurs, ce travail s'avère extrêmement ardu et doit être réalisé dans un contexte particulier; le pronostic en demeure assez pessimiste. De plus, si la personne est fortement perturbée et délire elle peut constituer un danger — pour elle-même et pour les autres —, et l'aidant doit alors être soutenu par le cadre que procure une institution. Dans des moments de rémission, lorsque la possibilité de contact de la personne avec elle-même s'améliore et surtout quand elle réussit à lier ce qui lui arrive aux souffrances qu'elle porte, alors un travail en externe ou même en cabinet privé est possible, à certaines conditions. Résumons les éléments essentiels pour entreprendre un travail d'aide en profondeur avec les personnes psychotiques :

– Il faut parfois s'attendre à se rendre à domicile même si la psychothérapie et le travail social sur le terrain sont des exercices professionnels différents ;

– La médication permet de stabiliser l'état mental de la personne et même si elle crée des inconvénients sur le plan cognitif, elle permet ainsi d'entreprendre un travail d'aide sans avoir à recourir à des mesures de contention ou d'isolement de la personne. Les épisodes de décompensation sont moins dangereux et moins fréquents sous médication ;

– Par contre, l'effet des psychotropes est souvent confondu avec les cures médicamenteuses pour les problèmes physiques. Ils ne font qu'amenuiser les symptômes de la psychose mais plusieurs professionnels et personnels d'établissements publics de santé mentale semblent croire que ces médicaments guérissent. Un cynisme pour les efforts d'aide sur le plan professionnel accompagne parfois ce préjugé ;

– L'hôpital ou le centre hospitalier psychiatrique n'est jamais une solution à écarter quand une personne psychotique chavire. D'ailleurs, tout professionnel devrait savoir qu'il a une responsabilité légale vis-à-vis des personnes qu'il rencontre et qui sont susceptibles de présenter un danger au sortir de leur bureau. Par ailleurs, lorsque l'on travaille à l'extérieur d'une institution, il est parfois difficile de trouver un appui et un soutien chez les professionnels de l'hôpital où l'on oriente une personne. Il est ainsi malheureusement rare que les ressources institutionnelles et non institutionnelles en santé mentale se coordonnent et s'appuient. Il se produit ainsi, souvent, une cassure avec la personne que l'on adresse à un hôpital ;

– Le professionnel en pratique privée doit reconnaître sa limite à encadrer suffisamment les personnes susceptibles de présenter un potentiel de violence. Spécialement, les paranoïaques sont des clients à éviter dans un tel contexte, même avec un soutien médicamenteux. De plus, les personnes présentant une multi-problématique, par exemple une forme de psychose combinée soit avec de la déficience mentale ou encore avec des tendances perverses, peuvent constituer un danger pour le thérapeute ;

– Peu importe si l'on est en privé ou dans un service public, il faut aussi s'occuper du milieu où vivent les psychotiques que l'on rencontre. Il faut parfois les conseiller sur ce qu'ils peuvent faire pour améliorer leur situation de vie. L'isolement est un problème crucial pour les psychotiques sur le plan social : on doit les encourager et les aider pour qu'ils s'insèrent dans la société et développent un réseau hors famille. Sur le plan professionnel, les personnes psychotiques ont fortement tendance à être marginalisées et à se décourager du fait de leur difficulté à produire selon les normes établies par la société. Par ailleurs, elles ont rarement une conscience claire de leurs possibilités réelles sur le plan professionnel. Mais des programmes publics et communautaires de réinsertion, qui s'adressent spécifiquement aux personnes ayant des troubles mentaux graves et persistants, existent. Ces services et les programmes déployés dans ce sens peuvent constituer une source de changement, améliorant la qualité de vie de ces personnes ;

– Lorsque l'on travaille en institution ou dans un réseau communautaire, il est important de rencontrer les autres professionnels qui s'occupent de la personne psychotique afin d'établir une collaboration. Ce contact est essentiel pour coordonner ses efforts. En outre, le travail avec une personne psychotique présente beaucoup d'écueils dont l'épuisement ; il faut pouvoir compter sur d'autres aidants ;

– On ne doit pas écarter la famille qui constitue, pour la majorité des personnes psychotiques, le réseau de soutien primordial. Il est indiqué de rencontrer les parents si la personne vit encore avec eux. Certaines impasses doivent être abordées. Du côté de la famille, la question du « fardeau » constitue un enjeu de taille. Pour la personne psychotique, trouver son espace et acquérir de l'autonomie paraît parfois impossible. Mais elle ignore souvent la panoplie des ressources qui peuvent être mises à sa disposition : groupes de pairs, activités valorisantes, programmes de réadaptation et de réinsertion socioprofessionnelle, appartements supervisés, etc. Sur le plan psychothérapeutique, une alliance minimale avec la famille est souhaitable. En même temps, l'aidant doit préserver la confidentialité de l'aidé au cours des entretiens familiaux afin de conserver sa confiance. Une aide psychologique aux membres de la famille peut être souhaitable dans certains cas et l'aidant peut alors constituer une source de références fiable.

Ces préconditions sont essentielles pour effectuer un travail d'accompagnement professionnel auprès des personnes psychotiques en counseling et en psychothérapie. Par ailleurs, pour aider celles-ci il faut posséder certaines qualités personnelles et avoir développé des habiletés professionnelles particulières :

– Tout d'abord sur le plan personnel, il faut se sentir capable d'entrer dans l'univers de la psychose, celui de l'autre, le psychotique, et le sien propre même si l'on n'a pas une personnalité psychotique. Rappelons-le, l'univers psychotique est celui de la coupure avec soi-même et de la conscience confuse de l'autre et de la réalité. Pour y entrer sans trop se sentir menacé, il faut avoir un Moi suffisamment fort. Cela veut dire posséder une capacité *de contenance* hors du commun pour ne pas se perdre de vue soi-même et spécialement dans un rapport en miroir où l'autre, l'aidé, est lui perdu et confus ;

– Une autre qualité essentielle réside dans la croyance forte et ferme que l'on peut faire quelque chose vis-à-vis d'une désorganisation si extrême de la personnalité. Si l'on n'y croit pas, la personne psychotique sentira cela rapidement et sa grande difficulté à faire confiance et à créer un attachement avec l'aidant va en être exacerbée ;

– Il faut aussi être très patient, comme avec les enfants, avant d'avoir des résultats ; il faut donner beaucoup avant de sentir l'autre croître et l'on reçoit peu d'une personne fortement narcissique. Racamier (1957) résume ainsi les qualités d'un bon aidant qui travaille auprès de psychotiques : « présent », « tenace » et « capable de prendre l'autre pour ce qu'il est » ;

– L'intuition et la capacité inductive en général sont essentielles à tout travail d'aide en profondeur. La personne psychotique ne sait guère ce qu'elle porte ni que son vécu est responsable de ses souffrances. Bien plus, elle ne peut savoir que ce vécu n'est pas seulement personnel et s'inscrit dans une lignée intergénérationnelle et qu'elle en est seulement un maillon. Il faut ainsi posséder un fort sens clinique et savoir utiliser des bribes d'information pour commencer le travail d'introspection. Ce n'est que progressivement que la personne psychotique apportera elle-même plus de matériel et participera davantage à son élaboration, développant ainsi une empathie pour elle-même à partir de celle de l'aidant ;

– Il faut transmettre à la personne psychotique, par notre attitude plus que par de pieuses paroles, l'idée que l'accueil de sa souffrance et le contact avec son propre vide ne vont pas la conduire à une plus grande détresse mais bien à plus de présence. Cet aspect est crucial pour éviter que la personne ne se décourage. Cette vérité se vérifie dans les moments de progrès thérapeutique ;

– Il faut être capable de réagir fortement à toute tentative de coercition des personnes psychotiques, spécialement en institution. Beaucoup de préjugés entourent en effet les possibilités de travail en profondeur avec les psychotiques et les chances de succès limitées conduisent plusieurs professionnels à se montrer cyniques vis-à-vis des tentatives psychothérapeutiques. Ainsi, parfois, les résistances au travail d'aide ne sont pas seulement présentes chez les personnes psychotiques elles-mêmes et il faut travailler sur les résistances du milieu et d'autres professionnels ;

– L'aidant doit posséder ou développer une excellente connaissance de la psychologie infantile et spécialement une compréhension approfondie des tout premiers stades de l'enfance. Cette connaissance théorique va permettre de combler les vides, dans le discours de la personne psychotique, à propos de son vécu. Elle ne peut se souvenir d'emblée d'éléments étiologiques très précoces et sait encore moins qu'ils sont importants pour comprendre ses problèmes. Jusqu'à ce que la mémoire et à défaut sa propre intuition puissent être mis à profit, l'aidant n'a pas le choix de lui proposer des pistes de sens possible à ses problèmes. Ainsi, les interprétations basées sur la connaissance des premiers stades de l'enfance en lien avec les problématiques que présente le psychotique sont essentielles en début et même tout au long du travail d'aide. Il ne s'agit pas toutefois de suggérer à la personne ce qu'elle peut avoir vécu, mais plutôt de l'éduquer pour qu'elle apprenne à voir une continuité dans son vécu passé et actuel. Par exemple, il peut être parfois indiqué de rappeler à la personne certains éléments de son anamnèse qui touchent à la grossesse, au contexte de l'accouchement et à ce qui a constitué son contexte relationnel à la période orale. Progressivement, très lentement au début du fait des possibilités de mentalisation réduites, la personne en vient elle-même à faire de tels liens, et bien d'autres que nous ne pouvons prévoir avant que la mémoire ne lui revienne. Entendons ici « mémoire » dans le sens de ce que l'on porte même si cela est inconscient et qui peut être rappelé si l'on prend les moyens mis à notre disposition : analyse des rêves, observation et focalisation sur les manifestations corporelles et particulièrement celles qui constituent une « catharsis », écoute du discours en encourageant la personne à associer toutes les impressions qui lui viennent, observation du transfert et interprétation de sa signification (Freud, 1914-1915).

La relation thérapeutique ou le rapport relationnel visant un travail de réadaptation doivent être amorcés avec tact. Il faut tout d'abord créer une alliance (Bordin, 1983) dans laquelle la personne recevra un appui sécurisant et sentira que l'on comprend ses difficultés. Il faut aussi, du même coup, trouver une « distance appropriée » car la personne psychotique ne possède pas une conscience claire de ses frontières et peut être portée à certaines occasions à être envahissante. Racamier (dans Racamier et collab., 1985) souligne certains aspects de cette relation que l'on doit chercher à positionner dès le départ et dont il faut se rappeler tout au long de l'intervention ; à défaut, la relation d'aide s'avère difficile sinon impossible :

– Au contraire des personnes névrotiques, nous devons éviter aux personnes psychotiques un trop haut niveau d'angoisse. Le risque de décompensation oblige à repenser notre approche et à soutenir davantage le Moi. Par exemple, les personnes psychotiques supportent souvent mal le silence prolongé au cours d'un entretien ou y trouvent un appui pour des projections hostiles qui sont ensuite réintrojectées. Si l'on est agacé par certains propos, il faut aussi faire attention à ne pas devenir agressif de façon contre-transférentielle car cela augmente leurs projections ;

– Il faut les empêcher d'attenter à leur dignité et barrer la route à des actes d'automutilation, d'exhibitionnisme, de destruction, d'auto-injures. Ici, Racamier suggère de rétablir le plus vite possible le dialogue en interprétant le sens possible des comportements destructeurs ;

– Nous devons établir une relation d'objet et pour cela il nous faut parfois structurer le réel pour eux et les aider à acquérir un meilleur sens de la réalité ; à cette fin il est parfois indiqué de leur donner quelques conseils pour les aider à s'organiser ;

– Au lieu de contribuer à les rendre malades en interprétant leurs symptômes comme étant des indices d'une maladie, il nous faut d'une part comprendre ces symptômes comme un langage et d'autre part leur en traduire le sens symbolique, en mots qui les rejoignent ;

– Nous devons être constamment attentifs à notre propre comportement afin qu'il y ait le moins possible apparence de contradictions, de messages ambigus, de demandes irréalistes. Nous devons ainsi veiller à ne pas reproduire des contingences relationnelles qui ont contribué à les rendre fous ;

– Nous devons par contre poser des limites claires afin d'indiquer dans quel sens nous allons travailler avec eux et quelles sont leurs responsabilités. En l'occurrence, ils doivent jouer leur rôle d'aidé, c'est-à-dire se confier à un degré inégalé dans le passé sans trop connaître par ailleurs la vie intime de l'aidant.

Selon Racamier, si toutes ces préconditions sont remplies, les psychotiques deviennent «analysables», comme les autres, et ils peuvent profiter d'une psychothérapie. Mais l'on doit aussi reconnaître qu'ils présentent un défi thérapeutique de taille : en psychothérapie, spécialement dans un travail en profondeur, les psychotiques ont tendance à faire entrer leur thérapeute dans leur délire. Ils développent ainsi un type de transfert très particulier, dans lequel les perceptions des caractéristiques de l'aidant et du sens de ses comportements sont déformées par la psychose. En période de décompensation, ce transfert devient lui-même psychotique, c'est-à-dire qu'il y a projection sur l'aidant de fantasmes et d'idées délirantes, à tendance persécutoire (Racamier et collab., 1985). Par ailleurs, le transfert en thérapie étant essentiellement un phénomène de résistance (Gill, 1982), on peut voir dans le transfert psychotique la manifestation d'une angoisse et d'une résistance associée parfois au processus d'aide et d'autre fois à l'importance que prend progressivement le thérapeute pour la personne psychotique. Ici, la psychose elle-même est utilisée pour résister. Sous cette résistance, une fois l'épisode analysé et compris, nous trouvons souvent des vérités paradoxales : une peur d'être anéanti combinée à un besoin de plus en plus pressant de la présence rassurante du thérapeute ; une énorme crainte d'abandon et une dépendance vis-à-vis de l'aidant qui devient de plus en plus comme un parent, une figure qui structure le réel et donne, en miroir, un sens à l'existence.

Les psychotiques, comme les autres, ont besoin d'affronter de telles vérités paradoxales, ce qui ne peut être vécu que dans une rencontre, à la fois réelle et transférentielle. S'ils peuvent se développer, ils deviennent alors des personnes remarquablement lucides sur elles-mêmes, sur les rapports humains et sur la vie.

5.6 POINT DE SYNTHÈSE SUR LES PSYCHOSES

L'univers de la psychose nous concerne tous, bien qu'à des degrés divers. Ce qui caractérise le psychotique, lui faisant porter davantage un contenu archaïque humain, a rapport à la constitution de son Moi et de son Surmoi.

Le Moi du psychotique tout d'abord n'a pu se développer sainement en raison de traumatismes extrêmement précoces ; les événements en question échappent à la mémoire consciente. Le Moi s'élaborant de façon à la fois projective et introjective, dans le cas du psychotique les projections faites sur les objets relationnels premiers sont inquiétantes d'une part, et ces objets n'ont pas su être sensibles à ces angoisses primaires et rassurer par leur présence réelle (Klein 1959). Ainsi, le Moi auxiliaire des parents ne remplit pas sa fonction de pare-excitations et le bébé reste aux prises avec ses angoisses primaires qui s'avèrent très désorganisantes pour la personnalité en formation (Fenichel, 1953). Le stade oral se passe ainsi dans une confusion où les craintes liées à la première période paranoïde marquent de façon plus accentuée le schizoïde, le schizophrène et l'éventuel schizoparanoïde. La nouvelle angoisse primaire qui émerge dès que l'enfant peut conceptualiser ses objets premiers en tant qu'entités séparées de lui, intégrant ses différentes perceptions de l'objet en un tout cohérent, marque de façon indélébile tous les psychotiques mais encore davantage les cyclothymiques et les futurs P.M.D.

À un âge aussi précoce, seules des défenses primitives sont à la portée de l'enfant pour conserver une certaine intégrité et ne pas se laisser mourir. Il ne peut échapper aux angoisses qui le pressent de l'intérieur, il ne peut non plus compter sur un objet relationnel constant et rassurant. Il vit même des impressions de mort qu'il perçoit confusément à travers un parentage qui le laisse dans le vide existentiel et dans une extrême solitude. Le refoulement est un mécanisme encore hors d'atteinte, mais le clivage constitue une réponse drastique à son tourment. Séparant souffrance et bonheur à un degré extrême malgré son jeune âge, sa conscience d'être se scinde davantage que dans le cas des états-limites et des névrotiques. Son Moi absorbe pour ainsi dire le coup de rasoir donné par le clivage, laissant les parties souffrantes et les expériences positives devenir des îlots non intégrés qui vont constituer un Moi particulier (Freud, « L'intolérable réalité et son substitut psychotique », dans Racamier et collab., 1985).

Cela affecte les étapes ultérieures du développement, si bien que l'enfant traverse les périodes anale et phallique en ne soldant que très peu les conflits développementaux inhérents à ces phases du développement de la personnalité et particulièrement de renforcement du Moi et de constitution du Surmoi.

Le Surmoi du psychotique est marqué d'une incomplétude et de fortes distorsions. D'une part, les introjects provenant du narcissisme parental et les attentes des parents ne sont pas établis sur la base du rapport réel. Sous l'effet des identifications projectives, le psychotique a plutôt introjecté des attentes démesurées, qui sont en fait le produit de ses propres projections grandioses, et ce, dès la petite enfance. Ainsi, l'Idéal du Moi du psychotique est primitif, grandiloquent et démesurément exigeant. Le Surmoi moral quant à lui est primitif et sado-oral. Il fonctionne sur la base d'angoisses primaires de représailles plutôt qu'à partir d'une culpabilité qui serait liée à une intériorisation des normes sociales. Ce Surmoi immature exerce une influence sadique sur le psychisme, tel un rasoir de barbier qui serait sur la gorge du psychotique.

Le psychotique est pris dans sa structure et ne peut arriver à fonctionner normalement que si on lui fournit une structure extérieure temporaire, qui représente symboliquement un Moi auxiliaire dont il a tant besoin mais qui a fait défaut. Il va continuer à être hanté par des angoisses primaires, il demeure psychotique, mais il devient dorénavant possible pour lui d'avoir accès à sa souffrance, sans pour autant devoir cliver. Bonheur et douleur peuvent alors redevenir des partenaires dans la constitution de son sens de lui-même, et un rapport plus harmonieux avec la réalité et avec les autres est alors à sa portée. Mais d'autres conditions doivent être remplies pour permettre à la personne psychotique de se réintégrer socialement et professionnellement. Elle aura besoin d'un soutien constant, d'abord constitué d'intervenants et de membres de sa famille, puis progressivement de liens interpersonnels significatifs. Ces conditions s'appliquent aussi comme des préalables aux autres psychopathologies graves afin que les différentes formes d'interventions, et particulièrement la psychothérapie, aient des chances de réussir.

5.7 ATELIER D'INTÉGRATION

Nous allons maintenant reprendre la vignette clinique présentée à la section 5.2.3 de façon à vous permettre de confronter vos acquis et de poser un diagnostic différentiel à partir d'indices cliniques discriminants. Lisez d'abord le compte rendu puis répondez aux questions en choisissant une réponse préétablie. Puis, étayez votre position à partir d'une part des éléments cliniques qui sont fournis et, d'autre part, en reliant ces aspects aux indices symptomatiques, psychodynamiques et étiologiques présentés dans le chapitre 5.

Audrey a 25 ans. Selon ses dires, elle n'a jamais eu vraiment de problèmes et elle décrit son enfance, brièvement, comme étant sans histoires. Lors d'un voyage en France, où elle se rendait en tant que projectionniste pour un organisme paragouvernemental, elle a un premier épisode de décompensation. Elle entend alors des voix. L'une lui dit qu'elle est minable et qu'elle doit s'éliminer en se jetant sous un train. Une autre voix, opposée à la première, lui exprime plutôt qu'elle est un personnage historiquement important, qu'une machination mondiale est montée contre elle pour l'exterminer et qu'on lui a mis un émetteur dans la tête pour la persuader de se tuer. Pour contrecarrer les plans de la machination, elle doit, lui semble-t-il, prêcher la bonne parole et se faire le plus d'adeptes possible à sa cause.

Audrey est revenue au Québec. D'abord hospitalisée en France, on l'a ramenée dans sa famille. Elle reprend lentement ses activités, mais elle se sent encore bien fragile. Elle n'entend plus de voix, du moins pour l'instant. En parlant des facteurs qui ont peut-être déclenché sa crise, Audrey mentionne ses difficultés à s'ajuster quand elle n'est plus dans un cadre familier et dit vivre une grande angoisse à ces moments-là. À l'étranger, alors que c'était son premier vrai voyage, elle est devenue rapidement très angoissée. Fait intéressant qu'elle rapporte : au moment de son entrée en psychose, elle projetait un film qui traitait de l'homosexualité.

▲————————▲

Dans quel registre psychopathologique situez-vous Audrey ?
a) état-limite paranoïde
b) schizoïdie
c) psychose, caractère schizophrénique
d) schizophrénie paranoïde
e) P.M.D. avec délire mégalomaniaque

Sur les plans structural et psychodynamique, à quelle instance psychique attribuez-vous la voix qui lui dit qu'elle est minable et qu'elle doit mourir ?
a) Surmoi moral
b) Idéal du Moi
c) Moi idéalisé
d) Ça, pulsion d'autodestruction
e) alliance pathologique de la pulsion de mort du Ça, et du Surmoi sadique, qui fait éclater le Moi

Toujours sur les plans structural et psychodynamique, qu'est-ce qui lui inspire ses idées de grandeur qui lui font croire magiquement qu'une « machination mondiale » est montée contre elle ?
a) Surmoi sadique
b) Idéal du Moi, narcissisme introjecté des parents (Surmoi)
c) îlots du Moi, Moi non intégré
d) Ça, pulsion d'autodestruction
e) Moi idéalisé, fond narcissique primaire (Moi)

Pourquoi Audrey a-t-elle décompensé à ce moment ?
1) Elle est vulnérable aux changements dans l'environnement et aux pertes de soutien, comme c'est le cas pendant un voyage.
2) Parce qu'elle a dû faire preuve d'assurance et d'autonomie et qu'elle n'en était pas capable, en raison d'un Moi immature.
3) Jung ou Freud dirait que le film fut un facteur déclenchant à cause de pulsions homosexuelles inacceptables pour elle.
   a) 1 et 2 sont vrais

b) 1 et 3 sont vrais

c) 2 et 3 sont vrais

d) 1, 2 et 3 sont vrais

Que signifie son délire mégalomaniaque et de persécution (elle est très importante et l'on veut la tuer)?

1) Il s'agit d'une tentative d'échapper au morcellement et au sentiment intense de vide intérieur, Je non établi.

2) Il pourrait théoriquement symboliser ce qu'elle a ressenti dans la *très petite* enfance, en lien avec des identifications projectives.

3) C'est un délire, qui n'a pas vraiment de sens en soi, et qui montre essentiellement son état décompensé.

    a) 1 et 2 sont vrais

    b) 1 et 3 sont vrais

    c) 2 et 3 sont vrais

    d) seul 3 est vrai

Quel serait votre pronostic pour un travail d'aide avec Audrey?

a) Très bon, elle est jeune, semble intelligente et elle n'a fait qu'une crise.

b) Très mauvais, en fait seul un travail de soutien et des médicaments constitueraient une intervention adéquate.

c) Pessimiste, ce sera long et ardu. Il faut d'abord créer un lien de confiance puis maintenir cette alliance.

Que soupçonneriez-vous à propos de son constat sur son enfance?

a) Comme elle le dit elle-même, il n'y a peut-être rien de particulier. Son problème, c'est une maladie.

b) Son image d'elle-même est distordue et son vécu est clivé et idéalisé.

c) Elle nie son véritable vécu et ne semble pas vouloir en parler.

Croyez-vous que le fond du problème chez Audrey réside en une homosexualité refusée comme le suggérerait un point de vue freudien?

a) Ce n'est pas parce que le film qu'elle projetait parlait de cela qu'il faille sauter aux conclusions. Freud a décidément tendance à tout sexualiser!

b) Certainement, tous les psychanalystes s'accordent là-dessus, pour ce genre de cas.

c) Le refus de l'homosexualité recouvre une blessure plus importante mais exprime aussi une fixation à un œdipe archaïque, à teinte homosexuelle.

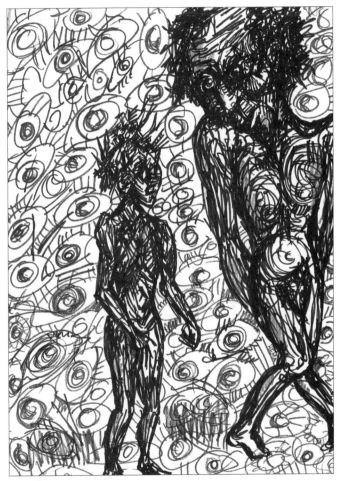

Chapitre 6

DÉSADAPTATION ET VIE ADULTE :
APPLICATIONS DES
CONNAISSANCES
EN PSYCHOPATHOLOGIE

> **Alors que l'homme conquiert la planète et bientôt l'univers, son propre soi demeure un mystère pour lui. Il ne sait pas qui il est, pourquoi il est né, ce qu'il est censé faire, ce qu'il peut espérer. Il est simultanément « ver » et « Dieu », Dieu avec un anus.**
>
> E. Becker (1973), The Denial of Death

Que signifient donc les conceptions précédentes pour l'accompagnement des personnes que nous sommes appelés à aider ? Quelles chances pouvons-nous envisager pour les humains de trouver le bonheur à partir du moment où nous les voyons comme des entités possédant inévitablement un certain degré de désadaptation ? La psychologie de la désadaptation n'est-elle pas une désadaptation de la psychologie ? La psychologie de la désadaptation n'est-elle pas plutôt une psychologie de l'adaptation[1] ?

Le présent livre et le champ même de la psychopathologie ne manquent pas de soulever des questions importantes comme celles qui précèdent. Il est essentiel d'y répondre et spécialement si l'on accomplit un travail visant l'émergence et le déploiement d'un processus de croissance personnelle et de maturation sociale et vocationnelle.

Le paradigme de la psychologie des profondeurs, adopté par le présent auteur, permet de fournir des pistes de réponses qui pourront être utiles dans le cadre du counseling et de l'orientation ainsi que dans celui de la psychothérapie. Ce dernier paradigme porte à s'appuyer d'une part, rappelons-le, sur le témoignage de personnes qui ont souffert à divers degrés dans leur être et qui sont arrivées à se sentir plus heureuses grâce à un accompagnement parfois long et éprouvant mais profitable. Ce paradigme porte, d'autre part, à une mise en théorie et donc à une intellectualisation des aidants à propos de ces cheminements, dans l'espoir que le savoir accumulé servira à aider encore d'autres personnes à trouver leur voie sur les plans personnel, social et professionnel.

---

1. Ces deux dernières questions m'ont été aimablement adressées par monsieur Alain Delourme.

Dans le présent chapitre, nous tenterons donc d'appliquer les connaissances étudiées précédemment, afin, tout d'abord, de cerner davantage la dialectique entre les aspects sains et les dimensions plus perturbées de la personnalité. Nous discuterons ensuite de l'interrelation constante entre problèmes psychopathologiques et désadaptation au travail. Chacune des principales entités désadaptatives sera mise en relation avec certains problèmes qui sont propres à certains types pathologiques et nous verrons que des contingences liées à des environnements de travail perturbants sont susceptibles d'exacerber ces aspects. Nous parlerons ensuite de l'incidence des dimensions psychopathologiques sur la vie de couple. Suivra une sous-section traitant de la transmission intergénérationnelle des aspects psychopathologiques. Enfin, il sera question des facteurs psychopathologiques en tant qu'aspects incontournables dans différents processus d'accompagnement: L'orientation vocationnelle, le counseling de réadaptation et la psychothérapie seront utilisés comme exemples de lieux pour lesquels les connaissances en psychopathologie constituent un outil précieux.

6.1 DIALECTIQUE DE L'ADAPTATION ET DE LA DÉSADAPTATION

Constitué d'expériences structurées et formant ce que nous appelons la « personnalité », chaque humain présente à la fois des potentialités et des rigidités. Confrontées dans son rapport avec son monde, ces dimensions suscitent chez lui des tendances — adaptatives et désadaptatives — qui interagissent avec les contingences environnementales. Ces tendances sont déterminantes du degré d'adaptation que la personne peut, à un moment donné de sa vie, trouver. Au mieux, il y a harmonisation de l'être avec le monde qui l'entoure sans qu'il soit pour autant dans une parfaite conformité. Au pire, la personne est soit dans une perpétuelle rupture avec son environnement — on dit alors qu'elle est « mésadaptée psychosociale » —, soit prise dans une trop grande conformité, ce qui amenuise son authenticité et sa créativité — elle est également désadaptée mais dans un sens névrotique.

L'adaptation et la désadaptation[2], l'harmonisation et la rupture avec l'environnement ou avec soi constituent deux pôles. Mais quand

---

2. Le terme désadapté signifie « qui n'est plus adapté (à un milieu, une situation) par suite d'une évolution psychologique » (*Le Petit Robert*, p. 607). Comme son antonyme adaptation, le concept désadaptation fait référence à un processus. La désadaptation est ainsi un processus psychosocial dans lequel, selon le présent paradigme intrapersonnel, les aspects psychopathologiques

le penchant général va vers la désadaptation psychosociale, il est rare que la personne s'en sorte sans aide. En fait, quand des problèmes psychopathologiques sont présents, la qualité de vie d'une personne tend généralement à se détériorer (Millon et Millon, 1974 ; Boivin, Ratté et Tondreau, article soumis).

Le normal et le pathologique, et leurs incidences sur l'adaptation et la désadaptation des personnes, ne sont toutefois pas thèse et antithèse mais bien deux processus distincts. Ils sont présents simultanément et s'interinfluencent continuellement dans la personnalité. Ainsi, renforcer les aspects sains par les voies de l'empathie et du soutien aux potentiels de croissance constitue la voie privilégiée de l'intervention de type humaniste. Induire le pathos à partir d'observations portant sur ce qui bloque l'individu et aider ce dernier à prendre conscience des mécanismes inconscients qui imposent leurs déterminismes sur lui constitue le mode privilégié des psychanalystes. Il est possible de tirer profit des forces réciproques de ces deux dernières approches de la souffrance et du devenir humain et de se servir des deux cadres de référence prénommés comme de polarités qui guident l'action de l'intervenant (Hansen, 2000). Dans le cadre du rapport de l'individu au travail, la position humaniste traditionnellement enseignée aux professionnels du counseling peut en l'occurrence s'enrichir de la psychanalyse et de la compréhension de mécanismes inconscients régissant le rapport individu-environnement (Tobin, 1990).

Ce que Freud (1912-1913, 1920-1923, 1929-1930) a mis en lumière et qui nous est utile ici concerne justement les mécanismes selon lesquels nous ne pouvons pas — ou ne pouvons pas vouloir — nous adapter. Dans le processus relationnel constant entre l'homme et son environnement, explique Freud, celui-ci est assujetti à sa propre structure, élaborée sous l'influence d'un contexte constituant son ontogenèse individuelle et à partir d'une phylogenèse collective.

Aussi loin que l'on puisse remonter dans sa phylogenèse, qui est constituée de l'histoire de l'humanité, l'humain se structure en effet dans un contexte sociorelationnel, en prenant en lui les autres humains, en s'identifiant. Introjectant également par la même voie les valeurs et les interdits sociaux, l'homme constitue un Surmoi psychique.

---

jouent un rôle déterminant. Il est important de distinguer le concept de désadaptation de celui de mésadaptation. Le second réfère à un état d'inadaptation statique, et souvent chronique, qui a tendance à mener à un constat d'échec dans l'intégration psychosociale d'une personne.

Ce Surmoi l'oblige, de l'intérieur, à gérer son énergie de façon à répondre à deux impératifs : celui de la nécessité, pour ouvrir la possibilité de la vie en communauté, socialiser son monde pulsionnel et trouver des voies acceptables d'expression de ses pulsions (Freud, 1920) ; celui de substituer à son narcissisme primaire une représentation de soi à l'intérieur d'un contexte social élargi dans lequel il sent sa place (Kohut, 1971).

Mais l'homme est un être de conflits. Il naît et grandit dans le conflit. D'une part, au cours des stades infantiles où se dessinent les grands traits de sa future personnalité, il n'arrive que difficilement à orienter ses mécanismes psychiques pour trouver un équilibre entre son monde pulsionnel et les exigences de la vie sociale. D'autre part, la sortie du narcissisme primaire ne se fait pas sans heurts non plus et des blessures dans les relations d'objet engendrent des problèmes narcissiques, s'exprimant parfois par une dévalorisation de soi et de l'autre et à d'autres moments par la création d'un soi et d'un autre gonflé de narcissisme secondaire (Kohut, 1991).

La personnalité, au sens structural, est tout d'abord grandement déterminée dans les premiers temps de la vie (Freud, 1905-1915). Mais cette structure se cristalliserait au début de la vie adulte (Bergeret, 1974). Une fois réalisée cette fixité, l'homme adulte, placé devant la nécessité de se réaliser et de participer à la vie sociale, s'en trouve surdéterminé sur le plan de sa capacité à s'harmoniser à son contexte environnemental. Bien qu'une certaine marge de liberté lui soit encore possible (chacun est plus que ce qu'il a reçu puisqu'il en fait quelque chose) sa structure psychique va grandement influencer son adaptation à la vie sociale. Les potentiels de croissance tout comme les dimensions pathologiques que porte chaque personne seront ainsi déterminants de la façon dont celle-ci va se comporter et se relier aux autres.

Tout au long de la vie, les expériences personnelles et professionnelles — les plus quotidiennes comme les plus extraordinaires — viennent ébranler la structure psychique. Le contexte socioprofessionnel est déterminant dans l'adaptation des travailleurs bien sûr, et certaines situations affectent à peu près tout le monde. Mais dans les divers contextes possibles, les différences individuelles s'avèrent déterminantes en ce qui concerne les capacités d'un individu donné à faire face à la réalité. C'est à l'occasion d'événements, parfois banals, et d'autres moments hautement traumatisants que les déterminismes individuels se révèlent : certains individus vont jusqu'à craquer alors que d'autres se trouvent des forces, et cela dans la même situation.

L'adaptation et la désadaptation sont tous deux des résultats, des réponses, que chaque personne a mis au point de façon plutôt inconsciente, ou non intentionnelle, afin de solutionner ses conflits. Le fait que ces réponses soient adaptées ou non dépend du contexte : une réponse peut être adaptée dans le cadre où elle est fournie mais désadaptée dans un autre contexte. Ce qui caractérise le pathologique, c'est qu'il s'agit de réponses rigides, se manifestant dans différentes situations et cela sans discrimination. Il s'agit de réponses apprises, qui furent autrefois efficaces mais dont la personne ne contrôle pas le déploiement au temps présent : elle répète. C'est ainsi que les psychopathologies rendent les gens hautement prévisibles.

Ce qui caractérise les processus de croissance, c'est qu'ils sont plus souples, constamment remis en question et que l'individu se montre créatif au point où ses réponses sont souvent imprévisibles. L'adaptation en quelque sorte étonne le sujet même. Elle relève non pas du volontaire, mais d'une fluidité dans la personnalité (Rogers et Kinget, 1976).

Par exemple, dans le cas des schizophrènes, on peut dire que le degré de désadaptation est grand parce qu'ils fournissent des réponses rigides et limitées, notamment sur le plan des manifestations de leurs défenses psychiques, et cela dans beaucoup de contextes. Par comparaison, une personne névrotique fournit des réponses non appropriées mais dans un nombre limité de situations. Les états-limites sont aussi des entités rigides, et leur rigidité est extrême quand il s'agit d'éprouver un sentiment clair à propos de leur Soi et à propos de leur place au sein du tissu social ; ils trouvent rarement un équilibre du fait de leur narcissisme sain mal établi et on leur connaît des tendances à agir (« acting out ») au lieu de sentir.

Adaptation et désadaptation ne sont pas des processus séparés. Nous portons tous des dimensions saines, qui engendrent des solutions souples aux situations de la vie. Nous portons aussi des dimensions désadaptatives ou psychopathologiques, qui représentent des rigidités, des nœuds, des impossibilités d'être de façon individuelle et aussi de manière humaine : parfois, nous ne pouvons pas être. Cela entraîne nécessairement des conséquences dans nos différentes sphères de vie : au travail, dans la vie de couple et familiale, dans nos rapports sociaux en général.

Dans notre vie, les points d'ancrage disponibles au sein de notre personnalité vont permettre l'établissement de rapports suffisamment harmonieux avec les autres, ce qui crée un certain bonheur. Les points de fixation, reflets des vicissitudes de tout développement, vont créer beaucoup de tourment ; ils sont à l'origine des pires atrocités dont les humains sont capables. Cette désadaptation est inévitable, mais grâce à sa conscience, à sa conscience de l'inconscient, l'humain peut dépasser sa propre compulsion de répétition de scènes et de rapports relationnels qui ont été sources de souffrance pour lui. Connaître, porter, accueillir ces expériences offre en effet une possibilité d'échapper aux grands déterminismes que constituent les psychopathologies (Hamann et collab., 1993).

Il est rare qu'un grand bonheur soit donné à l'humain gratuitement. En général, c'est une dialectique, de la souffrance et du bonheur, de l'adaptatif et du désadaptatif, qui lui permet de trouver un coin de ciel où il se sent heureux. Le véritable bonheur prend réellement racine dans la souffrance que l'on porte (Delourme, 1999), à condition que cette souffrance soit reçue (Hamann, 1996).

6.2 LE RAPPORT AU TRAVAIL COMME LIEU DE CONFRONTATION AVEC LES DIFFÉRENTES ENTITÉS DÉSADAPTATIVES

Dans le rapport individu-travail, les aspects sains et désadaptatifs se manifestent d'emblée. Chaque personne apporte avec elle, dans son contexte de travail, à la fois ce qu'elle a été jusque-là, ce qu'elle est et ce qu'elle aspire à être. Ses antécédents personnels et les aspects psychopathologiques en particulier concourent à la structurer dans sa façon d'être au travail, autant dans ses relations interpersonnelles que sur le plan de la réalisation de la tâche. Certaines incapacités peuvent être présentes, bien que physiquement la personne soit en santé. Ces handicaps non visibles sont habituellement la source de beaucoup d'incompréhensions et on les traite tantôt avec trop de diligence, ce qui pénalise la personne pour ses difficultés, et tantôt avec trop d'indulgence, ce qui contribue à procurer à certains des bénéfices secondaires importants pour des problèmes d'ordre personnel. En l'occurrence, certains individus dits «déprimés» sont peu productifs au travail. En fait, ils ne peuvent réaliser leur travail de façon optimale et ils dépeignent leur tâche ainsi que leurs relations de travail de façon négative ; mais ils se résignent aussi à continuer de la même manière sans pour autant reconnaître leurs difficultés ou encore chercher à modifier leur attitude.

Par ailleurs, il est aussi vrai que certains contextes de travail présentent des contingences qui créent un stress difficile à supporter et qui exacerbent les difficultés personnelles, pouvant mettre en péril l'équilibre psychologique de quiconque (Carpentier-Roy, 1989 ; Dejours, 1993). Le concept de la brûlure professionnelle, du « burn out » concerne ces phénomènes largement répandus.

Mais dans un cas particulier, on a toujours du mal à départager les aspects désadaptatifs, qui jettent leurs contingences dans le rapport individu-travail, de ceux qui sont attribuables au milieu de travail lui-même. À tout le moins, on peut toujours soupçonner une interaction entre ces deux facteurs. Lorsque nous écoutons par exemple le discours des personnes mises en congé de maladie pour un « burn out », il est ainsi très souvent possible de se représenter une conjugaison d'aspects personnels et de contextes difficiles (Clavier, 1992). La souffrance est double dans ses origines et dans ce qui l'entretient.

Du côté personnel, qui nous préoccupe particulièrement dans la présente perspective, nous apprenons du discours même de ces personnes que la brûlure professionnelle n'est jamais complètement indépendante de leur situation de vie hors travail. Encore davantage, quand l'introspection peut se développer, les personnes abordent en général des aspects de leur personnalité qui sont problématiques dans d'autres contextes : familial, social, dans les loisirs, etc.

Deux dimensions intrapersonnelles reviennent continuellement dans ce que les individus qui souffrent au travail ou qui en sont arrivés à un « burnout » rapportent à propos de l'origine de leurs difficultés. Ces aspects semblent être présents pour tous les types psychopathologiques et ils président aux difficultés d'appropriation du pouvoir (« empowerment ») des personnes en milieu de travail. Ils sont toutefois vécus différemment en fonction justement du profil pathologique de la personne. Le premier aspect, récurrent mais vécu de façon différente selon les types désadaptatifs comme nous allons voir plus loin, concerne *le manque d'estime de soi*. Qui ne manque pas en effet d'estime pour soi-même, au moins inconsciemment ? Qui n'a pas le sentiment dans un contexte de travail difficile que ce manque d'estime se trouve exacerbé ? En second lieu, vient de façon tout aussi récurrente, et accolée au premier aspect généralement, un grand *besoin de se sentir reconnu* par un ensemble de personnes significatives, ce besoin étant originaire de la petite enfance mais se trouvant inconsciemment transposé dans les rapports professionnels et notamment dans les relations avec les supérieurs hiérarchiques et les différentes figures d'autorité sociales. Qui n'a pas ce constant besoin de se sentir valorisé et reconnu, par ses supérieurs notamment, à travers ses réalisations de travail ? Qui n'éprouve pas de douleur psychique quand cette reconnaissance ne vient pas ?

Il y a bien sûr une grande variabilité individuelle dans la façon dont chacun vit les deux dimensions que sont l'estime de soi et le besoin de valorisation de soi. Mais les personnes éprouvant des difficultés à trouver leur place de façon saine en milieu de travail rapportent généralement qu'elles portent des manques importants sur ces deux plans. Nous examinerons d'une part ces points névralgiques en fonction tout d'abord des trois grandes structures psychopathologiques que sont les névroses, les astructurations et les psychoses. D'autre part, nous traiterons des dimensions d'estime de soi et de recherche de valorisation selon ce qui semble être des difficultés particulières en ces domaines d'expérience chez les principaux types caractériels psychopathologiques. Nous verrons ainsi que la souffrance et les difficultés adaptatives du travailleur varient et sont modulées en quelque sorte en fonction du type psychopathologique, lequel est une façon, rappelons-le, de se protéger de façon rigide.

Ainsi, chez les *personnes névrotiques*, une mésestime de soi fondamentale a trait à une angoisse de castration, importante sur le plan inconscient. Un grand besoin de valorisation constitue souvent une tentative de contrer l'effet de castrations psychiques antérieures. Mais le névrosé a peur d'agir et ne se fait pas vraiment confiance, parce qu'il est hanté par une angoisse de l'échec et de l'insuffisance. Le travail peut ainsi lui apparaître comme le lieu où cette angoisse pourrait être renforcée.

La *personne obsessionnelle* en particulier cherche à compenser un sentiment profond d'infériorité et à obtenir une reconnaissance par une propension à adopter les discours institutionnels qui prônent, sous le couvert de belles idéologies, que l'individu doit donner un rendement toujours croissant. L'obsessionnel est disposé à «mériter sa place» et son angoisse d'être insuffisant lui coûte cher. Les employeurs ont tendance quant à eux à trouver un rapport qualité-prix excellent avec les personnes obsessionnelles, qui ont fortement tendance à la travaillomanie, du moins jusqu'à ce qu'elles s'effondrent. Quand un syndrome d'obsession-compulsion se surajoute toutefois, ce qui est souvent le cas chez les obsessionnels, le bénéfice de l'employeur est en quelque sorte annulé par la tendance maladive de la personne au perfectionnisme. L'obsessif-compulsif s'arrête continuellement sur les détails et perd souvent une vue d'ensemble d'une tâche ou d'une situation. Il s'agit aussi d'une personne qui délègue peu. Le *masochiste moral* quant à lui, sous-type d'obsessionnel, souffre plus particulièrement dans son rapport à l'autorité, où il reproduit continuellement une dévalorisation vécue dans l'enfance. Souvent humilié, indécis, peu affirmatif, il réussit difficilement à faire reconnaître son apport et se sent ainsi dévalorisé dans son travail.

La *personne hystérique* au travail recouvre ses doutes sur soi, souvent en lien avec une peur de l'abandon si elle s'avérait insuffisante, par une forte tendance séductrice. Elle valorise son apparence, l'enveloppe, et cela fonctionne bien avec les hommes. Ici l'angoisse de castration donne lieu à une attitude compétitive, surtout vécue avec les femmes. Les incompétences anticipées de l'hystérique, parfois réelles, sont ainsi occultées par sa capacité à méduser ses adversaires et à fasciner son interlocuteur, notamment les supérieurs hiérarchiques. On peut dire que la personne reproduit avec ses supérieurs un rapport à saveur incestuelle dans lequel elle obtient des avantages, notamment une valorisation qui ne va pas toujours au mérite, mais dans lesquels elle se retrouve utilisée comme un objet ; elle est d'ailleurs facilement manipulable.

L'*hystérique d'angoisse* présente quant à lui une attitude ambiguë en milieu de travail et aussi vis-à-vis du travail lui-même. L'angoisse de l'incompétence est grande et le besoin de valorisation prend des proportions exagérées. Mais, sur le plan conscient, c'est la nécessité de tout contrôler qui prend toute la place. Il n'est pas rare que les hystériques d'angoisse deviennent des personnes autour desquelles « tout tourne » au travail. Paradoxalement, ce sont des gens qui flanchent justement à cause de leurs angoisses personnelles. Ceux qui par contre présentent un *syndrome hystérophobique* surajouté ont une anxiété telle qu'ils peuvent difficilement aller travailler à certains moments de leur vie. Leurs peurs irraisonnées constituent des obstacles de taille à leur intégration en emploi ou encore à leur désir de trouver et d'occuper un emploi qui leur convienne vraiment.

Les *névrosés d'organes* constituent une clientèle dont la problématique est toujours délicate à comprendre et qui est difficile à accompagner dans un éventuel processus de counseling ou de psychothérapie. Ils sont souvent en congé de maladie. Ils obtiennent des bénéfices de leurs problèmes physiques qui, par ailleurs, sont réels. Leur tolérance à la douleur est toutefois faible. Entrent dans cette catégorie certains malades du dos et des personnes qui, de façon répétée, ont des accidents peu graves mais qui ont d'énormes conséquences sur leur présence au travail. Ce sont des personnes qui ont tendance à la mythomanie.

Le névrosé d'organe est typiquement une personne « castrée » au sens où il échoue à déployer une attitude d'audace vis-à-vis de ses doutes sur sa valeur et quant à son besoin de se trouver valorisé de façon positive par le regard de l'autre. Il présente en général des traits de personnalité oraux, qui s'expriment notamment par un grand besoin de dépendance passive qui ne manquera pas de se manifester dans ses rapports sociaux et en particulier au travail. L'aspect dépressif est toujours sous-jacent dans un *syndrome psychosomatique*, mais il n'est généralement pas conscient.

L'*hypocondriaque* et le *neurasthénique* sont des types de névrosés d'organes qui fournissent de nombreux dossiers de litige employeur-employé. Il est souvent difficile de déterminer un substrat physique clair dans leurs incapacités au travail ou dans leur constant besoin qu'on adapte le milieu de travail à leurs exigences (plutôt que d'essayer le contraire). Le syndrome recouvre ainsi, souvent, une pathologie de la structure de personnalité qui est beaucoup plus grave qu'une névrose. Fondamentalement, ce n'est pas par le travail que le *névrosé dépressif* se valorise (c'est-à-dire celui qui combine des aspects d'hypocondrie et de neurasthénie). Le travail n'est pour lui qu'un parmi les différents lieux de sa vie où il trouve une valeur éphémère dans la compassion qu'il réussit à susciter chez les autres. Ceci n'est pas conscient.

Au contraire des deux types précédents, la personne traumatisée — de façon physique ou psychologique ou les deux — doit quant à elle être constamment déculpabilisée pour ses difficultés à réintégrer le travail. Son rapport au travail doit être redéfini à la suite du traumatisme, en fonction de ses capacités actuelles (Pelland, 1998). Ceci est souvent mal compris et les personnes traumatisées sont souvent prises à tort pour des simulateurs. Les personnes victimes d'un traumatisme crano-cérébral (TCC), les accidentés dont les capacités physiques sont diminuées, les personnes qui ont vécu un viol ou un assaut et spécialement quand l'événement a eu lieu au travail, sont de bons exemples de ces individus que l'on veut parfois réinsérer trop vite ou qui ne peuvent souvent pas l'être dans leurs anciennes fonctions.

Chez les *états-limites* ainsi que chez les *aménagements-limites*, les questions du manque d'estime de soi et du besoin d'être reconnu s'organisent d'une tout autre manière. L'importance des aspects narcissiques secondaires teinte en effet le rapport aux autres, et notamment dans le cadre du travail de deux dimensions diamétralement opposées mais tout aussi présentes l'une que l'autre : d'une part, le travail est survalorisé en tant que lieu de réalisation personnelle et détient ainsi une importance trop grande vis-à-vis d'autres aspects de la vie ; d'autre part, le travail peut se trouver déprécié en tant que lieu de confrontation approprié avec les autres et de réalisation. Il y a ici projection, tantôt d'une attente de valorisation narcissique et tantôt d'une blessure narcissique et d'un manque de sens vis-à-vis de l'existence. Ces deux façons d'être en relation avec le travail sont clivées, tantôt l'une ou tantôt l'autre domine ; l'instabilité vocationnelle et les difficultés d'intégration sont ainsi souvent le lot des astructurations.

Les personnes ayant des *traits narcissiques* importants, et en particulier le *caractère phallique-narcissique*, portent au travail un besoin de survalorisation constante. Les performances au travail constituent ainsi une préoccupation centrale. L'image, le prestige et le pouvoir en situation de travail sont des dimensions pour lesquelles le phallique-narcissique est prêt à sacrifier une possibilité de se sentir proche des autres. Tout chez lui est mis de l'avant pour épater, pour se faire admirer, à défaut d'être sûr d'être aimé. Malheur à celui ou à celle qui se met sur sa route ! Par ailleurs, la critique, le désaveu, les confrontations, les échecs et le fait de ne pas obtenir la reconnaissance attendue sont des événements qui déclenchent une colère récidivante, parfois extrême. Derrière cette humeur noire, le phallique-narcissique se sent alors blessé, dévalorisé outre mesure, un moins que rien. C'est qu'il n'a pas le droit de flancher ou de se tromper, ce qui correspondrait à être « seulement » comme les autres. On peut ainsi deviner que son constant besoin de prouesses cache une estime de soi labile, fragile, mal établie. Il tend à se survaloriser afin de compenser un manque de confirmation narcissique de sa valeur et de sa place, confirmation qui aurait dû être reçue bien plus tôt dans l'existence.

Les *caractériels* sont très instables vocationnellement. Ils ont plus de difficultés que les autres d'abord à trouver dans quoi ils seraient heureux, puis à faire en sorte de pouvoir se former. Ils ne sont pas très motivés quand la valorisation se trouve à plus long terme. De plus, devoir accepter le « système » — c'est-à-dire subir les contraintes, fournir une assiduité au travail, jouer selon les règles et s'impliquer — leur est le plus souvent difficile sur une période prolongée. Leur manque de capacité à retarder leurs impulsions et à sublimer leur agressivité dans des voies acceptables leur cause aussi de nombreux problèmes sur le plan des relations de travail.

Le *sous-type psychopathe* tout d'abord se montre franchement rebelle et agressif dans le cadre du travail, quand il accepte de travailler. Non docile, belliqueux, souvent mécontent, son rapport à l'autorité est aussi marqué par une tendance à désobéir, par une propension à se défiler devant les responsabilités et par sa facilité à poser des gestes répréhensibles dans des situations de tension employeur-employés.

Le *sous-type passif-agressif*, pour sa part, se démarque moins de l'ensemble des travailleurs au premier coup d'œil. D'abord, le passif-agressif paraît docile comme un mouton et collaborateur. Ce n'est que progressivement que son asocialité apparaît. En fait, son agressivité, surtout passive dans ses manifestations, d'où le vocable passif-agressif, s'exprime par des voies indirectes : paresse, procrastination, vols discrets, lenteur d'exécution qui fait penser à de l'entêtement (il fait l'âne).

Les deux sous-types de caractériels prémentionnés utilisent le lieu de travail pour demander inconsciemment une «réparation» pour quelque chose qu'on ne leur a pas donné : le sentiment d'être important, d'avoir une valeur pour quelqu'un. Mais leur façon de demander ressemble beaucoup à un pillage symbolique.

Les *pervers* ont en général bien moins de difficulté à se définir et à se faire une place dans le travail. Ils ont parfois beaucoup d'assurance, du moins dans l'attitude de surface qu'ils se donnent. Mais leur mésestime de soi est grande et dès qu'ils se sentent dévalorisés, leurs penchants pervers sont exacerbés. L'agressivité, déclenchée dans le cadre des rapports sociaux, est alors canalisée dans la perversion, dont l'objet devient en quelque sorte un bouc émissaire de la tension et de la rage accumulées. La perversion, bien que sexuelle dans sa forme, laisse ainsi voir sa nature hautement morbide, mortifère si l'on peut dire. Il s'agit fondamentalement d'une violence archaïque et d'une rage orale qui infiltrent la sexualité.

Chez les *psychotiques* ainsi que chez les aménagements-limitrophes (schizoïdie, personnalité paranoïde, cyclothymie) qui constituent des formes mineures des principales psychoses, le travail représente un lieu de contact et de confrontation avec les autres, qui devient souvent insupportable. Par contre, c'est aussi le lieu où leur estime et leur sentiment de valeur peuvent être haussés. Il leur faut paradoxalement y être, sans pour autant se sentir toujours capables de vivre les tensions inhérentes au travail qu'ils ont choisi.

Le *schizophrène* tout d'abord se trouve être le plus détaché vis-à-vis du monde du travail. Il ne se sent pas capable d'être performeur ni même «d'embarquer» dans l'organisation du travail, dans la routine, dans le groupe. Il se sent ainsi étranger aux grandes aspirations qui semblent tant motiver ses congénères, bien qu'il ait lui aussi besoin de sentir que son existence s'inscrit dans quelque chose, sert à quelque chose, ait un sens. La personne schizophrène, en raison de sa problématique récurrente et des aspects de confusion cognitive qui lui sont caractéristiques, est souvent marginalisée dans les différents milieux de travail. Ce problème existe moins dans des lieux où on l'encadre et lorsque l'environnement de travail tient compte de sa lourdeur de fonctionnement et des handicaps qu'occasionne son important problème de personnalité. Mais en général, la personne schizophrène se retrouve exclue de son milieu de travail à la suite du premier épisode psychotique. Le retour est difficile et la dévalorisation potentiellement grande.

Quand on demande aux schizophrènes en plateau de travail supervisé s'ils s'estiment, ils répondent généralement que oui. Toutefois, définir ce qu'ils sont et à quoi ils aspirent dans le monde du travail, en fonction de leurs attributs propres, leur est plutôt difficile (Boivin, Ratté et Tondreau, article soumis). La maturité vocationnelle des schizophrènes est peu établie et il leur est ainsi difficile de préciser dans quoi ils pourraient se sentir heureux et quelles sont leurs qualités qui contribueraient à les rendre utiles dans un type de travail en particulier. Les schizophrènes «s'estiment» et se sentent «capables» mais ne peuvent souvent dire précisément en quoi et pourquoi (*ibid.*).

À la suite d'une période d'exclusion du marché du travail, un accompagnement et un soutien constants des schizophrènes sont nécessaires pour qu'ils se réinsèrent, d'abord dans un milieu protégé puis sur un plateau de travail supervisé (Ratté et Boivin, 2000). Cette réinsertion nécessite qu'ils développent ou redécouvrent leurs capacités à être en relation avec les autres, qu'ils apprennent à fournir un effort constant et qu'ils puissent ainsi devenir des personnes qui s'assument de façon progressivement autonome. L'encadrement et le soutien seront toutefois constamment nécessaires et une réelle intégration dans un milieu de travail naturel ne sera possible que pour une petite partie d'entre eux (*ibid.*).

La *personne schizoïde* quant à elle, type caractériel s'inscrivant dans un aménagement-limite par rapport à la schizophrénie, fonctionne ordinairement en milieu de travail sans aucun soutien particulier. Mais elle est souvent plus fragile qu'elle ne le paraît. Tout au plus, on peut la considérer «instable» ou «timide» ou «facilement émotive». Mais sous le couvert d'une forte tendance à s'isoler, se cache un grand manque de confiance en soi, une énorme dévalorisation et une fragilité à se sentir dévaluée, voire désintégrée dans ses relations de travail. La personne schizoïde éprouve aussi une grande difficulté à mettre des limites claires aux autres. En milieu de travail, cela peut résulter dans une tendance à se faire utiliser, à se trouver envahie par les demandes des autres et à s'effondrer sous la charge. Des périodes de grande productivité sont ainsi parfois le prélude à des moments de non-productivité, de lassitude au travail, de décrochage, de «burnout».

Le *paranoïaque* pour sa part, comme le schizo-affectif dont il fut question précédemment, trouve difficilement sa valorisation de la même façon que les autres dans le travail. Sa structure le gardant constamment en éveil vis-à-vis des autres, il s'attend à ce qu'on ne l'aime pas. Sa confiance en soi est peu établie sur une base réaliste et le paranoïaque cherche à se valoriser par des façons qui ne sont pas toujours appropriées : soit en faisant des tâches qui ne lui incombent pas, soit en adoptant des conduites intimidantes et envahissantes dans ses relations avec les autres. L'entourage en vient à se méfier, ce qui crée justement une hostilité à laquelle il est, pathologiquement, très sensible. La décompensation a parfois lieu au travail ou à la suite de difficultés au travail. Comme le schizo-affectif, le paranoïaque a tendance à se retrouver marginalisé vis-à-vis du monde du travail à la suite d'une décompensation et il a besoin qu'on l'encadre, qu'on le soutienne sur une base prolongée et qu'on le conduise à croire qu'il peut lui aussi faire son apport sur les plans social et professionnel.

La *personne paranoïde* quant à elle, type caractériel s'inscrivant dans un aménagement-limite par rapport à la paranoïa, n'est jamais bien reposante dans un milieu de travail. Vis-à-vis de ses camarades, elle se montre en général peu solidaire et emprunte souvent la voie de la marginalité pour régler les angoisses qui lui viennent constamment dans ses contacts avec les autres. Recluse, aimant travailler seule, n'aimant pas partager ses réalisations et repoussant les offres de collaboration, elle protège constamment son territoire. Quand elle est confrontée, la personne paranoïde essaie d'avoir le dessus sur son interlocuteur et son agressivité dans de telles circonstances la conduit à se faire de nombreux ennemis ! Son estime et sa valorisation sont ainsi difficilement acquises dans un rapport harmonieux avec ses pairs et sont plutôt « arrachées », à force de réalisations, à son entourage : on est forcé de reconnaître sa valeur, mais non pas son savoir-vivre.

La *personne maniaco-dépressive* présente un rapport au travail marqué par une instabilité. Le Moi du P.M.D. étant moins régressé que dans les deux autres formes de psychose précédentes liées à la labilité de ses humeurs, le rapport au travail et l'intégration en milieu de travail seront moins affectés par une altération des fonctions cognitives de façon générale. Par contre, dans les phases mégalomaniaques ou lorsque le P.M.D. s'effondre à l'occasion d'un épisode mélancolique, il lui est bien difficile d'assurer une présence adéquate au travail. De façon caractéristique, le P.M.D. est en général un être qui ne manque pas d'originalité et cet attribut lui permet souvent de faire sa marque. Mais ses exagérations sont tout aussi mémorables. Il peut par exemple être un travaillomane exemplaire et sans relâche, ou il peut tout aussi bien décrocher complètement sur le plan de ses responsabilités et aussi de la réalité.

La *personne cyclothymique* quant à elle, type caractériel s'inscrivant dans un aménagement-limite par rapport à la maniaco-dépression, ne présente pas pour sa part de telles exagérations des conduites au travail, la rendant incapable de travailler d'une manière équilibrée. Elle se situe plus près de la personne de structure phallique-narcissique en ce qu'elle cherche constamment la valorisation et en ce que le manque de regard positif des autres lui cause un profond tourment, pouvant éveiller jusqu'à des pensées de suicide tellement la question de sa valeur constitue un enjeu existentiel exagérément sensible. Le cyclothymique veut être « quelqu'un » pour lutter contre un doute profond sur sa valeur, sur sa place. Il veut avoir une destinée grandiose et le travail est pour lui le moyen d'y parvenir. Les échecs, les revers que lui causent les autres, ses limites, les malchances, le temps qu'il faut pour accomplir les objectifs qu'il se fixe, l'âge, son intelligence, sa beauté, sont autant de lieux dans lesquels le cyclothymique se dévalue à la moindre faille.

Nous voyons ainsi que les dimensions de l'estime de soi ainsi que du besoin de valorisation de soi sont vécus bien différemment selon les entités désadaptatives. Nous venons seulement de brosser les grandes lignes de cette confrontation inévitable de ce que nous portons sur le plan pathologique en situation de travail ou par rapport au travail. Heureusement, nous portons aussi des potentiels qui s'activent, se déploient et nous permettent d'exprimer ce que nous avons de plus créatif dans cette même sphère de notre vie.

6.3 ASPECTS DÉSADAPTATIFS ET RELATION DE COUPLE

Le couple constitue un autre lieu de vie où les aspects psychopathologiques viennent entraver les possibilités d'être et de se sentir heureux. Ce qui est particulier à la relation de couple, au regard des structures désadaptatives, c'est que les dimensions psychopathologiques ignorées ou niées en soi donnent souvent lieu à des projections sur le partenaire. Il s'ensuit que le couple peut devenir un lieu d'accusation. Mais il peut aussi constituer une opportunité pour recevoir cette structure « de désir » que l'on porte (Pelletier, dans Hamann et collab. 1993).

Au début, l'idéalisation de l'autre et de la relation laisse peu de place à l'émergence d'insatisfactions. De plus, la relation étant souvent fusionnelle dans les premières phases de maturation du couple, les particularités individuelles et la spécificité du désir de chacun des partenaires sont peu différenciées. Peu à peu, les différences apparaissent et il s'ensuit normalement une crise de maturation. Beaucoup de couples ne réussissent d'ailleurs pas à développer une véritable intimité dans laquelle chacun des partenaires pourrait sortir de la fusion (Langis, 1998).

La communication semble le seul moyen mis à la disposition des couples pour qu'ils puissent maturer et développer leur intimité. Mais communiquer nécessite d'une part une possibilité d'intimité avec soi-même et d'autre part une capacité d'ouverture. En effet, cette communication révélera des expériences contradictoires, vécues à l'intérieur du couple, mais qui ne viennent pas seulement de la relation de couple : amour et moments de haine ; désir et dégoûts ; engagement et ambivalence.

Une intimité, incluant une communication à des niveaux jusque-là non atteints par chacun des partenaires, transforme le sentiment d'amour en un engagement réciproque. Cette intimité est avant tout affective et elle permet de s'ouvrir à des niveaux encore plus profonds de soi. Mais il y a ici un risque : l'inacceptable pour soi peut aussi être refusé en l'autre (Langis, 1998). Le couple ici se heurte à un blocage puisque chacun des partenaires ne peut pas aider l'autre ; l'aide devra alors être externe au couple.

Développer une relation de couple au-delà de l'idéalisation réciproque des premiers moments implique donc de s'ouvrir et de permettre à l'autre de voir en soi. Les aspects psychopathologiques — les absences, les obsessions, les inauthenticités, les angoisses déstructurantes, etc. — deviennent ainsi plus apparents pour le partenaire. Mais ils continuent parfois à être en partie inconscients et irrecevables pour soi.

Des peurs sont alors éveillées ; elles sont incontournables. À certains moments, l'ouverture s'avère franchement intolérable. La connivence des débuts pouvait masquer des failles chez soi et chez l'autre. L'attrait sexuel permettait d'obnubiler l'autre et d'être épargné d'une vue plus objective. Mais ici, les masques tombent.

Il vient un temps où le partenaire nous révèle à nous-même nos dimensions désadaptées. On peut ne pas le prendre. C'est difficile à entendre. Mais le rapport de couple en est nécessairement affecté.

L'autre ne le dira pas toujours avec des concepts psychopathologiques. Mais les termes qu'il emploie sont tout aussi dérangeants : « Je ne me sens pas écoutée ; tu n'es pas là avec moi » ; « Tu accroches sur les petites choses, mais je sens ton hostilité en toile de fond ».

Le couple est ainsi un lieu paradoxal où l'on se fait dénoncer à un niveau inégalé dans nos rapports humains. En même temps, c'est une place privilégiée pour se sentir reçu dans ces dimensions qui nous bloquent et qui limitent notre possibilité d'être. Le couple peut constituer un écueil ou une chance.

6.4 TRAITS PSYCHOPATHOLOGIQUES ET INTERGÉNÉRATIONALITÉ

Un autre lieu d'observation des dimensions psychopathologiques est constitué par la transmission intergénérationnelle de la désadaptation. Nous ne parlons pas ici d'hérédité mais bien d'aspects qui peuvent se transmettre d'une génération à l'autre par la relation qui s'établit entre le parent et sa progéniture. Nous pouvons ici aussi fermer les yeux ou ne pas oser s'approcher d'un constat selon lequel nous léguons ce que nous sommes à nos enfants, les dimensions adaptées et désadaptées étant transmises sans que nous y puissions grand-chose.

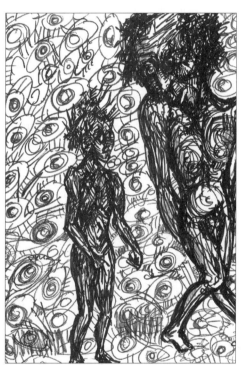

De plus, le développement de nos enfants est aussi influencé par l'autre parent et également par les autres figures d'attachement qu'ils investissent (frères et sœurs, grands-parents, parrains et marraines, cousins et cousines, etc.). Il y a donc intergénérationalité de plusieurs sources simultanément et l'on peut, encore ici, refuser de s'attribuer l'origine de certains aspects psychopathologiques qui émergent chez nos enfants ou en rendre responsables leurs autres figures d'attachement. Le père d'un enfant très angoissé m'a ainsi dit un jour : « Il est anxieux comme sa mère et désobéissant parce qu'elle ne réussit pas à l'élever ».

Chaque parent est confronté à ce miroir que constituent ses enfants mais il peut aussi l'utiliser pour regarder en lui ce qui est désadapté, castré, frustré, éteint et éteignant.

Par ailleurs, les enfants ne prennent pas exactement ce qu'on leur donne, en tant que modèle et aussi dans notre façon d'être en rapport avec eux. Ils en font quelque chose. Ainsi, les aspects intergénérationnels ne constituent pas un point d'arrivée mais un lieu de départ pour leur propre développement. Il s'agit d'un tremplin qu'ils utilisent pour se projeter plus haut que nous ou pour s'enfoncer encore plus profondément. Il peut en effet arriver que le legs de l'un des parents soit tellement lourd que sa progéniture se trouve littéralement tuée dans son intentionnalité.

Envisager cela ne concourt pas seulement à développer une culpabilité chez les parents, qui est nécessaire par ailleurs à certains moments. Chaque parent est confronté à ce miroir que constituent ses enfants mais il peut aussi l'utiliser pour regarder en lui ce qui est désadapté, castré, frustré, éteint et éteignant.

Une dimension psychopathologique, par exemple la dépression liée à une forme de névrose, peut se transmettre sur plusieurs générations. Point n'est besoin de postuler l'existence d'une hérédité pour trouver dans la lignée familiale une trame émotionnelle qui a présidé au blocage des potentiels personnels d'un arrière-grand-parent, d'un grand-parent, d'un parent et de son enfant après soi. La limite que l'on rencontre le plus souvent n'est pas tant dans la transmission que dans la mémoire de cette transmission, qui se perd généralement au fil des générations. Il est ainsi rare qu'un enfant sache très clairement ce qui affectait psychologiquement un aïeul. On ne sait que partiellement pourquoi par exemple une grand-mère se sentait souvent dépressive. Ce ne sont pas non plus des vécus qui se confient d'emblée ; ce sont souvent des sujets tabous dans une famille et difficilement exprimables avec ses propres parents.

Par contre, dans un processus de psychothérapie, qui constitue un lieu privilégié de remémoration et de reconnaissance des éléments pathogènes transmis par la lignée, certains patrons (« patterns ») apparaissent, et parfois avec beaucoup de relief. Certaines prises de conscience s'accompagnent en effet d'un sentiment profond d'exactitude, d'une certitude intérieure que le problème que l'on porte a commencé bien avant nous.

Par ailleurs, il semble qu'il existe un espoir pour que les enfants aient moins à porter la désadaptation de leurs ancêtres. L'empathie de sa propre souffrance constituerait un facteur venant amenuiser les chances de transmission intergénérationnelle (Fonagy et collab., 1991).

6.5 APPLICATIONS EN ORIENTATION, EN COUNSELING ET EN PSYCHOTHÉRAPIE

Les aspects psychopathologiques constituent des données incontournables pour les professionnels appelés à aider d'autres personnes. Ils font partie des éléments à considérer d'une part dans la compréhension du besoin d'accompagnement d'une personne. D'autre part, ce sont des aspects dont les professionnels ont à tenir compte tout au long du processus d'aide et qui nécessitent qu'ils adaptent leurs méthodes. En effet, les dimensions désadaptatives ne facilitent certes pas le travail d'aide. Elles participent de ce qui fait qu'une personne reste figée dans son développement personnel, social et socioprofessionnel mais aussi de ce qu'elle apporte en relation d'aide.

Sans une connaissance psychopathologique appropriée, il devient ainsi difficile de comprendre les aspects qui bloquent le cheminement de la personne dans sa vie. Entreprendre un travail d'accompagnement sans évaluer les dimensions psychopathologiques ou sans en tenir compte correspond à se priver d'une connaissance essentielle pour éviter des écueils prévisibles (Hansen, 2000). Dans le contexte du travail, les difficultés récurrentes éprouvées par des personnes peuvent devenir plus intelligibles à partir du moment où l'on cerne certaines contingences personnelles qui concourent à instaurer et à entretenir des problèmes. D'après Dominique Clavier (1992), psychanalyste et conseiller d'orientation français, la psychopathologie inspire une compréhension du rapport homme-travail, dans laquelle la santé mentale d'une personne semble déterminante vis-à-vis de sa disponibilité à se montrer créative dans son travail et à mettre en place un équilibre souple et adaptable dans son rapport avec le travail, et cela tout au long de sa vie.

Nous allons maintenant examiner brièvement en quoi les connaissances psychopathologiques peuvent s'avérer utiles, en prenant comme exemples trois lieux d'accompagnement des personnes : l'orientation de carrière, le counseling de réadaptation et la psychothérapie.

6.5.1 Psychopathologies et orientation vocationnelle

Les connaissances psychopathologiques permettent tout d'abord de mettre en lumière les mécanismes qui immobilisent une personne dans son processus de définition personnelle et professionnelle et d'en induire les causes possibles. Elles ont aussi l'avantage de nous révéler en profondeur les dynamismes inconscients qui participent de nos choix et en particulier de nos choix de vie, ce qui permet au professionnel de deviner certains motifs derrière l'intention consciente et les besoins manifestes.

Ainsi, les connaissances psychopathologiques peuvent s'avérer cruciales pour cerner d'une part des dimensions occultées par la personne dans son processus d'orientation de carrière. D'autre part, en situation de travail et particulièrement quand un ajustement et une réorientation sont nécessaires, les connaissances en psychopathologie donnent lieu à une possibilité d'expertiser les difficultés personnelles éprouvées et de guider la personne dans sa recherche d'équilibre au travail et hors travail.

Ces connaissances ne remplacent toutefois pas la nécessité de cerner, pour une personne donnée, comment s'organisent pour elle ses difficultés et à quoi elles sont reliées en termes d'antécédents. La nécessité de l'empathie en tant qu'attitude fondamentale est ainsi une donnée de base pour permettre de recadrer les dimensions de personnalité établies grâce à une grille psychopathologique (Hansen, 2000).

Les professionnels de l'orientation utilisent fréquemment le testing afin de repérer rapidement les contingences de personnalité, normales ou pathologiques, qui risquent d'avoir une incidence sur le processus d'orientation de carrière. La mise à profit d'instruments comme le California Personality Inventory (CPI) ou le Minnesota Multiphasic Personality Inventory (MMPI) en sont de bons exemples. Ici, les connaissances psychopathologiques vont s'avérer cruciales pour interpréter adéquatement les données de tests. En effet, les résultats de testing sont toujours schématiques et en général bourrés de contradictions. Pour tirer profit de ces informations, le professionnel de l'orientation doit se faire une idée organisée des aspects plutôt séquencés et indépendants de la personnalité que révèlent les échelles, puis relier ces éléments à d'autres sources d'information (dossier, observations, etc.) afin d'en arriver à une compréhension approfondie de la personne évaluée. Les connaissances en psychopathologie vont permettre, au cours de ce processus de mise en commun des informations, de structurer les données et de produire un portrait éventuellement utile des forces et des lacunes de l'individu évalué. Il est important qu'il en soit ainsi, car le testing en lui-même ne révèle que des tendances générales, établies sur des normes. Le testing peut également s'avérer nuisible au processus d'orientation s'il est pris comme une vérité en soi et non pour ce qu'il est : une source d'informations à recadrer dans l'ensemble de ce qu'il a été possible de cerner par les voies de l'empathie et du diagnostic.

6.5.2 Psychopathologies et counseling de réadaptation

Le terme anglais «counselling» sert à désigner le travail d'un conseiller («conselor») qui œuvre soit dans un cadre juridique, soit dans un cadre d'aide psychologique. Ce terme fut directement importé de la langue anglaise puis francisé (un seul «l» dans le mot français). Il fut dès lors utilisé pour désigner un champ d'application bien particulier de la psychologie : le counseling. Ce champ est occupé par les professionnels de l'orientation, ce que l'on appelait autrefois les «orienteurs» et que l'on nomme aujourd'hui les «conseillers d'orientation» ou plus communément «c.o.». Par la suite, le champ du counseling (et du «counselling») s'élargit pour inclure différentes sphères d'activité des conseillers d'orientation. Au mot counseling vinrent s'adjoindre des termes désignant d'autres champs d'expertise où s'étaient investis les psychologues, les travailleurs sociaux, les ergothérapeutes, les médecins ainsi que d'autres professionnels, mais que les c.o. ont à leur tour intégrés. Apparurent ainsi le «counseling scolaire», le «counseling organisationnel», le «counseling communautaire», le «counseling de réadaptation» ainsi que d'autres épithètes désignant de nouveaux secteurs d'investissement professionnel des conseillers et conseillères d'orientation.

Le counseling met principalement à contribution la psychologie et la sociologie, et en constitue des champs d'application. Les connaissances élaborées dans ces dernières disciplines, et qui ne sont pas la propriété exclusive des psychologues comme des sociologues, y sont mises à profit pour comprendre et intervenir dans un cadre bien particulier : celui du rapport humain-travail ou plus largement humain-et-son-devenir. Mais paradoxalement, le conseiller d'orientation n'est pas tellement quelqu'un qui conseille, comme le suggère le sens étymologique des mots qui composent le titre professionnel. Le counseling se veut un travail d'accompagnement de personnes et de groupes mettant en place des conditions facilitant leur croissance et leur épanouissement. Le counseling a ainsi une connotation fortement humaniste, même si plusieurs courants épistémologiques et théoriques en inspirent les pratiques (cf. humanisme, psychanalyse, cognitivisme, constructivisme, behaviorisme, etc.).

Le terme «réadaptation» pour sa part sous-entend que la démarche d'accompagnement entreprise avec la personne vise à corriger un état de désadaptation psychosociale. Le vocable sous-entend donc que la personne a vécu des problèmes qui ont entravé — et qui limitent encore — son adaptation.

L'intervention de réadaptation n'est pas le propre des conseillers d'orientation et elle implique la plupart du temps des professionnels provenant de disciplines et de champs d'application divers. Cependant, cette intervention vise à favoriser une meilleure adaptation et, pour réaliser ce projet, les conseillers et conseillères d'orientation (c.o.) mettent en place une forme de travail combinant l'orientation et le counseling.

Le « counseling de réadaptation », dont nous parlerons quelque peu ici, constitue donc actuellement un secteur de pratique des c.o. Il s'effectue dans divers lieux et avec des clientèles de plus en plus diversifiées :

- en milieu scolaire, particulièrement avec les jeunes décrocheurs ;
- dans les centres institutionnels et para-institutionnels de rééducation, notamment avec des délinquants et des criminels ;
- en santé mentale : dans des institutions, dans des organismes non institutionnels de réinsertion et dans des regroupements anonymes ;
- dans les services d'aide publics ainsi que ceux qui sont affiliés à des milieux de travail (programmes d'aide aux employés) ;
- en cabinet privé.

Le counseling de réadaptation se déroule donc dans divers milieux. Il s'adresse à des personnes éprouvant de sérieuses difficultés d'adaptation et dont l'équilibre mental est ébranlé. Des aspects de violence, d'impulsivité, de perte de contact avec la réalité, de dépréciation — pour ne nommer que ceux-là — peuvent être présents dans la problématique des personnes rencontrées et aidées dans un cadre de counseling. Une connaissance approfondie de la psychopathologie sert à poser des repères qui seront précieux. Aux professionnels de l'orientation, en counseling de réadaptation ainsi que dans les autres champs de pratique des c.o.

6.5.3 Psychopathologies et psychothérapie

> La psychothérapie est une technique indéfinie, appliquée à des problèmes non spécifiques, avec des résultats non prédictibles.
> Pour cette technique, nous recommandons un entraînement rigoureux.
>
> Raimy, dans Rogers et Kinget, 1976

La psychopathologie en tant que champ de connaissances s'appuie avant tout sur l'expérience clinique accumulée auprès de personnes qui ont eu besoin d'aide psychologique. Les observations faites dans le cadre de la psychothérapie fournissent la plupart des bases aux théories de l'intervention. Inversement, c'est dans le contexte de l'intervention au sens large que les théories en psychothérapie vont révéler leur utilité pour comprendre et pour aider des personnes qui souffrent et qui cherchent une meilleure adaptation.

C'est dans cet esprit d'observation du vécu psychopathologique humain, de théorisation puis de retour à la pratique clinique que l'élaboration d'une nomenclature psychopathologique prend tout son sens. Nous avons en effet besoin de repères pour confronter nos observations, pour vérifier nos perceptions, pour réfléchir à la meilleure manière de conceptualiser les problèmes des personnes que nous rencontrons et surtout pour arriver à leur dire quelque chose qui leur soit utile puisque leur croissance est bloquée. Dans ce dessein, l'aidant doit, entre autres outils, posséder une excellente connaissance des mécanismes qui figent l'être. Bien qu'elle ait la réputation d'être pessimiste, la psychologie de la désadaptation permet ainsi aux professionnels formés adéquatement à la psychothérapie de reconnaître et de nommer certains des déterminismes qui pèsent sur le devenir de leurs clients (ou patients). Encore faut-il que ces professionnels soient capables de traduire les schèmes pathologiques dans un langage simple et très près des possibilités de compréhension de leurs clients. Il leur faut aussi développer une éthique du diagnostic et de son utilisation afin d'éviter de retourner contre la personne l'instrument puissant que constitue une grille psychopathologique.

La stigmatisation est toujours possible. Si les connaissances en psychopathologie permettent de jeter les bases d'une compréhension approfondie des personnes, elles peuvent aussi conduire à réduire les gens à de petites cases préétablies dans lesquelles on peut les enfermer, comme on le faisait autrefois concrètement pour les personnes dites « aliénées ». Gardons-nous donc de prétendre que les connaissances psychopathologiques rendent compte de toute la richesse et de toute la complexité de l'être humain.

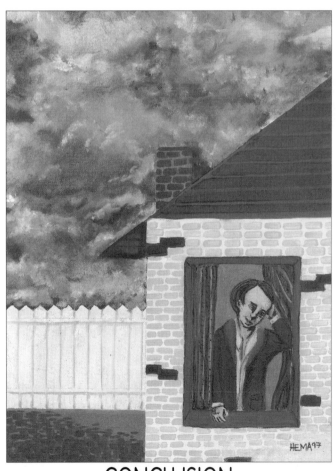

CONCLUSION

Le rôle de l'aidant est de permettre l'expérience intime de l'existence. Il est ainsi un père.

Une personne en psychothérapie

C omme nous l'avons vu en introduction, les connaissances sur la psychologie de l'âme ont tendance à se perdre, puis à être retrouvées, et à se perdre à nouveau. Il en est ainsi des superstitions et des croyances magiques qui reviennent périodiquement, sous différentes formes et dont la plus récente trouve son expression dans la quasi-croyance religieuse que l'on voue aux gènes aujourd'hui : tout est d'origine génétique, et surtout les problèmes mentaux ; les gènes défectueux remplacent ainsi, dans l'imagerie populaire, les petits diables d'autrefois. Et puis quand c'est génétique, on n'a plus à se poser de questions. Ça va plus vite !

Ce cycle, caractérisé par des percées dans la compréhension de l'âme humaine puis par une résurgence de superstitions et croyances trop vite admises comme force de loi, est souvent le reflet des constructions sociales de l'humain qui lui servent à se donner une vision rassurante de lui-même et du monde. Aujourd'hui, à une époque où l'avancée technologique fait un bond sans précédent, malgré tout un arsenal permettant d'emmagasiner et d'étudier des informations et des connaissances provenant de multiples sources, même si la pensée populaire et les pulsions humaines ne sont plus étouffées dans le carcan religieux, ces connaissances de l'inconscient humain ne sont toujours pas facilement bienvenues. Spécialement en ce qui concerne l'humain et ses conflits, la pensée positiviste ainsi que l'avancée rapide des sciences dites empiriques sur la scène scientifique ont tendance à faire mettre au rancart toute une série de savoirs dits non rationnels.

Les contenus psychopathologiques en l'occurrence ont tendance à être soumis à une systématisation et à une explication quasi uniforme : celles qui sont mises de l'avant par la science médicale. Mais pour vraiment les comprendre, il faut d'abord être philosophe !

L'apprenant de la science et de l'art du diagnostic psychopathologique ne peut pas se contenter de rester un observateur soi-disant
neutre : il s'agit aussi de lui-même. Pour comprendre, il lui faut au contraire s'ouvrir à ses émotions et faire référence à son propre vécu.
Ainsi, pour appréhender les phénomènes de l'âme humaine, on ne
peut pas se contenter de fouiller Internet sans lien avec le sujet. Il faut
être soi-même « sujet » et accepter un certain dérangement lié à l'ouverture de sa propre « jarre de Pandore » ! Ce courage n'est pas donné à
tout le monde.

La perspective freudienne, qui est reprise ici de façon large et enri-
chie par des travaux en provenance de différentes disciplines, constitue encore de nos jours une position révolutionnaire vis-à-vis des
problèmes mentaux. Personne n'est épargné avec un tel point de vue
car « nul n'est exempt de conflit », comme le disait Sigmund Freud, qui
s'incluait lui-même dans cette observation. Pour comprendre et appré-
cier cette vue des phénomènes psychiques, il faut par ailleurs se rappeler que pour Freud, adaptation et désadaptation ne sont pas thèse et
antithèse mais bien des phénomènes humains parallèles tout en étant
intrinsèquement interreliés. Nous avons ainsi tous des dimensions
désadaptatives, en lien avec les vicissitudes de notre développement,
ainsi que des potentiels adaptatifs. Le travail de prise de conscience de
soi se situe ainsi à ces deux niveaux simultanément. L'épanouissement ne signifie pas tant devenir « plus adapté », au sens de se conformer, mais résulte d'une aptitude à recevoir ce qui nous ligote et à
laisser être ce que nous sommes.

La science ou l'art du diagnostic permet de mettre à profit l'expérience clinique accumulée auprès d'un grand nombre de personnes
qui ont souffert, qui ont voulu comprendre leur souffrance et qui
désirent se développer dans des voies plus positives qu'elles ne
l'avaient fait auparavant ; elle sert donc en premier lieu d'outil pour
aider les personnes à sortir de leur aliénation. Toutefois, les théories et
schèmes psychopathologiques doivent être utilisés avec un grand sens
éthique. Ainsi, l'actuelle nomenclature vise à procurer un schème pour
comprendre. Il s'agit là d'un outil puissant, donc dangereux. Le diagnosticien doit en effet être prudent avec les étiquettes et, le plus possible, les garder pour lui. Afin d'éviter de stigmatiser les personnes, à
moins de se retrouver dans un cadre légal où le diagnostic peut justement servir à prendre une décision et à protéger — l'individu ou la
société —, l'aidant devrait s'abstenir d'utiliser les étiquettes diagnostiques, surtout avec la personne aidée. Au contraire d'une pratique très
répandue en médecine et qui se comprend dans ce contexte, la pré-

sente perspective amène en effet à voir la personne dans ce qu'elle a de plus fragile et vulnérable ; mais elle n'est pas que cela ! Lui donner un diagnostic ou la réduire à celui-ci ne servira en effet nullement à l'amener à croître et à se valoriser. Lui dévoiler son diagnostic servira plutôt à l'invalider. Mais ceci ne signifie pas que l'on ne doive pas dire à la personne ce qui la trouble. Toutefois, cela doit se faire dans un langage à sa portée, de façon progressive (qui peut prendre des années dans certains cas) et tout en observant ce qu'elle en fait : est-ce une occasion d'approfondissement et de découverte plus en profondeur de ce qu'elle est ou au contraire s'agit-il d'une occasion pour se flageller ou se réfugier dans de vieilles façons de faire plutôt régressives ?

Par contre, le langage propre au diagnostic psychopathologique s'avère fort utile quand il s'agit de parler avec d'autres professionnels. Il a en effet l'avantage d'être reconnu socialement, même vénéré, et c'est pourquoi il permet de présenter un point de vue qui risque d'être entendu. Mais ce même lieu de pouvoir peut être franchement inutile, voire nuisible dans les relations plus intimes.

Mentionnons que vis-à-vis soi-même, le présent outil a une portée très limitée. Il est difficile en effet de voir par soi-même quelles sont nos dimensions désadaptatives, surtout lorsqu'il s'agit du noyau pathologique. Lire ou suivre des formations à ce sujet ne peut en effet que faire frôler les zones sensibles, qui ne peuvent être vraiment touchées que dans un processus relationnel particulier. Cette précision est nécessaire car beaucoup d'écrits contemporains prétendent révéler l'humain à lui-même, alors que l'on n'y fait qu'entretenir un mythe sur la connaissance de soi, pendant que l'essentiel échappe, évidemment. Le sociologue et psychanalyste E. Becker (1973) affirme dans ce sens que la défense principale que l'on déploie, celle que l'on a érigée en système caractériel inconscient, sert à soutenir un « mensonge nécessaire » sur soi-même, en attendant de pouvoir porter l'objet du mensonge. Ainsi, il n'est nulle vérité sur soi qui apparaît facilement.

Nous terminerons ce livre de psychopathologie par un souhait. Il va sans dire que le but principal visé par l'auteur est de fournir un ensemble de repères qui puissent être utiles aux futurs professionnels ainsi qu'aux intervenants et cliniciens chevronnés. La nomenclature qui leur est ici proposée sert donc à organiser leurs observations de façon à ce qu'ils puissent développer une compréhension en profondeur des personnes qu'ils sont appelés à aider. Le souhait de l'auteur est à l'effet que ces mêmes professionnels développent également une conception articulée des processus de changement de la personnalité et de l'adaptation. En effet, la psychologie de la désadaptation serait un champ de connaissance bien décourageant si l'on n'avait pas développé une compréhension de ce qui peut créer un mouvement, voire une mutation, de la personnalité. Le présent auteur est à préparer un autre écrit qui va dans ce sens.

POSTFACE

Emmanuel Habimana[1]

Un autre livre de psychopathologie dynamique ! Mais en quoi celui-ci diffère-t-il des précédents ? En général, on attend d'un livre nouveau qu'il ait au moins une qualité parmi les suivantes : faire le point sur ce qui est connu en offrant une synthèse rigoureuse et exhaustive, réorganiser les connaissances en proposant une structure originale ou en préconisant d'autres approches méthodologiques pour mieux intégrer les connaissances, enfin apporter une contribution nouvelle grâce à la diffusion de nouveaux travaux ou de recherches inédites. Ce livre réunit toutes ces qualités. En effet, l'auteur fait un survol historique de la psychopathologie : de l'Antiquité à nos jours, en passant par le Moyen Âge, ce livre nous rappelle que l'être humain a toujours souffert de la maladie mentale et que des penseurs (c'est notamment le cas d'Hippocrate au IVe siècle avant Jésus-Christ) se sont de tout temps intéressés à la classification de ces maladies et à leur traitement. Le lecteur porté à scotomiser les dimensions historiques de la psychopathologie gagnerait à se plonger attentivement dans la première partie de cet ouvrage qui est fort riche en

---

1. Emmanuel Habimana est professeur agrégé au Département de psychologie de l'Université du Québec à Trois-Rivières. Il a codirigé la publication du livre intitulé *Manuel de psychopathologie de l'enfant*, auquel Jimmy Ratté a participé (Gaëtan Morin, Montréal, 1999). M. Habimana enseigne dans le champ de la psychopathologie et il a notamment publié plusieurs articles scientifiques sur la psychologie interculturelle et les troubles de la personnalité.

enseignements. Par son approche méthodologique et ses nombreuses illustrations, ce livre devra satisfaire l'étudiant ou le professionnel le plus exigeant.

La psychopathologie est généralement vue comme une perturbation profonde qui affecte le fonctionnement individuel et social de façon plus ou moins permanente. La réticence de certains professionnels de la santé (particulièrement les psychologues d'orientation psychodynamique) à formuler un diagnostic découle d'un refus de stigmatiser les personnes souffrantes avec des étiquettes de «malade mental», «psychotique», «aliéné» etc. Avec un grand sens critique et une expérience clinique remarquables, le docteur Ratté présente un ouvrage de psychopathologie où l'accent est mis non pas sur la maladie, mais sur la santé. En préconisant l'usage de la désadaptation au profit de la mésadaption, l'auteur invite les étudiants, les spécialistes de la santé mentale, et toute autre personne intéressée à la psychopathologie à éviter le réductionnisme qui fige la personne souffrante dans un état permanent d'incapacité et à aborder la psychopathologie comme une condition humaine. La psychopathologie est ici présentée comme un processus d'interaction entre les dimensions saines et adaptatives de la nature humaine et les dimensions psychopathologiques, au lieu de percevoir l'individu dans un état de détérioration chronique. Par exemple, Robert Schumann (1810-1856), compositeur allemand, a connu beaucoup de périodes de léthargies durant ses nombreuses dépressions profondes. Mais il s'est toujours relevé et il a pu composer jusqu'à la fin de sa vie. En plein délire, trois ans avant sa mort survenue à l'asile d'Endenich, il composa le concerto pour violon et orchestre, op. 132, et crut que cette musique sublime lui avait été dictée par les anges[2]! Par contre, Frédéric Chopin (1810-1849) a composé certaines de ses meilleurs œuvres durant des phases dépressives. Si John F. Nash, mathématicien américain, Prix Nobel de sciences économiques en 1994, a difficilement travaillé sur ses formules mathématiques durant les crises aiguës de schizophrénie, des peintres comme Salvador Dali (1904-1989) ou Pablo Picasso (1881-1973) n'ont presque jamais arrêté leur travail. Il faut cependant admettre que la maladie mentale est un concept fort complexe et que sa perception varie selon les époques et la culture. Il y eut un temps où, en Occident, les gens souffrant de délires mystiques pouvaient être considérés comme des saints ou des saintes ; encore aujourd'hui, en Afrique comme en Asie, des personnes possédées par des esprits sont souvent respectées et jouissent d'un statut tout à fait particulier dans

---

2. Rémy Stricker (1984). *Robert Schumann. Le musicien et la folie*. Paris : Gallimard.

leur environnement. Ruth Benedict considère que chaque société a une idée claire de ce qu'est ou de ce que devrait être «une bonne personne, une bonne femme ou un homme bon». Comme la perfection n'est pas de ce monde, chaque culture propose au sujet, au dire de Ralph Linton, des «modèles d'inconduite»; non pas que la société encourage ses sujets à la déviance, mais c'est comme elle si elle disait à ses membres délinquants: «ne faites pas telle chose mais, si vous n'êtes pas capable de vous retenir, faites-le de la façon suivante[3]»! Ce qui est déviance ici ne l'est pas nécessairement ailleurs. Des troubles comme l'anorexie mentale et la boulimie sont absents dans les pays pauvres; les symptômes de la dépression diffèrent selon que l'on soit Asiatique, Africain ou Européen[4].

Avec plusieurs exemples à l'appui, Jimmy Ratté tient à nous rappeler que, malgré leurs troubles mentaux, artistes, écrivains, politiciens et simples gens ont continué à produire, à créer et à s'acquitter de leurs responsabilités familiales et sociales parfois durant des décennies, en dépit du mal dont ils étaient affligés. Il est vrai que, dans beaucoup de cas, toute l'activité créatrice est arrêtée durant les crises, mais celles-ci sont souvent passagères et n'hypothèquent pas la vie entière des sujets. Combien de personnes, se demande l'auteur, n'ont pas dans leur entourage immédiat (parent ou ami) une personne souffrant d'un trouble psychologique? C'est sans nul doute l'un des aspects le plus original de cet ouvrage: la psychopathologie nous y est présentée sous un visage humain (le titre met d'ailleurs l'accent sur la psychologie et non sur la psychopathologie) Dans une certaine mesure, le courant actuel de recherche sur la résilience va dans ce sens. Dans *Un merveilleux malheur*[5], et récemment dans *Les vilains petits canards*[6], Boris Cyrulnick nous parle de ces êtres (rescapés des camps de concentration, enfants négligés ou abusés, réfugiés, etc.) qui ont dû affronter des difficultés énormes au cours de leur vie et qui ont survécu à ces horreurs parfois au prix seulement d'une légère névrose. La psychonévrose n'est pas une maladie, écrivait Kazimierz Dabrowski[7].

3. Devereux G. (1970). *Essais d'ethnopsychiatrie générale*. Paris: Gallimard.

4. Habimana, E., C. Rousseau, J.F. Saucier et U. Streit (2001). *Psychiatrie transculturelle et migrations*. In P. Lalonde, M. Aubut et F. Grunberg (dir.). *Psychiatrie clinique. Une approche bio-médico-sociale*. Tome II. Spécialités, traitements, sciences fondamentales et sujets d'intérêt. Boucherville: Gaëtan Morin, p. 1746-1759.

5. Cyrulnick, B. (1999). *Un merveilleux malheur*. Paris: Odile Jacob.

6. Cyrulnick, B. (2001). *Les vilains petits canards*. Paris: Odile Jacob.

7. Dabrowski, Kazimierz (1972). *La psychonévrose n'est pas une maladie*. Ottawa: Éditions Saint-Yves.

Le titre étonne, mais l'auteur articule ses propos en montrant que souvent le névrosé est la personne la plus sensible dans la famille, celle qui est sensible à l'insensibilité du monde, celle qui a peur face à l'absurdité de l'existence, celle qui a la subtilité de ne pas dire aux autres ce qu'elle voit en eux, etc. Son poème aux psychonévrosés, en couverture de son livre, situe en quelque sorte les origines de la névrose. Loin de voir l'étiologie de la maladie mentale dans l'hérédité et les dysfonctionnements biologiques, comme c'est de plus en plus le cas actuellement en psychiatrie, l'auteur s'interroge sur le rôle joué par les parents et l'environnement social et culturel dans la psychopathologie des sujets.

Enfin, il convient de souligner que le livre de monsieur Ratté, contrairement à la majorité des ouvrages nord-américains récents, ne va pas dans la continuité du DSM (*Diagnostic and Statistical Manual of Mental Disorders*). Est-ce une force, est-ce une faiblesse? D'abord un bref rappel. En 1980, lors de l'élaboration du DSM-III, l'Association des psychiatres américains (APA) a proposé à ses membres une nouvelle classification des troubles mentaux. Très vite cette classification, au départ régionale, est devenue internationale car elle fut d'emblée adoptée par les psychiatres européens et asiatiques et finalement par le reste du monde. Son originalité : une description systématique des troubles au moyen de critères diagnostiques, une évaluation multiaxiale permettant au clinicien de tenir compte de diverses variables, comme la santé physique, la personnalité ou les facteurs de stress, ainsi que des données épidémiologiques relatives à la prévalence des troubles et à leur distribution selon le sexe ou la culture. Ses faiblesses : plusieurs descriptions floues, imprécises voire contestables, un modèle médical rigide et sans nuances basé sur des descriptions catégorielles du genre tout ou rien (on est malade mental ou en bonne santé mentale), une absence totale d'hypothèses explicatives quant à l'origine de ces troubles et aucune mention sur les modalités d'intervention ou de prévention. Les modifications apportées dans le DSM-III-R et dans le DSM-IV n'ont pas touché à l'essentiel : des catégories diagnostiques ont été ajoutées, retranchées ou mises en annexe pour des études ultérieures, mais rien n'a été ajouté concernant l'étiologie ou le traitement des troubles. Certains troubles ont pu ainsi être supprimés non pas à partir de résultats scientifiques, mais suite aux pressions de la rue émanant de groupes bien organisés politiquement ou socialement. Par exemple, de 1970 à 1974, des psychiatres et psychologues homosexuels ont fait des pressions pour faire enlever l'homosexualité de la liste des troubles mentaux, et ont maintes fois boycotté les travaux de l'assemblée générale de l'American Psychiatric

Association (APA). Finalement, l'APA demanda à ses éminents membres de donner leur opinion personnelle et c'est par un vote de 58 % que l'homosexualité fut considérée comme une orientation sexuelle normale découlant d'un choix personnel[8]! De même, le viol, auparavant considéré comme une paraphilie (un nouveau terme pour désigner les perversions), fut retiré de la classification des troubles mentaux suite aux pressions des féministes. Le principal argument de ces dernières était que les violeurs pouvaient invoquer la maladie mentale pour justifier leurs crimes et échapper ainsi aux poursuites judiciaires. Les femmes féministes forcèrent également l'APA à reléguer en annexe pour des études ultérieures le trouble dysphorique de la phase lutéale et la personnalité masochiste. Elles tentèrent aussi, mais en vain, de faire inscrire dans la classification le « trouble de la personnalité dominante », une façon à elles de souligner que les rapports entre les hommes et les femmes sont empreints de violence au quotidien et que, si les psychiatres mâles veulent psychiatriser les états émotionnels des femmes lors des périodes prémenstruelles, pourquoi la violence des hommes à l'égard des femmes serait-elle exempte de maladie mentale? En fait, plusieurs groupes de pression ont compris que la psychiatrie n'est pas une science comme les autres disciplines médicales et que des positions idéologiques peuvent dicter l'inclusion ou l'exclusion de certains comportements dans la classification des troubles mentaux. Le *lobby* des Noirs américains a fait pression pour inscrire le racisme comme une maladie mentale ; un groupe de psychiatres japonais s'est demandé pourquoi la dépendance était considérée comme un trouble de la personnalité, et non l'individualisme?

Malgré une apparente clarté, notamment en raison des critères diagnostiques, la classification de l'APA (DSM III, DSM III-R, DSM-IV et DSM-IV-TR) est fort confuse et cliniquement insatisfaisante. Se voulant athéorique afin de rallier le plus de spécialistes possibles à sa nouvelle classification, l'APA a dû renoncer au terme « névrose », jugé étroitement lié à la théorie psychanalytique. Pourtant, les mécanismes de défense ont été sauvegardés, malgré la soi-disant difficulté de rendre opérationnels les concepts analytiques pour faire de la recherche quantitative. Michael Bond[9] a ainsi construit un instrument de recherche de 88 articles sur les mécanismes de défense, un questionnaire validé en

---

8. Kirk, S. et H. Kutchins (1992). *The Selling of DSM. The Rhetoric of Science in Psychiatry*. New York : Walter de Gruyter.

9. Bond, M. (1991). *Manual for the Defense Style Questionnaire*. Montréal : Department of Psychiatry, Sir Mortimer B. Davis-Jewish General Hospital.

anglais et en français[10] et qui a donné lieu à de nombreuses publications. La distinction psychose-névrose a toujours eu l'avantage de séparer les troubles mentaux graves des moins graves. Les premiers comportent une perte de la réalité, des idées de référence, des attitudes, des comportements et des croyances bizarres ainsi que des délires et des hallucinations persistantes rendant tout fonctionnement familial, social ou professionnel problématique. Par contre, dans les névroses, le sens de la réalité est sauvegardé et le fonctionnement social et professionnel est généralement intact, tout au moins en apparence. Dans la nouvelle classification, si la psychose est maintenue (ce qui est quand même un peu rassurant), la névrose disparaît au profit d'une multitude de troubles en apparence sans aucun lien les uns avec les autres.

L'hystérie est aussi évacuée et remplacée par les troubles dissociatifs, les troubles somatoformes et quelques troubles de la personnalité; en tout, plus d'une dizaine d'entités sont présentées comme différentes. Au départ, cette démarche peut sembler séduisante pour deux raisons : 1) elle donne l'impression de mieux cerner les problèmes mentaux en désignant la diversité des comportements par des termes techniques distincts au lieu d'utiliser un seul mot pour décrire une réalité qui paraît complexe. 2) Comme l'étymologie de l'hystérie vient de l'utérus, le sous-entendu serait que l'hystérie soit une maladie de femmes! Mais, comme il y a aussi des hommes hystériques, le terme hystérie serait impropre et risquerait d'occulter la réalité clinique des hommes hystériques! Mais la richesse d'une langue réside dans ses métaphores. Le soleil ne continue-il pas de se lever et de se coucher sans qu'aucun physicien monte aux barricades! L'avantage d'un terme comme «hystérie» est de pouvoir regrouper des manifestations comportementales complexes (comme peuvent l'être nos passions tantôt houleuses, tantôt contradictoires, tantôt sereines) mais ayant une même parenté. Ainsi, dans la conversion, l'hypocondrie, l'amnésie, la fugue, la somatisation, on est frappé par la présence des mêmes manifestations comme la fabulation, l'infantilisme, la dépendance, l'inauthenticité ou la belle indifférence. Est-il nécessaire d'en faire des troubles distincts sous prétexte d'avoir une classification rigoureuse?

Certes, à une époque où la spécialisation devient la norme du vrai savoir, un monde où l'on est bombardé par une multitude d'informations disparates, tout système de classement pour mettre de l'ordre

---

10. Bonsack, C., J.N. Despland et J. Spagnoli (1998). «The French Version of the Defense Style Questionnaire.» *Psychotherapy and Psychosomatics*, 67, 24-30.

dans ce « chaos » peut s'avérer salutaire. Le spécialiste devient par conséquent le « nouveau sage », l'initié, celui qui nous éclaire et qui soulage
nos inquiétudes. Boris Cyrulnik[11] nous fait part de ses réflexions sur ce
sujet et pose innocemment à un conférencier imaginaire la question
suivante : « Vous qui savez tout sur la synapse, dites-moi ce qu'est
l'Homme ? » Et à un chercheur de renom en psychologie animale la question suivante : « Vous qui êtes spécialiste des poils de la queue d'élé-
phant, parlez-nous donc un peu de la vie mentale des pachydermes ! »

Une autre limite de cette classification concerne les troubles de la
personnalité. Couramment désignés troubles du caractère, ces troubles doivent être notés sur l'axe II (à défaut de leur présence, on peut
noter les mécanismes de défense). Ils sont considérés comme syntones, c'est-à-dire sans aucune remise en question et ni présence de
souffrance apparente. Ce sont des troubles essentiellement alloplas-
tiques (c'est-à-dire les comportements du sujet causent la détresse à
l'entourage, mais que le sujet semble totalement indifférent à la souffrance qu'il a provoquée chez autrui), ils sont accompagnés d'un
manque d'empathie et d'un égocentrisme profond et sont réputés
résistants à tout traitement. Le modèle médical proposé par l'APA
(DSM-IV) les considère comme des « troubles spécifiques », c'est-à-dire
selon le modèle du tout ou rien. Par exemple, on est paranoïaque si
l'on répond à au moins 4 des 7 critères diagnostiques, mais, si l'on
n'en a que 3, on ne l'est pas ! Le modèle médical ne propose donc pas
de nuance ou de gradation de ces troubles et son utilité clinique est de
plus en plus remise en question.

Rappelons que le DSM n'aborde ni l'étiologie ni le traitement des
troubles. Dans un livre à paraître bientôt[12], Beutler et Malik soulignent
l'insatisfaction d'un nombre de plus en plus grand de spécialistes de la
santé mentale, qui trouvent que cet ouvrage manque de fondements
empiriques et que plusieurs troubles y sont définis de façon vague. Ils
font aussi remarquer qu'il ne permet pas véritablement de différencier
le normal du pathologique et se demandent si cet instrument peut continuer à être utilisé comme un outil diagnostique ! Comment en est-on
arrivé là ? L'intérêt actuel pour la classification des troubles remonte à
Emil Kraepelin. Celui-ci est né en 1856, la même année que Freud.
Alors que ce dernier s'intéressa à l'étiologie des troubles, Kraepelin a

---

11. Cyrulnick, B. (1999). Préface, dans Habimana et collab. (dir.). *Manuel de psy-
    chopathologie de l'enfant et de l'adolescent*, Boucherville : Gaëtan Morin,
    p. XXIV.
12. Beutler L.E. et M.L. Malik (dir.) *Rethinking the DSM : A Psychological Perspec-
    tive*. Washington D.C. : American Psychiatric Association Press.

consacré toute sa vie à la classification et à la description des troubles mentaux. On lui doit notamment les descriptions éloquentes sur la psychose maniaco-dépressive et la démence précoce (ce dernier terme devait disparaître en 1911 au profit de schizophrénie suite aux suggestions d'Eugen Bleuler). Il fut par conséquent un psychiatre de renom et plusieurs le considèrent comme le père de la psychiatrie moderne. Bien que ses livres furent réédités plusieurs fois, y compris de son vivant, sa popularité commença à décliner au moment où Freud se mit à élaborer ses théories psychodynamiques. Mais, avec le DSM III en 1980, force est de reconnaître que l'influence de Kraepelin est plus forte que jamais. Freud et Kraepelin sont donc les deux antipodes de la tradition psychiatrique. Alors que, pour Kraepelin, on peut à la limite ne pas tenir compte du tout de ce que dit le malade et se contenter seulement de l'observer et de décrire ses symptômes, Freud cherche un sens aux propos du patient, y compris dans ses rêves et dans ses actes manqués. Il s'intéresse non seulement au psychisme des adultes, mais également aux fantasmes des enfants et à leurs attirances sexuelles, ce qui lui vaudra bien des ennuis! Il est à l'origine de ce qu'on appelle aujourd'hui la psychothérapie, même si plusieurs thérapeutes ne sont pas d'orientation analytique. Malgré les schismes, la multiplication des approches psychothérapeutiques et l'éclatement du mouvement psychanalytique, Freud reste la personnalité scientifique qui a le plus dominé les sciences sociales au XXe et en ce début du XXIe siècle.

L'ouvrage du professeur Ratté, qui lui rend un hommage fort mérité, s'inscrit donc dans la continuité des classiques de psychopathologie et particulièrement dans le prolongement de la pensée freudienne. Non seulement il reprend les concepts fondamentaux de la pensée psychanalytique (mécanisme de défense, première et deuxième topiques, névrose, psychose et états limites), mais il présente aussi ces notions de façon claire et intelligible. L'auteur a écrit ce livre avec un souci pédagogique manifeste: de façon systématique, il présente les symptômes caractéristiques de chaque trouble, l'étiologie et le traitement, le tout accompagné d'études de cas et de questions pour vérifier l'intégration des apprentissages. C'est donc un ouvrage fortement recommandé aux étudiants et à tous ceux qui s'initient à la psychanalyse et à la psychopathologie. Les spécialistes, les enseignants et les psychothérapeutes trouveront également dans ce livre un ouvrage de référence complet, aussi bien au niveau théorique qu'au niveau pratique.

RÉFÉRENCES

ALTHEIDE, D.L. et J.M. JOHNSON (1994), «Criteria for assessing interpretive validity in qualitative research», dans Denzin, N.K. et Y.S. Lincoln, *Handbook of Qualitative Research*, Thousand Oaks (É.-U.), Sage Publications.

American Psychiatric Association (1985), *DSM-III : Manuel diagnostique et statistique des troubles mentaux*, Paris, Masson.

American Psychiatric Association (1989), *Mini DSM-III-R : Critères diagnostiques*, Paris, Masson.

American Psychiatric Association (1994), *DSM-IV : Diagnostic and Statistical Manual of Mental Disorders*, Washington (D.C.), APA Publication.

ANTHONY, W., M. COHEN et M. FARKAS (1990), *Psychiatric Rehabilitation*, Boston, Boston University, Center for Psychiatric Rehabilitation.

APOLLON, W. (2000), *Notes sur la rupture freudienne sur la question de la sexualité*, formation donnée dans le cadre des soirées psychanalytiques du Cercle de Québec, École freudienne de Québec, inédit.

AXLINE, V. (1964), *Dibs. Développement de la personnalité grâce à la thérapie par le jeu*, Paris, Flammarion.

BARKLEY, R.A. (1990), *Attention Deficit Hyperactivity Disorder. A Handbook for Diagnosis and Treatment*, New York, Guilford Press.

BARNES, M. et J. BERKE (1971), *Mary Barnes, un voyage à travers la folie*, Paris, Seuil.

BECK, A.T. (1963), «Thinking and depression», *Archives of General Psychiatry*, vol. 9, p. 324-333.

BECK, A.T. (1974), «The measurement of pessimism : the hopelessness scale», *Journal of Consulting and Clinical Psychology*, vol. 47, n° 6, p. 861-865.

BECKER, E. (1973), *The Denial of Death* (prix Pulitzer 1973), New York, Free Press.

BELLET, M. (1996), *Le lieu perdu. De la psychanalyse du côté où ça se fait*, Paris, Desclée de Brouwer.

BERGERET, J. (1974), *La personnalité normale et pathologique*, Paris, Dunod.

BERGERET, J. (1982), *Psychologie pathologique*, Paris, Masson.

BOIVIN, M.-D. et J. RATTÉ (1998), «Indicateurs de succès dans le processus de réinsertion socioprofessionnelle de personnes ayant des troubles mentaux sévères et persistants: évaluation de deux programmes communautaires», 10e Congrès de l'Association internationale de psychologie du travail de langue française, Bordeaux, publié dans les actes du colloque.

BOIVIN, M.-D., J. RATTÉ et J. TONDREAU (soumis), «La réinsertion socioprofessionnelle de personnes présentant des troubles mentaux sous examen», *Revue canadienne de santé mentale communautaire*, résultats de recherche à publier.

BORDIN, E.S. (1983), «A working alliance based model of supervision», *The Counseling Psychologist*, vol. 11, p. 35-42.

BOSS, M. (1975), *Il m'est venu en rêve*, traduit et paru en français en 1989, Paris, PUF.

BOUDREAU, F. (1984), *De l'asile à la santé mentale. Les soins psychiatriques: histoire et institutions*, Ville Saint-Laurent, Saint-Martin.

BRAZELTON, T.B. (1981), «Le bébé: partenaire dans l'interaction», dans Brazelton, T.B., B. Cramer, L. Kreisler, R. Schappi et M. Soulé (dir.), *La dynamique du nourisson*, Paris, Éditions ESF, coll. «La vie de l'enfant», p. 11-27.

CAMPBELL, R.J. (1989), *Psychiatric Dictionary, sixth edition*. New York: Oxford University Press.

CARPENTIER-ROY, M.-C. (1989), *Organisation du travail et santé mentale chez les infirmières en milieu hospitalier*, thèse de doctorat, non publiée, Université de Montréal, Département de sociologie.

CHARRON, M.-F. (1983), *Le suicide au Québec*, Service des études épidémiologiques du ministère des Affaires sociales, Québec, Éditions du gouvernement du Québec.

CLAVIER, D. (1992), «Perte d'emploi, rupture et traumatisme», *Cahiers d'information du directeur de personnel*, n° 22, troisième trimestre.

CORIN, E. et G. LAUZON (1984), «Chronicité psychiatrique et désinstitutionnalisation: une approche sociale en psychiatrie», *Santé mentale au Québec*, vol. 9, n° 2, p. 169-171.

DEJOURS, C. (1993), *Travail: usure mentale, de la psychopathologie à la psychodynamique du travail*, Paris, Bayard.

DELOURME, A. (1997), *La distance intime*, Paris, RETZ.

DELOURME, A. (1999), *Le bonheur possible*, Paris, Desclée de Brouwer.

DENZIN, N.K. et Y.S. LINCOLN (1994), *Handbook of Qualitative Research*, Londres, Sage.

DEVRIES, A.G. (1963), *Methodological Problems in the Identification of Suicidal Behavior by Means of Two Personality Inventories*, thèse doctorale, non publiée, Université de la Californie du Sud.

DEVRIES, A.G. (1966), « A potential suicide personality inventory », *Psychological Reports*, vol. 18, p. 731-738.

DEWEES, M., R.T. PULICE et L.L. MCCORMICK (1996), « Community integration of former state hospital patients : Outcomes of a policy shift in Vermont », *Psychiatric Services*, vol. 47, n° 10, p. 1088-1092.

DIATKINE, R. (1968), « L'apport de la théorie psychanalytique à la compréhension des maladies mentales et, éventuellement, à l'organisation d'institutions destinées à les traiter », Rapport publié dans les actes, 29ᵉ Congrès des psychanalystes de langues romanes, Lisbonne.

DOLTO, F. (1985), « Éclaircissement sur la théorie freudienne des instances de la psyché au cours de l'évolution de la sexualité en relation à l'Œdipe. Névrose et psychose », dans Dolto, F. (dir.), *Le cas Dominique*, Paris, Seuil, p. 225-257.

DUFRESNE, R. (1970), *Pour introduire la lecture française de Freud : notes bibliographiques sur les traductions françaises de l'œuvre de Freud*, Société psychanalytique de Montréal, non publié.

DUGUAY, R., H.F. ELLENBERGER et collab. (1984), *Précis pratique de psychiatrie*, Paris, Edisem.

FAIRBAIRN, W.R.D. (1941), « A revised psychopathology of the psychoses and psychoneuroses », *International Journal of Psycho-Analysis*, vol. 22, p. 250-284.

FCRSS (1998), *Vers des priorités de recherche pour la Fondation canadienne de la recherche sur les services de santé : points de départ à la discussion*, document publié sur site webmaster@chsrf.ca dans la section Programmes.

FENICHEL, O. (1953), *La théorie psychanalytique des névroses*, tome 1, Paris, PUF.

FONAGY, P., M. STEELE, H. STEELE, G.S. MORAN et A.C. HIGGITT (1991), « The capacity for understanding mental states : The reflective self in parent and child and its significance for security of attachment », *Infant Mental Health Journal*, vol. 12, n° 3, p. 201-218.

FRANKL, V.E. (1978), *The Unheard Cry for Meaning*, New York, Simon & Schuster.

FREUD, A. (1949), *Le moi et les mécanismes de défense*, Paris, PUF.

FREUD, S. (1893), « Quelques considérations pour une étude comparative des paralysies motrices organiques et hystériques », *Archives neurologiques*, vol. 26, n° 77, p. 29-43.

FREUD, S. (1894-1924), *Névrose, psychose et perversion*, Paris, PUF.

FREUD, S. (1896), « L'hérédité et l'étiologie des névroses », *Revue neurologique*, vol. 4, n° 6, p. 161-169.

FREUD, S. (1900), *L'interprétation des rêves*, traduit et paru en français en 1967, Paris, PUF.

FREUD, S. (1901a), *Le rêve et son interprétation*, Paris, Gallimard.

FREUD, S. (1901b), *Psychopathologie de la vie quotidienne*, Paris, Payot.

FREUD, S. (1903-1904), «La méthode psychanalytique», dans *La technique psychanalytique*, Paris, PUF, p. 1-8.

FREUD, S. (1904-1905), «De la psychothérapie», dans *La technique psychanalytique*, Paris, PUF, p. 9-22.

FREUD, S. (1905), «Fragment d'une analyse d'hystérie (Dora)», traduit et paru en français en 1928 dans la *Revue française de psychanalyse*, vol. 2, n° 1, p. 1-112.

FREUD, S. (1905-1915), *Cinq psychanalyses*, Paris, Payot.

FREUD, S. (1907-1931), *La vie sexuelle*, traduit et paru en français en 1969, Paris, PUF.

FREUD, S. (1909-1910), *Cinq leçons sur la psychanalyse*, traduit et paru en français en 1926, Paris, Payot.

FREUD, S. (1912-1913), *Totem et Tabou*, traduit et paru en français en 1933, Paris, Payot.

FREUD, S. (1914-1915), *La technique psychanalytique*, Paris, PUF.

FREUD, S. (1915), «L'inconscient», dans *Métapsychologie*, traduit et paru en français en 1968, Paris, Gallimard, p. 65-123.

FREUD, S. (1915-1917a), *Métapsychologie*, Paris, Gallimard.

FREUD, S. (1915-1917b), *Introduction à la psychanalyse*, Paris, Payot.

FREUD, S. (1920), «Au-delà du principe de plaisir», dans *Essais de psychanalyse*, Paris, Payot, p. 41-116.

FREUD, S. (1920-1923), «Le moi et le ça», dans *Essais de psychanalyse*, Paris, Payot, p. 177-234.

FREUD, S. (1924), «Névrose et psychose», dans S. Freud, *Névrose, psychose et perversion*, Paris, PUF, p. 283-297.

FREUD, S. (1925-1926), *Inhibition, symptôme et angoisse*, Paris, PUF.

FREUD, S. (1929-1930), *Malaise dans la civilisation*, Paris, PUF.

FREUD, S. (1931), «Des types libidinaux», dans *La vie sexuelle*, Paris, PUF, p. 156-159.

FREUD, S. (1938), *Abrégé de psychanalyse*, Paris, PUF.

FREUD, S. (1948), *L'avenir d'une illusion*, Paris, PUF.

FREUD, S. et J. Breuer (1895), *Études sur l'hystérie*, Paris, PUF.

FROTÉ, P. (1998), *Cent ans après*, Paris, Gallimard, coll. «Connaissance de l'inconscient».

GILL, M.M. (1982), *Analysis of Transference*, New York, International Universities Press.

GREEN, A. (1983), *Narcissisme de vie narcissisme de mort*, Paris, Minuit.

GUILLAUMIN, J., A. PIPINELI-POTAMIANOU, R. ROUSSILLON, R. KAËS, C. LAMOTHE, C. VASSEUR, H. VERMOREL et M. VERMOREL (2000), *L'invention de la pulsion de mort*, postface de A. Green, Paris, Dunod.

HABIMANA, E., L.S. ÉTHIER, D. PETOT et M. TOUSIGNANT (1999), *Psychopathologie de l'enfant et de l'adolescent: vision intégrative*, Boucherville (Québec), Gaëtan Morin éditeur.

HACHEY, R. et C. MERCIER (1993), «The impact of rehabilitation services on the quality of life of chronic mental patients», *Occupational Therapy in Mental Health*, vol. 12, n° 2, p. 1-26.

HADO, P. (1976), «Le mythe de Narcisse et son interprétation par Plotin», *Nouvelle revue de psychanalyse*, n° 13, p. 80-84.

HAMANN, A. (1996), *Au-delà des psychothérapies. L'abandon corporel*, Montréal, Stanké.

HAMANN, A., G. DESHAIES, C. DUBÉ, R. PELLETIER, F. RICHARD et G. RIOUX (1993), *L'abandon corporel, au risque d'être soi*, Montréal, Stanké.

HANSEN, J.T. (2000), «Psychoanalysis and humanism: A review and critical examination of integrationist efforts with some proposed resolutions», *Journal of Counseling & Development*, vol. 78, hiver, p. 21-28.

HOPE MONCRIEFF, A.R. (1993), *Le guide illustré de la mythologie classique*, Paris, France Loisirs.

HUBERMAN, A.M. et M.B. MILES (1994), «Data management and analysis methods», dans Denzin, N.K. et Y.S. Lincoln (dir.), *Handbook of Qualitative Research*, Londres, Sage, p. 428-444.

IRIGARY, L. (1979), *Et l'une ne bouge pas sans l'autre*, Paris, Éditions de minuit.

Jelinek, P. (2001), «Le médecin d'Adolf Hitler avait vu juste», *Le Soleil*, provenance de la nouvelle: Associated Press.

KAHN, E.M. (1984), «Group treatment interventions for schizophrenics», *International Journal of Group Psychotherapy*, vol. 34, n° 1, janvier, p. 149-153.

KAUFFMAN, J.M. (1993), *Characteristics of Emotional and Behavioral Disorders of Children and Youth* (5e édition), New York, Macmillan.

KERNBERG, O. (1975), *Les troubles limites de la personnalité*, Paris, Privat.

KLEIN, M. (1959), *La psychanalyse des enfants*, Paris, PUF.

KLEIN, M. (1961), *Psychananalyse d'un enfant*, traduit et paru en français en 1983, Paris, Sand et Tchou.

KLEIN, M. et J. Riviere (1968), *L'amour et la haine*, Paris, Payot.

KOHUT, H. (1971), *The Analysis of the Self*, New York, International Universities Press.

KOHUT, H. (1991), *Le soi*, Paris, PUF.

LABORIT, H. (1968), *Biologie et structure*, Paris, Gallimard, coll. «Idées».

LABORIT, H. (1974), *La nouvelle grille. Pour décoder le message humain*, Paris, Laffont, coll. «Libertés 2000».

LAING, R. (1969), *La politique de la famille*, Paris, Stock.

LAMBERT, J. (1995), *Mille fenêtres*, Beauport (Québec), publication du Centre hospitalier Robert-Giffard.

LANGIS, B. (1998), «Les peurs liées à l'intimité et le développement du lien amoureux», essai de maîtrise, non publié, Québec, Université Laval, Faculté des sciences de l'éducation, Département d'orientation.

LAROUSSE (1967), *Dictionnaire de la psychanalyse*, Paris.

LAROUSSE (1993), *Dictionnaire de la psychanalyse*, Paris, France Loisirs.

LESAGE, G. (2000), «La ré-émergence du sujet en psychothérapie», séminaire de doctorat I, aperçu théorique, Québec, Université Laval, doctorat en counseling et orientation, non publié.

MADDI, S.R. (1980), *Personality Theories: A Comparative Analysis* (4ᵉ édition), Illinois, Dorsey.

MAHLER, M. (1968), *Psychose infantile*, Paris, Payot.

MARTINEAU, B. (1985), *Le bébé est une personne*, Paris, J'ai lu/Flammarion.

MASLOW, S.R. (1954), *Motivation and Personality*, New York, Harper.

MAY, R. (1975), *Le courage de créer*, traduit et paru en français en 1993, Montréal, Le Jour.

MEISLER, N. et A.B. SANTOS (1997), «From the hospital to the community: The great American paradigm shift», dans Henggeler, S.W. et A.B. Santos (dir.), *Innovative Approaches for Difficult-To-Treat Populations*, Washington (D.C.), American Psychiatric Press.

MENNINGER, K.A. (1938), *Man against himself*, New York, HBJ.

MILLER, A. (1983), *Le drame de l'enfant doué*, Paris, PUF.

MILLON, T. et R.D. DAVIS (1998), «Ten Subtypes of Psychopathy», dans Millon, T., E. Simonsen, M. Birket-Smith et R.D. Smith (dir.), *Psychopathy: Antisocial, Criminal, and Violent Behavior*, chap. 10, New York, Guilford Press, p. 161-170.

MILLON, T. et R. MILLON (1974), *Abnormal Behavior and Personality*, Toronto, Saunders.

Ministère de la Santé et des Services sociaux du Québec (1992), *La politique de la santé et du bien-être*, Québec, Éditions du gouvernement du Québec.

Ministère de la Santé et des Services sociaux du Québec (1995), «L'évaluation des organismes communautaires et bénévoles», document interne produit par le Comité ministériel sur l'évaluation, non publié.

MISIAK, H. et U.S. SEXTON (1973), *Phenomenological, Existential and Humanistic Psychologies*, New York, Grune & Stratton.

O'Brien, C.P. (1975), « Group psychotherapy for schizophrenia : A practical approach », *Schizophrenia*, n° 13.

Olivier, C. (1994), *Les fils d'Oreste ou la question du père*, Paris, Flammarion.

Organisation Mondiale de la Santé (1993), *Classification internationale des maladies* (dixième révision), chapitre V (F) : « Troubles mentaux et troubles du comportement. Descriptions cliniques et directives pour le diagnostic CIM-10/ICD-10) », Paris, Masson.

Pelland, N. (1998), *Modification du rapport au travail des personnes ayant un handicap physique*, meilleur essai de maîtrise en Sciences de l'éducation, 1999, Québec, Université Laval, Département d'orientation, non publié.

Pelsser, R. (1989), *Manuel de psychopathologie de l'enfant et de l'adolescent*, Boucherville (Québec), Gaëtan Morin éditeur.

Petot, J.-M. (1979), *Mélanie Klein : Premières découvertes et premier système 1919-1932*, Paris, Dunod.

Pine, F. (1990), *Drive, Ego, Object & Self : A Synthesis for Clinical Work*, Londres, Basic Books.

PNRDS (1997), *Mise à jour du PNRDS. Programme national de recherche et de développement en matière de santé*, Santé Canada, Éditions du ministre des Travaux publics et des Services gouvernementaux, juin.

Racamier, P.C. (1957), « Sur les conditions d'application de la psychanalyse aux schizophrènes », *ACTA Psychotherapeutics*, vol. 5, n°s 2-4, p. 129-145.

Racamier, P.C. (1980), *Les schizophrènes*, Paris, Payot.

Racamier, P.C. et collab. (1985), *Les psychoses*, France, SAND.

Rambaud, P. (1988), « Réinsertion socio-professionnelle : mise en place d'une pratique », *L'information psychiatrique*, vol. 64, n° 1, p. 73-81.

Ratté, J. (1981), *La bio-énergie : Essai sur un concept*, essai de maîtrise non publié, Québec, Université Laval, École de psychologie.

Ratté, J. (1989), *Facteurs de personnalité sous-jacents à la prise de risque en conduite automobile*, thèse de doctorat, non publiée, Montréal, Université de Montréal, Département de psychologie.

Ratté, J. (1994), « Peut-on cerner un sens ou des sens à l'hyperactivité chez l'enfant ? Vécu psychique, familial, scolaire et social de l'enfant hyperactif », conférence présentée au Département de pédopsychiatrie de l'Hôtel-Dieu de Lévis (Québec) dans le cadre de la formation continue des professionnels, disponible sur vidéocassette à cet établissement, octobre.

Ratté, J. (1999), « La toxicomanie en tant que symptôme de désadaptation », dans Habimana, E., L.S. Éthier, D. Petot et M. Tousignant (dir.), *Psychopathologie de l'enfant et de l'adolescent*, chapitre 33, Boucherville (Québec), Gaëtan Morin éditeur, p. 667-687.

Ratté, J. et J. Bergeron (1994), « Les "fous au volant" sont-ils des suicidaires ? Étude de la personnalité des conducteurs à risque », *Frontières*, hiver, p. 37-40.

RATTÉ, J. et J. BERGERON (1997), « Psychology of young and bad road drivers : links to depression and suicide », *Caribean Journal of Criminology and Social Psychology*, vol. 2, n° 2, p. 146-161.

RATTÉ, J. et M.-D. BOIVIN (2000), *Transfert de services institutionnels en réadaptation socioprofessionnelle pour des personnes antérieurement hospitalisées pour troubles mentaux sévères : étude d'impacts*, rapport de recherche remis à la Régie régionale de la santé de la région de Québec, ministère de la Santé et des Services sociaux du Québec.

REICH, W. (1933), *L'analyse caractérielle*, Paris, Payot.

REICH, W. (1952), *La fonction de l'orgasme*, Paris, L'arche.

ROGERS, C. et G.M. KINGET (1976), *Psychothérapie et relations humaines : Théorie et pratique de la thérapie non directive* (7e édition), Belgique, Presses de l'Université de Louvain.

ROUSTANG, F. (2000), *La fin de la plainte*, Paris, Odile Jacob.

SCHMIDBAUER, W. (1973), *Les voies de la psychothérapie : de la magie à la clinique*, Toulouse, Privat.

SCHULTZ, D. (1975), *A History of Modern Psychology*, New York, Academic Press.

SCHÜTZENBERGER, A.A. (1993), *Aïe, mes aïeux !*, Paris, Desclée de Brouwer/La Méridienne.

SECHEHAYE, M.-A. (1950), *Journal d'une schizophrène*, Paris, PUF.

SEARLES, H. (1965), *L'effort pour rendre l'autre fou*, traduit et paru en français en 1977, Paris, Gallimard.

SHNEIDMAN, E.S. et N.L. FARBEROW (1957), *Clues to Suicide*, New York, McGraw-Hill.

SOURKES, B.M. (1982), *The Deepening Shade : Psychological Aspects of Life-Threatening Illness*, Pittsburgh, University of Pittsburgh Press.

SPITZ, R. (1968), *De la naissance à la parole*, Paris, PUF.

SROUFE, L.A. (1996), *Emotional Development : the Organization of Emotional Life in the Early Years*, New York, Cambridge University Press.

SROUFE, L.A. et M. RUTTER (1984), « The domain of developmental psychopathology », *Child Development*, vol. 55, p. 17-29.

STEVENSON, M.R. et K.N. BLACK (1996), *How Divorce Affects Offspring : A Research Approach*, Developmental Psychology Series, Boulder (Colorado), Westview Press/Harper-Collins.

ST-PIERRE, M. (1996), *Les facteurs familiaux et développementaux qui favorisent l'émergence de comportements délinquants*, essai de maîtrise, non publié, Québec, Université Laval, Département de counseling et orientation.

TOBIN, S. (1990), « Self psychology as a bridge between existential-humanistic psychology and psychoanalysis », *Journal of Humanistic Psychology*, vol. 30, n° 1, p. 14-63.

VAILLANT, G. (1971), «Theoretical hierarchy of adaptive ego mechanisms», *Archives of General Psychiatry*, vol. 24, février, p. 107-116.

WEISS, G. et L. TROKENBERG HECHTMAN (1993), *Hyperactive Children Grown Up. ADHD in Children, Adolescents, and Adults* (2e édition), New York, Guilford.

WEST, M.L. et A.E. SHELDON-KELLER (1994), *Patterns of Relating: An Adult Attachment Perspective*, New York, Guilford Press.

WINNICOTT, D.W. (1969), *De la pédiatrie à la psychanalyse*, Paris, Payot.

WINNICOTT, D.W. (1996), *L'enfant, la psyché et le corps*, traduit et paru en français en 1999, Paris, Payot.

ZUNG, W.W.K. (1974), «Index of potential suicide (IPS), a rating scale for suicide prevention», dans Beck, A.T., H.L.P. Resnik et D.J. Lettieri (dir.), *The Prediction of Suicide*, Annapolis (Maryland), Charles Press.

LEXIQUE

Angoisse de représailles

Ce terme fait référence à la théorie kleinienne concernant le sadisme infantile. Selon Mélanie Klein, l'angoisse de représailles préside de façon précoce à l'instauration d'un Surmoi primitif. Ce Surmoi archaïque, présent dès le stade sado-oral, insufflerait à l'enfant une crainte d'être puni à cause des fantasmes pulsionnels qui l'habitent. En raison des fantaisies de dévoration que l'enfant aurait au stade oral, il serait alors aux prises avec une angoisse d'être lui-même dévoré, mis en pièces et détruit en lien avec ses propres pulsions projetées. Klein reprend ensuite le concept pour les autres fantasmes de l'enfant, éveillés à chacun des stades préœdipiens décrits par Freud, dans lesquels l'enfant est incapable de distinguer ses fantasmes de la réalité. Ce concept s'avère très important pour comprendre les états-limites et les psychoses, structures impliquant un Surmoi inachevé.

Angoisse de castration

Ce concept est défini de différentes façons selon l'avancée des conceptions freudiennes et dans les écrits postfreudiens. Tout d'abord, Freud voulait signifier par l'angoisse de castration une crainte que vivrait l'enfant mâle lorsqu'il découvre la différence des sexes et qu'il en vient à comprendre que sa mère particulièrement n'a pas de pénis. Il s'agit d'une peur d'être châtré qui serait réactualisée à l'intérieur de l'œdipe sous forme d'angoisse éveillée par l'envie fantasmatique d'éliminer le parent rival. Le concept garde la connotation d'un préjudice anticipé que partageraient tous les névrotiques.

Angoisse dépressive

André Green présente un concept fort intéressant pour arriver à nommer une angoisse qui se situe au cœur de la problématique des états-limites. Ce terme réfère à une «angoisse blanche» ou sentiment de vide affectif profond caché sous «l'humeur noire» soit l'agressivité incontrôlée des états-limites. Cette angoisse serait primitivement vécue en présence physique de l'objet maternant, celui-ci étant non disponible pour répondre aux besoins relationnels de l'enfant, notamment la nécessité narcissique première de confirmer son existence. Le concept d'angoisse dépressive en rejoint un autre, qui vient de Winnicott, concernant l'importance du *rapport en miroir* mère-enfant pour que ce dernier puisse définir son existence et constituer son Je.

Angoisses primaires

Les angoisses primaires sont celles de l'enfant. Elles sont appelées ainsi dans un double sens. Tout d'abord les enfants ne peuvent y échapper. En effet, les jeunes enfants sont livrés en quelque sorte corps et âme à leurs figures d'attachement et ils dépendent largement de l'habileté des parents pour être extirpés de leurs angoisses. Si les parents sont insensibles, non disponibles, mal intentionnés, inhabiles, l'enfant ne peut qu'être soumis à de fortes angoisses. Dans certaines situations, l'équilibre mental de l'enfant est soumis à rude épreuve dès le jeune âge. Mais de façon générale, nous vivons tous dans l'enfance un niveau plus primaire d'angoisse du fait de notre dépendance vis-à-vis de nos agents éducationnels.

Dans un autre sens, les angoisses des enfants sont dites primaires du fait de l'incomplétude de leur structure cognitive : les enfants maîtrisent très imparfaitement leurs propres angoisses car ils n'ont pas une structure psychique suffisamment développée pour s'expliquer à eux-mêmes ce qu'ils vivent et spécialement quand ils subissent une situation traumatique. Le concept d'angoisses primaires est essentiel à garder en mémoire lorsque l'on explore le vécu d'une personne donnée et qu'on essaie de comprendre avec elle ce qui crée un trouble dans sa personnalité actuelle : l'angoisse primitive est souvent plus intense et déroutante que celle qui persiste durant la vie adulte au premier abord (sauf peut-être chez les psychotiques en délire). Mais il arrive que ces angoisses soient remémorées avec une extrême intensité, pendant un court moment, et cette expérience est toujours troublante.

Annulation rétroactive

Il s'agit d'un mécanisme de défense du Moi. Par une sorte de déni, la personne fait en sorte que des événements l'impliquant, des fantasmes qu'elle a eus, des actions qu'elle a posées, ne soient pas advenus pour son conscient. Il s'agit d'un mécanisme qui se met en place après coup et qui constitue un refus de se voir d'une façon négative par rapport à un code moral introjecté.

Autisme normal

Margaret Mahler élabore une théorie concernant la construction de l'objet chez le bébé à partir de son expérience clinique avec les enfants et notamment les jeunes psychotiques. Le nouveau-né, explique Mahler, vit la phase intra-utérine et arrive au monde dans un état d'autisme normal dans lequel il n'a d'abord ni conscience de lui-même ni de l'objet. C'est par les soins physiques et par le rapport émotionnel qui s'établit avec l'objet maternant que s'élabore, selon Mahler, un passage du narcissisme primaire absolu à un état psychique symbiotique dans lequel la source de satisfaction pulsionnelle est d'abord perçue confusément puis, progressivement, de façon plus différenciée. La phase autistique ou l'autisme normal est une notion introduite et utilisée par Mahler pour décrire l'état mental du nouveau-né. Le concept sert à décrire l'état de désorganisation hallucinatoire primaire dans lequel baigne tout enfant, et duquel ne sort jamais complètement l'enfant dit autistique. Dans l'autisme normal, les besoins ressentis intérieurement ainsi que les stimulations environnementales sont attribués par l'enfant à sa propre sphère fantasmatique : il est tout et inclut tout.

Caractère

Le « caractère » est un concept défini différemment en psychologie et en psychanalyse. Pour la première discipline, le caractère est constitué par l'ensemble des tendances affectives qui régissent les réactions de l'individu ; ce sont des acquisitions dues au milieu éducatif qui se grefferaient sur le tempérament. Dans l'approche psychanalytique, la notion de caractère prend plutôt le sens d'un noyau de la personnalité élaboré au cours des stades psychosexuels de l'enfance et à l'adolescence. Il s'agit principalement de défenses devenues rigides, recouvrant les angoisses les plus profondes, autour desquelles le noyau psychopathologique s'organise. On ne réfère donc pas, dans la position psychanalytique, à une notion de tempérament, qui est une donnée de base dans la définition propre à la psychologie et notamment dans les approches cognitivo-behaviorale et cognitivo-développementale.

Clivage — Clivage du Moi — Clivage des imagos

La notion de clivage constitue une trouvaille importante du jeune neurologue Sigmund Freud, qui l'a conduit à la découverte de l'inconscient. Freud s'aperçoit qu'il existe un vécu non conscient et que les contenus qui s'y trouvent ne sont pas accessibles du fait d'une cassure entre le conscient et l'inconscient (première topique). Le clivage du Moi est une notion freudienne plus tardive, en lien avec la seconde théorie structurale de Freud (seconde topique). Le clivage du Moi ou dans le Moi sert ici à décrire un éclatement ou un manque d'intégration moïque chez les psychotiques. Par ailleurs, le clivage des imagos est un terme kleinien servant à décrire un rapport objectal particulier et problématique chez les personnes dites narcissiques ; il se caractérise par une tendance idéalisante et une tendance désidéalisante vis-à-vis de l'objet relationnel, vécues de façon non intégrée. L'objet en vient à être investi ou subitement désinvesti de façon narcissique sans que les deux expériences de l'objet relationnel puissent vraiment s'intégrer.

Condensation

Le principe de condensation constitue l'une des règles fondamentales qui régissent les processus inconscients. À partir des contenus manifestes des rêves, Freud en vient à induire que les symboles qui sont contenus dans nos rêves nocturnes s'avèrent être «surdéterminés»: chaque symbole visuel et chaque mot sont susceptibles de représenter plusieurs idées inconscientes. Il faut donc, pour saisir la richesse de contenus latents des rêves, chercher à détacher une à une, par un patient travail d'analyse et de traduction du rêve, les idées inconscientes qui s'y trouvent superposées. Ce principe de condensation, naturel à l'inconscient, participe de la trame primitive du langage (plus visuelle qu'auditive) et les psychotiques utilisent particulièrement la condensation dans leur façon de communiquer. Ils créent par exemple des mots étranges, constitués en fait de plusieurs mots existants mais condensés.

Contenu manifeste — Contenu latent des rêves

Le contenu manifeste est celui dont on se souvient. Freud découvre qu'il s'agit d'un contenu qui, un peu comme un souvenir d'enfance, fait écran à un autre, un contenu latent ou refoulé. Le Moi opère ainsi une censure sur le vrai contenu du rêve, à la fois dans le rêve lui-même et surtout au moment de l'éveil. Pour retraduire le contenu manifeste d'un rêve et retrouver ce qu'il recouvre, il faut connaître les règles qui ont régi son encodage, qui sont celles de l'inconscient. La condensation, le déplacement d'affect et une tendance à symboliser sous forme d'images les contenus inacceptables constituent les principales formes de falsification qu'utilise le Moi. Heureusement, l'affect original est le plus souvent non modifié ou simplement renversé ou atténué, ce qui procure au décrypteur un élément de base pour la retraduction.

Contre-investissements

Il s'agit d'actions que la personne entreprend qui ont une fonction inconsciente de défense. Le Moi éprouve l'angoisse comme un signal, explique Freud, et met en branle des procédés de défense pour se protéger. Mais il n'y a pas que des mécanismes psychiques qui peuvent être défensifs, l'action en elle-même sert d'exécutoire aux pulsions. Celles qui sont inacceptables et qui éveillent l'angoisse sont refoulées mais poussent pour revenir à la conscience. Pour éviter d'être envahi à nouveau par l'angoisse, le Moi inspire des conduites qui éloignent la personne de ce qui éveille des contenus pulsionnels rebelles. Ainsi, la personne ressent la pression de s'investir dans des actions contraires au sens des pulsions refoulées. Par exemple, les obsessionnels vivent généralement un éveil précoce de leurs pulsions phalliques; ils apprennent à les refouler et à canaliser, et cela dès le plus jeune âge, leurs envies pulsionnelles — libidinales et surtout agressives — dans des actions répétitives qui deviennent rituelles et qui les empêchent d'accéder aux rejetons des contenus pulsionnels originaux (ex.: désir de puissance, sentiments de rivalité, sensualité).

Déni — Forclusion

Le déni s'effectue en partie consciemment et en partie inconsciemment. Pour le premier plan, il s'agit d'un refus délibéré de reconnaître son appartenance vis-à-vis des événements, des actions, des paroles et des fantasmes conscients. Il y a refus de s'approprier ces contenus. Pour le second plan, le déni se met en branle de façon automatique, sous l'influence du Moi, et tend à recouvrir une angoisse. La personne cherche ainsi, inconsciemment, à conserver une image enjolivée d'elle-même, dans laquelle sont supprimés des contenus répréhensibles. La forclusion pour sa part opère aussi à ces deux niveaux, mais le concept réfère plus précisément au refus de reconnaître le sens pour soi-même de ce qui est établi malgré le déni. Ne pouvant plus refuser l'évidence, le Moi en refuse l'importance et la responsabilité : « Bon d'accord, je l'ai frappée, mais elle m'avait provoquée ». Ce type de mécanismes de défense est fréquent chez les états-limites, notamment dans les structures sociopathiques.

Déplacement d'affect

Il s'agit d'un principe régissant l'inconscient mis en lumière par Freud dans l'analyse des rêves, qui présiderait à la transformation des contenus psychiques à la suite de leur refoulement. Dans l'inconscient, les contenus et leurs affects peuvent être dissociés. Une peine par exemple peut être scindée de son contenu d'origine et peut se déplacer puis s'attacher à d'autres contenus qui n'ont plus rapport avec elle. C'est ainsi que le rêveur peut continuer à dormir car les contenus chargés sont ainsi délestés de leur charge affective ; le rêve est le gardien du sommeil, après tout, nous dit Freud. Le déplacement d'affect joue un rôle important, comme notion, pour comprendre le retour du refoulé dans la névrose. Chez le névrosé en effet, des sentiments intenses émergent à l'occasion d'événements anodins et sans que la personne sache pourquoi (ex. : les phobies). Par ailleurs, des situations qui normalement éveilleraient des affects importants sont vécues et rapportées sans émotion. Grâce aux notions de refoulement et de déplacement d'affect, on peut deviner ce qui se passe avec les contenus de vie chargés au niveau de l'inconscient : le déplacement d'affect sert de filtre aux vécus chargés, préalablement refoulés, et il contribue ainsi tout naturellement aux défenses du Moi.

Désadapté — Désadaptation — Mésadaptation

Le terme désadapté signifie « ce qui n'est plus adapté (à un milieu, une situation) par suite d'une évolution psychologique » (*Le Petit Robert*, p. 607). Comme son antonyme *adaptation*, le concept désa-daptation fait référence à un processus. La désadaptation est ainsi un processus psychosocial dans lequel, selon le présent paradigme intrapersonnel, les aspects psychopathologiques jouent un rôle déterminant. Il est important de distinguer le concept de désadaptation de celui de mésadaptation. Le second réfère à un état d'inadaptation statique, et souvent chronique, qui a tendance à mener à un constat d'échec dans l'intégration psychosociale d'une personne.

Le concept de désadaptation met plutôt l'accent sur un processus continu d'interaction psychosociale dans lequel les aspects sains et les dimensions psychopathologiques interagissent constamment dans le psychisme.

Deuil

Le deuil est une réaction affective intense qui survient à la suite d'une perte significative. L'objet de deuil peut être relationnel (conjoint, enfant, parent, ami, animal) ; il peut s'agir d'une partie de soi (d'une fonction corporelle à la suite d'une maladie ou d'un accident, de sa jeunesse) ou d'un aspect de réalité que la personne avait surinvesti (prestige, sex-appeal, pouvoir, formule). L'objet perdu cause un deuil selon l'importance affective que la personne lui attribuait. La réaction de deuil est un processus complexe, comprenant des étapes repérables mais qui ne sont pas nécessairement vécues de la même façon ni dans le même ordre selon les personnes. La perte déclenche d'abord des réactions émotives se caractérisant par des défenses — en l'occurrence le

déni — et du marchandage pour éviter la confrontation avec le facteur réalité. Des moments dépressifs sont présents, mais s'accompagnant peu d'autodépréciations, à la différence de la réaction dépressive. Le deuil se résout normalement après un certain temps, qui peut être long selon les cas. La personne se libère de son deuil seulement quand son Moi domine l'objet, c'est-à-dire quand elle prend progressivement plus d'importance que l'objet perdu. Il arrive que des deuils importants n'aient pas été vécus ou suffisamment ressentis. Le processus peut alors se mettre en branle à des moments fort tardifs ou à l'occasion d'autres pertes. Enfin, notons que les deuils non résolus constituent un facteur prédisposant à la dépression.

Diagnostic différentiel

En général, chaque personne possède plusieurs traits psychopathologiques. Lorsque ceux-ci sont importants et qu'ils semblent appartenir à plus d'une catégorie diagnostique, un diagnostic différentiel s'impose. Par exemple, quelqu'un entend des voix, ce qui est typique de la schizophrénie, et présente aussi un syndrome obsessif-compulsif, que l'on rencontre plus généralement dans les cas de névrose obsessionnelle grave. Le diagnostic différentiel con-

siste d'abord à cerner à partir de l'ensemble du tableau clinique dans laquelle des grandes structures psychopathologiques se situe la personne. Une fois établie la structure de personnalité, c'est le noyau caractériel qui est précisé à partir des éléments symptomatiques, psychodynamiques et étiologiques. Une fois le diagnostic posé, il devient différentiel en ce que les éléments divergents sont placés en perspective par rapport au noyau repéré.

Ces éléments divergents sont alors intégrés pour obtenir un tableau global de la personne sur le plan pathologique. Si l'on reprend l'exemple théorique précédent de la personne qui a des symptômes décompensatoires mais qui présente également des rituels compulsifs, il est fort probable que sa structure de personnalité soit de lignée psychotique et que le type caractériel soit schizophrénique. Un schizophrène peut présenter des traits compulsifs, mais dans ce cas la compulsion sert à s'agripper à la réalité et ne constitue pas le noyau pathologique, bien que le syndrome compulsif occasionne à la personne un handicap de fonctionnement supplémentaire.

Éclatement obsessionnel

Je propose ce concept, que je n'ai pas encore rencontré dans la littérature. Il sert à décrire un moment dans la vie des personnes obsessionnelles où il ne leur est plus possible de retenir leur agressivité et dans lequel elles ont une conscience aiguë de leur manque de satisfaction dans plusieurs secteurs de leur vie. Souvent vécu à l'occasion d'une dépression, mais pas forcément, l'éclatement obsessionnel s'accompagne d'une tendance abusive et intempestive «à se fâcher», c'est-à-dire à ne pouvoir retenir la colère même quand le moment est non approprié ou quand l'interlocuteur ne peut pas recevoir ce sentiment et l'assimiler. L'éclatement se produit généralement dans un moment de crise existentielle intense : une dépression constitue ainsi une occasion privilégiée pour engendrer un éclatement de la structure caractérielle obsessionnelle qui circonscrit particulièrement la colère. Une fois éclatée, la structure ne sera plus jamais aussi répressive pour les expressions émotionnelles et les contenus pulsionnels ; c'est l'entourage qui doit alors assumer le manque de contrôle pulsionnel qui s'ensuit. Mais sur les plans structural et psychodynamique, il s'agit d'un progrès. Il n'est pas rare que cet éclatement s'intensifie à l'occasion d'une psychothérapie.

Évitement

Nous parlons d'abord de l'évitement comme d'une forme de contre-investissement psychique qui correspond à barrer la route vers la conscience de certains contenus qui sont susceptibles d'être rappelés par les circonstances réelles de la vie. L'évitement est aussi une action insufflée par le Moi qui consiste à contourner la situation ou l'objet qui rappellerait quelque chose de refoulé. L'évitement peut devenir caractériel au point que la personne fuit constamment ses sentiments, en s'investissant dans l'action par exemple ou en refusant de s'y arrêter. L'évitement peut devenir une défense caractérielle, c'est-à-dire une manière de vivre qui échappe au contrôle du Moi, quand la personne en vient à éviter tout instant de contact avec elle-même et avec les autres. On rencontre ce phénomène chez plusieurs types d'astructurations, les pervers par exemple chez qui l'évitement de toute relation véritablement intime est particulièrement présente.

Fixation libidinale

Ce terme fait référence aux stades psychosexuels décrits par Freud et aux enjeux développementaux inhérents à chacun des stades oral, anal et phallique. Il peut arriver, par suite d'un traumatisme mais le plus souvent en lien avec de fortes angoisses vécues à l'un des stades, que la libido de l'enfant reste fixée, gelée aux enjeux développementaux propres à un stade ex. : angoisse dépressive au stade oral, besoins de séparation-individuation au stade anal, définition et orientation de l'identité sexuelle au stade phallique, etc. La maturation psychique de l'enfant subit un arrêt partiel ou plus global sous l'effet d'une fixation libidinale et on remarque progressivement alors une disparité entre son âge chronologique et son niveau de maturité psychologique. Des fixations importantes sont observées dans les grandes pathologies ; par exemple, les schizophrènes présentent en général des aspects dans leurs conduites qui témoignent d'une fixation orale particulièrement marquée. C'est aussi le cas des obsessionnels qui présentent en général des traits anaux accentués.

Fonction de synthèse du Moi

Il s'agit d'une fonction parmi les plus matures du Moi. Elle consiste à intégrer intrapsychiquement les contenus pulsionnels du Ça et les valeurs ainsi que les interdits culturels introjectés constuant le Surmoi. Pour y arriver, le Moi influe d'une part sur les contenus pulsionnels en les censurant et, d'autre part, permet à des contenus pulsionnels transformés et socialisés d'émerger. Le Moi tient aussi compte de la réalité actuelle et peut opposer au principe de plaisir (du Ça) qui tendrait vers une recherche automatique de décharge pulsionnelle, un principe de réalité qui consiste à retarder la satisfaction de certaines pulsions en fonction de la réalité et de buts supérieurs. Cette fonction est peu développée chez le jeune enfant, si bien que l'adulte doit substituer son propre Moi à celui de l'enfant — il devient alors son Moi auxiliaire selon Winnicott — quand il s'agit de l'aider à rester intègre dans des situations faisant appel à plusieurs dimensions de soi simultanément (ex. : l'enfant est furieux mais il a aussi besoin d'être rassuré). La fonction de synthèse du Moi est généralement déficiente chez les personnes psychotiques et fréquemment inopérante chez les astructurations.

Formation réactionnelle

Par suite du refoulement de certains désirs, la personne peut, de façon réactionnelle, investir un sens opposé à ses vrais envies pulsionnelles de façon à maintenir ces dernières inconscientes. Par exemple, le refoulement de la colère chez le caractère obsessionnel peut s'accompagner d'une exacerbation et d'un déploiement de la douceur s'accompagnant d'une attitude inversée de soumission ; chez le psychopathe par contre, la vulnérabilité est souvent camouflée ou remplacée par une dureté et une attitude psychique d'impénétrabilité. La formation réactionnelle est un mécanisme de défense peu efficace pour maintenir dans l'inconscient des rejetons pulsionnels. D'autres mécanismes de défense entrent alors en action, sous l'influence du Moi : contre-investissements, évitement, etc.

Humanisme-existentialisme

L'humanisme est un mouvement qui tire ses origines de la Renaissance avec l'avènement de la philosophie dite «des lumières». Cette dernière est caractérisée par un effort pour relever la dignité de l'esprit humain et pour mettre en valeur ce qu'il a de spécifique par rapport au monde animal. L'humanisme psychologique, auquel s'est juxtaposé l'existentialisme, est né sous l'inspiration du mouvement philosophique prénommé et a pris son essor entre les deux grandes guerres mondiales. Il s'agit d'une «troisième force» en psychologie, une approche qui met l'accent sur la conscience humaine, sur les capacités de l'humain à faire des choix et à influencer sa destinée ainsi qu'à transcender ses déterminismes. Cette approche tire ses principaux concepts, épistémologiquement, de la phénoménologie et de l'existentialisme — ce qui la fait aussi appeler «phénoménologique-existentielle». Elle a un rayonnement sur à peu près toutes les disciplines en ce début de 21e siècle mais y perd aussi sa spécificité quand, par exemple, des concepts mis de l'avant pour explorer et décrire la conscience humaine sont littéralement transformés en techniques et en façons de faire. C'est le cas par exemple de notions telles que l'empathie, le reflet, l'émergence de l'expérience, etc.

Hyperactivité

Ce syndrome psychopathologique se reconnaît à partir de plusieurs dimensions interreliées : 1) l'hyperkinésie, des difficultés de coordination motrice et des maniérismes ; 2) l'impulsivité et la difficulté à retarder les satisfactions ; 3) la distractivité, le manque d'attention et la difficulté de concentration ; 4) des retards développementaux, notamment sur le plan du vocabulaire, de la capacité d'écriture et des habiletés sociales ; 5) des comportements désordonnés, une difficulté à se planifier et la «pensée labyrinthe» qui consiste à penser successivement à des dimensions puis à s'en distraire puis à se distraire à nouveau au lieu de se concentrer sur cette nouvelle idée. Les causes médicalement connues de l'hyperactivité sont soit un dérèglement des lobes frontaux, soit une hypertrophie légère du corps calleux. Sur le plan désadaptatif, les hyperactifs ont tendance à présenter des dimensions contre-dépressives une fois devenus adultes. La suractivité de l'enfance fait place à une manière plus organisée de vivre en dehors de soi en surinvestissant l'activité. Les hyperactifs maintiennent ainsi refoulée une forte dépression infantile (Ratté, 1994). Le syndrome les entraîne à éprouver des difficultés adaptatives multiples : problèmes scolaires chroniques dès le jeune âge et décrochage à l'adolescence ; abus de substances psychoactives à l'adolescence et souvent aussi à la vie adulte ; divers problèmes psychopathologiques associés à la criminalité ; instabilité vocationnelle.

Idéal du Moi

Il s'agit d'une formation psychique différenciée du Moi qui est issue d'une part du narcissisme de la personne et d'autre part de l'introjection du narcissisme parental sous forme de valeurs et d'idéaux pour soi inspirés par les parents (inconsciemment). L'Idéal du Moi constitue le pôle « positif » du Surmoi, à côté des interdits sociaux introjectés des parents. Toutefois, l'Idéal du Moi peut être démesuré, inspirant tantôt des idées de grandeur fort irréalistes ou tantôt des sentiments d'impuissance et d'insignifiance devant l'ampleur de la « mission » que la personne croit devoir réaliser. Dans la grande pathologie, un Idéal du Moi démagogique peut s'associer à un narcissisme primaire présent dans le Moi primitif, ce qui contribue à faire entrer la personne en psychose ; une phase dite « mégalomaniaque » exprime alors une association pathologique de l'Idéal du Moi et du Moi idéalisé (voir ce dernier concept plus loin).

Identification

Il s'agit d'un double processus d'introjection et de projection. Sur le plan introjectif tout d'abord, l'individu devient l'objet, c'est-à-dire qu'il incorpore à sa personnalité des qualités appartenant à une autre personne, qui est en général perçue comme significative. L'identification comprend un aspect narcissique, puisque l'individu s'identifie à un objet qu'il considère comme un idéal pour lui-même. L'identification peut aussi être motivée par la frustration et l'anxiété de ne pouvoir s'accomplir par soi-même, ce qui conduit à imiter quelqu'un qui semble le faire (ex. : « groupies »). L'identification peut également résulter d'un sentiment d'échec à conquérir l'objet d'amour dans l'enfance. En devenant cet objet, ou en se conformant aux normes et aux valeurs inconscientes de l'autre, l'enfant espère attirer l'attention et l'affection de cet autre. Cette forme d'identification le conduit toutefois à l'instauration d'un Surmoi plus sévère que le parent réel ne l'a été, puisque la personne s'est identifiée à des fantaisies projetées sur ce même parent. On arrive ainsi à l'aspect projectif de toute identification. Chez le psychotique en l'occurrence, l'identification est fortement perturbée dès l'enfance par des fantasmes angoissants projetés sur les parents (voir « identification projective » un peu plus loin).

Identification à l'agresseur

C'est un mécanisme naturel de défense mettant à contribution la facilité des humains à incorporer (voir *Incorporation* plus bas dans le lexique) des attributs des autres humains à leur personnalité. Il consiste donc en l'incorporation en soi des attributs et qualités d'un objet particulier, puisqu'il a éveillé une angoisse et une insécurité telles que le jeune enfant a eu peur d'être anéanti. On voit cette forme d'identification plus fréquemment chez les victimes de violence dans l'enfance et de façon caractérielle chez les personnalités de type rigide et psychopathique à la vie adulte. En s'identifiant à l'agresseur, le sujet cherche à s'en protéger et à éviter la folie ; mais, paradoxalement, il intègre à sa personnalité des dimensions pathologiques auxquelles il a été exposé et desquelles il a souffert, si bien qu'il devient à son tour un agresseur potentiel pour d'autres objets relationnels, notamment ses propres enfants.

Identification projective

Cette notion kleinienne désigne une forme particulière d'identification qui engendre des relations d'objet persécutrices et agressives. L'identification projective est d'abord un mécanisme psychique très archaïque, typique des stades sado-oral et sado-anal, par lequel l'enfant projette sur le parent nourricier sa propre tendance hostile et ses propres fantasmes pulsionnels. Une fois projetés, ces contenus fantasmatiques engendrent des fantaisies de représailles sadiques du parent à son égard, dont seule la présence rassurante du parent réel peut l'extirper. Si cette réassurance n'a pas lieu, des fantaisies persécutrices se développent chez l'enfant, fantaisies réintrojectées dans sa personnalité, par identification au parent vécu comme menaçant. La persécution devient ainsi une forme de relation objectale qui est d'abord vécue à la période orale en tant que «phase paranoïde» mais elle peut aussi devenir, par défaut du parent réel rassurant ou par la présence d'un parent réellement nocif, une prémisse à partir de laquelle l'enfant construit une perception déformée de lui-même (persécuté, menacé) et du monde qui l'entoure. On rencontre cette forme pathologique d'identification chez les personnes ayant de forts traits psychotiques et notamment chez les personnes dites paranoïdes. Chez ces dernières, l'identification projective a participé à l'élaboration d'un Moi fragile et constamment mis en déroute. L'identification projective peut donner lieu à de forts sentiments contre-transférentiels chez l'aidant qui devient tôt ou tard un persécuteur pour la personne psychotique.

Identité, Identité sexuelle

L'identité est un concept à la fois complexe et ambigu. Reliée à l'Identification, dont elle serait une finalité, l'identité est d'abord constituée de la somme des acquis d'identifications successives, partant de la petite enfance jusqu'à la vie adulte. Elle est ainsi grandement influencée par les parents dans l'enfance, puis par les autres figures sociales importantes qui deviennent progressivement significatives au cours de la maturation. L'identité serait toutefois plus qu'une somme d'identifications, la personne se construisant en un tout nouveau et singulier. L'identité se construit sous l'influence d'un contexte historique et culturel qui façonne l'individu à son insu, puisqu'il ne peut lui-même faire fi de son époque, sauf pour de rares exceptions (cf. génies). Ainsi, l'identité est d'une part le fruit d'une *introjection* (voir plus loin ce concept) et, d'autre part, d'une complexe identification à de multiples sources.

Une fois accomplie, elle est sujette à des perturbations, notamment sous l'influence de facteurs tels l'âge, des traumatismes, des changements socioculturels, etc.

L'identité sexuelle s'avère aussi complexe puisque le terme transcende chez l'humain la notion de genre biologique. En effet, il est possible pour un homme de s'identifier à une femme et inversement. L'identité sexuelle correspond plutôt à une projection, sur fond biologique, de fantasmes à propos de soi. Ces fantaisies sont construites au cours du développement psychosexuel et notamment autour des enjeux phalliques-œdipiens.

Inconscient

L'allégorie freudienne de l'iceberg illustre bien l'ampleur de la place que la psychanalyse lui accorde pour décrire le psychisme humain. Ainsi, toute expérience de la réalité, de l'autre et de soi débute et finit dans l'inconscient. Mais qu'est-ce que l'inconscient ? D'abord un réservoir pulsionnel, une sorte de lieu s'apparentant au Ça dans lequel seraient logés des souvenirs archaïques datant du début des systèmes vivants jusqu'à l'arrivée de l'*homo sapiens*. Ces vestiges historiques, constituant une pulsion vitale, seraient inscrits chez tout humain embryonnaire. Ils assurent la survie de l'espèce et sont à la base des pulsions sexuelles. L'inconscient serait aussi une mémoire de l'espèce humaine, dans laquelle sont inscrits les différents stades d'évolution de l'humanité depuis l'arrivée de l'*homo sapiens*, c'est-à-dire l'apparition d'un nouvel être qui, par sa violence, a réussi à dominer le règne des vivants sur terre. Cette particularité, constituant une pulsion de

mort, est spécifiquement humaine. Obligé d'assurer sa survie et devant chercher à contenir la pulsion de mort pour ne pas se détruire, l'homme a évolué comme espèce à travers des phases cruciales. Ces dernières sont inscrites, dans le psychisme humain du bébé à naître, et conditionnent le développement de l'enfant. Ce dernier est appelé à retraverser, de façon ontogénétique, les principaux stades d'évolution de l'humanité : ce sont les stades psychosexuels, préprogrammés, que tous les humains sont appelés à connaître. L'inconscient est donc collectif avant d'être individuel. Mais l'inconscient est aussi une grande partie du Moi et du Surmoi, entités psychiques construites à partir de l'histoire développementale de chaque humain. L'inconscient est donc une partie de nous-mêmes qui nous est peu accessible mais qui fait peser sur notre destinée, individuelle et collective, le poids de nombreux déterminismes. L'inconscient est aussi un état de conscience, régi par des lois dont certaines ont pu être formulées entre autres par les études de Freud sur le rêve.

Incorporation

L'incorporation constitue le but instinctuel le plus archaïque en face de l'objet d'amour. Son prototype, que l'enfant réalise sur le plan fantasmatique, est l'ingestion physique du corps de la mère au stade fœtal et du lait maternel au stade oral. C'est aussi la forme la plus primitive d'identification au parent, motivée par un désir régressif de retrouver l'unité mère-enfant perdue, selon Freud et aussi Malher. Il s'agit de fantasmes primitifs de manger l'objet, de le faire entrer en soi, afin de conserver l'objet, même en son absence. Les fantasmes d'incorporation créent beaucoup d'angoisse chez les enfants, selon Klein. Celle-ci étudie particulièrement les fantasmes des enfants et des individus psychotiques ainsi que les craintes de représailles que ces derniers ont, en relation avec leurs propres fantaisies sadiques. Elle en vient à la conclusion que, pour le jeune bébé, dévorer de «mauvais parents», les incorporer, signifie risquer d'être détruit de l'intérieur par ces parents hostiles. Klein souligne le rôle premier des «bons parents» vis-à-vis des fantaisies sadiques d'incorporation des enfants : constituer des présences réelles, capables de recevoir et de contenir le monde pulsionnel de l'enfant. Les mauvais parents peuvent être réellement nocifs mais ils manquent le plus souvent d'habiletés et surtout d'une capacité de présence réelle auprès de leur bébé. C'est ce dernier qui en fait de mauvais parents et qui, par identification projective, incorpore à sa personnalité des perceptions de lui et des objets relationnels qui vont présider à l'instauration d'un Moi prépsychotique.

Introjection

L'introjection constitue l'extension et la complexification sur le plan psychique de l'incorporation. Cette notion est centrale en psychanalyse et elle signifie que l'enfant développe son Moi et son Surmoi en intériorisant à la fois les parents réels et fantasmés. L'introjection est par ailleurs bien plus qu'une simple adhésion de l'enfant aux modèles parentaux ; elle signifie une identification massive qui le conduit à une véritable soumission aux parents intériorisés, engendrant une inévitable castration vis-à-vis de ses désirs instinctuels, dorénavant «domptés» de l'intérieur. Cette «castration» serait, selon Freud, nécessaire pour que l'individu éduqué devienne un être moral et adapté au cadre social. Par ailleurs, l'enfant assimile progressivement ses introjects et les fait siens au cours de sa maturation. Mais aussi il les dépasse en se servant des modèles parentaux comme d'un tremplin pour se projeter en avant et il se distingue ainsi progressivement, particulièrement au cours de l'adolescence, des figures parentales ou de leurs substituts.

Je

Cette notion diffère quelque peu de sens selon que l'on se place dans une grille humaniste-existentielle ou psychanalytique. Dans l'approche psychanalytique, le Je représente une construction interne s'apparentant à la fois au sens de la réalité et au sentiment de continuité dans le temps. Le Je est ainsi la perception de soi dans la réalité et dans une continuité temporelle. Le sens de soi, le Je, traduit une intégrité du Moi (Pine, 1990). Les psychotiques en l'occurrence n'ont pas un Je toujours intact et ils expriment d'ailleurs dans divers états de déper-sonnalisation l'absence d'un sens de continuité dans leur expérience intime vis-à-vis d'eux-mêmes. Dans l'approche humaniste-existentielle, le Je s'apparente à la notion de Soi (« Self »), terme qui désigne l'être en perpétuelle mouvance par rapport au Moi statique de la psychanalyse structurale. Ce Je correspond également à un sentiment d'existence et de continuité mais il est vu comme étant en perpétuelle évolution, en processus. L'auteur se réfère ici à la fois aux deux notions du Je selon les passages du présent livre.

Libido

Ce terme désigne pour Freud « la manifestation dynamique dans la vie psychique de la pulsion sexuelle »; elle se compterait en quantité si l'on pouvait la mesurer. La conception élargie de la sexualité que promeut Freud l'amène à se référer à l'Éros platonicien, y voyant une conception très proche de ce qu'il comprend par pulsion sexuelle ou libidinale. Il s'agit d'une analogie parfaite où l'Éros de Platon, telle la libido de Freud, est amour, désir et quête de ce qui pourrait l'apaiser, le satisfaire, cherchant sans cesse ce qui peut combler un manque. Pour d'autres, la libido ne serait pas spécifiquement sexuelle et le concept traduit plutôt l'énergie psychique attachée à un objet sur le plan inconscient.

Moi auxiliaire

Ce concept réfère à l'observation selon laquelle le Moi mature des parents sert d'auxiliaire à celui immature, et soumis facilement à l'angoisse primaire, de l'enfant. Le parent est d'abord un « pare-excitations » pour le nouveau-né, empêchant l'inconfort lié aux besoins biologiques d'être trop grand. Au stade oral, le bébé trouve dans le Moi parental intègre un soutien en ce qui a trait à sa difficulté à intégrer ses perceptions de « la bonne mère » et de « la mauvaise mère » et à ses sentiments paranoïdes. Ensuite, dans les phases sado-orale et sado-anale, le Moi auxiliaire parental lui sert d'allié pour dompter ses propres pulsions asociales. De plus, la présence réelle des parents le rassure vis-à-vis de ses fantasmes agressifs. À la période masochiste anale et au début de la période phallique, le Moi du parent est auxiliaire au Moi infantile s'il lui sert de référence sûre et consistante dans l'apprentissage des limites et des comportements sociaux acceptables. Le Moi auxiliaire est aussi fourni par un parent qui est sensible à la tendance de l'enfant de cet âge de se sentir dépossédé de lui-même lorsqu'il concède à perdre le contrôle narcissique de ceux qui l'entourent. Au stade phallique et dans l'enjeu œdipien, le Moi auxiliaire sert de repère à l'enfant, notamment pour ce qui est des comportements acceptables dans ses conduites sexualisées et de ceux qui requièrent l'apprentissage de la notion d'intimité. Puis, au cours de la latence, durant l'adolescence et même à l'âge adulte (ex.: à l'occasion d'événements perturbateurs comme le divorce, par exemple), le Moi des parents garde sa fonction d'auxiliaire qui, bien que moins sollicitée, demeure importante pour la construction et le renforcement du Moi dans ses aspects plus matures (capacité à faire face, courage, confiance en soi, jugement, responsabilité, etc.).

Moi idéalisé ou Moi idéal

Il s'agit d'une couche archaïque du Moi, créée de façon précoce sous l'influence du narcissisme primaire. Cette couche primitive s'enrichit également d'un retrait de libido objectale préalablement engagée sur un objet qui fut source de déception profonde (narcissisme secondaire). Le Moi idéalisé inspire à la personnalité une inflation démesurée du sens de son importance, des idées de grandeur mégalomaniaques et la pensée magique. Cette dernière, typique de la petite enfance, indique la présence de prépsychose quand elle n'est pas dépassée vers l'âge de 7 ou 8 ans. C'est surtout grâce au passage dans l'Œdipe que ce stade primaire du Moi est dépassé et que les fonctions moïques supérieures peuvent se déployer, subsumant le Moi idéal dans une organisation du Moi qui tient compte de la réalité externe et des possibilités réelles de l'individu.

Mythomanie

Il ne s'agit pas d'une pathologie à proprement parler. Le concept réfère à une tendance de certaines personnes à inventer des histoires servant à les mettre en valeur ou à susciter la compassion. Les récits sont souvent contradictoires et leur inauthenticité parfois flagrante. La mythomanie peut constituer un syndrome clinique chez certaines personnes enclines à fabuler pour se rendre intéressantes (cf. dans l'hystérie) ou encore chez d'autres qui sont plus fragiles et qui font parfois difficilement une distinction entre fantasmes et réalité, comme c'est le cas chez les enfants très perturbés et chez certaines personnes pré-psychotiques.

Narcissismes primaire et secondaire

Dans son aspect positif, le narcissisme constitue un investissement primordial de soi, une libido du Soi innée. Mais ce narcissisme primaire, bien que puéril, doit être confirmé par les soins affectifs appropriés des parents pour devenir amour de soi et estime de soi. Le narcissisme positif n'est pas réfractaire à la relation objectale à condition d'être un état primordial que l'individu dépasse.

Le narcissisme primaire correspond sur le plan développemental au stade d'indifférenciation et de non-structuration de la personnalité. Il est caractérisé chez l'enfant par des sentiments de toute-puissance, les désirs confus du nouveau-né et leur réalisation par l'objet maternant n'étant pas encore différenciés de sa propre sphère autistique. La libido est alors toute centrée sur le Soi. Ce sont les agents maternants (père, mère, substituts) qui vont extirper l'enfant du narcissisme primaire, considéré comme fondamentalement anobjectal par Freud.

Le narcissisme secondaire consiste en un retour sur soi de la libido préalablement investie sur un objet relationnel et en une fixation à un niveau de narcissisme archaïque. Il s'agit d'une tentative de retour à un état antérieur d'omnipotence et de perfection narcissique pour se protéger de traumatismes liés à des déceptions précoces. Ce narcissisme secondaire, bien qu'ayant une valeur de survie en ce qu'il sert à sauver d'une relation objectale première intolérable, n'est pas constructif pour le Moi. Il s'ensuit plutôt un conflit entre le Moi et le Soi devenu grandiose, comme l'explique Kohut (1991) dans sa théorie de la honte : le Moi va résister tant qu'il peut à l'incorporation de ce Soi qui peut le faire exploser.

Objets maternants

Traditionnellement, lorsque l'on parle de fonction parentale aux âges premiers de la vie, on fait référence à la mère. Ce fait est davantage influencé par un contexte culturel et historique que lié à une fonction inaliénable de la mère. Mais l'objet maternant n'est pas forcément la mère ni même forcément un parent de l'enfant. Le concept d'objet maternant proposé ici réfère donc à un objet relationnel primordial qui materne l'enfant, c'est-à-dire qui en prend soin sur les plans physique et émotionnel et qui est capable d'être sensible et de répondre à ses expressions émotionnelles et à ses demandes primitives de contact social. Cet objet, qui peut être la mère ou le père et idéalement la mère *et* le père, offre à l'enfant une première possibilité de sortir de son narcissisme primaire. Au stade oral, l'auteur préfère parler d'objets maternants plutôt que d'objet maternant et d'objet paternant quand il s'agit de l'un ou l'autre parent capable

de démontrer un niveau de sensibilité affinée vis-à-vis des besoins et des expressions de l'enfant. Le père paternant par ailleurs a aussi une fonction au stade oral en ce qu'il constitue une présence permettant une séparation psychique de la mère et de l'enfant. Ce rôle de père paternant, bien décrit par Olivier (1994), est ainsi crucial pour que l'enfant puisse se défusionner des objets maternants. Au cours du développement libidinal, la mère et le père maternants continuent à jouer un rôle important pour la sécurité psychique de l'enfant, lui fournissant un giron où il peut se réfugier à nouveau pour un temps. Le concept d'objets maternants réfère donc principalement aux rôles privilégiés de la mère et du père, ainsi qu'à leur responsabilité commune dans l'instauration d'une sécurité de base chez l'enfant. Nous ne parlons donc pas ici de mère au sens biologique du terme.

Œdipe

C'est dans le conflit œdipien, explique Freud, que l'enfant va consolider ses acquisitions de la petite enfance et arriver à une structuration de sa personnalité. Le conflit lui-même aurait une base phylogénétique d'après Freud, en ce qu'il constitue le revécu par l'enfant, sur un mode fantasmatique, d'un crime primordial. Dans les hordes primitives qui tiraient leurs règles des grands primates, il y aurait eu un chef envié par ses fils pour sa possession des femelles et aussi craint pour sa grande brutalité. Le père primitif aurait été mis à mort par ses fils puis mangé, puis les femelles auraient été incestuées. Freud tire cette théorie de légendes primitives et y voit l'origine d'un profond remords qui aurait permis d'établir les règles nécessaires à la vie en communauté. Freud utilise par la suite la légende de Sophocle, Œdipe, pour illustrer la dynamique œdipienne que nous revivrions tous et toutes. D'après Freud, nous sommes tous, comme Œdipe, placés devant les désirs incestueux et le danger de l'inceste. S'il est accompli, l'inceste est dévastateur pour la personnalité. Mais il doit aussi être vécu sur un plan fantasmatique : la triangulation permet en effet la cristallisation de la personnalité en menant d'une part à l'identification à un sexe et en constituant d'autre part une initiation aux rapports sexualisés. De l'œdipe complété et résolu, résulterait également le parachèvement de la construction du Surmoi, instance morale intériorisée nécessaire à une vie harmonieuse avec les autres. Ce Surmoi complété permet de contenir les vestiges des pulsions primitives devant être réprimées, pour que la vie en communauté humaine devienne possible. Ce sont notamment le cannibalisme, le meurtre et l'inceste. De façon ontogénétique, le conflit œdipien s'élabore pour chaque enfant dans un rapport triangulé dans lequel il a le sentiment « d'être entre les deux parents ». Il désire le parent de sexe opposé et vit l'autre comme un rival envers lequel il va exprimer son agressivité de façon réelle et rêver à sa mort sur le plan fantasmatique. L'enfant entre en compétition avec ce parent mais aussi s'identifie progressivement avec lui, à condition que les deux parents jouent leurs rôles respectifs :

- Que le père accepte la compétition avec son garçon mais ne se laisse pas évincer ; avec sa fille, qu'il reçoive ses démonstrations séductrices sur un mode affectif et non pas sexuel.

- Que la mère accepte la distanciation dont sa fille a besoin pour entrer en rapport avec elle sur un mode de rivalité ; que son garçon puisse exprimer ses désirs de la posséder ou ses fantaisies narcissiques de possession dont l'angoisse de castration est toujours partie prenante, sans qu'elle le castre réellement.

Paradigme

L'axe paradigmatique, pris dans un sens scientifique, correspond à un modèle épistémologique adopté par un chercheur (pris dans le sens de penseur) et qui lui fournit un angle de regard. Cette position détermine à son tour ce qui sera alors mis en évidence par le chercheur de façon théorique et le conduira à utiliser certains moyens ou méthodes qui serviront à explorer le phénomène à l'étude (ici la psychopathologie). La notion de paradigme réfère ici à la relativité de toute connaissance: à défaut de rendre compte de l'entière réalité, nous essayons de nous donner des moyens de l'appréhender de différentes façons.

Paradoxe

À un premier niveau, déductif, le paradoxe apparaît d'abord comme une contradiction: deux vérités s'opposant ou deux faits se contredisant sont là sans que nous n'y puissions rien; ces opposés apparaissent alors comme des polarités: «je t'aime et je te hais». Si l'on y regarde de plus près et d'une manière inductive, le paradoxe apparaît comme une vérité qui débouche, contre toute attente logique, sur une autre vérité. Ainsi, les vérités paradoxales sont celles que nous approchons d'une manière itérative, par approximations, et qui révèlent leur profondeur par à coups. Un paradoxe devient ainsi un lieu où sont résolues les contradictions et où s'intègrent les polarités: «je t'aime, je te hais car tu éveilles les violences de mon être».

Pensée magique

Le concept renvoie au narcissisme, au géocentrisme et à l'animisme de l'enfant qui se perçoit lui-même comme ayant un pouvoir magique sur son monde ou qui projette ce pouvoir sur ce qui l'entoure. Attribuant une toute-puissance magique à ses propres pensées, se voyant comme le centre de son monde, l'enfant est en quelque sorte victime de son propre narcissisme puisqu'il en vient aussi à craindre les «puissances magiques» qui échappent à son contrôle. Les monstres fantasmés, les sorcières, tout autant que le père Noël ou la Fée des dents sont alors des personnages qui prennent une valeur de réalité. Cette forme de pensée perdure normalement jusqu'à 7 ou 8 ans, âge où l'enfant peut appréhender plus clairement ses possibilités et ses limites dont particulièrement la finalité de la mort. Mais il arrive que cette façon animiste de percevoir se prolonge, ce qui indique un retard de développement cognitif et affectif quand il s'agit d'un enfant. Lorsqu'elle est présente chez un adulte, la pensée magique peut être indicatrice d'un Moi immature, comme c'est le cas chez certains narcissiques, et des tendances marquées à la superstition ainsi qu'une grande difficulté à mesurer ses capacités vis-à-vis de la réalité peuvent alors être présentes. Chez les psychotiques, la pensée magique est très présente et en lien avec une forte immaturité du Moi. Au moment de l'entrée en psychose, la pensée magique est exacerbée puisque ce sont les fondements archaïques du Moi qui constituent alors les bases pour une interprétation des données de la réalité par la personne. En délire, la pensée magique prend des allures cauchemardesques: la personne habite littéralement dans ses fantasmes et ne distingue plus clairement fantasme et réalité.

Phase dépressive

Il s'agit d'un concept kleinien servant à décrire un moment développemental très précoce. Au stade sado-oral, qui succède à la phase paranoïde décrite plus loin, l'enfant dont le Moi est en processus de maturation en vient à percevoir l'objet maternant de façon moins morcelée. Il peut dorénavant intégrer les perceptions partielles de l'objet maternant et il se différencie également de l'objet sur le plan psychique. Il s'ensuit, selon les observations de Mélanie Klein, qu'il aborde une nouvelle phase, dite phase dépressive, dans laquelle l'enfant devient sensible à toute distance émotionnelle de l'objet et y réagit. Ce moment développemental est décrit de différentes manières et porte diverses appellations selon les théoriciens psychanalytiques (ex.: Spitz, Green), mais l'idée à retenir est que la conscience d'un objet séparé du Soi entraîne une angoisse fondamentale, vécue avec acuité à cet âge premier: l'angoisse dépressive. Mélanie Klein en fait une phase développementale normale dans laquelle nous pouvons rester fixés ou encore où nous pouvons régresser, ce qu'elle observe chez ses jeunes patients psychotiques.

Phase de séparation-individuation

Il s'agit davantage d'un enjeu développemental majeur que d'une phase délimitée de façon précise. En fait, il y a plusieurs phases où cet enjeu se rejoue pour l'enfant avec acuité, la première s'étendant de la période sado-orale à la période sado-anale. Mais toute poussée en avant, sous l'influence de la maturation, entraîne nécessairement une autre phase de séparation-individuation: la personne doit alors abandonner un état de plus grande dépendance pour accéder à plus d'autonomie (séparation); mais elle doit alors s'assumer davantage et affronter le monde qui l'entoure en puisant dans ses propres ressources (individuation). Cette quête de l'autonomie commence idéalement dans une oralité satisfaite et s'amorce naturellement sous l'effet des situations de sevrage de l'enfant. Les difficultés premières de séparation-individuation se manisfestent dès le jeune âge. L'enfant angoisse lorsqu'il doit délaisser ses figures d'attachement. Lorsqu'il se retrouve sans elles, au lieu de se calmer il ne fait pas confiance dans ses propres capacités pour affronter les autres et son environnement. De tels problèmes peuvent perdurer au point que des déficits structurels dans sa personnalité s'instaurent. Les angoisses de séparation-individuation sont à la base de plusieurs syndromes cliniques adultes dont notamment: la timidité, le manque de confiance en soi menant à l'angoisse sociale et aux comportements d'évitement, la passivité, la dépendance, etc.

Phase de position paranoïde

Il s'agit d'une phase développementale précoce décrite par Mélanie Klein et dont elle voit une incidence sur le développement des types caractériels psychotiques, en l'occurrence la schizophrénie et la schizophrénie paranoïde. Faisant référence à la notion d'objet partiel, mise de l'avant par Winnicott, Klein conceptualise à partir d'analyses d'enfants perturbés et d'adultes psychotiques que le nouveau-né est aux prises avec une angoisse insupportable dès que l'objet partiel n'est pas approprié : ne pouvant intégrer ses perceptions de la bonne et de la mauvaise mère, le bébé vivrait une angoisse déstructurante lorsqu'il est aux prises avec la mauvaise mère, celle qui frustre ou ne répond pas adéquatement à ses besoins et à ses demandes. De plus, en lien avec ses propres fantasmes de dévoration projetés, ceux-ci étant exacerbés par les expériences de sevrage, le bébé en viendrait à fantasmer sa propre destruction, son démembrement, son éclatement en tant que fantasmes de représailles. Klein retrouve de tels éléments chez ses patients aux prises avec des tendances persécutrices. Elle en fait une phase primordiale, qui se situe à la période sado-orale dite d'objet partiel, dans laquelle seul l'objet réel (suffisamment bon) peut prévenir les fantaisies paranoïdes, par ses soins physiques et son investissement émotionnel.

Phases sadique-anale et masochiste-anale

L'enfant passe par deux phases au stade anal en fonction des conflits rencontrés dans l'apprentissage de la propreté et aussi de façon plus générale par la manière dont va se dérouler l'affrontement de sa volonté avec celle de ses parents. Une première phase, dite sadique-anale, est caractérisée par des sentiments et des fantasmes agressifs chez l'enfant, un plaisir à expulser les selles et un auto-érotisme à teinte narcissique : l'enfant est peu préoccupé de faire plaisir à ses parents ou de se conformer à leurs demandes ; il est plutôt centré sur sa propre satisfaction et veut les contrôler. De par ses propres fantasmes, l'enfant vit aussi une énorme angoisse, une peur du talion ou des représailles sadiques de ses parents. Les fantasmes de détruire et d'expulser des matières explosives sont accompagnés à cette époque de fantasmes d'être dépossédé du contenu de son corps et détruit. De cette angoisse naît le besoin chez l'enfant de retenir ses selles, qui signifient son intérieur, et de s'opposer aux parents par la retenue. Le plaisir reste sadique, mais provient de la rétention ; c'est le précurseur du contrôle de l'autre et des rapports sadomasochistes : c'est l'âge du « non ». L'enfant est toutefois ambivalent et surtout il veut être aimé des parents. Il finit donc par céder dans son entêtement, progressivement, et, sous la pression plus ou moins forte de son environnement, il se soumet. C'est la phase dite masochiste du conflit anal qui commence et qui va laisser des traces déterminantes dans la personnalité en lien avec la façon dont s'opère la soumission. La phase masochiste est caractérisée par un fléchissement de l'enfant et par une socialisation plus grande. Ultimement, elle culmine à l'intérieur de la période suivante, dite phallique, par un plus grand accord de l'enfant avec les volontés de l'adulte à condition qu'il se sente aimé : c'est l'âge du « bon, d'accord ». Parfois, le passage du contrôle de l'enfant au contrôle parental est vécu sous le signe de l'humiliation pour le premier, ce qui entraînera une profonde blessure narcissique pouvant mener au véritable masochisme (sexuel ou plus souvent moral). Le mode d'éducation — rigide ou souple, encadrant ou sans cadre, humiliant ou aidant, méprisant ou valo-risant, inconsistant, etc. — est détermi-nant dans l'intégration des limites par l'enfant. Si le cadre est inapproprié l'analité n'est jamais vraiment dépassée.

Phase sado-orale

Dès le second semestre de la première année, avec l'apparition des dents et par l'évolution de ses capacités menta-les, l'enfant entre dans une phase dite «sadique-orale» caractérisée par des fantasmes d'incorporation et un besoin de contrôler la proximité de l'objet. La phase sado-orale, dite active, résulterait d'une évolution qui a poussé à l'origine les premiers humains à passer d'une position réceptive et vulnérable face à l'univers qui les entourait à une posi-tion active, voire sadique. Ce dépla-cement de la libido de l'enfant et l'adjonction de la pulsion agressive envers l'objet reproduiraient ce dépla-cement qui fut profitable aux humains.

Phénoménologie

Edmund Husserl (1859-1938) est consi-déré comme le père de la phénoméno-logie ; il fut en tout cas le premier à envisager la phénoménologie comme une science. La notion de «phéno-mène», ou donnée de l'expérience, fait référence au fait que nous ne connais-sons pas les choses qui nous entourent telles qu'elles sont, mais seulement tel-les qu'elles apparaissent à nos sens. Pour saisir l'essence de l'existence humaine selon Husserl, nous ne devons pas chercher à faire des abstractions applicables à tous ; nous devons plutôt baser nos constatations sur ce que les humains nous révèlent eux-mêmes de leur vécu, individuellement : c'est dans l'approfondissement de l'unicité de cette expérience que les contenus pro-fondément humains nous seraient para-doxalement révélés. Husserl met au point la «méthode phénoménologique», qui vise à faire apparaître l'essence du vécu expérientiel rapporté par les gens, tout en obligeant l'observateur à tenir compte de ses biais de conscience constitués par ses modes habituels et stéréotypés de pensée. La position rela-tiviste de la phénoménologie vise à une «réduction transcendante» dans laquelle le courant de pure pensée subjective, s'il peut advenir, est à même de révéler quelque chose de notre humanité, indi-viduelle et collective.

Processus primaires et secondaires

Les «processus primaires» constituent le mode de fonctionnement dynamique et économique de l'inconscient. Il y a libre écoulement de l'énergie pulsion-nelle et libre glissement des contenus qui y sont attachés. Le mouvement des signifiants n'y subit pas le poids des concepts, de la logique, bref, de la réa-lité. Le déplacement, la condensation et la symbolisation sont les principales règles qui régissent ces processus inconscients dits primaires. À l'inverse, les processus secondaires se caractérisent sur les plans dynamique et économique par des liaisons et un contrôle de l'écoulement énergétique des pulsions, ces dernières étant soumises au principe de réalité du Moi. C'est le système préconscient-conscient qui est le lieu de ces processus, devenant le support de la pensée logique et organisée et de l'action contrôlée. En somme, les processus secondaires signifient un contrôle de l'énergie pulsionnelle et une liaison de cette énergie aux signifiants langagiers.

Projection

La projection est l'un des premiers mécanismes de défense du Moi. Il s'agit d'une forme primitive d'évacuation de contenus psychiques inacceptables pour le Moi sur l'extérieur, en général une autre personne, mais dans les cas plus pathologiques la projection peut être à caractère animiste. Ce que l'homme ne peut porter, il peut le faire porter aux autres ou même à la nature et aux objets qui l'entourent. Ce faisant, il devient dépossédé de lui-même. Ce mécanisme de défense est particulièrement rigide dans la paranoïa où il devient littéralement une manière d'être et de percevoir.

Psychanalyse

Sigmund Freud (1856-1939) est d'origine autrichienne. Il est d'abord neurologue, spécialisé dans les paralysies motrices, avant de s'intéresser à la psychiatrie. Il fait ses premières armes comme psychiatre sous l'influence des idées de Bern hem ainsi que de Charcot et travaille en compagnie de Breuer, dont il adopte dans un premier temps la méthode par suggestion posthypnotique. Il publie avec Breuer sur ce sujet ainsi que sur l'origine psychologique des obsessions et phobies, soutenant alors que le revécu ou «abréaction» des événements traumatiques pendant la transe hypnotique cause une diminution de la pression inconsciente et élimine le symptôme névrotique (Freud et Breuer, 1895). Freud s'éloigne par la suite du modèle de Breuer lorsqu'il en vient à concevoir que les symptômes hystériques ne sont pas le résultat de traumas mais d'expériences conflictuelles que la personne a refoulées, notamment des expériences de nature sexuelle. Il en vient à avancer l'idée alors révolutionnaire que les enfants ont une vie sexuelle, ce qui lui vaudra de se voir renier le soutien de Breuer face au monde médical récalcitrant à recevoir ses idées. Par ailleurs, sur un plan plus technique, Freud en vient à trouver que l'hypnose a une valeur limitée comme outil thérapeutique. En effet, certaines personnes ne sont pas hypnotisables. De plus, les symptômes névrotiques réapparaissent rapidement après un court moment de soulagement. Enfin, l'hypnose ne permet pas de savoir dans quel contexte psychologique et relationnel a émergé le symptôme, ni ce qui l'entretient. Freud remplace donc cette technique par «l'association libre», qui invite le patient à dire tout ce qui lui vient en pensée et en sentiment, en se censurant le moins possible. Il se propose donc alors de dépister l'origine psychologique de l'hystérie grâce à la collaboration et à l'implication de son patient. La méthode de libre association, jumelée à l'interprétation des rêves, élaborée à partir de l'analyse de ses propres rêves, conduit Freud à une exploration en profondeur de l'inconscient de ses patients. Dans un premier temps, rappelons-le, Freud adhérait à la thèse de Breuer selon laquelle les symptômes névrotiques résultent d'expériences traumatiques réelles. Mais en analysant ses premiers patients à l'aide de la technique de libre association, ainsi que par l'analyse des rêves et surtout en observant chez ses patients la tendance à réactualiser leurs conflits infantiles à l'intérieur même du cadre analytique, il en vient à minimiser l'importance des traumas précoces. Il avance l'idée que c'est le manque de soutien ou encore une trop grande frustration à l'un ou l'autre stade de développement de la personnalité qui est responsable de déséquilibres psychologiques ultérieurs et même de l'impact des événements traumatiques s'il en advient. Pour lui, aucun développement n'est exempt de conflits, dont la résolution produit soit une plus grande adaptation, soit une désadaptation. Ces conflits sont en grande partie refoulés et oubliés, en raison d'un clivage dans la conscience, permettant de rejeter dans l'inconscient les expériences difficiles et les idées conflictuelles. Il développe ainsi une nouvelle compréhension de la personnalité, basée sur des données cliniques : la psychanalyse. Cette nouvelle approche vise à comprendre non seulement les problèmes névrotiques mais aussi à saisir les mécanismes psychiques qui sous-tendent les comportements journaliers et les difficultés de la vie quotidienne. Conséquemment à la mise sur pied du mouvement psychanalytique qui se développa rapidement et fit des adeptes d'abord en Europe puis partout à travers le monde, Freud élabora avec ses collaborateurs toute une réflexion sur la nature humaine et plus particulièrement sur ce qui constitue la personnalité humaine.

Psychodynamique

La psychanalyse constitue une approche de la nature humaine qui transcende le cadre de la psychologie et qui s'étend à d'autres disciplines scientifiques et au-delà. Il s'agit fondamentalement d'une position paradigmatique, basée sur la notion d'inconscient, à partir de laquelle les réalités humaines peuvent être observées, analysées, interprétées. À l'intérieur de cette approche de la nature fondamentale de l'homme, il existe néanmoins énormément de dissidences et la psychanalyse en elle-même paraît recouvrir de nos jours un nombre considérable de divergences de points de vue, d'allégeances et de modèles cliniques. Encore davantage, certains théoriciens remettent en cause la nature sexuelle de la libido (ex. : Alfred Adler, Carl Gustav Jung) et, bien que Freud lui-même ait eu une définition assez large de l'énergie pulsionnelle, définissent l'énergie psychique de façon désexualisée. Certains vont même jusqu'à remettre en question l'utilité de la notion de pulsion tout en préconisant l'importance de l'inconscient. De ce mélange de points de vue et aussi de la nécessité d'adapter le modèle de thérapie psychanalytique aux personnalités plus labiles et réfractaires à la cure classique — les non-analysables — est née une véritable approche en psychologie, nommée psychodynamique ; on l'appelle aussi souvent « psychologie des profondeurs ». Elle s'inspire des principes de la psychanalyse, mais pas exclusivement de la psychanalyse freudienne, et s'adresse aux différents types pathologiques en permettant entre autres des altérations de la méthode en fonction des possibilités de perlaboration des sujets.

Pulsions : instinct de vie, pulsion de mort

Il s'agit de notions sur lesquelles Freud est constamment revenu au cours de sa carrière. Tout d'abord, il définit les pulsions comme étant des poussées énergétiques prenant leur source dans une excitation corporelle. Par la suite, les notions d'instinct ou de pulsion de vie (Éros), de pulsion d'autoconservation et surtout celle de pulsion de mort (Thanatos) subissent des remaniements de sens. Tout d'abord, l'instinct de vie serait lié à la psychobiologie. Il s'agit d'un concept à la limite du psychique et du somatique dans lequel il est entendu que la pulsion de vie chez l'homme se détache d'une préoccupation vis-à-vis de la survie de l'espèce pour se déplacer vers l'autoconservation : le Moi s'accapare l'instinct de vie et en fait une pulsion d'autoconservation, une pulsion de vie. La pulsion de mort, quant à elle, est d'abord définie comme étant liée à la mémoire de l'inorganique contenue dans les systèmes vivants. Selon un principe anthropique, tout comme dans la matière, l'homme posséderait une tendance innée à retourner à l'état d'inanimé, mais ici il s'agirait d'une pulsion inconsciente. À partir de 1920 environ, la position de Freud change à ce sujet. Il fait alors de la pulsion de mort quelque chose qui serait essentiellement humain. Se détachant des contraintes liées à la logique du biologique, où la mort est héréditairement programmée, l'homme serait habité par une « seconde mort », une tendance à trouver la mort avant la mort programmée biologiquement. La pulsion de mort doit donc être socialisée sinon l'homme s'en va à sa perte. En même temps, cette pulsion de mort qui travaille le psychisme humain et le fait le distinguer de l'animal, lui permet d'élargir ses horizons psychiques. Par ailleurs, cette pulsion de mort, cette seconde mort, infiltre la sexualité de l'humain. Elle suscite ainsi des fantasmes et des actions qui ne sont pas liés à la programmation biologique ou même au genre de l'individu : la pulsion de mort et les fantasmes qui accompagnent les énergies plus sadiques chez l'humain ouvrent en effet des voies nouvelles à la libido, qui n'est plus soumise à la psychobiologie. Il n'y a de pervers que l'humain.

Refoulement

Il s'agit de la défense primordiale, en fait de la défense qui surpasse toutes les autres et qui implique un clivage important dans la conscience. Il y a d'abord la possibilité que des expériences vécues et mémorisées nous échappent, demeurant dans le préconscient : il s'agit du refoulement *de* la conscience. D'autres contenus psychiques n'arriveront jamais à la conscience parce qu'ils proviennent d'un bagage collectif avec lequel nous naissons, constituant un fond archétypal chez l'humain. Ces contenus toutefois peuvent engendrer des désirs, liés aux pulsions de vie et de mort, qui ne seraient pas acceptables pour le Moi : ils sont refoulés *à* la conscience. Le refoulement, de la conscience ou à la conscience, est un mécanisme qui permet au Moi de ne pas être submergé par l'angoisse. Le refoulement est un mécanisme de défense mature, qui demande l'intervention d'un Moi suffisamment mature. Il est ainsi peu disponible, en tant que mécanisme de protection psychique, dans les premières phases de l'enfance, notamment à la période orale. On le retrouve principalement au cœur des structures névrotiques, circonscrivant l'agressivité, l'asocialité et les pulsions érotiques de façon souvent trop importante. Beaucoup d'expériences pulsionnelles de la petite enfance sont refoulées et ces vécus sont habituellement liés aux impossibilités des névrotiques de se sentir libres dans l'existence. La notion de refoulement est donc liée à celle de castration psychique.

Régression

La régression psychique constitue un phénomène naturel lorsque l'on est incapable d'affronter une situation. On voit par exemple ce phénomène chez des traumatisés qui, ayant été incapables de réagir à un événement menaçant (ex. : tremblement de terre, viol, etc.), deviennent ultérieurement (il y a un délai) incapables d'assumer leur existence de façon autonome : sur le plan du fonctionnement psychosocial, la personne revient à un état antérieur de relation d'objet et de narcissisme. La régression est donc motivée par un besoin de se défendre contre quelque chose qui a eu lieu et qui pourrait se reproduire. Il s'agit d'une défense qui se justifie, du moins passagèrement.

Dans l'enfance, le phénomène de régression peut résulter en un arrêt du développement. Bien que la maturation physiologique continue inexorablement, l'enfant, par suite d'un trauma ou d'un conflit insoluble, réadopte un niveau de fonctionnement et d'autonomie qu'il avait antérieurement. Chez l'adulte, ce phénomène s'observe chez de grands traumatisés, ou encore dans les épisodes dépressifs, de dépression majeure et de décompensation. Ainsi par exemple, les schizophrènes régressent à l'occasion d'épisodes psychotiques, ayant alors des conduites orales et anales qui s'apparentent largement à ses stades de l'enfance.

Relation d'objet

La relation d'objet s'établit chez l'humain à la fois par l'intermédiaire du fantasme et dans le rapport réel. Il s'agit d'une découverte freudienne fondamentale. Sous l'influence des zones érogènes envahies de libido, l'enfant élabore des fantaisies premières à propos de l'objet père ou mère ou frère ou sœur ou grand-père ou grand-mère, etc. Aux différents stades de l'enfance, ces fantaisies prennent une teinte libidinale particulière : elles sont dites orales, anales, phalliques-œdipiennes, génitales. Elles sont ensuite projetées sur un objet relationnel qui sera dès lors investi. La relation dite objectale comporte un risque pour chaque humain et l'angoisse objectale de l'enfant s'avère être plus primaire puisqu'il ne peut choisir ses objets : l'autre peut être décevant ; il peut manquer à ses devoirs et se montrer inapproprié ; il peut abandonner ; il peut être sadique ; il peut refuser l'amour qui est espéré en retour de l'investissement objectal ; etc. Ainsi, la relation d'objet, d'un point de vue fantasmatique, constitue un risque ; c'est le beau risque. Par ailleurs, la relation d'objet est avant tout réelle et pas seulement fantasmée. Il s'agit d'un rapport concret, médiatisé par le contact corporel entre les sujets. Ce rapport est forcément de qualité différente d'un objet relationnel à un autre.

Stades psychosexuels

Cette notion est bien sûr très importante dans une perspective développementale. Ce concept réfère à des phases universelles et qui sont phylogénétiquement programmées chez l'humain, donc vécues indépendamment des cultures et des époques. Ces stades, oral, anal, phallique et génital, comportent des enjeux développementaux que l'enfant doit solder. Ces enjeux ne sont pas seulement sexuels mais comportent une part d'énergie pulsionnelle et ils sont mis en branle par la maturation physiologique. Ainsi, au stade oral, l'enfant est aux prises avec des angoisses importantes du fait de l'immaturité de son Moi et de ses capacités cognitives. Il ne peut ni maîtriser son monde pulsionnel ni comprendre clairement ce qui lui arrive. S'il a faim et qu'on le laisse dans son besoin sans soutien, une angoisse incontrôlable s'empare de lui, comme il en était de même de l'humain primitif. Au stade anal, l'enfant revit, dans le processus de castration vis-à-vis de ses envies pulsionnelles et dans l'apprentissage des règles sociales, ce que ses ancêtres ont dû éprouver sur d'innombrables générations pour arriver à vivre ensemble. La période phallique comporte un enjeu majeur pour l'enfant en ce qu'il doit à la fois affirmer sa propre puissance parmi ses frères humains et arriver à circonscrire ses envies narcissiques au profit d'une vie harmonieuse avec les autres. Il doit aussi laisser les parents à leur propre vie et s'investir dans des objets relationnels autres pour s'accomplir à la phase génitale.

Symbiose

Vers le deuxième mois environ, selon Margaret Mahler, il y a un changement affectivo-cognitif important chez le bébé. Il commence à avoir vaguement conscience de l'objet, surtout de parties de l'objet (sein, main surtout). Toutefois, la relation à l'agent maternant est ressentie par défaut comme si mère et enfant formaient tous deux un système tout-puissant et ayant une frontière commune. C'est à travers cette relation en symbiose que va commencer à s'élaborer le Moi de l'enfant, conduisant à une conscience plus précise chez celui-ci de son corps d'abord, et donnant naissance au Moi corporel, noyau du sentiment de Soi, du «Je» et ultérieurement, beaucoup plus tard, à l'identité. Cette phase symbiotique laisse des traces sur le plan inconscient et certaines personnes ayant de forts traits oraux établissent à l'âge adulte des modes de rapports à tendance symbiotique; c'est le cas particulièrement chez les personnes psychotiques.

Topiques (première et seconde)

Se représentant le psychisme comme une interaction dynamique d'instances, Freud propose de schématiser ces instances de façon abstraite comme un appareil psychique réparti en sous-systèmes: c'est le point de vue topique. Ainsi, il introduit une première topique dans laquelle les instances sont les systèmes inconscient, préconscient et conscient. Cette thèse sur l'appareil psychique souligne la première découverte psychanalytique importante, celle d'un clivage dans le psychisme humain. Dans sa seconde topique, exposée à partir de 1920, Freud énonce le principe des trois instances de personnalité que sont le Ça, le Moi et le Surmoi. Ce dernier modèle subsume le premier en ce que le Ça est entièrement inconscient, le Moi et le Surmoi en grande partie également, laissant une petite place à la conscience (la fameuse pointe de l'iceberg). C'est ce dernier modèle qui est utilisé ici pour représenter de façon schématique les structures de personnalité névrotique état-limite et psychotique.

Traits de personnalité

L'auteur se réfère ici à des aspects de la personnalité qui résultent du passage dans les stades libidinaux et qui témoignent de certains enjeux — oraux, anaux, phalliques-œdipiens — qui furent soit trop intenses, soit problématiques, les conflits ainsi vécus ayant laissé des traces. Conséquemment, certaines personnes ont de forts traits oraux, les personnes hystériques par exemple de façon partielle et les schizophrènes du fait d'aspects régressifs prononcés dans leur personnalité. D'autres présentent des traits anaux particulièrement actifs. Il est aussi possible qu'une même personne possède des traits de caractère libidinaux reflétant des conflits propres à plusieurs stades simultanément.

Traits contre-dépressifs et contre-phobiques

Lorsqu'il ne peut échapper à ce qui suscite son angoisse, l'enfant va naturellement chercher à se défendre contre ce sentiment pénible qui l'envahit en investissant intensément l'activité, dès qu'il le peut. De plus, l'action est de tous âges un moyen de moduler les sentiments associés à la vulnérabilité, bouger étant un moyen anthropologiquement inscrit de défense. Les traits contre-dépressifs et contre-phobiques sont, dans ce sens, des moyens naturels de défense et ils ne nécessitent pas une élaboration psychique importante : il s'agit plutôt d'une façon de réagir par réflexe, qui trouve un renforcement dans le simple fait que l'angoisse ressentie se trouve atténuée et même diffusée dans l'action (Fenichel, 1953). De tels mécanismes de protection, contre des sentiments dépressifs et contre la peur, sont plus typiques des garçons et il y a là probablement des raisons anthropologiques à cet état de fait. Les mécanismes contre-dépressifs et contre-phobiques donnent lieu à des contre-investissements, c'est-à-dire que la personne en vient à adopter une manière de vivre basée sur la fuite en avant dès qu'elle se sent dépressive. Mais il lui devient ainsi difficile de s'arrêter, ce qui pourrait ramener l'angoisse, si bien qu'elle s'investit généralement dans des actions qui sont souvent aventureuses. La fuite et le risque deviennent progressivement une manière de vivre, qui échappe au contrôle du Moi. Ce type de procédé défensif est particulièrement présent dans les structures caractérielles sociopathiques et chez les divers caractères narcissiques. Les défenses contre-dépressives et les mécanismes contre-phobiques sont fréquemment mentionnés dans les études portant sur des problématiques comme la conduite routière risquée et les sports à risque (Ratté et Bergeron, 1994, 1997) ainsi que dans la toxicomanie (Ratté, 1999).

Transfert et contre-transfert

Le transfert tout d'abord est un processus par lequel les désirs inconscients s'actualisent sur certains objets dans le cadre d'une relation significative, en l'occurrence la relation thérapeutique. Il s'agit d'une répétition de prototypes relationnels infantiles, mais qui est vécue avec un sentiment d'actualité marqué : la personne utilise des éléments de la relation réelle au thérapeute mais en déforme le sens du fait de la transposition d'un vécu antérieur sur la réalité présente. Le transfert est donc essentiellement un phénomène de compulsion de répétition qui, essentiellement, est une résistance. Paradoxalement, le transfert est essentiel pour que les impasses relationnelles antérieures puissent être rejouées et solutionnées.

Le contre-transfert est une notion qui a également une connotation de résistance, cette fois chez l'aidant. Le transfert éveille chez ce dernier des sentiments inconscients vis-à-vis de l'aidé qui risquent, s'ils ne sont pas conscientisés, de brouiller le travail du thérapeute. Il se manisfeste le plus souvent par des sentiments d'inconfort, un décrochage et parfois par une attirance vis-à-vis de la personne aidée. Le contre-transfert, s'il est perçu et compris par l'aidant sans qu'il donne lieu à des comportements contre-transférentiels indésirables, peut constituer une source importante de renseignements sur les nœuds relationnels que noue compulsivement l'aidé. La colère, la rage, l'impuissance, l'ennui sont en effet des sentiments éveillés à l'occasion de la rencontre avec l'aidant et qui parlent donc de ce qu'éveille probablement la personne chez d'autres personnes. Toutefois, il y a une limite à cette dernière thèse : l'aidé peut véritablement toucher des dimensions qui appartiennent en propre à l'aidant.

Ainsi, le concept de contre-transfert suppose une deuxième dimension qui se trouve touchée chez l'aidant au cours de la rencontre thérapeutique. Cette seconde dimension relève de l'histoire du thérapeute et celui-ci doit alors, de son côté puisque le rapport thérapeutique est centré sur l'aidé, chercher à comprendre ce qui est atteint en lui.

Les phénomènes de transfert et de contre-transfert, s'ils sont bien compris, nous montrent jusqu'à quel point le travail d'accompagnement de personnes qui souffrent dans leur être est exigeant. Ce travail nécessite en effet que l'aidant soit lui-même ouvert à ce que certains vécus conflictuels chez l'aidé soient transposés dans la rencontre et qu'il soit touché dans son être à l'occasion du phénomène transférentiel.

Troubles mentaux induits

Certains troubles mentaux peuvent être induits par des substances psychoactives telles que les drogues légales et illégales, l'alcool et diverses toxines. Ces substances ont des effets perturbateurs sur l'état mental et des dimensions psychopathologiques peuvent apparaître puis se cristalliser: par exemple, l'effet euphorisant de la cocaïne lors des premières absorptions fait place à l'induction de tendances paranoïdes chez les surutilisateurs du produit. Il est ici difficile de départager ce qui est pathologique et donc attribuable à la personnalité et ce qui constitue un effet du produit. Une désintoxication est souvent nécessaire pour établir alors un diagnostic différentiel valable (voir Ratté, 1999).